Sebastian Reichenberger

Gastroenterologie

Lehr- und Arbeitsbuch
für Pflegeberufe

Springer
Berlin
Heidelberg
New York
Barcelona
Budapest
Hongkong
London
Mailand
Paris
Santa Clara
Singapur
Tokio

Sebastian Reichenberger

Gastroenterologie

Lehr- und Arbeitsbuch für Pflegeberufe

Mit 41 farbigen Abbildungen

Mit einem Geleitwort von M. Classen

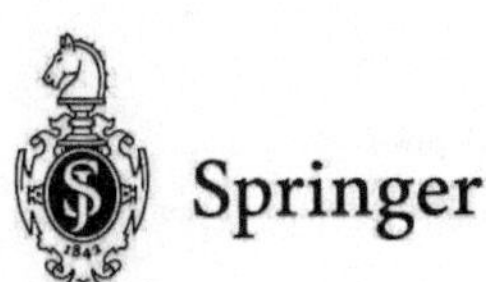

Springer

Dr. Sebastian Reichenberger
Kreiskrankenhaus Burghausen
Innere Abteilung
Krankenhausstraße 1
D-84489 Burghausen

Die Deutsche Bibliothek - CIP-Einheitsaufnahme

Reichenberger, Sebastian:
Gastroenterologie : Lehr- und Arbeitsbuch für Pflegeberufe / Sebastian Reichenberger. Mit einem Geleitw. von M. Classen. - Berlin ; Heidelberg ; New York ; Barcelona ; Budapest ; Hongkong ; London ; Mailand ; Paris ; Santa Clara ; Singapur ; Tokio : Springer, 1996
ISBN-13:978-3-540-59366-9

ISBN-13:978-3-540-59366-9 e-ISBN-13:978-3-642-79811-5
DOI: 10.1007/978-3-642-79811-5

Herstellung: PRO EDIT GmbH, Heidelberg
Satz: Elsner & Behrens GdbR, Oftersheim
Umschlaggestaltung: Struve & Partner, Heidelberg
Abbildungen: Christiane und Michael von Solodkoff, Neckargemünd

SPIN: 10473522 23/3134-5 4 3 2 1 0 - Gedruckt auf säurefreiem Papier

Meinen Dank
an Ulla,
die meine Bücher geduldig erträgt.

Geleitwort

In den letzten Jahrzehnten konnten wir einen kaum vorherzusehenden Wandel in der medizinischen Diagnostik, Therapie und in der Patientenversorgung beobachten. Entsprechend haben sich auch die Anforderungen an die Mitarbeiter in den medizinischen Berufen geändert. Dies gilt nicht zuletzt für das medizinische Pflegepersonal: War früher die Krankenpflege der eigentliche Aufgabenbereich, so werden heutzutage Leistungen erwartet, die weit darüber hinaus greifen und zusätzliches Wissen und Können verlangen. In diesem Zusammenhang wird gern das Schlagwort von den „mündigen" Krankenschwestern und Krankenpflegern genannt, die – zum Besten der Patienten – gemeinsam mit den Ärzten entscheiden. Eine Voraussetzung hierfür ist jedoch eine angemessene Ausbildung, die einen fruchtbaren Dialog zwischen Ärzten und Pflegepersonal ermöglicht.

Das vorliegende Buch von Sebastian Reichenberger will gastroenterologisches Wissen im Sinne des partnerschaftlichen Dialogs an die Krankenpflegeberufe vermitteln. Ich begrüße dieses Vorhaben sehr. Gerade in diesem Fachgebiet gibt es eine Fülle von praktisch wichtigen Informationen. Durch die Einführung von neuartigen bildgebenden Untersuchungsverfahren und Therapieformen konnte ein Wandel herbeigeführt werden, so daß in vielen früher als aussichtslos angesehenen Fällen geholfen werden kann. Das Buch bringt dieses aktuelle Wissen in einer didaktisch geschickten Form; die Sprache ist gut verständlich und einprägsam. Ich meine, daß es seinem Ziel damit in bester Weise gerecht wird. Ich wünsche dem Werk guten Erfolg.

München, im August 1995 Meinhard Classen

Vorwort

Die Fortentwicklung des intern-medizinischen Fachgebietes, die diffizilen theoretischen Grundlegungen, die apparativ-technischen Neuerungen und die zunehmende Invasivität dieses schon lange nicht mehr ausschließlich konservativen Bereichs der Heilkunde und die hohen Ansprüche, denen Pflege, Diagnostik und Therapie nachzukommen sich bemühen müssen, nötigen mehr und mehr zur Schwerpunktsetzung, zur Aufteilung, zur Subspezialisierung innerhalb des (zu?) umfassenden Komplexes „innere Medizin". In bestimmten Kernbereichen tieferes Wissen, besser fundierte Kenntnisse und besondere Fertigkeiten aufzuweisen, diese Verpflichtung kennt gegenüber den Krankenpflegekräften keine Ausnahme.

Die Gastroenterologie stellt geradezu ein Paradebeispiel dieser „Teilgebietsmedizin" dar, denn ihre technischen Umwälzungen, ihre Neuorientierung als interventionelle Medizin, die Erweiterung der parallelen operativen Hepatogastroenterologie („Lebertransplantation", „laparoskopische Chirurgie"), aber auch die jüngst in den Blickpunkt des Interesses gerückten neuen Krankheitsauffassungen („Helikobacter") und das konservativ-medikamentöse Wiedererwachen (Ulkustherapie, Refluxtherapie) heben die Gastroenterologie als eigenständigen Bereich der inneren Medizin hervor – aber nicht aus dem bisherigen Medizinbetrieb heraus: Auch die „neue", aktive Hepatogastroenterologie bleibt dem ganzheitlichen internistischen Denken verhaftet und sieht sich nicht in Zentren und universitäre Einrichtungen verbannt; sie gehört zum Krankenhaus, auch zum „kleinen", und integriert sich in seinen Pflege- und Behandlungsauftrag.

In diesem Sinne will dieses Buch einen weiten Bogen spannen von den anatomischen und physiologischen Ausgangspunkten und den medizinischen Grundbegriffen bis hin zum Spezialwissen, von den pflegerischen Anliegen zu den ärztlichen, von den fachlichen Aspekten hin zum menschlichen Blickwinkel, will sich als Basislehrbuch anbieten und auch als Spezialliteratur und Nachschlagwerk ernst genommen werden.

Eine derart umfassende Aufgabenstellung läßt sich, wie medizinisches Arbeiten überhaupt, nur im Teamwork bewältigen: Frau *Angela Dahmen,* Oberschwester, Städtisches Krankenhaus Frankfurt/Hoechst, Frau *Ute Lukaschek,* Krankenschwester, Leitung der Sozialstation der Ruhrwerkstatt e.V., Oberhausen, und Herr *Wolfgang Ziegler-Wohlfahrt,* Krankenpfleger in Stationsleitungsfunktion, Gastroenterologie, Julius-Spital Würzburg, gingen das Manuskript gründlich durch und versahen es mit kritischen Anmerkungen. Herr *Dr. Thomas Miebs,* Oberarzt der Inneren Abteilung am Kreiskrankenhaus Burghausen, besorgte diese Revisionsarbeit aus internistischer Sicht, Herr *Dr. Bjørn Nashan,* Oberarzt im Department für

Chirurgie, Klinik für Abdominal- und Transplantationschirurgie, Medizinische Hochschule Hannover, aus der Sicht des Chirurgen. Wie den aufgeführten „Mitstreitern", so weiß ich mich allen meinen Lehrern und Ausbildern verpflichtet sowie den Kollegen und nichtärztlichen Mitarbeitern, die meinen Berufsweg begleiteten. Ihnen allen gilt mein Dank für ihre vielfältigen Hilfen, die zum hoffentlich guten Gelingen dieses Buchvorhabens beitragen mögen.

Burghausen, September 1995 — Sebastian Reichenberger

Inhaltsverzeichnis

1 Speiseröhre ... 1
1.1 Bauplan und Funktion ... 1
1.1.1 Feingewebliches Baumuster der Verdauungsorgane ... 1
1.1.2 Feingeweblicher Aufbau der Speiseröhre ... 1
1.1.3 Abschnitte der Speiseröhre und Lagebeziehungen zu Nachbarorganen 3
1.1.4 Funktionsweise ... 4
1.2 Diagnostik bei Erkrankungen ... 4
1.2.1 Klinische Hinweise auf Ösophaguserkrankungen ... 4
1.2.2 Röntgendiagnostik und ergänzende bildgebende Diagnostik bei Ösophaguserkrankungen ... 5
1.2.3 Ösophagoskopie (mit Biopsie, Histologie und Zytologie) ... 6
1.2.4 Endosonographie ... 6
1.2.5 Funktionsdiagnostik ... 7
1.3 Erkrankungen ... 8
1.3.1 Ösophagitis und Refluxkrankheit ... 8
1.3.2 Hiatushernien ... 14
1.3.3 Divertikel und anatomische Normabweichungen ... 16
1.3.4 Funktionelle Erkrankungen ... 18
1.3.5 Boerhaave-Syndrom ... 20
1.3.6 Mallory-Weiss-Syndrom ... 21
1.3.7 Benigne Ösophagustumoren ... 21
1.3.8 Ösophaguskarzinom ... 21
1.3.9 Nichtepitheliale maligne Ösophagustumoren ... 28

2 Magen und Zwölffingerdarm ... 29
2.1 Bauplan und Funktion ... 29
2.1.1 Abschnitte und Lagebeziehungen zu Nachbarorganen ... 29
2.1.2 Feingeweblicher Aufbau ... 30
2.1.3 Verdauungsleistung des Magens ... 31
2.1.4 Aufgaben des Zwölffingerdarms ... 33
2.2 Diagnostik bei Erkrankungen ... 33
2.2.1 Klinische Hinweise auf Erkrankungen ... 33
2.2.2 Röntgendiagnostik und ergänzende bildgebende Diagnostik ... 34
2.2.3 Ösophagogastroduodenoskopie (mit Biopsie, Histologie und Mikrobiologie) ... 35

2.2.4 Sonographie bei Magenerkrankungen ... 40
2.2.5 Endosonographie des Magens ... 40
2.2.6 Funktionsdiagnostik bei Magenerkrankungen ... 41
2.2.7 Mikrobiologische Diagnostik bei Magenerkrankungen ... 42
2.3 Erkrankungen ... 42
2.3.1 Ulkuskrankheit und „peptische Läsionen“ ... 42
2.3.2 Funktionelle Erkrankungen des Magens ... 55
2.3.3 Anatomische und funktionelle Normabweichungen ... 59
2.3.4 Benigne Tumoren des Magens ... 62
2.3.5 Magenkarzinom ... 64
2.3.6 Magenlymphom ... 69
2.3.7 Seltene maligne Magentumoren ... 72
2.3.8 Der operierte Magen ... 72

3 Bauchspeicheldrüse ... 83
3.1 Bauplan und Funktion ... 83
3.1.1 Bauplan und Lagebeziehungen zu Nachbarorganen ... 83
3.1.2 Feingeweblicher Aufbau. Exokrine und endokrine Anteile ... 84
3.1.3 Verdauungsleistung ... 85
3.1.4 Endokrine Leistungen ... 86
3.2 Diagnostik bei Erkrankungen ... 86
3.2.1 Klinische Hinweise auf Pankreaserkrankungen ... 86
3.2.2 Labordiagnostik und Funktionstests ... 87
3.2.3 Sonographie ... 89
3.2.4 Röntgendiagnostik bei Erkrankungen ... 89
3.2.5 Endoskopische retrograde Cholangiopankreatikographie (ERCP) ... 90
3.2.6 Histologie und Zytologie ... 91
3.2.7 Endosonographie ... 92
3.3 Erkrankungen ... 94
3.3.1 Akute Pankreatitis ... 94
3.3.2 Chronische Pankreatitis ... 104
3.3.3 Anatomische Normabweichungen ... 108
3.3.4 Metabolische Normabweichungen und seltene Erkrankungen ... 109
3.3.5 Benigne Pankreastumoren ... 110
3.3.6 Pankreaskarzinom, Karzinom der Ampulla vateri ... 111
3.3.7 Tumoren des endokrinen Pankreas ... 118
3.3.8 Pankreaslymphome ... 119

4 Gallenblase und Gallenwege (Biliäres System) ... 121
4.1 Bauplan und Aufgaben ... 121
4.1.1 Feingeweblicher Aufbau ... 121
4.1.2 Anordnung und Beziehungen zu den Nachbarorganen ... 121
4.1.3 Aufgaben der Galleflüssigkeit ... 122
4.1.4 Steuerungen ... 123
4.2 Diagnostik bei Erkrankungen ... 123

4.2.1 Klinisches Bild ... 123
4.2.2 Labordiagnostik ... 123
4.2.3 Sonographie ... 123
4.2.4 Röntgendiagnostik ... 126
4.2.5 Perkutan-transhepatische Cholangiographie (PTC) und perkutan-transhepatische Cholangioskopie ... 127
4.2.6 Intraoperative Cholangiographie und intraoperative Cholangioskopie 129
4.2.7 Endoskopische retrograde Cholangiopankreatikographie (ERCP) und transpapilläre Cholangioskopie ... 129
4.2.8 Endosonographie ... 131
4.3 Biliäre Erkrankungen ... 131
4.3.1 Cholezystolithiasis ... 131
4.3.2 Die operierte Gallenblase („Postcholezystektomiesyndrom“) ... 137
4.3.3 Cholangiolithiasis ... 138
4.3.4 Papillensklerose, Sphincter-Oddi-Dysfunktion, biliäre Dyskinesie ... 141
4.3.5 Benigne Gallenwegstenosen, Gallenwegstrikturen und -verschlüsse .. 143
4.3.6 Primär sklerosierende Cholangitis (PSC) ... 144
4.3.7 Seltene Cholangitiden ... 147
4.3.8 Gallenwegszysten ... 147
4.3.9 Benigne Tumoren der Gallenblase ... 148
4.3.10 Benigne Gallenwegstumoren ... 149
4.3.11 Gallenblasenkarzinom ... 149
4.3.12 Gallenwegskarzinom ... 153

5 Leber ... 157
5.1 Bauplan und Funktion ... 157
5.1.1 Feingeweblicher Aufbau ... 157
5.1.2 Großräumiger Aufbau, Besonderheiten der Blutversorgung und Lagebeziehung zu den Nachbarorganen ... 157
5.1.3 Aufgaben und Funktionen ... 158
5.2 Diagnostik bei Erkrankungen der Leber und bei portaler Hypertension ... 160
5.2.1 Klinische Hinweise auf Lebererkrankungen ... 160
5.2.2 Labordiagnostik ... 161
5.2.3 Leberfunktionstests ... 162
5.2.4 Sonographie ... 162
5.2.5 Röntgendiagnostik ... 163
5.2.6 Lebervenographie und Lebervenenmanometrie ... 163
5.2.7 Nuklearmedizinische Diagnostik ... 164
5.2.8 Ösophagogastroduodenoskopie ... 164
5.2.9 Endoskopische retrograde Cholangiopankreatikographie und perkutan-transhepatische Cholangiographie ... 164
5.2.10 Leberblindpunktion ... 164
5.2.11 Transvenöse Leberpunktion ... 165
5.2.12 Laparoskopie ... 165

5.2.13 Intraoperative Sonographie, laparoskopische Sonographie 168
5.3 Erkrankungen 168
5.3.1 Leberschädigung durch Alkohol 168
5.3.2 Leberschädigung durch Medikamente und andere Noxen 172
5.3.3 Virale Hepatitiden 175
5.3.4 Seltene Hepatitiden 186
5.3.5 Autoimmune und idiopathische Hepatitiden 188
5.3.6 Chronische destruierende nichteitrige Cholangitis (CDNC) – Primäre biliäre Zirrhose (PBC) 190
5.3.7 Hämochromatose 193
5.3.8 Morbus Wilson (hepatolentikuläre Degeneration) 194
5.3.9 Stoffwechselstörungen, Speicherkrankheiten und angeborene Lebererkrankungen 196
5.3.10 Hyperbilirubinämie, intrahepatische Cholestasesyndrome 197
5.3.11 Durchblutungsstörungen der Leber 199
5.3.12 Leberzirrhose und chronisches Leberversagen 200
5.3.13 Akutes Leberversagen 214
5.3.14 Leberabszesse. Subphrenische Abszesse. Intraabdominelle Abszesse. Amöbenabszesse 216
5.3.15 Benigne Lebertumoren 217
5.3.16 Primäre Lebermalignome. Leberzellkarzinom 219
5.3.17 Lebermetastasen 222
5.3.18 Der Patient nach einer Leberoperation 223
5.3.19 Der Patient nach einer Lebertransplantation 223

6 Darm 225
6.1 Bauplan und Funktion 225
6.1.1 Abschnitte 225
6.1.2 Lagebeziehungen 226
6.1.3 Feingeweblicher Aufbau 227
6.1.4 Verdauungsleistungen des Dünndarms 227
6.1.5 Aufgaben und Funktionsweise des Dickdarms 229
6.1.6 Abwehrleistung 230
6.2 Diagnostik bei Erkrankungen 230
6.2.1 Klinische Hinweise auf Darmerkrankungen 230
6.2.2 Röntgendiagnostik 231
6.2.3 Nuklearmedizinische Diagnostik 234
6.2.4 Labordiagnostik des Stuhls 234
6.2.5 Mikrobiologische Diagnostik 235
6.2.6 Funktionstests 235
6.2.7 Motilitätsuntersuchungen 236
6.2.8 Sonographie in der Darmdiagnostik 236
6.2.9 Endoskopische Darmdiagnostik 238
6.2.10 Dünndarmsaugbiopsie 241
6.2.11 Endosonographie 241

6.3 Erkrankungen ... 242
6.3.1 Akute Enteritiden, Darminfektionen, Durchfallserkrankungen ... 242
6.3.2 Spezielle Enteritiden ... 247
6.3.3 Abdominelle Tuberkulose ... 257
6.3.4 Aids-Enteropathie ... 259
6.3.5 Wurmerkrankungen (Helmithosen) ... 260
6.3.6 Zöliakie. Einheimische Sprue. Glutensensitive Enteropathie ... 264
6.3.7 Tropische Sprue ... 267
6.3.8 Morbus Whipple. Intestinale Lipodystrophie ... 268
6.3.9 Seltene Malabsorptionssyndrome und Durchfallserkrankungen ... 270
6.3.10 Morbus Crohn ... 272
6.3.11 Colitis ulcerosa ... 281
6.3.12 Strahlenschäden am Darm ... 287
6.3.13 Kollagene und lymphozytische Kolitis ... 289
6.3.14 Diversionskolitis ... 289
6.3.15 Morbus Behçet ... 289
6.3.16 Dickdarmdivertikel und Divertikulitis ... 289
6.3.17 Dünndarmdivertikel ... 292
6.3.18 Meckel-Divertikel ... 292
6.3.19 Pneumatosis cystoides intestinalis ... 293
6.3.20 Colitis cystica profunda ... 293
6.3.21 Appendizitis ... 293
6.3.22 Durchblutungsstörungen des Darmes. Angina abdominalis. Ischämische Kolitis. Akuter abdomineller Gefäßverschluß ... 295
6.3.23 Angiodysplasien ... 297
6.3.24 Allergien im Verdauungstrakt ... 298
6.3.25 Funktionelle Darmerkrankungen ... 298
6.3.26 Funktionelle Analerkrankungen ... 304
6.3.27 Erkrankungen des Rektums und des Analkanals ... 305
6.3.28 Anomalien und seltene Darmerkrankungen ... 309
6.3.29 Dünndarmtumoren ... 309
6.3.30 Polypen und benigne Tumoren des Kolons ... 313
6.3.31 Polypensyndrome ... 315
6.3.32 Kolorektale Karzinome ... 317
6.3.33 Karzinome der Analregion ... 324
6.3.34 Der operierte Dünndarm (Kurzdarmsyndrom) ... 324
6.3.35 Der operierte Dickdarm. Anus praeternaturalis ... 325

7 Gastroenterologische Notfallsituationen ... 327

7.1 Akutes Abdomen. Unklares Abdomen ... 327
7.1.1 Das akute Abdomen erkennen und reagieren ... 327
7.1.2 Hohlorganperforation ... 331
7.1.3 Ileus ... 332
7.1.4 Hernien ... 336
7.1.5 Peritonitis ... 337

7.2 Verätzungen mit Säuren und Laugen ... 339
7.3 Fremdkörper ... 342
7.4 Gastrointestinale Blutungen ... 343

Glossar ... 349

Literaturhinweise ... 369

Arzneistoff- und Präparateverzeichnis ... 371

Sachverzeichnis ... 375

1 Speiseröhre

1.1 Bauplan und Funktion

1.1.1 Feingewebliches Baumuster der Verdauungsorgane

Die Hohlorgane des Verdauungssystems orientieren sich an einem einheitlichen Schema des Aufbaus: Die innere Schicht, die Mukosa (Schleimhaut), vermittelt durch ihre Sekretion („Schleim“absonderung) und/oder ihre Resorption (Substanzaufnahme) die spezifische Organleistung. Die mittlere Schicht, die Muskularis (Muskelschicht), zeichnet für die Bewegungen, für das Zermahlen und die Durchmischung des Speisebreies, für sein Verharren, sein Auf und Ab, sein Pendeln und schließlich für sein vorwärtsgerichtetes Weiterwandern durch den Verdauungskanal, für die Peristaltik, verantwortlich. Die äußere Wandschicht besorgt als Adventitia, als „Organmantel“, den Übergang und die Verbindung („Bindegewebe“) mit der Umgebung oder, als Serosa (glatte Außenhaut), die Abgrenzung gegen andere Bauchorgane (Abb. 1).

1.1.2 Feingeweblicher Aufbau der Speiseröhre

Mukosa

Die innere Oberfläche des Transportorgans Speiseröhre benötigt vor allem Festigkeit und Belastbarkeit. Die Natur stattete sie daher mit einem widerstandsfähigen Plattenepithel aus. Es verhornt nicht (wie das Epithel der äußeren Haut); vielmehr sorgt ein Schleimfilm für ein leichtes Gleiten der Speise.

Muskularis

Quergestreifte Muskulatur im oberen Abschnitt, ringförmig angeordnete und längsorientierte Schichten glatter Muskulatur in den unteren Zweidritteln sorgen für einen gerichteten Transport von fester und flüssiger Nahrung – unabhängig von der Schwerkraft (wir könnten also auch im Kopfstand essen und schlucken).

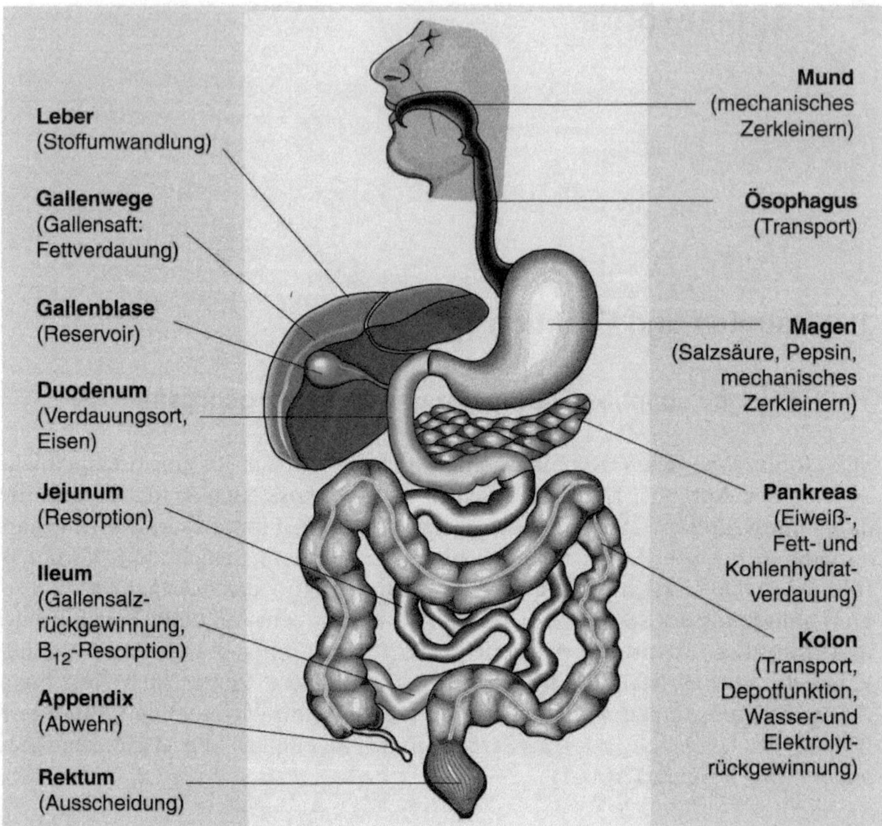

Abb. 1. Die Verdauungsorgane - Übersicht

Adventitia

Bindegewebe grenzt die Speiseröhre locker gegen die Umgebung ab und bettet sie ein. Nur in ihrem kurzen Bauchteil unterhalb des Zwerchfells besitzt die Speiseröhre einen Serosaüberzug.

Innervation

Nur die erste Phase des Schluckakts unterliegt der willentlichen Einflußnahme (nur im obersten Drittel der Speiseröhre findet sich quergestreifte „Willkürmuskulatur"); ansonsten steuern – wie im übrigen Verdauungstrakt – vegetative Nerven, an erster Stelle der N. vagus (uns unbewußt) die Speiseröhrenbewegungabläufe (Abb. 2).

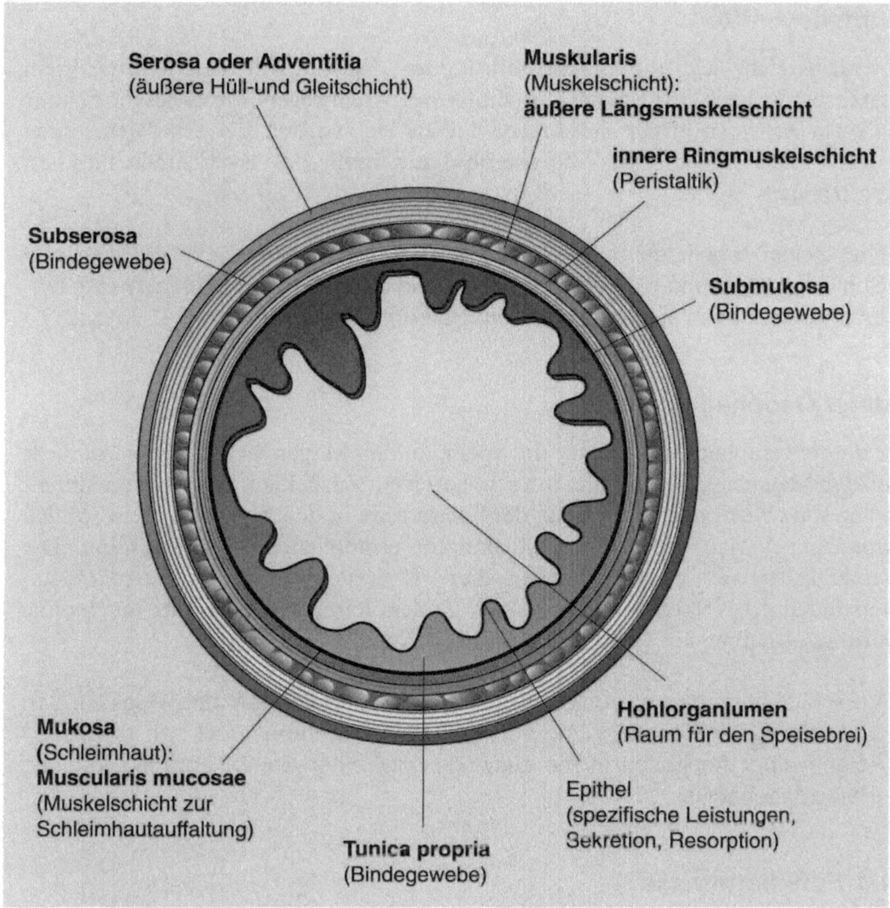

Abb. 2. Die Verdauungsorgane - allgemeiner Bauplan

1.1.3 Abschnitte der Speiseröhre und Lagebeziehungen zu Nachbarorganen

Oberer Ösophagusmund

Der obere Ösophagusmund kontrolliert den Zutritt zur Speiseröhre. Die Überkreuzung von Atemstrom und Speiseweg erfordert ein fein abgestimmtes Zusammenspiel von Mund, Zunge, Rachen und Kehlkopf für einen geordneten Ablauf des Schluckaktes.

Störungen in der Koordination dieses Vorgangs können zu Schluckunfällen, zur Fehlleitung von Flüssigkeiten und Speisen in den Nasenraum oder in das Tracheobronchialsystem (Aspiration) führen.

Hauptabschnitte

Im Halsbereich liegt die Speiseröhre hinter der Luftröhre. Auch in ihrem Brustabschnitt bleibt die Speiseröhre hinter den Atemwegen. Links gesellt sich ihr die Aorta zu, vorn grenzt sie an den linken Herzvorhof, dann an den linken Ventrikel. Der Bauchteil der Speiseröhre unterhalb des Zwerchfells fällt am kürzesten aus.

Nur selten behindert eine stark vergrößerte Schilddrüse (Struma) den Schluckakt. Ösophaguskarzinome können in das Tracheobronchialsystem einbrechen und auch zur Aorta und zum Herzen vordringen.

Unterer Ösophagusmund

Der untere Ösophagusmund gibt die Speise an den Magen weiter und verschließt dann den Mageneingang, dichtet ihn also gegen ein Zurücklaufen von Mageninhalt ab. Die spitzwinklige Einmündung der Speiseröhre in den Magen und ein speziell gewundener Verlauf der glatten Muskulatur ermöglichen diese Funktion. Die Zwerchfellschenkel, zwischen denen diese Übergangsregion der Kardia liegt, unterstützen den Verschlußmechanismus. Zudem reinigen wiederholte (auch ohne Nahrungsaufnahme auftretende) Peristaltikwellen die Speiseröhre.

Verschlußstörungen am unteren Ösophagusmund können zum Rückfluß von Speisebrei (Regurgitation) und von Magensäure führen - mit den möglichen Folgen einer Aspiration in die Luftwege bzw. einer Speiseröhrenentzündung (Refluxösophagitis).

1.1.4 Funktionsweise

Die Speiseröhre befördert flüssige und feste Nahrung aktiv zum Magen. Eine fein abgestimmte Motorik sorgt für einen störungsfreien Ablauf des Schluck- und Transportakts.

1.2 Diagnostik bei Erkrankungen

1.2.1 Klinische Hinweise auf Ösophaguserkrankungen

Leitsymptome

Schluckstörungen und Schmerzen, meist hinter das Brustbein lokalisiert, in fortgeschrittenen Fällen Erbrechen unverdauter Nahrung und Gewichtsverlust, gelten als wegweisende Symptome von Ösophaguserkrankungen. Oft sind differentialdiagnostisch Herzerkrankungen, natürlich auch Magenerkrankungen zu erwägen.

Leitsymptome bei Ösophaguserkrankungen

- Schluckstörungen,
- Schmerzen hinter dem Brustbein,
- Sodbrennen,
- Aufstoßen,
- Erbrechen (unverdauter Nahrung).

1.2.2 Röntgendiagnostik und ergänzende bildgebende Diagnostik bei Ösophaguserkrankungen

Kontrastmitteldarstellung des Ösophagus

Bariumbrei, vom Patienten getrunken, haftet für einige Zeit an der Speiseröhre und kontrastiert sie deutlich im Röntgenbild. Schluckt der Patient zudem Luft oder, leichter durchführbar, ein Brausepulver, das Gas freisetzt, so entsteht ein sehr feiner Beschlag für Detaildarstellungen. Weniger scharfe Bilder liefern wasserlösliche Kontrastmittel (die aber, anders als Barium, für gewöhnlich keine Probleme beim Fehl-„Verschlucken“ in die Luftröhre aufgeben).

Röntgenaufnahme der Thoraxorgane

Ohne Kontrastmittel hebt sich die Speiseröhre in der Regel nicht gegen die übrigen mittelständigen Organe des Brustraums (Mediastinalorgane) ab. Man erkennt aber gelegentlich Zwerchfellhernien und benötigt die Thoraxaufnahme z. B. zur Differentialdiagnose gegen andere Erkrankungen des Brustraums, beim Verdacht auf eine Aspirationspneumonie oder zur Metastasensuche bei Ösophaguskarzinomen.

Computertomographie

Die Computertomographie besitzt besondere Bedeutung für die Stadienzuordnung („staging“) von Ösophaguskarzinomen. Auch die Kernspintomographie, wenngleich noch weniger etabliert, kommt für diese Indikation in Betracht. Zur Suche nach Lebermetastasen steht natürlich die in der Regel weitaus leichter zugängliche Sonographie im Vordergrund.

Vorbereitung zur Röntgenuntersuchung der Speiseröhre und Nachsorge

Vor einer Röntgenuntersuchung der Speiseröhre soll der Patient wenigstens eine Stunde nicht gegessen haben. Schließt sich, wie zumeist, eine Magen-Zwölffingerdarm-Darstellung an, so muß der Patient nüchtern zum Röntgentermin erscheinen. Nach jeder Kontrastmittelgabe trage man für eine ausreichende Darmentleerung Sorge, durch Flüssigkeitszufuhr und gegebenenfalls Abführhilfen. Für die konventionelle Röntgenaufnahme des Thorax bedarf es keiner besonderen Vorbereitungen und keiner speziellen Nachsorge. Vor der Computertomographie des Thorax und des Oberbauches (zur Metastasensuche) darf der Untersuchte für gewöhnlich eine Mahlzeit einnehmen. Werden intravenöse Kontrastmittel (zur Metastasensuche meist erforderlich) gegeben, so erleichtert ein anschließendes erhöhtes Flüssigkeitsangebot deren Ausscheidung über die Nieren.

1.2.3 Ösophagoskopie (mit Biopsie, Histologie und Zytologie)

Ösophagogastroduodenoskopie

Die Ausspiegelung der Speiseröhre erfolgt in der Regel in einem Arbeitsgang mit der Endoskopie des Magens und des Zwölffingerdarms. Diese Methode stellt die wichtigste apparative Diagnostikmaßnahme zur Abklärung von Speiseröhrenerkrankungen dar. Bereits die makroskopische Befunderhebung führt in den meisten Fällen zu einer klaren diagnostischen Aussage.

Gewebeprobeentnahme

Die Gewebeprobeentnahme (Biopsie) gewinnt Material für die mikroskopische Auswertung durch den Pathologen. Seinem Urteil mißt man hohe Aussagekraft zu, von seiner Festlegung hängt oft die definitive Diagnose ab. Ergänzend zur typischerweise vorgenommenen Zangenbiopsie (oder wenn diese in dem engen Organ einmal nicht befriedigend gelingt) lassen sich mittels einer Zytologiebürste Zellen und Zellverbände abschilfern und für die Mikroskopie aufarbeiten.

1.2.4 Endosonographie

Untersuchungsprinzip

Die Endosonographie verbindet die Endoskopie, die Ausspiegelung der Hohlorgane mit der Sonographie, der Ultraschalluntersuchung. Der Schallkopf erreicht unmittelbar das interessierende Objekt. Der kurze Abstand erlaubt hohe Schallfrequenzen. So erreicht die Methode eine hohe Bildauflösung, eine sehr gute Detailerkennung.

Geräteausstattung

Für die Endosonographie des oberen Verdauungstraktes benützt man Geräte mit einem Schallkopf an der Gerätespitze. Die Schallabstrahlung erfolgt quer zur Geräteachse, also auch quer zur Ösophagusachse. Ein variabel füllbares Wasserkissen um den Schallkopf stellt einen gleichmäßigen Kontakt zur Organwand her. Der Endoskopieteil befindet sich knapp unterhalb des Schallkopfes, eingerichtet als Seitblick- bzw. als Schrägblickoptik.

Aussagekraft und Bedeutung der Methode

Die Endosonographie liefert wichtige Aussagen über die Infiltrationstiefe von Ösophagustumoren und über einen etwaigen Lymphknotenbefall. Auch intramurale (häufig benigne) Tumoren lassen sich entdecken (und von einer zunächst häufig vermuteten funktionellen Störung abgrenzen.

1.2.5 Funktionsdiagnostik

Röntgendarstellung des Ösophagus: „Ösophagusbreischluck"

Bereits die konventionelle Kontrastmitteldarstellung der Speiseröhre beinhaltet eine Funktionsstudie und erlaubt eine orientierende Beurteilung des Schluckvorgangs.

Ösophagusszintigraphie

Mit Gammastrahlern markierte Testmahlzeiten dienen einer Untersuchung der Ösophaguspassage. Diese Methode läßt sich – realitätsnah – auch mit fester Nahrung durchführen (was mit der Röntgentechnik nie vergleichbar gut gelingt).

Ösophagusmanometrie

Empfindliche Aufnehmer können an verschiedenen Abschnitten der Speiseröhre und des ösophagokardialen Übergangs gleichzeitig den Druck registrieren und so Fehlabläufe der Peristaltik, Kardiaverschlußschwächen, Kardiaerschlaffungsstörungen, schmerzhafte Überkontraktionen ojektivieren.

pH-Metrie

Nasoösophageale Sonden mit einem pH-Sensor ermöglichen eine Säuremessung in der Speiseröhre. Als Kurzzeitmessung erfassen sie einen Säurereflux, den Provokationsmanöver wie Preßversuche auslösen. Weitaus bessere klinische Aussagekraft kommt der 24-Stunden-pH-Metrie zu. Ähnlich einem Langzeit-EKG registriert ein Aufzeichnungsgerät die Säurewerte im Ösophagus über einen ganzen Tag und eine ganze Nacht hinweg.

1.3 Erkrankungen

1.3.1 Ösophagitis und Refluxkrankheit

Mechanismen des Krankheitsgeschehens

Als Refluxkrankheit bezeichnet man einen Beschwerden bereitenden Rückfluß von Mageninhalt, vornehmlich von Magensäure, in die Speiseröhre. Zu den Entstehungsbedingungen gehören eine Überproduktion von Magensäure, eine Schwächung des Mageneingangsverschlusses und der Selbstreinigungsfunktion der Speiseröhre, ein erhöhter Druck im Bauchraum, eine Magenentleerungsstörung. Die Speiseröhre reagiert auf den Säurereiz mit einer Entzündung (Ösophagitis) und mit Schleimhautdefekten (Abb. 3).

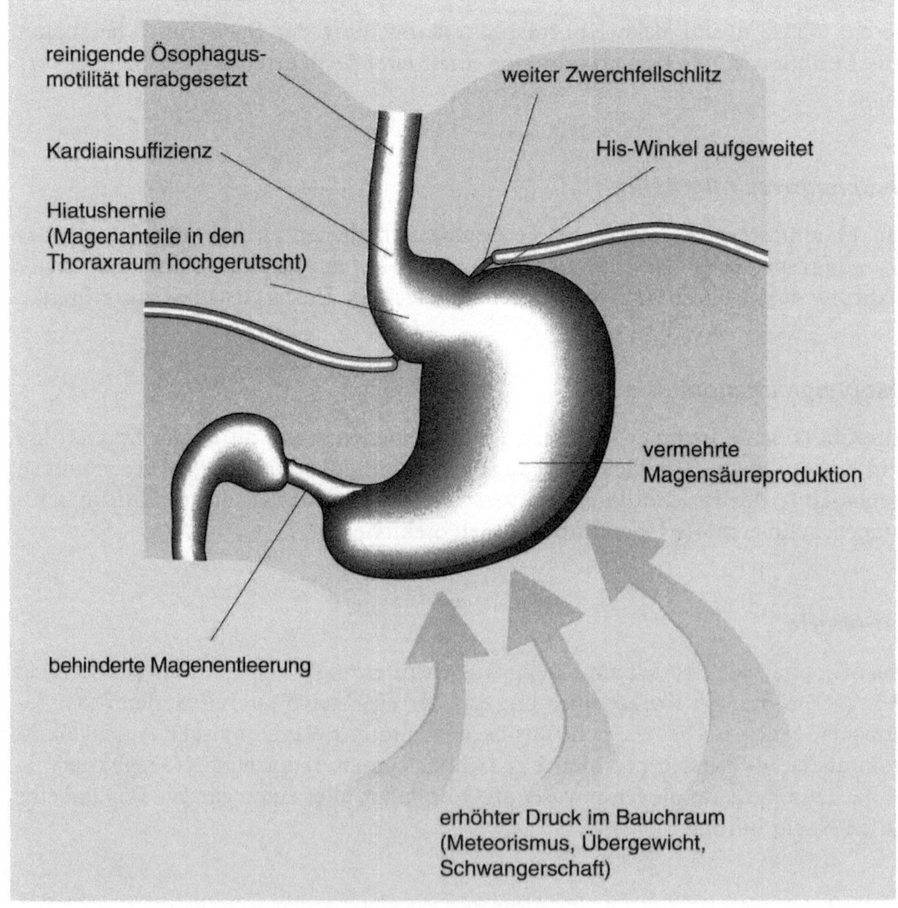

Abb. 3. Entstehungsbedingungen für eine Refluxösophagitis

Entstehungsbedingungen für eine Refluxösophagitis

Hyperazidität:	erhöhte Magensäureproduktion,
Hiatushernie:	Hochgleiten von Magenanteilen in den Brustraum,
Kardiainsuffizienz:	Mageneingangsabschlußschwäche,
ösophagokardiale Clearancestörung:	ungenügende Selbstreinigung des Ösophagus, Magenentleerungsstörung, Magenausgangsstenose,
erhöhter Druck im Bauchraum:	Adipositas, Meteorismus, Gravidität, Aszites.

Seltene Speiseröhrenentzündungen

Nach Magenresektionen kann auch alkalischer Dünndarmsaft in den Ösophagus zurücklaufen und schwer zu beeinflussende Entzündungen hervorrufen. Bei abwehrgeschwächten Patienten, vor allem auch unter einer Kortikoidtherapie führt eine Candidabesiedlung der Schleimhaut zu einer Soorösophagitis. Infektiöse Entzündungen der Speiseröhre, etwa durch Herpes- oder ein Zytomegalieviren, galten bis in die jüngste Zeit als große Rarität, verdienen nun aber - in Zusammenhang mit einer AIDS-Erkrankung - Beachtung. Der Morbus Crohn vermag alle Abschnitte des Verdauungssystems zu befallen. Auch Ösophagitiden kommen vor, stehen aber klinisch nicht im Vordergrund. Bei der Sklerodermie hingegen, einer Erkrankung aus dem Formenkreis der Autoimmunopathien, bildet die Speiseröhrenbeteiligung mit zunehmender Motilitätsstörung und Stenosierung oft durchaus ein führendes Symptom.

Seltene Speiseröhrenentzündungen

- alkalische Refluxösophagitis,
- Soorösophagitis,
- infektiöse Ösophagitis: Herpes, Zytomegalie,
- Morbus Crohn,
- Sklerodermie.

Klinisches Erscheinungsbild

Als wegweisendes Symptom gilt das Sodbrennen, ein Druck- und Schmerzgefühl hinter dem Brustbein, oft nach kohlenhydratreichen Mahlzeiten und Süßspeisen als besonders schlimm verspürt, belästigend vor allem nachts (also in liegender Position). Oberbauchschmerzen, Übelkeit, Erbrechen sind als uncharakteristisch anzusprechen.

Symptome der Refluxkrankheit

- Sodbrennen,
- Übelkeit,
- Erbrechen,
- Oberbauchschmerzen,
- "Angina pectoris",
- Aspiration,
- Schluckstörungen.

Komplikationen der Refluxkrankheit

Ein Reflux mit Aspiration in die Luftwege, im Schlaf auftretend, kann zu Husten-, Asthma- und Luftnotanfällen und Atemwegsinfektionen bis hin zu ernsten Pneumonien führen. Ausgedehnte, tiefgreifende Entzündungen lösen manchmal Blutungen aus. Chronische Verläufe ziehen oft narbige Schrumpfungen und Stenosen mit schweren Passagebehinderungen nach sich. Nach langjähriger Erkrankung entwickelt sich oft eine Epithelfehlregeneration, ein Wechsel vom Plattenepithel zu einem Zylinderepithel wie im Magen – das nicht immer Säure produziert, so daß die Beschwerden durchaus nachlassen können. (Man spricht nun von einem Endosbrachyösophagus oder Barrett-Ösophagus.) Doch entstehen auf diesem Boden gehäuft Adenokarzinome.

Patienten mit einem Barrett-Ösophagus sollten wegen ihres Karzinomrisikos regelmäßig endoskopisch und bioptisch überwacht werden.

Diagnostik bei der Refluxkrankheit

Die Diagnose einer Refluxkrankheit beruht zunächst auf dem klinischen Bild. Bisweilen stützt sich eine probatorische Behandlung nur auf diesen Eindruck. Eine Röntgenstudie des Ösophagus dokumentiert bisweilen eine Kardiaverschlußschwäche und eine Hiatushernie. Die Endoskopie zeigt (ungleich sicherer als die Röntgendarstellung) die typischen Schleimhautläsionen einer Refluxösophagitis: Erosion, Ulkus, Blutung, Stenose, Metaplasie, erkennt zusätzliche (oder differentialdiagnostisch wichtige) peptische Läsionen im Magen und im Zwölffingerdarm sowie etwa zugrundeliegende Magenentleerungsstörungen. Die pH-Metrie, am besten als 24-Stunden-Aufzeichnung, erfaßt auch die Refluxkrankheiten, bei denen sich typische Schleimhautbefunde noch nicht ausgebildet haben. Nur selten wird es einer Ösophagusmanometrie bedürfen, um begleitende oder ursächliche Motilitätsstörungen nachzuweisen. Auch nuklearmedizinischen Untersuchungen kommt nur eine geringe praktische Bedeutung zu.

Ösophagitiseinteilung

MUSE-Schema	**Klassische Einteilung** (Savary/Miller)
M Metaplasie	I einzelne Erosionen
U Ulkus	II konferierende Erosionen
S Stenose	III zirkuläre Erodierung
E Erosion	IV Komplikationen:
Schweregrade 1 bis 3	Ulkus, Stenose, Metaplasie

Differentialdiagnose der Refluxkrankheit

Natürlich wird man stets an seltenere Speiseröhrenentzündungen denken, an die Soorösophagitis zunächst, Funktionsstörungen (Ösophagusspasmen u. ä.) erwägen – und vor allem ein Ösophaguskarzinom ausschließen. Auch andere Oberbauch-

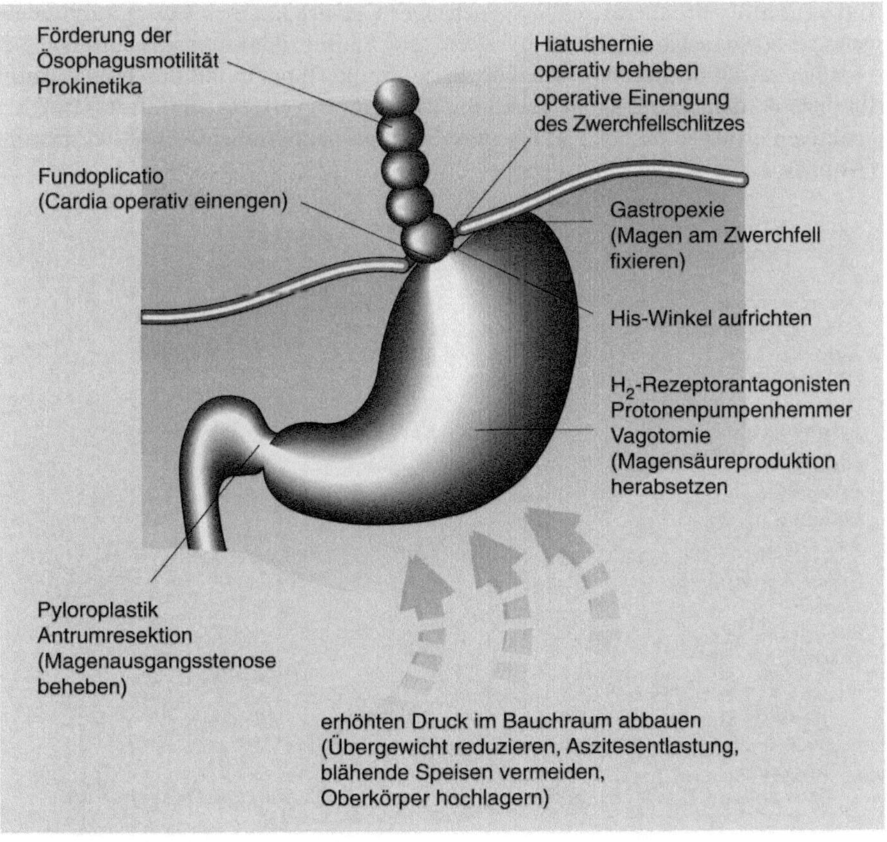

Abb. 4. Therapie einer Refluxösophagitis

erkrankungen kommen in Betracht (und werden zumeist im Rahmen der Ösophagogastroduodenoskopie erfaßt). Und stets beziehe man das Herz, die koronare Herzerkrankung, in die differentialdiagnostischen Erwägungen mit ein. Nur sehr selten verbergen sich hinter scheinbaren Refluxbeschwerden bronchopulmonale Erkrankungen (die natürlich als Refluxkomplikation auftreten können).

Therapie der Refluxkrankheit

Die Therapie der Refluxkrankheit baut auf zwei Prinzipien: Beeinflussung der Ösophagusmotilitäts- und -reinigungsstörung und Reduktion der Säureproduktion. Prokinetika, die die Peristaltik im oberen Gastrointestinaltrakt fördern, reichen bei leichteren Refluxbeschwerden aus. Mittelschwere Erkrankungen lassen sich durch Histaminrezeptorantagonisten, die die Magensäureproduktion hemmen, günstig beeinflussen. Ausgeprägte Ösophagitiden verlangen eine Kombination beider Therapiewege. Selbst ausgedehnte, tiefgreifende Refluxläsionen lassen sich konservativ beherrschen durch den Einsatz der stärksten Säureblocker, der Protonenpumpenhemmer. Nur sehr selten ergibt sich daher heute noch die Indikation für ein operatives Vorgehen. Der Chirurg kann eine etwa zugrundeliegende Magenausgangsstenose beheben, die Säureproduktion einschränken, ein Hochgleiten des Magens in den Thoraxraum unterbinden und durch eine Antirefluxplastik den Ösophagusverschlußmechanismus verstärken. Interessante Perspektiven eröffnet die neue Alternative der laparoskopischen Antirefluxoperation (Abb. 4).

Therapieprinzipien bei der Refluxkrankheit	
Förderung der Motilität: Prokinetika	
Metoclopramid	Paspertin
Domperidon	Motilium
Cisaprid	Propulsin
Alizaprid	Vergentan
Bromoprid	Viaben
Säurehemmung: Histamin-2-Rezeptorantagonisten	
Cimetidin	Tagamet
Ranitidin	Sostril
Famotidin	Pepdul
Säurehemmung: Protonenpumpenhemmer	
Omeprazol	Antra
Lansoprazol	Agopton
Pantoprazol	Rifun
Operatives Vorgehen (nur selten notwendig)	
Pyloroplastik, Antrumresektion	verbesserte Magenentleerung
Vagotomie, Billroth-I/II-Resektion	Säurereduktion
Gastropexie	Magenfixation
Fundoplikatio, Antirefluxplastik	Verstärkung des Mageneingangsabschlusses

Pflegerische und diätetische Hilfen bei einer Refluxkrankheit

Sorgt man durch das Schrägstellen des Bettes (mit dem Kopfende nach oben) für ein Gefälle, so unterstützt dies die Reinigung der Speiseröhre. (Das Hochkippen des Kopfteiles allein genügt nicht und verstärkt oft sogar die Beschwerden.) Kohlenhydratreiche Mahlzeiten, Weißbrot, Kuchen, Süßspeisen, werden meist schlecht vertragen und sind zu vermeiden. Blähende Speisen wie Kohl erhöhen den Druck im Bauchraum, verstärken so oft den Reflux und eignen sich nicht. Milchgetränke verschaffen oft eine kurzfristige Linderung. Eiweißreiche Nahrung erhöht den Spinktertonus.

Therapie der Refluxkomplikationen

Aspirationspneumonien (durch Magensaft und Nahrungsbrei) werden im wesentlichen wie andere Pneumonien behandelt, verlangen aber oft eine breite antibiotische Abdeckung und vielfach die Berücksichtigung von Anaerobiern. Bei einer sofort erkannten Aspiration verhütet umgehendes Absaugen und Reinigen der Atemwege, am besten als bronchoskopische Bronchialtoilette womöglich eine Pneumonie. Die Aspiration von Magensaft (Säure!) allein kann eine heftige bronchopulmonale Reaktion (Pneumonitis) auslösen bis hin zum akuten Lungenversagen (ARDS). Antibiotika ändern an dieser chemischen Reizreaktion natürlich nichts, und auch Kortikoide haben in dieser Situation enttäuscht. Es kommen alle Behandlungsmaßnahmen des akuten Lungenversagens zur Anwendung bis hin zur Beatmungstherapie. Blutungen aus einer Refluxläsion der Speiseröhre verlaufen nur selten vital bedrohlich und verlangen eine ähnliche Therapie wie andere obere gastrointestinale Blutungen: Kreislaufstützung, Blutersatz, eine kombinierte Refluxösophagitismedikation, gelegentlich endoskopische Blutstillungsmaßnahmen, kaum je eine chirurgische Intervention. Narbige Speiseröhrenstenosen (nach jahrelangem Verlauf einer Refluxkrankheit) bedürfen zunächst einer sorgfältigen Abklärung in der Differentialdiagnose zu einem Ösophaguskarzinom. Dann aber wird man die Ösophagitismedikation weiterführen, oft intensivieren. Schwere Stenosen müssen wiederholt vorgenommene Bougierungen wieder aufdehnen. Dafür wird unter endoskopischer Sicht (und Röntgendurchleuchtungskontrolle) ein Führungsdraht über die Stenose hinaus vorgeführt. Über den Draht lassen sich konisch zulaufende Dilatationssonden oder Oliven schieben, die die Engstelle aufweiten. Eine abschließende Kontrollendoskopie, oft auch eine Röntgendarstellung mit wasserlöslichem Kontrastmittel, dokumentiert das Behandlungsergebnis und schließt Komplikationen (Einrisse, ernste Blutungen) aus. Die Dilatationsbehandlung mit Ballonkathetern konnte sich weniger durchsetzen.

Therapie sonstiger Ösophagitiden

Die Therapie nicht-refluxbedingter Speiseröhrenentzündungen orientiert sich an der Grunderkrankung, etwa der Sklerodermie oder dem Morbus Crohn. Versuche mit einer antiviralen Therapie bei infektiösen Ösophagitiden bleiben Einzelfallentscheidungen vorbehalten. Auch bei einer AIDS-assoziierten Ösophagitis wird man sich nach dem Gesamtkrankheitsbild richten. Einige dieser Entzündungen sprechen auf eine Kortikoidtherapie an. Für die Soorösophagitis stehen lokal wirksame - ausreichend bei gutem Allgemeinzustand - und systemische Antimykotika - bei reduziertem Allgemeinzustand und bei Immunschwächen ergänzend notwendig - zur Verfügung. Nach Möglichkeit sollte man eine Kortikoidtherapie, die einen Candidabefall der Speiseröhre oft als Nebenwirkung nach sich zieht, absetzen. Oft ergänzt eine säurehemmende Therapie die spezifischen Therapiemaßnahmen.

Therapie der Soorösophagitis	
Lokal wirkende Antimykotika	
Amphotericin B	Ampho-Moronal
Nystatin	Moronal
Miconazol	Daktar
Systemisch wirkende Antimykotika	
Ketoconazol	Nizoral
Itraconazol	Sempera
Fluconazol	Diflucan

Pflegehilfen bei der Soorösophagitis

Der Mund-Rachen-Raum beherbergt oft Candidapilze. Eine sorgfältige Mundhygiene stellt daher eine Voraussetzung für eine erfolgreiche Therapie dar. Nicht zuletzt erweisen sich häufig Zahnprothesen als kontaminiert. Sie müssen daher besonders sorgfältig gereinigt und desinfiziert werden.

1.3.2 Hiatushernien

Organfehllagen und Einteilung der Hernien

Die Speiseröhre tritt zwischen den Zwerchfellschenkeln in den Bauchraum ein. Gleitet der ösophagogastrale Übergang (zeitweise) in den Brustraum hoch und zieht - ausgerichtet an der Organachse - Magenanteile mit, so spricht man von einer axialen Hiatushernie. Bleibt die Kardiaregion fixiert und drücken sich allein Magenabschnitte durch den Hiatus neben die Speiseröhre in den Thoraxraum, liegt eine paraösophageale Hernie vor. In einer extremen Ausprägung schlägt der Magen vollständig in den Thoraxraum um: „upside-down stomach“. Finden sich beide Elemente kombiniert: Magenanteile neben der thorakalen Speiseröhre und hochgerutschter kardialer Übergang, nennt man dies eine gemischte Hernie (Abb. 5).

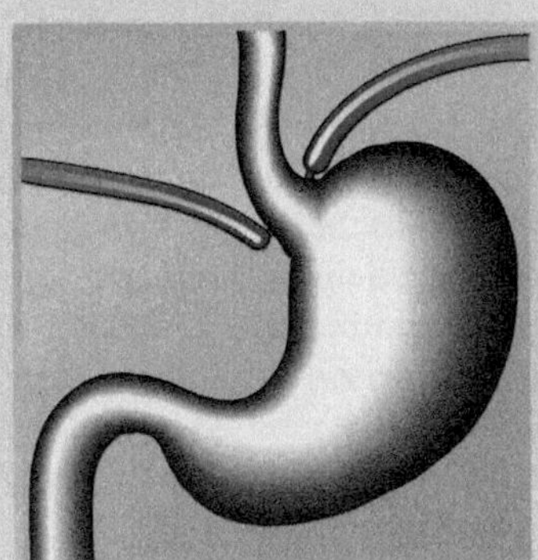

Normale Anatomie:
Der Ösophagus reicht bis in den Bauchraum. Der Magen liegt unterhalb des Zwerchfells.

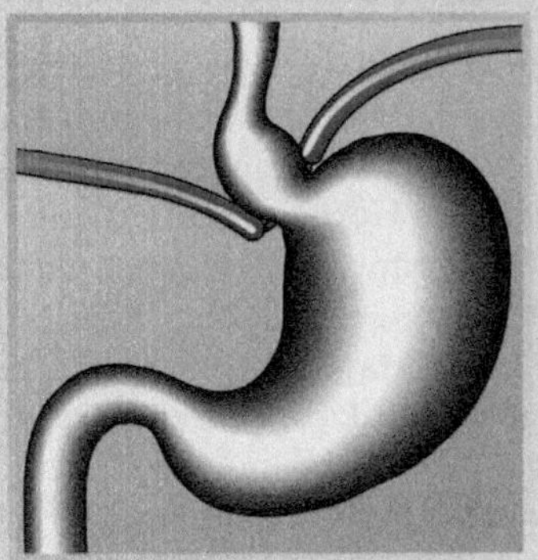

Gleithernie:
Der Ösophagus liegt im Thoraxraum. Magenanteile sind in den Thoraxraum hochgerutscht

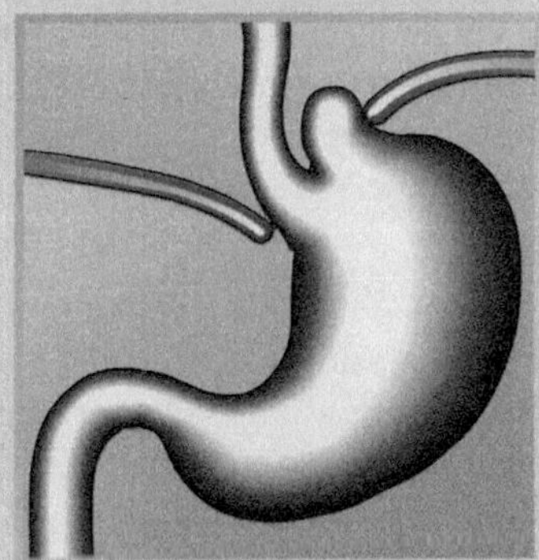

Paraösophageale Hernie:
Der Ösophagus behält seine normale Position. Magenanteile sind neben dem Ösophagus in den Thoraxraum hochgerutscht.

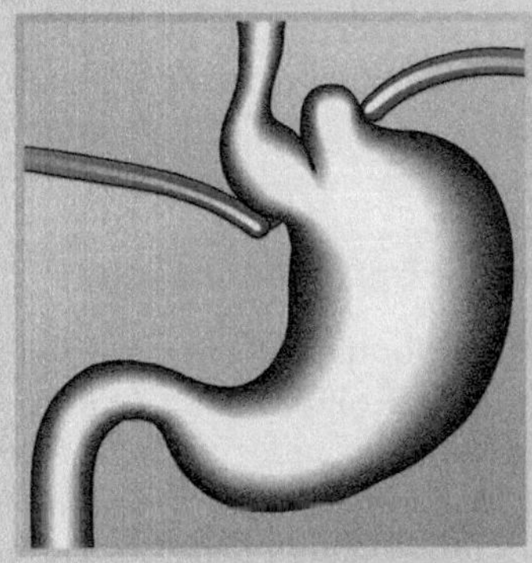

Kombinierte Hernie:
Der Ösophagus liegt im Thoraxraum. Magenanteile sind neben dem Ösophagus in den Thoraxraum hochgerutscht.

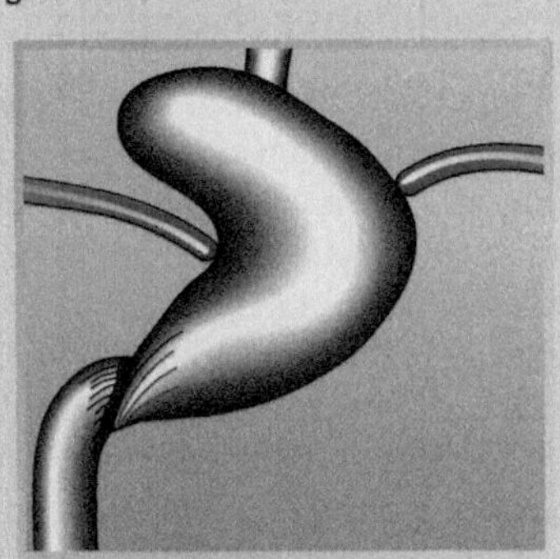

Upside-Down-Stomach:
Die große Kurvatur ist nach oben geschlagen.

Abb. 5. Zwerchfellhernien

Klinisches Erscheinungsbild

Hiatushernien bleiben in vielen Fällen erscheinungsfrei. Sie stellen aber eine wichtige Entstehungsbedingung für die Refluxkrankheit dar. Nur selten finden sich Ulzera in den hochgezogenen Magenabschnitten. Bei paraösophagealen und gemischten Hernien klemmen die verlagerten Magenabschnitte gewissermaßen ein, und es kommt durch fortwährende Blutverluste über kleine Läsionen gelegentlich zu Anämien. Durch den erweiterten Brustbauchraumübergang hindurch wölben sich leicht Magenschleimhautanteile vor bis in die Speiseröhre hinein: gastroösophagealer Prolaps. Es treten dadurch petechiale Blutungen auf, große intramurale Hämatome oder blutende Schleimhauteinrisse (Mallory-Weiss-Einrisse) und – als Rarität – nekrotisierende Inkarzerationen.

Diagnostik bei Hiatushernien

Das diagnostische Repertoire entspricht ganz dem, wie es bei der Refluxkrankheit zum Einsatz kommt (beide finden sich ja häufig vergesellschaftet). Die Darstellung der Hernien und ihre Typisierung gelingen zumeist röntgenologisch besser, die Endoskopie erfaßt die Schleimhautdefekte weitaus sicherer.

Therapie bei Hiatushernien

Nur selten nötigen eine extreme Organverlagerung („upside-down stomach") oder eine ernste Komplikation (Nekrose bei Inkarzeration) zu einer Operation. Eher schon kommen endoskopische Interventionen zum Zuge: bei schweren Blutungen. In erster Linie gelten die Behandlungsregeln der Refluxösophagitis, also ein konservativ-medikamentöses Stufentherapieschema.

1.3.3 Divertikel und anatomische Normabweichungen

Entstehungsweise und Lokalisation von Ösophagusdivertikeln

Unter Divertikeln versteht man sackförmige Wandausstülpungen von Hohlorganen. Hochsitzende Speiseröhrendivertikel (pharyngoösophageale Zenker-Divertikel) stülpen sich, begünstigt durch Fasziendegenerationen nach der Lebensmitte, im Bereich einer Muskellücke der Schlundmuskeln nach dorsal hin aus, hervorgerufen und immer weiter vergrößert durch die pulsierende Schubkraft des Schluckaktes (Pulsionsdivertikel). In der Mitte der Speiseröhre, in Höhe der Trachealbifurkation entstehen epibronchiale Divertikel, auf dem Boden einer Wandschwäche und durch die Zugwirkung hier gelegener schrumpfender Lymphknoten (Traktionsdivertikel). Epiphrenische Divertikel liegen knapp oberhalb des Zwerchfells. Motilitätsstörungen (Spasmen) tragen durch eine Pulsionskomponente, entzündliche Veränderungen mit Schrumpfungstendenz durch ihre Traktionseffekte zur Genese bei (Pulsions-Traktions-Divertikel).

Klinisches Erscheinungsbild

Anfangs liegen nur unchararakteristische Beschwerden vor, Druckgefühl und Würgereiz, bei hochsitzenden Divertikeln auch Husten und Zwangsräuspern. Füllt sich der Divertikelsack mit Speiseresten auf, so erschwert dies den Schluckakt (Dysphagie) – bis sich das Divertikel – oft durch Erbrechen nicht angedauerter Nahrung – entleert. Abmagerung, Schmerzen und bronchopulmonale Aspirationsfolgen können hinzutreten.

Diagnostik

Das klinische Bild wird Anlaß geben zur Endoskopie und zur Röntgendiagnostik. Endoskopisch fallen die Divertikel auf als „zweites Lumen", werden aber auch manchmal übersehen. (Dies gilt vor allem für die hochsitzenden Divertikel.)

Divertikel können bei unvorsichtigem Vorschieben des Endoskopes perforiert werden, eine der wenigen seltenen Komplikationsmöglichkeiten der Ösophagogastroduodenoskopie!

Die Röntgendarstellung der Speiseröhre zeigt die Divertikel als typisches sackförmiges Anhängsel, in dem das Kontrastmittel meist längere Zeit stehen bleibt.

Therapie

Große Divertikel, die das Speiseröhrenlumen einengen, zur Unterernährung führen oder bronchopulmonale Komplikationen hervorrufen, müssen operiert werden, ein Schritt, zu dem man sich bei alten, oft multimorbiden Patienten nicht leichthin entschließt. Wie weit sich die endoskopische Operation (durch ein starrres Ösophagoskop) durchsetzen wird, bleibt abzuwarten.

Diätetische Ausweichtherapie

In einigen Fällen bleibt lediglich der Versuch, diätetisch zu helfen, durch die Vermeidung langfaseriger Kost (kein Rindfleisch), durch die Ermahnung, nach jedem Bissen reichlich nachzutrinken als Schluck- und Spülhilfe, schließlich durch passierte Kost.

Seltene Ösophagusstenosen und angeborene Fehlbildungen

An der Ösophagus-Magenschleimhaut-Grenze bildet sich als Rarität eine stenosierende dünne Ringstruktur aus, der Schatzki-Ring. Er läßt sich endoskopisch einritzen; dies beseitigt die Stenosesymptomatik. Sehr selten findet man feine (angeborene) Membranen in der Speiseröhre, die sich aufbougieren lassen. Zu den angeborenen Schluckstörungen gehört auch die Dysphagia lusoria, hervorgerufen durch eine Anomalie eines Gefäßverlaufs und kaum je operationsbedürftig. Weitere Fehlbildungen, wie die Ösophagusstenosen oder gar eine Ösophagusatresie (eine fehlende Lumenbildung in der Speiseröhre) oder Fistelbildungen zum Tracheobronchialsystem mit und ohne Speiseröhrenatresie diagnostiziert der Pädiater und führt sie einer chirurgischen Therapie zu, bei geeigneten Stenosen auch einer Bougierungsbehandlung.

1.3.4 Funktionelle Erkrankungen

Normale Ösophagusperistaltik

Eine fein abgestimmte Bewegungskoordination sichert die Speisepassage in den Magen. Die Kontraktionswelle wandert dabei vom Schlund zur Kardia und schiebt die Nahrung vor sich her. Bei einem regelrechten Bewegungsmuster erschlafft die im „Ruhezustand" geschlossene Kardia, sobald der Schluckzyklus den unteren Ösophagusmund erreicht.

Störungsmuster der Ösophagusmotilität

Kontrahiert sich die Speiseröhre als Ganzes gleichförmig, statt abschnittsweise aufeinanderfolgend, und fehlt die Kardiaerschlaffung bei der Speisepassage, so liegt eine Achalasie (Aperistalsis, Kardiospasmus) vor. Bei einer verwandten Störung, dem Ösophagusspasmus treten langanhaltende simultane Ösophaguskontraktionen auf.

Klinisches Bild der Ösophagusmotilitätsstörungen

Eigentlich alle Patienten mit einer Achalasie klagen über Schluckbeschwerden. Zur Regurgitation und zum Erbrechen kommt es anfangs schwallartig oft noch während des Essens. Später dehnt sich die Speiseröhre, bildet ein Reservoir aus (Megaösophagus) und entleert sich unregelmäßig, auch nachts, im Schlaf mit der Gefahr der Aspiration. Starke Schmerzen hinter dem Brustbein empfindet der Patient im Anfangsstadium der Erkrankung; sobald die überdehnte Muskulatur erschlafft, lassen die schmerzhaften Kontraktionen nach. Beim Ösophagusspasmus stehen die retrosternalen Schmerzen im Vordergrund, Schluckstörungen kommen hinzu. Bei beiden Krankheitsbildern entwickelt sich schließlich eine kritische Mangelernährung.

Karzinomrisiko. Für Achalasiepatienten besteht ein erhöhtes Risiko, Ösophaguskarzinome zu entwickeln. Sie sollten daher regelmäßig endoskopisch überwacht werden, auch nach erfolgreicher Therapie der Achalasiesymptome.

Diagnostik bei Ösophagusfunktionsstörungen

Nach dem klinischen Eindruck allein wird man wohl nicht ohne weiteres diese eher seltenen Diagnosen vermuten. Die Endoskopie dient dem Ausschluß organischer Veränderungen. Bereits hier können bei der Achalasie die (oft speisegefüllte) Speiseröhrenaussackung und die enggestellte und doch leicht passierbare Kardia auffallen, während Ösophagusspasmen sich endoskopisch nicht erkennen lassen. Bei der Röntgenuntersuchung stellen sich Kardiaengstellung und Ösophagusdilatation der Achalasie noch eindrucksvoller dar, und auch der Ösophagusspasmus bietet oft ein typisches Bild: sägezahnähnlich oder korkenzieherartig gewunden. In charakteristischer Weise zeigen sich diese Funktionsstörungen natürlich bei der Ösophagusmanometrie: die simultanen Kontraktionen anstelle des sequenziellen Bewegungsablaufs, die fehlende Kardiaerschlaffung für die Achalasie, die langanhaltenden Speiseröhrenverkrampfungen mit hohe Drücken beim Ösophagusspasmus.

Differentialdiagnose der Ösophagusfunktionsstörungen

In erster Linie sind die Kontraktionsstörungen der Speiseröhre natürlich gegen organische Veränderungen abzugrenzen, vor allem gegen ein Karzinom. Dabei hilft mit der größten Aussagekraft die Ösphagogastroduodenoskopie. Intramurale, meist benigne Tumoren erkennt, auch wenn andere Methoden sie nicht entdecken, häufig die Endosonographie. Wie stets bei retrosternalen und thorakalen Schmerzen muß man an kardiale Erkrankungen denken, also unbedingt – mit Elektrokardiogramm und Belastungselektrokardiogramm – nach einer koronaren Herzkrankheit suchen. Auch vom Bewegungsapparat her ausstrahlende Schmerzen wird man berücksichtigen. Lungenerkrankungen bieten wohl kaum je Anlaß zu diagnostischen Fehlschlüssen, doch gehört die bronchopulmonale Diagnostik einschließlich der Röntgenthoraxaufnahme wegen der möglichen Aspirationskomplikationen ins Diagnostikprogramm.

Therapie der Ösophagusfunktionserkrankungen

Nitrate und Kalziumantagonisten erschlaffen die glatte Muskulatur nicht nur der Gefäße, sondern auch der Speiseröhre und bringen eine Linderung der krampfartigen Schmerzen. Auch Anitcholinergika darf man versuchen. Patienten mit Ösophagospasmen reagieren besser auf diese Therapie als solche mit einer Achalasie. Steht die fehlende Erschlaffung des unteren Ösophagussphincters im Vordergrund, so benötigt man oft eine Dehnungsbehandlung, traditionell mit Metallspreizsonden (nach Starck), heute häufiger mit Ballondilatationsbestecken, über einen endoskopisch plazierten Führungsdraht eingebracht und unter Röntgendurchleuchtung angewandt oder endoskopisch kontrolliert (z. B. als Manschettenballon auf ein Endoskop montiert) eingesetzt. Gegen Schmerzen schirmen den Patienten zumeist Medikamente ausreichend ab. Auch Herzrhythmusstörungen werfen kaum je bedrohliche Probleme auf. Speiseröhrenverletzungen bis hin zur Perforation lassen sich jedoch nicht völlig ausschließen. Nur in sehr schweren, anderweitig therapierefraktären Fällen muß der Chirurg eine Myotomie vornehmen, heute durchaus auch minimal invasiv laparoskopisch.

Therapie der Ösophagusmotilitätsstörungen	
Medikamentöse Therapie	
Nitroglycerin	Nitrolingual
Isosorbitdinitrat	Isoket
Isosorbitmononitrat	Ismo
Nifedipin	Adalat
Mebeverin	Duspatal
Dilatationsbehandlung	
Chirurgische Myotomie	

Pflegerische und diätetische Hilfen

Streßsituationen können die Symptomatik der Ösophagusfehlfunktionen verstärken. Auslösefaktoren (wie etwa bereits gemeinschaftliches Speisen) wären zu erfragen und möglichst zu vermeiden. Für die Nahrungsaufnahme muß genügend Zeit gewährt werden. Stets sollen Getränke zum Nachspülen bereitstehen. Kalte Flüssigkeiten erweisen sich oft als ungünstig. Die Größe der Nahrungspartikel spielt (anders als bei organischen Stenosen) oft keine entscheidende Rolle; nicht jeder Patient benötigt also passierte Kost. Bei schlechtem Ernährungszustand lohnt sich immer der Versuch, durch eine eiweißreiche und kalorienreiche Zusatzkost dem Mangelzustand Abhilfe zu schaffen. Kaum je wird man sich zu einer perkutan-endoskopischen Gastrostomie als Überbrückungshilfe genötigt sehen. (Nasogastrale oder nasoduodenale Sonden erscheinen wegen der andauernden Ösophagusirratation gerade bei diesen Krankheitsbildern als wenig geeignet.)

1.3.5 Boerhaave-Syndrom

Entstehung und Klinik

Die spontane Perforation der Speiseröhre bezeichnet man als Boerhaave-Syndrom. Durch einen extremen Koordinationsfehler der Motilität, Würgen und Erbrechen gegen verkrampfte Speiseröhrenanteile, oft unter Alkoholeinfluß, reißt die Wand der Speiseröhre ein. Der Patient verspürt einen vernichtenden Schmerz. Luft und Flüssigkeit treten aus ins Mediastinum, in die Haut des Oberkörpers (Hautemphysem) in den Pleuraspalt (Hydropneumothorax), meist links, oft beidseitig, vielfach auch in die Peritonealhöhle. Alsbald entwickelt der Patient eine Mediastinitis mit hohem Fieber und septischen Allgemeinreaktionen.

Diagnose

Anamnese, dramatische Klinik und der röntgenologische Nachweis von Luft im Mediastinum, eines Hydropneumothorax (sowie freier Luft im Abdomen) führen zur Diagnose. Die Ösophagusdarstellung mit einem wasserlöslichen Kontrastmittel oder die vorsichtige Endoskopie lokalisieren die Perforationsstelle.

Therapie

Pleurale Entlastungspunktionen (Bülaudrainage) müssen respiratorischen Notfallsituationen entgegentreten. Der Chirurg versucht, den Defekt zu schließen, zu reinigen, zu drainieren. Ösophagus und Magen werden über Sonden kontinuierlich abgesaugt. Antibiotika und das gesamte Repertoire der Intensivmedizin versuchen den Patienten zu stabilisieren.

1.3.6 Mallory-Weiss-Syndrom

Beim Mallory-Weiss-Syndrom bleibt der Einriß auf die Ösophagusschleimhaut beschränkt. Meist versetzt Bluterbrechen in helle Aufregung. Die Diagnose erfolgt endoskopisch. Nur selten werden endoskopische Blutstillungsmaßnahmen notwendig. Ansonsten genügen Antiemetika und eine säurehemmende Medikation.

1.3.7 Benigne Ösophagustumoren

Benige Ösophagustumoren begegnen uns als ausgesprochene Rarität. Adenome und Papillome gehen vom Epithel aus, Leiomyome, unter diesen seltenen Wucherungen noch die häufigsten, von der glatten Muskulatur. Ihre Symptomatik, Schluckbehinderungen mit allen ihren Folgen, ergibt sich aus ihrer Raumforderung. Bei den zumeist submukösen Gewächsen bleibt die Endoskopie oft unergiebig. Auch die Röntgendarstellung führt lange nicht immer zu eindeutigen Aussagen. Oft wird die Fehldiagnose funktioneller Störungen gestellt (bei nicht durchgeführter oder zweifelhafter Manometrie). Die Endosonographie sollte, wegen ihrer guten Nahfeldauflösung meist besser als die Computertomographie, die Tumoren erkennen. Die histologische Zuordnung wird in der Regel erst an Hand des Operationspräparates erfolgen können. Einer Operation bedürfen freilich nur symptomatische Tumoren, nicht jedoch Zufallsbefunde.

1.3.8 Ösophaguskarzinom

Histologie

In etwa Zweidrittel der Fälle liegen Plattenepithelkarzinome vor. Adenokarzinome sieht man zunehmend häufiger, vornehmlich im unteren Ösophagusdrittel.

Stadieneinteilung der Karzinome

Für die Stadieneinteilung der Karzinome setzten sich allenthalben TNM-Schemata durch, die mit einem einfachen Ziffernsystem Auskunft geben über die lokale Tumorausbreitung (T), über den Lymphknotenbefall (N) und über eine Fernmetastasierung (M). Der Pathologe ergänzt die Tumorbeschreibung oft noch durch das „Grading“ (G), eine Aussage über die mikroskopisch beurteilte Wachstumsaggressivität. Der Faktor „Certainty“ (C) (Diagnosesicherheit) charakterisiert die Vollständigkeit der Diagnostik. Die Frage, ob der Tumor sich operativ vollständig entfernen lasse, also die der Resezierbarkeit (R), beantwortet zumeist der Chirurg nach dem Eingriff. Sogar bezüglich eines Lymphbahnbefalls (L) kann sich der Pathologe in einzelnen Fällen exakt festlegen.

TNMGCR-Schema zur Stadieneinteilung der Karzinome

T lokale Tumorausbreitung
N Lymphknotenbefall
M Fernmetastasen
G Grading (Wachstumsaggressivität)
R Resezierbarkeit
C Certainty (Diagnosesicherheit)

Stadieneinteilung der Ösophaguskarzinome

Therapieentscheidungen hängen vom Krankheitsstadium ab. Die erhobenen Befunde wird man also an Hand einer TNM-Tabelle ordnen und werten.

TNM-Klassifikation des Ösophaguskarzinoms

Stadium	*Befallskriterium*
T1	Mukosa, Submukosa
T2	Muskularis
T3	Adventitia
T4	extraösophageal
N0	Lymphknoten frei
N1	regionäre Lymphknoten
N2 = M1	entfernte Lymphknoten
M0	keine Fernmetastasen
M1	Fernmetastasen

Risikokonstellation für die Entwicklung eines Ösophaguskarzinoms

Leider muß man eigentlich alle klinischen Zeichen eines Ösophaguskarzinoms als Spätsymptome betrachten. Eine Chance, öfter zu einer Frühdiagnose zu kommen, könnte in der konsequenten Überwachung von Risikogruppen liegen. Rauchen und Alkoholkonsum gelten als Risikofaktoren für ein Ösophaguskarzinom. Patienten mit einer Achalasie oder mit einem Barrettösophagus, also einer Zylinderzellmetaplasie, muß man ein solch hohes Karzinomrisiko zumessen, daß sie routinemäßig endoskopisch und bioptisch kontrolliert werden sollten. Als gefährdet gelten auch Patienten nach einer Speiseröhrenverätzung und mit anderen benignen Ösophagusstenosen. (Überwachungsprogramme versprechen Erfolge auch in Hochrisikoregionen wie in China.)

Risikokonstellation für die Entstehung von Ösophaguskarzinomen

- Nikotinkonsum,
- Alkoholkonsum,
- Achalasie,
- Barrett-Ösophagus,
- benigne Ösophagusstenosen,
- Zustand nach Verätzung.

Klinische Symptome der Ösophaguskarzinome

Die durch die Raumforderung hervorgerufene Schluckbehinderung bestimmt das klinische Erscheinungsbild. Feste Speisen und schließlich auch Flüssigkeiten passieren die Tumorstenose nicht mehr. Die Speisen stauen sich auf, überdehnen die oberhalb des Tumors gelegene Speiseröhre, werden hochgewürgt oder laufen passiv zurück, werden aspiriert und rufen Atemwegskomplikationen (Aspiration) bis zur Pneumonie hervor. Es treten Schmerzen auf. Der Appetit läßt nach. Die Patienten nehmen ab und verlieren zusehends an Widerstandskraft (Kachexie).

Hauptsymptome beim Ösophaguskarzinom

- Schluckstörung,
- Gewichtsabnahme,
- Schmerzen,
- Erbrechen,
- Appetitlosigkeit,
- Völlegefühl.

Komplikationen beim Ösophaguskarzinom

Zu schweren Blutungen ins Lumen kommt es nur selten. Doch zieht ein Einbruch in die großen Gefäße des Mediastinums oder in das Herz (im Vorhofbereich) meist eine Verblutung nach sich. Nach einer Perforation im Tumorbereich entwickelt sich eine Mediastinitis, bei dieser Grunderkrankung ebenfalls fast immer mit tödlichem Ausgang. Auch die Aspiration mit ihren Folgen verläuft kritisch. Ösophagobronchiale Fisteln rufen ähnliche Atemwegsprobleme (Husten, Bronchitis, Pneumonie, Lungenabszeß) hervor. Auch ösophagopleurale Fisteln mit Pleuraerguß und Pleuraempyem können sich entwickeln. Ein Vorwachsen zur Pleura führt zum Pleuraerguß, ein Übergreifen auf den Herzbeutel zum Perikarderguß.

Metastasierung beim Ösophaguskarzinom

Die Metastasierung betrifft zunächst die Lymphknoten, dann Leber und Lunge, erst spät andere Organe.

Ösophaguskarzinommetastasen

- Lymphknoten,
- Leber,
- Lunge.

Diagnostik des Ösophaguskarzinoms

Primärdiagnostik

Die Röntgendarstellung des Ösophagus mit Kontrastmitteln vermag Ösophaguskarzinome gut darzustellen. Als entscheidend sieht man jedoch das endoskopische Bild (Ösophagogastroduodenoskopie) an. Stets muß die mikroskopische Beurteilung von endoskopisch entnommenen Biopsien (Histologie) oder von Bürstenabstrichen (Zytologie) die Diagnose sichern.

Diagnostikmaßnahmen beim Ösophaguskarzinom

- Ösophagogastroduodenoskopie,
- Ösophagusröntgendarstellung,
- Röntgendarstellung des Thorax,
- abdominelle Sonographie,
- thorakale Computertomographie,
- abdominelle Computertomographie,
- (Kernspintomographie),
- Laparoskopie,
- Endosonographie,
- Bronchoskopie.

Stagingdiagnostik

Bereits die Ösophagoskopie liefert wichtige Aussagen zur Tumorausdehnung und zum Stenosierungsgrad. Die Röntgenkontrastmitteldarstellung des Ösophagus erlaubt eine gute Lokalisation des Tumors auch in bezug auf Nachbarorgane. Röntgenaufnahme des Thorax und Sonographie suchen nach Fernmetastasen. Die Computertomographie dient dem gleichen Zweck und informiert zudem über die lokale Tiefenausbreitung und über einen Lymphknotenbefall. Zu vergleichbaren Aussagen kommt die Kernspintomographie, die ihren festen Platz im Diagnostikrepertoire noch nicht gefunden hat. Lebermetastasen, die anderen Methoden entgehen, entdeckt oft noch die Laparoskopie. Die Endosonographie bringt die genauesten Erkenntnisse über die Wandinfiltrationstiefe und über eine regionäre Lymphknotenbeteiligung. Einen Tumoreinbruch in die Atemwege erfaßt am besten die Bronchoskopie.

Allgemeininternistische Diagnostik

Internistische, vor allem den kardiovaskulären und pulmonalen Status erfassende Untersuchungsmaßnahmen helfen, schon frühzeitig in den Diagnostikprozeß eingebracht, zur Frage der allgemeinen Operabilität Stellung zu nehmen.

Behandlungsmaßnahmen mit kurativer Intention

Für Tumoren, die sich auf die Mukosa beschränken, kommen lokale (endoskopische) Therapieverfahren in Betracht wie die bioptische Abtragung („strip biopsy"), die Lasertherapie oder die photodynamische Therapie. Erreichen die Tumoren allenfalls die Submukosa, so genügen oft minimal invasive Verfahren wie die endoskopische Dissektion. Die Operation, eine Tumorentfernung kombiniert mit einer Ersatzplastik, zumeist einem Magenhochzug, verspricht eine Heilung, sofern die Erkrankung Nachbarstrukturen noch nicht miteinbezieht. Für weit fortgeschrittene Tumoren kann man versuchen, eine Radiochemotherapie vorzuschalten, um dann doch noch zu einer Operation zu gelangen („staging down") (Abb. 6).

Ösophaguskarzinomtherapie mit kurativer Intention

- „strip biopsy",
- Lasertherapie,
- photodynamische Therapie,
- endoskopische Dissektion,
- Ösophagektomie mit Ersatzplastik,
- Radio(chemo)therapie.

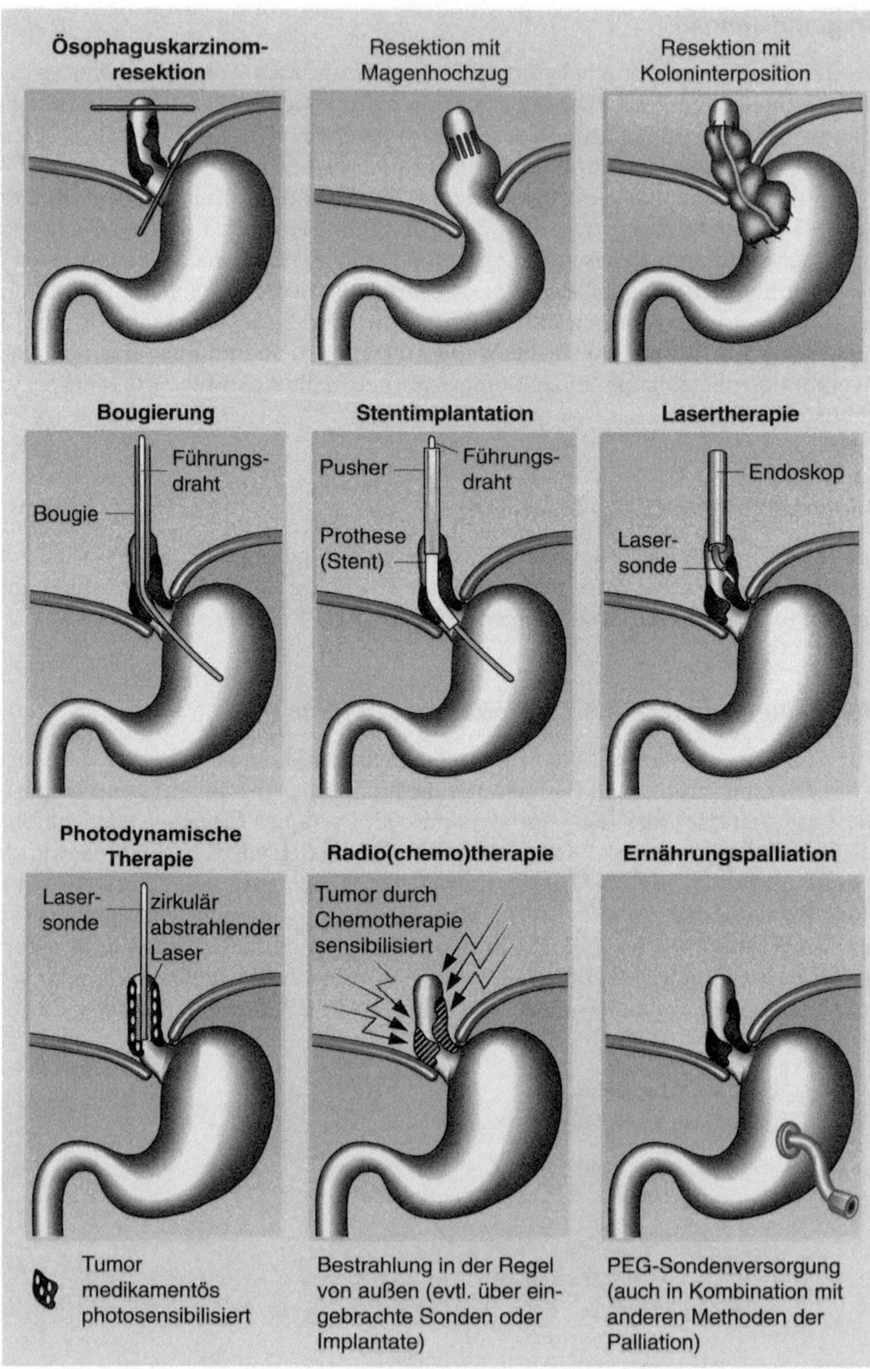

Abb. 6. Therapie von Ösophaguskarzinomen

Endoskopische Tumortherapie

Kleine Tumoren, auch breitbasige, flache lassen sich die strip biopsy kurativ endoskopisch entfernen: Sie werden unterspritzt, mit Kochsalzlösung (und Vasokonstriktivazusatz) und mit einer Polypektomieschlinge abgetragen. Noch leichter gelingt dies, wenn eine Biopsiezange, über einen zweiten Instrumentierkanal eingebracht, die Neubildung in die Schlinge hineinzieht. Schlingenabtragungen können auch der palliativen Tumormassenreduktion dienen. Die Lasertherapie vernichtet Tumorgewebe durch die Hitzeeffekte energiereichen, gebündelten Lichts, wieder endoskopisch kontrolliert. Geht eine medikamentöse Photosensibiliserung voraus, so spricht man von einer photodynamischen Therapie. Beide Lasermethoden dienten zunächst lediglich der Tumorpalliation und fanden dann in die kurative Therapie Eingang. Der Tumormassenreduktion (vorwiegend also der Palliation) dienen auch Elektrokoagulationsmethoden, also die Hitzeverkochung mittels endoskopisch vorgebrachter Sonden, und Sklerosierungsverfahren, die Einspritzung von Verödungsmitteln, die einen Tumorzerfall bewirken.

Behandlungsmaßnahmen mit palliativer Intention

In den meisten Fällen muß man es bei palliativen Therapiemaßnahmen belassen – wegen des lokalen Krankheitsfortschritts, wegen einer bereits eingetreteten Fernmetastasierung oder wegen einer Inoperabilität auf Grund des Allgemeinzustands. Plattenepithelkarzinome sprechen gut auf eine Strahlentherapie, oft besonders effektiv in der Kombination mit einer Chemotherapie, an (die sich in frühen Tumorstadien sogar als kurativ wirksam erweisen kann); Adenokarzinome gelten als nicht strahlenempfindlich. Neben der konventionellen Bestrahlung kommen zur Erhaltung der Ösophaguspassage in Betracht die *Einbringung von Strahlenquellen in die Speiseröhre* (Afterloading), die Lasertherapie, die photodynamische Therapie und das Einsetzen von Ösophagustuben (Prothesen) (*stents*). Herkömmliche *Kunststoffprothesen* sind auf eine vorherige *Dehnungsbehandlung* (Bougierung) angewiesen, zumeist in mehreren Sitzungen, deren die Implantation von *selbstexpandierenden Metallstents* nicht in gleichem Ausmaß bedarf.

Ösophaguskarzinomtherapie mit palliativer Intention

- Radio(chemo)therapie,
- Lasertherapie,
- photodynamische Therapie,
- Bougierung,
- Ösophagusprothese,
- PEG-Sonde.

Ernährungspalliation

Die Sorge um die Sicherstellung einer ausreichenden Ernährung begleitet jegliches therapeutisches Bemühen. Die Anlage einer Ernährungssonde, zumeist als endoskopische perkutane Gastrostomie (PEG), bei behinderter Ösophaguspassage auch als röntgenologisch, seltener sonographisch kontrollierte Gastrostomie sollte deshalb frühzeitig ins therapeutische Konzept mit einbezogen werden, durchaus auch als vorläufige Therapie, bis andere Maßnahmen (wie die Radiotherapie) ihre günstigen Wirkungen voll entfalten. Die parenterale Ernährung eignet sich vor allem als perioperative Überbrückungshilfe und bleibt hier unverzichtbar.

1.3.9 Nichtepitheliale maligne Ösophagustumoren

Maligne Ösophagustumoren, die nicht vom Epithel ausgehen, findet man außerordentlich selten. Melanome besitzen eine sehr ungünstige Prognose. Über die Therapie muß am Einzelfall orientiert entschieden werden. Lymphome lassen wegen ihrer Empfindlichkeit gegen eine Strahlen- und Chemotherapie eher ein gutes Ergebnis erwarten. Kaposisarkome ähneln eigentlich den Lymphomen, bieten aber keine guten Chancen für eine Therapie, da sie zumeist im Gefolge einer AIDS-Erkrankung auftreten.

2 Magen und Zwölffingerdarm

2.1 Bauplan und Funktion

2.1.1 Abschnitte und Lagebeziehungen zu Nachbarorganen

Abschnitte des Magens

Kurz unterhalb des Speiseröhrendurchtritts durch das Zwerchfell markiert die Kardia, der untere Ösophagusmund, den spitzwinkeligen Übergang vom Ösophagus zum Magen (Ventriculus). Nach oben erhebt sich der Fundus ventriculi, die Magenblase, in die linke Zwerchfellkuppel. In einer kleinen oberen Bogenlinie (kleine Kurvatur) und einer großen unteren Bogenlinie (große Kurvatur) schwingt sich der Magen von links nach unten und nach rechts hinüber („überquert" also die Wirbelsäule). Dabei schließt sich an den „hochgehängten" Fundussack das Corpus ventriculi an, das sich mit einem oft recht deutlichen Knick (Angulus) gegen das wieder noch oben weisende Antrum absetzt. Ein Schließmuskelwulst, der „Pförtner" (Pylorus) bewacht gewissermaßen den Magenausgang und den Übergang in den Zwölffingerdarm.

Lagebeziehungen des Magens

Das Peritoneum (Bauchfell) überzieht den Magen vollständig und erlaubt ihm, nicht fest in seine Umgebung eingebaut, nur über das kleine Netz mit Leber, über das Milzband mit der Milz, über das große Netz mit dem Querkolon verbunden, eine recht freie Beweglichkeit. Links grenzt der Magen an die Milz; vorn liegt er der vorderen Bauchwand an; teilweise überlagern ihn Leber und Dickdarm; er selbst verdeckt die Bauchspeicheldrüse. Nach rechts hin geht er in den Zwölffingerdarm über.

Abschnitte des Zwölffingerdarms und Beziehungen zum Bauchfell

Den Anfangsabschnitt des Zwölffingerdarms (Duodenum), den Bulbus duodeni, überzieht das Bauchfell noch vollständig, den absteigenden, horizontal verlaufenden und den aufsteigenden Teil lediglich an der Vorderseite. Ab der Flexura duodenojejunalis, dem Übergang in den Leerdarm, erhält der Dünndarm wieder einen allseitigen Peritonealüberzug und ein Aufhängeband (Mesenterium).

Lagebeziehungen des Duodenums

An den Pylorus schließt sich der Bulbus duodeni an. Ihm liegt die Gallenblase auf. Rechts des absteigenden Duodenums findet sich die Niere. Im wesentlichen aber läßt sich das Duodenum als ein C-Bogen beschreiben, der den Kopf und Teile des Körpers der Bauchspeicheldrüse umschließt. Bauchspeicheldrüse und Gallenwege münden gemeinsam in den absteigenden Teil des Zwölffingerdarms.

Die freie (intraperitoneale) Lage von Magen und Bulbus prädestinieren tiefgreifende Ulzera dieser Organe zur Perforation in die freie Bauchhöhle. Die enge Lagebeziehung der Oberbauchorgane zueinander, die wechselseitige Überlagerung, der gewundene Verlauf, erklären die diagnostischen Schwierigkeiten und die Vieldeutigkeit des Symptoms: Oberbauchbeschwerden.

2.1.2 Feingeweblicher Aufbau

Mukosa des Magens

Die Magenwand kleidet ein einschichtiges hochzelliges Epithel aus. Es sondert Magenschleim ab zum Schutz gegen die Verdauungssekrete. Dieser Aufgabe widmen sich auch die Drüsen in Kardianähe und im Antrum. Auch die Drüsen im Fundus und im Korpus besitzen Nebenzellen für die Schleimproduktion, dazu aber auch Zellen, die Verdauungsaufgaben wahrnehmen, Hauptzellen für die Pepsinogenherstellung und Belegzellen für die Freisetzung der Salzsäure. Die Belegzellen haben hierfür eigens eine Säurepumpe (Protonenpumpe) ausgebildet.

Magenresektionen, heute kaum noch zur Therapie der Ulkuskrankheit eingesetzt, reduzieren (als Zweidrittel- bis Dreiviertel-Resektion) entscheidend die Zahl der säureprodzierenden Zellen; die Säureproduktion sinkt drastisch.

Muskularis des Magens

Die glatte Magenmuskulatur gliedert sich wieder in eine äußere Längsschicht und eine innere Ringschicht; zusätzlich bildet sie aber innerste schräg verlaufende Muskelfasern aus.

Innervation des Magens und des Darmes

Das vegetative Nervensystem (N. vagus) steuert die Magenbewegungen, die Koordination der Muskelfasern und die Sekretionsleistungen der Mukosa. Diese Aufgaben nimmt das vegetative Nervensystem auch im übrigen Verdauungsapparat wahr.

Serosa des Magens

Eine glatte Außenhaut dient als Grenz- und Gleitschicht gegen die Bauchraumumgebung. Die Absonderung einer feinen Gleitfüssigkeit hält sich die Waage mit der Resorption: Der Bauchraum bleibt stets feucht; doch Flüssigkeitsseen bilden sich beim Gesunden nicht.

Die Serosa übernimmt vor allem auch Überwachungs- und Abwehraufgaben im Bauchraum: Verletzungen, Fremdstoffe, infektiöses Material schließt sie ein, kapselt sie ab, bekämpft sie mit einer heftigen Entzündungsreaktion bis hin zur lokalen oder generalisierten Bauchfellentzündung (Peritonitis).

Mukosa des Duodenums

Das Duodenum trägt wie der übrige Dünndarm ein einschichtiges hochzelliges Epithel. Schleimbildende Brunnersche Drüsen charakterisieren die Duodenalschleimhaut.

Muskularis des Duodenums

Vom Zwölffingerdarm an hält sich der Verdauungstrakt wieder an sein typisches Muster der glatten Muskulatur mit innerer Ringschicht und äußerer Längsschicht.

Serosa des Duodenums

Nur den Anfangsteil des Duodenums, den Bulbus duodeni umschließt eine glatte seröse Außenhaut vollständig. Die übrigen Duodenumabschnitte überzieht eine Serosa nur an der Vorderseite; ansonsten bettet sie eine Adventita, eine Bindegewebshülle, in ihre Umgebung ein.

2.1.3 Verdauungsleistung des Magens

Mechanische Aufgaben des Magens

Der Magen leitet Flüssigkeiten rasch an den Dünndarm weiter, verzögert aber die Passage fester Nahrung. Die Magenbewegungen zerkleinern und zermahlen die Speise vollends zum „dünndarmfertigen“ Speisebrei. Die Durchmischung mit dem Magensaft erweicht die Speise zusätzlich und bereitet sie für die weitere Verdauung vor.

Sekretionsleistung des Magens

Die Magendrüsen produzieren mit ihren Belegzellen Salzsäure, mit ihren Hauptzellen Pepsinogen, eine Fermentvorstufe, die der Säureeinfluß zum vollwertigen Enzym Pepsin aktiviert. Die Magensäure denaturiert Eiweiße, Pepsin beginnt mit

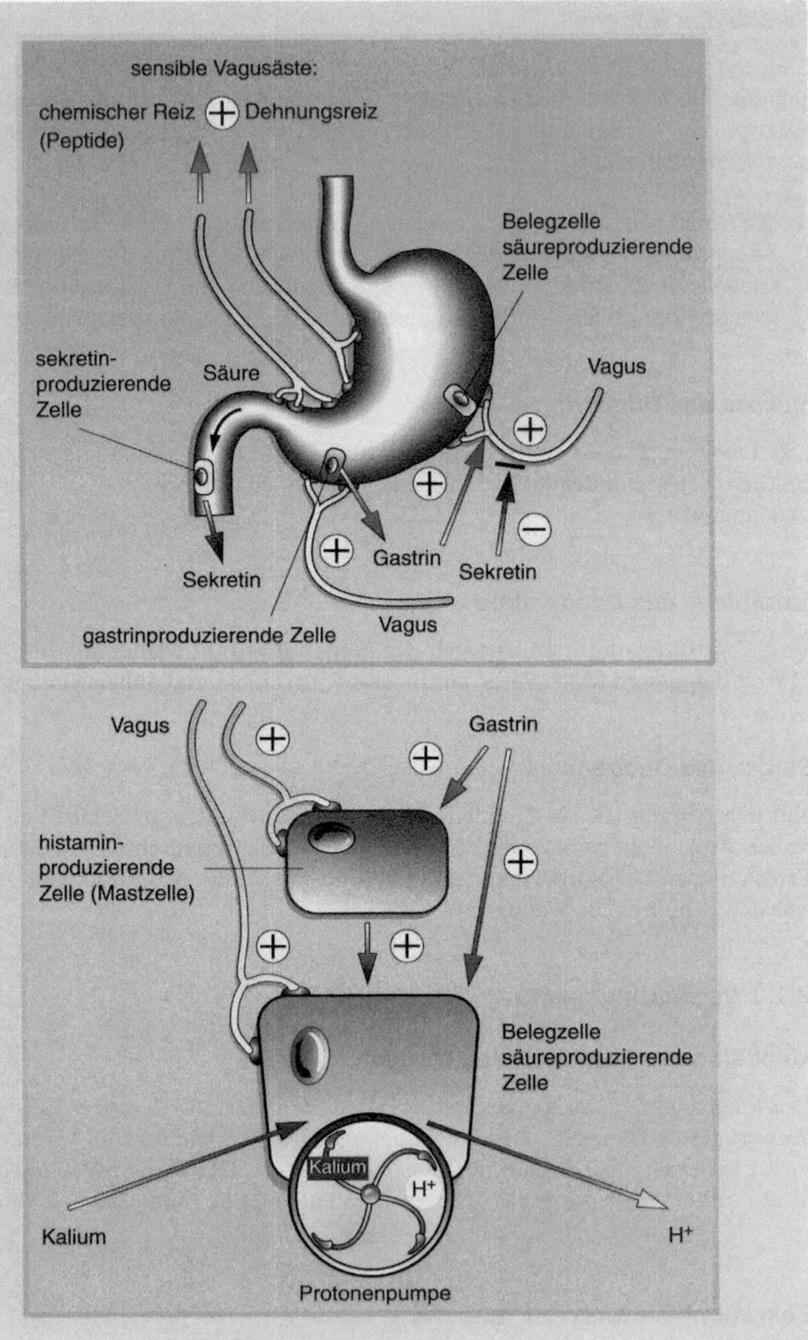

Abb. 7. Mechanismen der Magensäuresekretion

der Eiweißaufspaltung. Zum Selbstschutz gegenüber den aggressiven Verdauungssäften bildet die Magenmukosa einen zähen Schleim. Neben der Verdauungsleistung bietet der „scharfe" Magensaft auch einen antimikrobiellen Schutz für den Organismus. Parallel zur Säure gibt die Magenschleimhaut einen „Intrinsic-Faktor" ab, der die Vitamin-B_{12}-Aufnahme fördert (Abb. 7).

Ein alleiniger Mangel an Magensäure wird meist recht gut toleriert. Als Spätfolge einer bakteriellen Magenbesiedlung diskutiert man die Magenkarzinomentstehung. Fehlt der Intrinsic-Faktor, so entwickelt sich eine Vitamin-B_{12}-Mangelanämie.

Steuerung der Magensekretion

Blutzuckerabfall, soziale Auslösesituationen, Geruch, Geschmack, Nahrungsaufnahme steigern die Vagusaktivität, die Ausschüttung seines parasympathischen Überträgerstoffes Azethylcholin, und regen so die Magensekretion an. Die Antrumdehnung setzt aus der Organwand das Hormon Gastrin frei, das auf dem Blutweg die Säuresekretion fördert. In diese Prozesse schaltet sich das säurestimulierende Gewebshormon Histamin ein. Dünndarmhormone erhöhen zunächst die Säureausschüttung; alsbald jedoch dämpft die fortschreitende Verdauungsarbeit im Dünndarm vorwiegend über das Hormon Sekretin die Magensäureproduktion.

Die Durchtrennung der Magennerven (Vagotomie) setzt die Magensäureproduktion herab. Magenresektionen entfernen säureproduzierende Zellen und das Antrum mit seinem „Säurelocker" Gastrin. Moderne Medikamente freilich verdrängen das operative Vorgehen in der Therapie der Ulkuskrankheit.

2.1.4 Aufgaben des Zwölffingerdarms

Die Zumischung von Säften aus dem Gallesystem, aus der Bauchspeicheldrüse und aus dem Darm selbst puffert die Magensäure ab; das Speisebreimillieu schlägt ins alkalische um. Die Zumischung der Verdauungssekrete trägt zu einer zunehmenden Aufspaltung und Aufschlüsselung der Nahrung bei. Bis auf die Eisenaufnahme erbringen den größten Teil der Resorptionsleistungen jedoch nachgeschaltete Dünndarmabschnitte.

2.2 Diagnostik bei Erkrankungen

2.2.1 Klinische Hinweise auf Erkrankungen

Leitsymptome

Als charakteristisch für Erkrankungen des Magens und des Zwölfingerdarms gelten Oberbauchschmerzen. Das Bild ändert sich häufig abhängig von der Nahrungsaufnahme, meist im Sinne einer Verstärkung, seltener einer Linderung der Beschwerden. Appetitverlust, Übelkeit und Erbrechen können hinzutreten und weisen oft schon auf eine Stenose, ein Passagehindernis hin. Es kommt schließlich zum Gewichtsverlust. Oft stellt sich auch eine Blutarmut ein. Erkrankungen anderer Oberbauchorgane, namentlich der Bauchspeicheldrüse können dieses Beschwerdebild nachahmen. Auch Speiseröhrenerkrankungen, bisweilen Darmaffektionen, kommen in Betracht. Seltener projizieren sich vom Herzen ausgehende Mißempfindungen in diese Region.

Leitsymptome bei Magen- und Duodenalerkrankungen

- Oberbauchschmerz,
- Nahrungsabhängigkeit der Beschwerden,
- Appetitverlust,
- Übelkeit,
- Erbrechen,
- Gewichtsverlust,
- Anämie.

2.2.2 Röntgendiagnostik und ergänzende bildgebende Diagnostik

Kontrastmitteldarstellung (Ösophagus-Magen-Duodenal-Passage)

Bariumbrei, den der Patient trinkt, kontrastiert Speiseröhre, Magen und Zwölffingerdarm für eine Röntgendarstellung. Ein Bicarbonat-Citrat-Pulver, sogleich nachgetrunken, bläht diese Organe auf, entfaltet sie und erlaubt durch einen Doppelkontrasteffekt (röntgentransparentes Gas gegen röntgendichtes Barium) eine Detaildarstellung. Wasserlösliche Kontrastmittel (Gastrographin) eignen sich auf Grund ihrer guten Verträglichkeit zur Suche nach Perforationen, wegen ihrer weniger guten Kontrasteigenschaften aber nicht für die Feindiagnostik.

Röntgenaufnahme der Thoraxorgane. Abdomenübersicht

Die Röntgendarstellung der Thoraxorgane drängt sich oft auf im Rahmen der Differentialdiagnostik. Sie gehört natürlich auch zum Diagnostikprogramm bei Tumorpatienten (zur Metastasensuche). Bei einer Perforation zeigt sie zumeist eine Luftsichel unter dem Zwerchfell. Noch entschiedener gehört die Abdomenübersichtsaufnahme zur Diagnostik der Komplikationen, zum Stichwort „akutes Abdomen", und zeigt einen Retentionsmagen, eine Perforation oder gibt differentialdiagnostische Hinweise auf einen Ileus oder auf ein Steinleiden.

Computertomographie

Die Computertomographie und, wenn auch in ihrem Stellenwert noch nicht sicher einzuordnen, die Kernspintomographie spielen eine bedeutende Rolle bei der Stadienfestlegung maligner Erkrankungen in dieser Region, besitzen aber keine Bedeutung für die Primärdiagnostik im Magenduodenalbereich.

Vorbereitung zur Röntgenuntersuchung von Speiseröhre, Magen und Zwölffingerdarm

Der Patient muß nüchtern zur Untersuchung erscheinen. Je zeitiger die Diagnostikmaßnahme durchgeführt werden kann, um so weniger beeinträchtigt eine „Versaftung" des Magens den Kontrastmittelbeschlag. Eine medikamentöse Sekretionshemmung, begonnen am Vorabend vor der Untersuchung und ergänzt durch eine frühmorgendliche Medikation am Untersuchungstag, z. B. mit einem Histamin-2-Rezeptorantagonisten und einem Anticholinergicum (s. S. 50) „legt den Magen trocken" und verbessert die Aussagekraft der Methode. Relaxantien für die glatte Muskulatur verbessern die Aufdehnung der untersuchten Organe und verlangsamen die Kontrastmittelpassage, helfen also, Zeit für gute Aufnahmen zu gewinnen. Butylscopolamin könnte Glaukomanfälle auslösen (Der Patient muß daher nach einer etwa bekannten Glaukomerkrankung befragt werden), führt häufig zu kurzzeitigen Sehstörungen, zum Schwindelgefühl und zum Blutdruckabfall. (Der Patient bedarf also einer, wenn auch zumeist nur kurzen, Nachbetreuung.) Wasserlösliche Kontrastmittel ziehen Wasser ins Darmlumen und bringen oft Durchfälle mit sich. Der Patient soll den Flüssigkeitsverlust durch reichliche Zufuhr ausgleichen. Die Sorge um die Bariumausscheidung wurde bereits bei der Ösophagusdiagnostik erwähnt; ebenso finden sich dort Hinweise zur Computertomographie (s. S. 5, 6).

2.2.3 Ösophagogastroduodenoskopie (mit Biopsie, Histologie und Mikrobiologie)

Untersuchungsprinzip, Aussagekraft und Bedeutung der Methode

Die Ösophagogastroduodenoskopie gehört zu den Standardmethoden in der Diagnostik von Verdauungsproblemen und abdominellen Beschwerden. Sie liefert ein eindrucksvolles und diagnostisch zumeist entscheidendes makroskopisches Bild von Schleimhautveränderungen an Ösophagus, Magen und Zwölffingerdarm, erlaubt die Entnahme von Gewebeproben (oder von Bürstenabstrichen) und damit die histologische (oder zytologische) Absicherung der Diagnosen und – neuerdings von zunehmender Bedeutung – auch die mikrobiologische Auswertung (Helikobacter-pylori-Befall). Um die Gastroskopie herum haben sich vielfältige Methoden der endoskopischen Intervention und Therapie entwickelt, vor allem Blutstillungsverfahren, die endoskopische Tumorpalliation und die künstliche enterale Ernährung. Komplikationen treten bei Magenspiegelungen nur selten auf und beziehen sich dann meist auf die Nebenwirkungen der Sedierung.

Interventionelle Gastroskopie

- endoskopische Blutstillung,
- Injektionsmethoden: Alkohol, Äthoxysklerol, Noradrenalin, Adrenalin,
- Fibrinklebung, Kunststoffkleber (Histoacryl),
- Elektrohydrothermosonde und verwandte Verfahren,
- Laserkoagulation,
- Varizenbanding, Hämoclips,
- Palliation von Tumoren und Stenosen,
- Bougierung, Ballondilatation,
- Tumorabtragung (Schlingenabtragung),
- „strip biopsy",
- Lasertherapie, photodynamische Therapie,
- Injektionsmethoden,
- Implantation von Prothesen,
- Ernährungspalliation,
- perkutane endoskopische Gastrostomie (mit Sondenverlängerung in den Dünndarm),
- direkte perkutane Jejunostomie,
- nasogastrale, -duodenale, -jejunale Sonde.

Geräteausstattung

Für die Ösophagogastroduodenoskopie eignen sich flexible Endoskope mit prograder Optik. (Geräte mit einer Seitblickoptik - Duodenoskope, ERCP-Geräte - können sich bei besonderen Problemen als hilfreich erweisen. Schrägblickinstrumente bieten sich für viele Situationen als brauchbarer Kompromiß an - und vermochten sich gleichwohl nur wenig zu etablieren.) Ein Luftinsufflationskanal hilft, die Hohlorgane zu entfalten; ein Spülkanal reinigt bei Bedarf die Optik; ein Instrumentierkanal erlaubt es, Zusatzinstrumente wie Biopsiezangen, Polypektomieschlingen, Koagulationssonden, Endoskopieinjektionssnadeln u. a. m. einzuführen oder Mageninhalt abzusaugen. Arbeitsendoskope besitzen einen besonders weiten Instrumentierkanal (oder sogar deren zwei) und verlangen einen entsprechend großen Außendurchmesser; „Kindergastroskope", längst in die Erwachsenenendoskopie integriert - und nicht nur als „Stenosenendoskope"! -, erlauben durch ihre schlanken Abmessungen eine sehr elegante und für den Patienten bequeme Handhabung; Standardendoskope versuchen die Ansprüche an Komfort und Interventionstauglichkeit zu vereinen. Herkömmliche Glasfiberinstrumente bieten eine gute Bildqualität - für den Untersucher; moderne Videoendoskope mit digitalisiertem Bildaufbau beteiligen das gesamte Untersuchungsteam am Endoskopiegeschehen, verbessern die Dokumentation und vereinfachen die Endoskopieausbildung, bringen jedoch zunächst, einschließlich einer videotauglichen Lichtquelle, eines Videoprozessors und eines Monitors sowie eines Printers, erhebliche Investitionskosten mit sich (Abb. 8, 9).

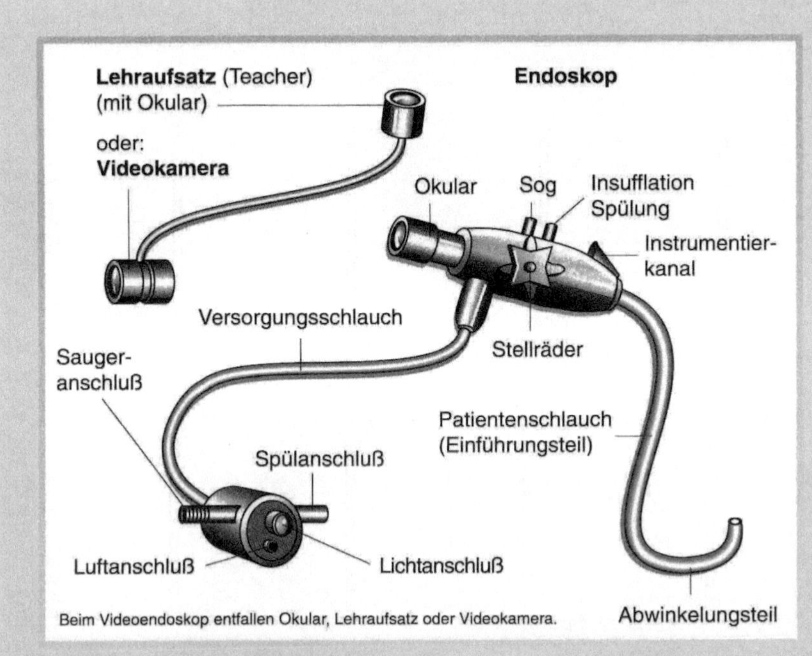

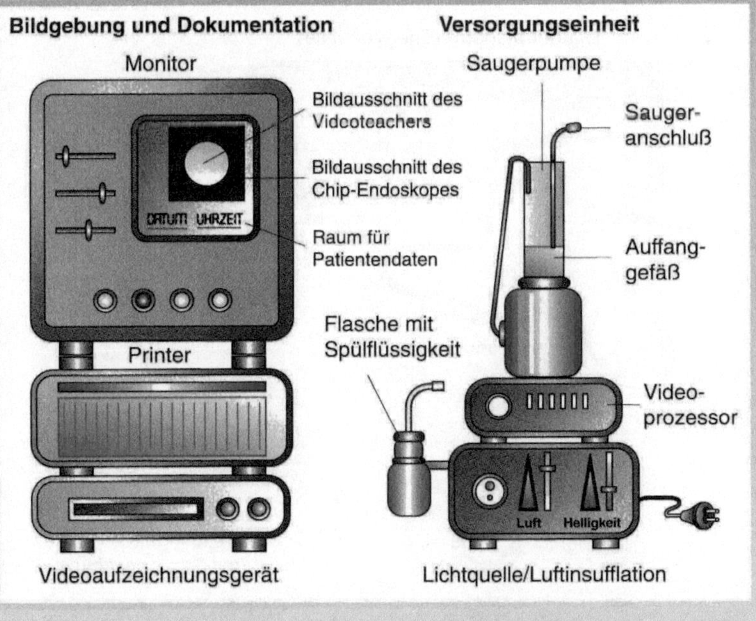

Abb. 8. Endoskopie - apparative Ausstattung

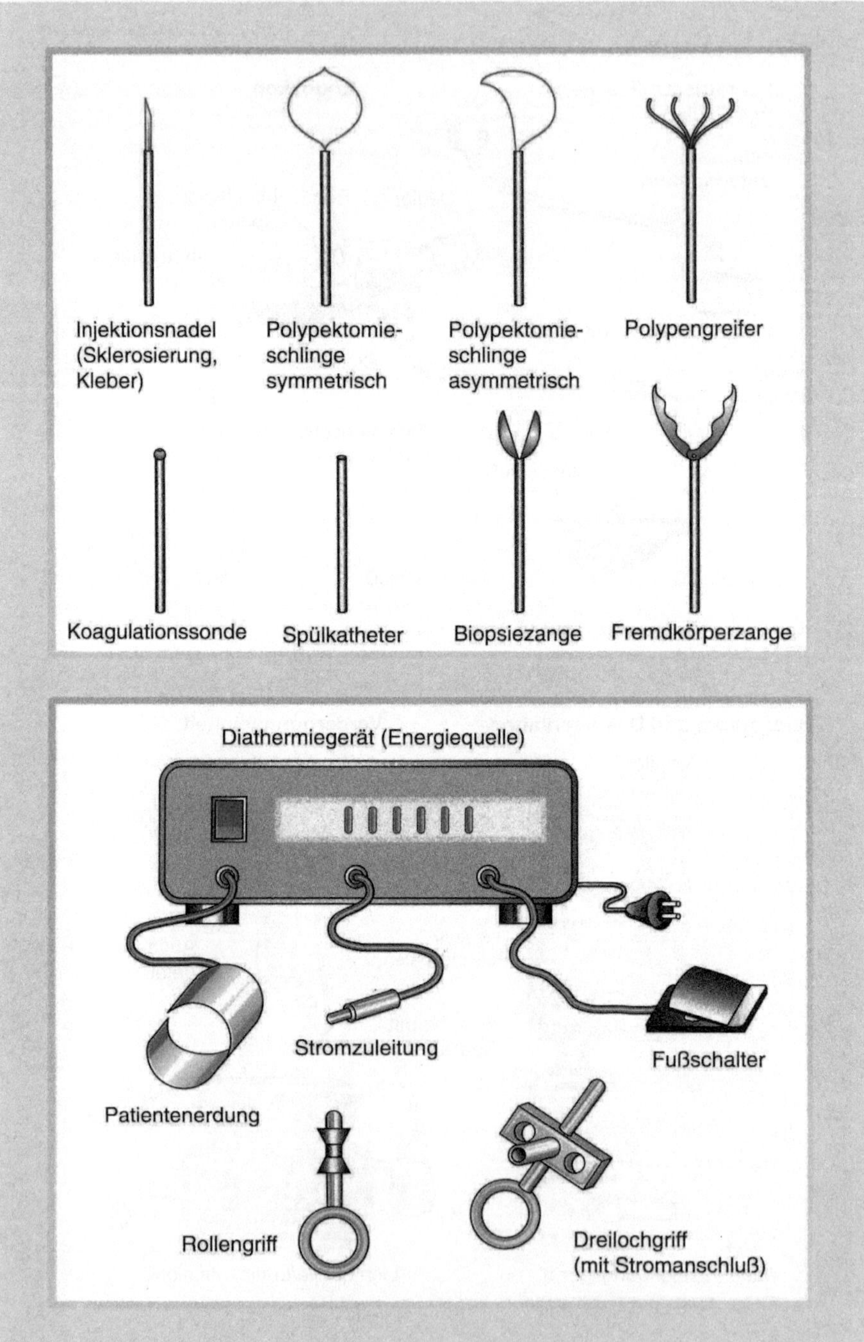

Abb. 9. Endoskopie - Zusatzinstrumente

Aufklärung und Einverständniserklärung vor endoskopischen Eingriffen

Der Arzt klärt den Patienten auf über den Zweck des endoskopischen Eingriffs, über den Ablauf der Intervention, über ihre Risiken, über Alternativen und über mögliche Folgen eines Abweichens von der geplanten Vorgehensweise. Eine Informationsschrift („Aufklärungsbogen") kann dabei helfen und vereinfacht die Dokumentation, ersetzt das persönliche Gespräch aber nicht. Eine mündliche Einverständniserklärung des Patienten genügt durchaus, doch sollte diese Zustimmung im Beisein eines Zeugen erfolgen und schriftlich festgehalten werden. In gleich sorgfältiger Weise verfahre man mit der Ablehnung, die ein Patient gegen eine diagnostische oder therapeutische Maßnahme vorbringt. Kann der Betroffene nicht selbst entscheiden (Bewußtlosigkeit, Psychosyndrom u. a. m.), so darf der Arzt im Interesse des Patienten handeln und sein „mutmaßliches Einverständnis" zu einer medizinisch gebotenen Vorgehensweise annehmen. Eine Beratung mit den Angehörigen erleichtert eine solche ärztliche Entscheidungsfindung zumeist (doch können die Angehörigen den Arzt seiner Pflicht, zu helfen und zu behandeln, nicht entbinden).

Vorbereitung des Patienten

Der Patient muß nüchtern zur Untersuchung erscheinen. (Die Regel „Gastroskopie frühestens sechs Stunden nach der letzten Mahlzeit" läßt sich bei Notfallendoskopien oft nicht einhalten. Manche Untersucher erlauben auch einen Schluck Wasser oder Tee, selbst die Einnahme eines wichtigen Medikamentes - oder Beruhigungsmittels - vor der Untersuchung.) Schmuckstücke, Uhren, beengende Kleidung hat er abgelegt, ebenso Hör- und Sehhilfen und künstliche Voll- oder Teilprothesen. Ein Venenzugang wird am besten unmittelbar vor der Spiegelung im Funktionsbereich angelegt. Über eine Sedierung, ein Spasmolytikum zur Relaxation der glatten Muskulatur oder über eine Lokalanästhesie (mit einem Rachenspray) entscheiden Untersucher und Patient einzelfallgerecht.

Nachsorge nach der Gastroskopie

Durch eine Sedierung könnte es, durchaus verzögert, zu einem Blutdruckabfall oder zu einer Atemdepression kommen: der Patient bedarf einer entsprechenden Überwachung. Nach einer Rachenlokalanästhesie gilt eine Nahrungspause von wenigstens zwei Stunden als unverzichtbar, bis sich eine volle Schleimhautsensibilität und eine sichere Kontrolle über den Schluckakt wieder eingestellt haben. Ansonsten darf der Patient essen, sobald er danach verlangt, sofern der Untersucher dies nicht - nach Interventionen wie einer Polypenabtragung usw. - anders festlegt.

2.2.4 Sonographie bei Magenerkrankungen

Sonographie in der abdominellen Diagnostik

Die Sonographie stellt die wohl wichtigste - wenig belastende und einfach durchzuführende - apparative Maßnahme in der Differentialdiagnostik von abdominellen Beschwerden dar. Sie gehört natürlich auch zum Standardrepertoire in der Stagingdiagnostik von Magenmalignomen. Bei Komplikationen einer Magenerkrankung (akutes Abdomen) kann die Sonographie oft freie Flüssigkeit im Abdomen nachweisen.

Spezielle Sonographie des Magens

Raumforderungen des Magens, durchaus bereits callöse Ulzera, vor allem aber bösartige Magentumoren, erscheinen oft sonographisch als „Kokarde“ und geben Anlaß zu weiterführenden Diagostikmaßnahmen. Noch besser lassen sich Schleimhautveränderungen zuordnen, wenn der Patient vor der Untersuchung etwa einen halben Liter Flüssigkeit trinkt (mit einem Strohhalm! Dies verhindert am besten das Mitschlucken störender Luft.) (Kontrastsonographie), so daß sich das Magenlumen gut abhebt. Natürlich fällt auch eine spontane Flüssigkeitsüberladung des Magens, ein Retentionsmagen, sonographisch auf und weist auf eine Magenausgangsstenose hin.

2.2.5 Endosonographie des Magens

Geräteausstattung. Hinweise zur Untersuchungstechnik

Für die Endosonographie des Magens, die Kombination von Endoskopie und Sonographie, eignen sich Geräte mit einer Seitblick- bzw. Schrägblickoptik und einem Schallkopf an der Endoskopspitze mit einer zirkulären Schallausbreitung senkrecht zur Endoskopachse. Endosonographieinstrumente mit prograder Optik und Schallelementen entlang der Endoskopachse, mit einer fächerförmigen Schallabstrahlung setzen sich weniger durch, am ehesten noch als Zweitgeräte mit Vorteilen bei der ultraschallgezielten Biopsie bzw. Punktion.- Ein füllbares Wasserkissen um den Schallkopf herum schafft, anders als in der Speiseröhre, noch keinen ausreichenden Schleimhautkontakt; vielmehr muß ein Arbeitskanal den Magen mit „entgastem“ Wasser füllen und ihn für diese Untersuchung etwas entfalten.

Betreuung vor, während und nach der Endosonographie

Die pflegerische Betreuung entspricht der bei einer Ösophagogastroduodenoskopie. Die Magenfüllung mit Flüssigkeit bringt besondere Anforderungen an die Patientenbeobachtung mit sich, um Erbrechen und Aspiration zu verhindern.

Aussagekraft und Bedeutung der Methode

Die Endosonographie zeigt die Tiefeninfiltration von Krankheitsprozessen im Magen. Ihr kommt besondere Bedeutung zu bei der Stadienfestlegung maligner Prozesse. Auch intramurale Tumoren, die die Schleimhaut noch nicht durchbrechen, lassen sich (anders als mit der Endoskopie allein) gut erfassen. Bisweilen benötigt man die Methode auch für die sichere Identifizierung von Fundusvarizen.

2.2.6 Funktionsdiagnostik bei Magenerkrankungen

Endoskopie des oberen Verdauungstrakts

Hinweise auf eine gestörte Magenentleerung liefert durchaus auch die Gastroskopie, ansonsten natürlich eine Methode der morphologischen, weniger der funktionellen Diagnostik.

Röntgendiagnostik bei Magenerkrankungen

Die Röntgendiagnostik zeigt nicht nur morphologische, sondern auch funktionelle Störungen des Magens: eine Sturzentleerung beim operierten Magen, eine Gastroparese beim Diabetes mellitus, Spasmen oder habituelles Luftschlucken.

Magenszintigraphie

Radioaktiv markierte Testmahlzeiten – mit fester oder, bei entsprechender Fragestellung, auch flüssiger Nahrung – erlauben weitaus differenzierter als die gewöhnliche Röntgenuntersuchung – allein mit flüssigem Kontrastbrei – eine realitätsnahe Beurteilung der Magenpassagezeit.

Magensaftanalyse

Über eine Magensonde läßt sich Magensaft aspirieren (in 15-Minuten-Portionen) für eine quantitative Bestimmung der basalen Säureproduktion und des medikamentös stimulierten Säureausstoßes. Für eine kontinuierliche (24-Stunden-)pH-Metrie stehen spezielle Sensoren zur Verfügung.

Gastrale Motilitätsstudien

Empfindliche Druckaufnehmer, in den Magen eingebracht, erlauben eine Magenmanometrie. Hinweise auf die Magenmotilität ergeben sich auch aus dem Elektrogastrogramm, einer Darstellung der (der Bewegung zugeordneten) elektrischen Magenaktivität. Beide Methoden besitzen eher wissenschaftliche als praktische Bedeutung.

Schilling-Test

Der Schilling-Test prüft die Vitamin-B_{12}-Resorption. Der Patient nimmt eine Kapsel von radioaktiv markiertem Vitamin-B_{12} ein und erhält zwei Stunden später Vitamin-B_{12} intramuskulär injiziert. Fehlt der Intrinsic-Faktor aus der Magenschleimhaut, ein Co-Faktor der Vitamin-B_{12}-Resorption (wie etwa bei einer chronischen atrophischen Gastritis), so scheidet der Patient (nuklearmedizinisch zu messen) im 24-Stunden-Sammelurin weniger als 10% der verabreichten Dosis aus. Der Intrinsic-Faktor-Zusatz zur Testkapsel normalisiert dann das Ergebnis. Fällt die Messung trotzdem pathologisch aus, so sollte eine Resorptionsstörung im terminalen Ileum vorliegen (etwa bei einem Morbus Crohn).

2.2.7 Mikrobiologische Diagnostik bei Magenerkrankungen

Helikobacterdiagnostik

Die Besiedlung der Magenschleimhaut mit Helicobacter pylori stellt eine Teilursache der Ulkuskrankheit dar. Der Helikobacternachweis gelingt in Magenschleimhautproben aufwendig mikrobiologisch, mikroskopisch durch entsprechende Färbungen der Gewebeproben und - innerhalb weniger Stunden - über den biochemischen Nachweis einer Reaktion der Urease, eines Helikobacterenzyms (Farbumschlag eines mit einer Gewebeprobe bestückten Testmediums) oder (kaum etabliert) mittels ureaseabhängiger Atemtests.

2.3 Erkrankungen

2.3.1 Ulkuskrankheit und „peptische Läsionen"

Schleimhautläsionen

Zerstörende aggressive Einwirkungen auf eine Schleimhaut ziehen einen Gewebedefekt nach sich. Greift der Defekt tief, durchdringt er die Mukosa, so spricht man von einem Ulkus; bleibt er oberflächlich, in der Mukosa, so liegt eine Erosion vor; finden sich lediglich Entzündungszellen, bei unversehrter Oberfläche, so handelt sich immerhin noch um eine Schleimhautentzündung.

Mechanismen des Krankheitsgeschehens

Die zersetzende Kraft der Magensäure verhindert an sich eine bakterielle Besiedlung des Magens und des oberen Verdauungstraktes. Im Magenschleim jedoch findet das Bakterium Helicobacter pylori eine Überlebensnische und vermag sich einzunisten. Der Helikobacterangriff führt zu einer Schwächung des schützenden Magenschleimfilms und zu einer Schädigung des Epithels; daraus und aus dem Abwehrkampf, vorgetragen durch die weißen Blutzellen, entwickelt sich eine chronische

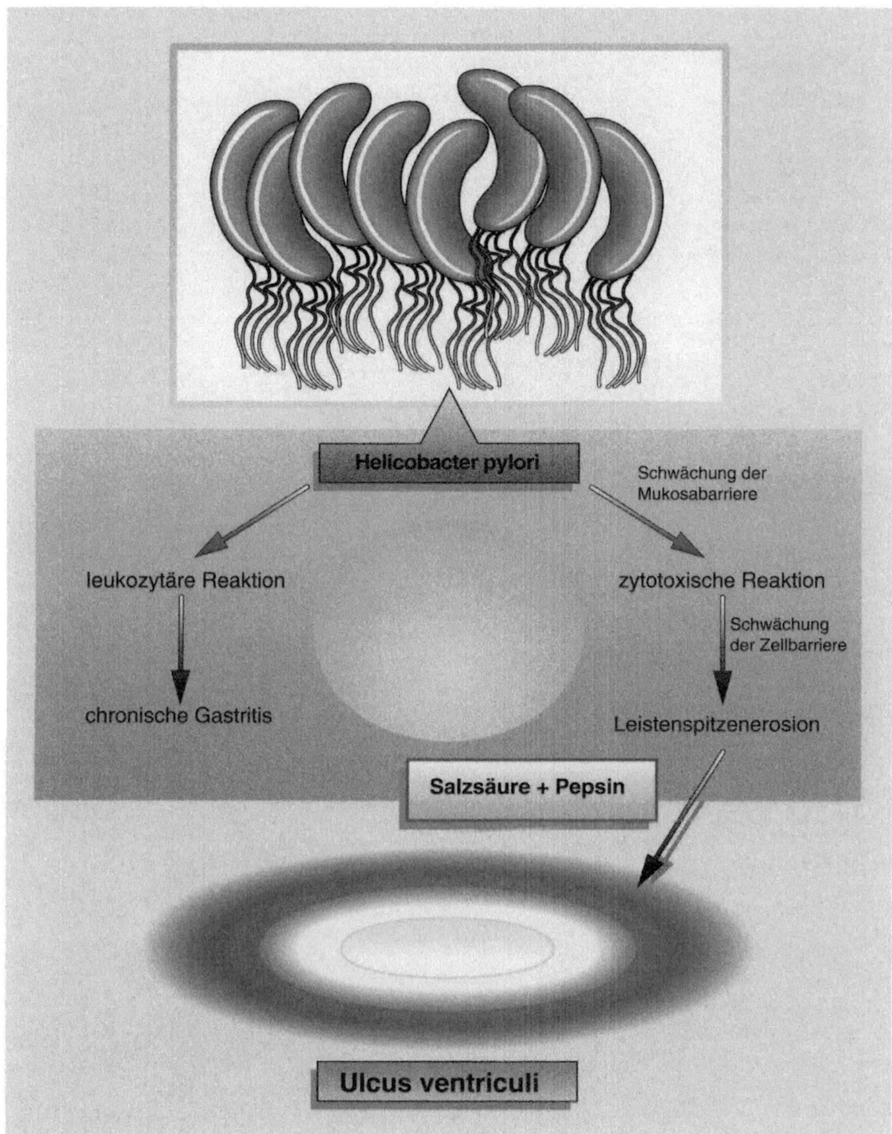

Abb. 10. Pathogenese des Ulcus ventriculi

Gastritis. Der Magenschleim entfaltet seine Schutzwirkung nicht mehr voll; das Epithel zeigt erste Schwachstellen: Magensäure und Pepsin finden keine zureichende Barriere mehr; es entwickeln sich oberflächliche Schleimhautdefekte (Erosionen) und schließlich tiefgreifende Läsionen (Ulzera). Chemische Belastungen (wie Nikotin, Medikamente u. a. m.), Durchblutungsstörungen der Schleimhaut, Streßsituationen können die Entstehung von Erosionen und Ulzera weiter begünstigen.

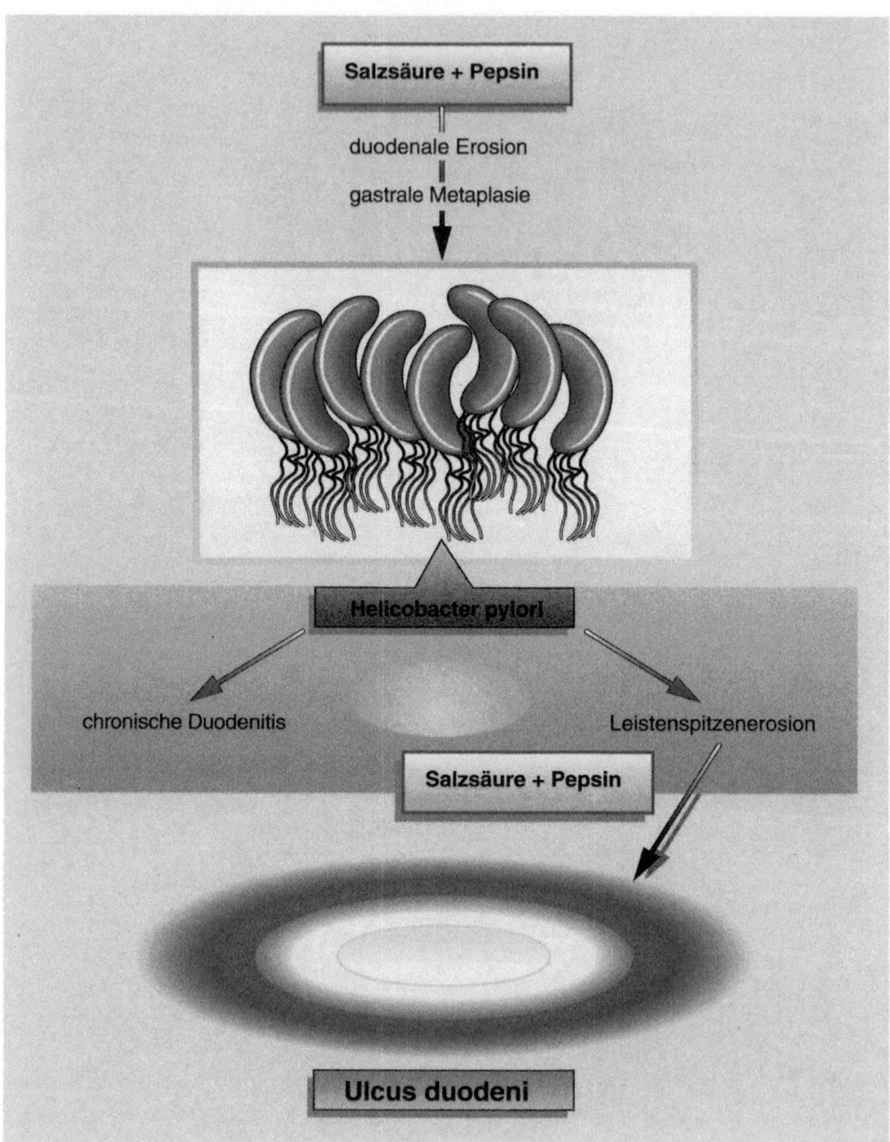

Abb. 11. Pathogenese des Ulcus duodeni

Im Duodenum fehlt zunächst der Magenschleim und damit auch die Helikobacterbesiedlung. Führt jedoch eine Übersäuerung zu einer Epithelschädigung, so kann sich anschließend eine Fehlregeneration entwickeln: Es entstehen Magenepithelinseln im Zwölffingerdarm, wegen ihrer Schleimbildung zunächst scheinbar widerstandsfähig gegen den Säurereiz – aber helikobacteranfällig und damit Wegbereiter einer chronischen Schleimhautentzündung und einer Ulkuskrankheit (Abb. 10, 11).

Entstehungsfaktoren der Ulkuskrankheit, der Gastritis, der Duodenitis

- Säure,
- Helicobacter pylori,
- Azetylsalizylsäure,
- nichtsteroidale Antiphlogistika,
- Glukokortikoide,
- Nikotin,
- Alkohol,
- Streß.

Erscheinungsformen „peptischer Läsionen"

Peptische Läsionen begegnen uns eindrucksvoll als Ulkuskrankheit des Magens und des Duodenums, selten nur noch als Ulkuskrankheit des operierten Magens. Die Erosionen lassen sich leicht als minder schwere Formen vergleichbarer Schädigungen auffassen. Aber auch die meisten Schleimhautentzündungen des Magens und des Duodenums ordnen sich nun – über das Bindeglied der Helikobacterbesiedlung, des Säureangriffs oder der chemischen Noxe in diesen Krankheitskreis ein.

Peptische Läsionen

- Ulcus ventriculi,
- Ulcus duodeni,
- Erosion,
- Gastritis,
- Duodenitis.

Magenschleimhautentzündungen

Am häufigsten begegnet uns die dem Helikobacterbefall zuzuschreibende Magenschleimhautentzündung (Typ B), wenn man so will, eine „Vorstufe" der Ulkuskrankheit, zumindest aber ihr regelhafter Begleiter. Auch chemische Noxen können eine Magenschleimhautentzündung (Typ C) auslösen und unterhalten. Beide Formen treten akut und chronisch auf. Eine Sonderform (Typ A) stellt eine chronische Gastritis dar, die gegen Magenzellen gerichtete Antikörper (Parietalzell-Antikörper) hervorrufen. Da sich gleichzeitg Antikörper gegen den Intrinsic-Faktor (den Resorptionshelfer für das Vitamin-B_{12}; Intrinsic-Faktor-Antikörper) finden, entwickelt sich oft eine Vitamin-B_{12}-Mangelanämie. Noch seltener sieht man Magenschleimhautentzündungen mit Riesenfalten (Morbus Ménétrier), häufig wieder in Verbindung mit Helicobacter pylori. Zu den seltenen Gastritiden gehören auch eine Magenbeteiligung am Morbus Crohn, am Morbus Boeck, eosinophile und lymphatische Infiltrationen oder eine Mitreaktion beim angioneurotischen Ödem. Eher schon sieht man eine Gastropathie bei portaler Hypertension.– Oft begleitet eine Gastritis eine Urämie.

Magenschleimhautentzündungen

A Antikörper gegen Magenzellen
B Helicobacter-pylori-Befall
C chemische Noxe

Seltene Gastritiden

portalhypertensive Gastropathie
M. Ménétrier
M. Crohn

Klinisches Bild

Als charakteristisch für die Ulkuskrankheit gelten Schmerzen im Oberbauch, zum Teil als nahrungsabhängig geschildert, zum Teil durch die Nahrungsaufnahme gelindert. Vereinzelte Ulkusepisoden kommen vor; als typisch muß man aber leider den langjährigen schubweisen Verlauf ansehen. Sodbrennen, Erbrechen, Übelkeit, Gewichtsverlust gehören weniger zur Ulkuskrankheit, eher zu peptischen Begleitproblemen (Refluxösophagitis) oder zu den Komplikationen (Narbenstenose). Zumeist treten die Beschwerden als Zeichen eines akuten Ulkusschubes auf, doch klagen manche Patienten über „Ulkusbeschwerden" auch im ulkusfreien Intervall, bereits bei Erosionen oder lediglich oberflächlichen Schleimhautentzündungen. Andererseits können Ulkusepisoden durchaus klinisch stumm ablaufen (oder sich durch Perforationen oder Blutungen „aus heiterem Himmel" kundtun).

Symptome der Ulkuskrankheit

- Oberbauchschmerz,
- Sodbrennen,
- Übelkeit,
- Erbrechen,
- Gewichtsverlust,
- Anämie.

Komplikationen der Ulkuskrankheit

Schlecht heilende Geschwüre können sich immer tiefer in die Organwand eingraben und schließlich in Nachbarorgane, vorzugsweise in das Pankreas, eindringen: *Penetration.* Die Schmerzen nehmen drastisch zu und breiten sich vor allem auch zum Rücken hin aus. Entwickelt sich ein Ulkus rasch, so dünnt es die Organwand aus, und diese reißt ein: *Perforation.* Vernichtende Schmerzen mit brettharter Abwehrspannung der Bauchdecken und das klinische Bild eines Schocksyndroms signalisieren eine dramatische Notfallsituation. Eine kritische, oft freilich sogar schmerzarme oder schmerzfreie Notfallsituation ergibt sich bei einer Blutung aus einem Ulkus. Nach jahrelangem Verlauf einer Ulkuskrankheit mit wiederholten Schüben, Heilungsphasen und Vernarbungen schrumpft die Erkrankungszone Antrum/Pylorus/Bulbus oft derart unglücklich, daß eine Magenausgangsstenose resultiert, die eine Passage des Speisebreies schließlich nicht mehr zuläßt.

Komplikationen der Ulkuskrankheit

- Penetration,
- Perforation,
- Blutung,
- Stenose.

Ulkuskrankheit, Gastritiden und Magenmalignome

Gutartige Geschwüre werden nicht bösartig. Doch können Malignome durchaus fälschlicherweise als gutartig angesprochen werden. Für Magenulzera gilt daher die streng einzuhaltende Regel der endoskopischen und bioptischen Sicherung der Diagnose und ebenso der Abheilung. Für Patienten mit einer Typ-A-Gastritis besteht ein erhöhtes Risiko, ein Magenkarzinom zu entwickeln. Zur Frage regelmäßiger Vorsorgegastroskopien gibt es keine einheitlichen Empfehlungen. Auch für die helikobacterassoziierte Gastritis Typ B wird ein erhöhtes Malignomrisiko diskutiert, ohne daß sich daraus definierte Präventivmaßnahmen ableiten ließen.

Standarddiagnostik bei der Ulkuskrankheit und bei peptischen Läsionen

Das klinische Beschwerdebild mit wiederholt und anhaltend auftretenden Oberbauchschmerzen und oft vorangegangen (endoskopisch gesicherten) gleichartigen Krankheitsepisoden rückt erneut in den Mittelpunkt des Interesses, seit wir das Ulkus selbst eher als nur ein, wenn auch wegweisendes Symptom einer langwährenden, in wiederholten Schüben verlaufenden Leidensgeschichte ansehen. Die Röntgenuntersuchung (der Speiseröhre,) des Magens und des Zwölffingerdarms zeigt zwar durchaus Ulkuskrater, womöglich gar Erosionen, und besitzt besondere Bedeutung zur Darstellung (endoskopisch nicht passierbarer) Narbenstenosen, doch reicht die Aussagekraft dieser Methode für viele klinische Fragestellungen nicht aus. Die Endoskopie liefert eindrucksvolle Bilder der Läsionen und führt so oft bereits zu einer klaren Aussage. Vor allem aber lassen sich Gewebeproben entnehmen und einer histologischen Auswertung (unerläßlich zur Abgrenzung gegenüber malignen Prozessen) sowie einer mikrobiologischen Untersuchung

(Helicobacter pylori?) zuführen. Die Ösophagogastroduodenoskopie stellt daher die wichtigste apparative Untersuchungsmaßnahme zur Diagnosesicherung bei peptischen Erkrankungen der Region Speisröhre, Magen, Zwölffingerdarm dar.

Spezialdiagnostik bei der Ulkuskrankheit und bei peptischen Läsionen

Der Magensaftanalyse zur Quantifizierung der Säureproduktion kommt heute keine Bedeutung mehr zu. Die Helikobacterdiagnostik, standardmäßig mikroskopisch oder durch Ureasetests an einer Gewebeprobe vorgenommen, läßt sich auch über Atemtests (nuklearmedizinisch oder mit einem Massenspektrographen) betreiben – eher von wissenschaftlichem denn praktisch-klinischem Interesse. Eher schon findet vielleicht die Bestimmung von Antikörpern gegen Helicobacter pylori Eingang in die klinische Routine, zumindest, falls quantitative Methoden einmal gut genug zwischen einem zurückliegenden Befall und einer aktuellen Besiedlung bzw. einem Helikobacterrezidiv werden unterscheiden können. Bei einer Typ-A-Gastritis bestimmt man bisweilen die Antikörper gegen den Intrinsic-Faktor und gegen die Magenzellen (Parietalzellantikörper), vielleicht auch den Vitamin-B_{12}-Spiegel im Blut, sicher nur selten (die oft erhöht zu findenden) Gastrinspiegel. Die Gastrinbestimmung bietet sich eher an bei Ulzera nach einer Billroth-II-Resektion (zur Suche nach einem belassenen gastrinproduzierenden Antrumrest). Und natürlich benötigt man die Gastrinwerte beim Verdacht auf das sehr seltene Zollinger-Ellison-Syndrom, bei dem ein (meist im Pankreas gelegener) Tumor durch seine Gastrinproduktion die Magensäuresekretion stimuliert und eine schwere, scheinbar kaum beeinflußbare Ulkuskrankheit nach sich zieht.

Differentialdiagnose der Ulkuskrankheit und der peptischen Läsionen

Leider erweist sich das Hauptsymptom dieses Problemkreises, der Oberbauchschmerz, als vieldeutig. So wird man an die Cholelithiasis denken müssen, an Pankreaserkrankungen, an die Refluxösophagitis (die natürlich die Ösophagogastroduodenoskopie aufdecken wird), an Leberschädigungen. Ja selbst Schmerzsensationen bei der koronaren Herzkrankheit könnten fälschlicherweise auf den Magen bezogen werden. Die Sonographie gehört somit regelmäßig zum Diagnostikprogramm, die Bestimmung der „Pankreaslaborwerte", der „Cholestasewerte", des „Leberlabors" recht häufig, die kardiale Diagnostik zumindest in allen zweifelhaften Fällen. Zu den Raritäten gehört die Ulkuskrankheit beim Cushing-Syndrom und beim Hyperparathyreoidismus.

Medikamentöse Therapie akuter Schübe der peptischen Magen- und Duodenalerkrankungen

Die Pufferung der Magensäure durch Antazida stellt das älteste Therapieprinzip bei peptischen Erkrankungen dar und reicht zur Besserung leichterer Beschwerden häufig aus.

Schutzfilmbildner beschleunigen ebenfalls die Abheilung von Schleimhautläsionen, überzeugen aber hinsichtlich der subjektiven Entlastung weniger.

Wismuthpräparate unterdrücken die Pepsinaktivität, fördern die Schleimbildung und bilden zusammen mit den Proteinen der Schleimhautdefekte eine Barriere gegen den Säureangriff. Vor allem wegen des langsamen Wirkungseintritts erlangten sie eine gewisse Bedeutung erst, als man ihre antimikrobielle Wirksamkeit gegen Helicobacter pylori erkannte.

Auch Prostaglandine bewirken eine Mukosaprotektion und verstärken die Schleimbildung, supprimieren aber auch die Säureproduktion. Man setzt sie bisweilen ein, die ulcerogenen Nebenwirkungen nicht-steroidaler Antiphlogistika (Prostaglandinantagonisten!) hintanzuhalten.

Anticholinergika unterbinden den Effekt des Vagusüberträgerstoffes Azethylcholin und drosseln so die Säureausschüttung, mit mäßigen Heilungs- und Linderungserfolgen, aber ausreichend zur Prophylaxe von Streßläsionen.

Gastrinrezeptorantagonisten unterbinden die säurelockende Wirkung des Magenhormons Gastrin, vermochten in der therapeutischen Praxis aber nicht zu überzeugen.

Histamin$_2$-Rezeptorantagonisten blockieren das säurestimulierende Gewebshormon Histamin und bewirken eine nachhaltige Magensäuresuppression; sie führen zu einer raschen Beschwerdefreiheit und erzielen gute Abheilungsraten.

Die stärkste Säurebremsung erreichen Protonenpumpenhemmer: sie behindern die Säureausschleusung durch die Belegzelle, unabhängig vom Stimulationsweg. Der Patient fühlt sich alsbald entlastet, die Therapieerfolge stellen sich schneller und häufiger ein als mit anderen Konzepten (auch noch bei Histaminantagonistenversagern). Allein der Preis und das bei diesen erst unlängst eingeführten Präparaten noch nicht restlos geklärte Nebenwirkungsrisiko (Schwindel, Kopfschmerz, Müdigkeit, Diarrhoen, Leukopenien) stehen einer breiten Anwendung bisher entgegen.

Heute erscheint es sogar durchaus vertretbar, bereits die Therapie der ersten Manifestation einer Ulkuskrankheit als Helikobactereradikation anzulegen.

Medikamentöse Akuttherapie peptischer Läsionen des Magens und des Duodenums	
Antazida	
Aluminiumphosphat	Phosphalugel
Aluminium-Magnesium-Hydroxid	Maaloxan
Aluminium-Magnesium-Hydrat	Riopan
Schutzfilmbildner	
Sucralfat	Ulcogant
Wismutpräparate	
Wismutcitrat	Telen
Wismutnitrat	Gastripan
Wismutsalizylat	Jatrox

Medikamentöse Akuttherapie peptischer Läsionen des Magens und des Duodenums	
Prostaglandine	
Misoprostol	Cytotec
Anticholinergika	
Pirenzepin	Gastrozepin
Histaminrezeptorantagonisten	
Cimetidin	Tagamet
Ranitidin	Sostril, Zantic
Famotidin	Pepdul, Ganco
Nizatidin	Gastrax, Nizax
Roxatidin	Roxit
Protonenpumpenhemmer	
Omeprazol	Antra
Lansoprazol	Agopton
Pantoprazol	Pantozol

Begleitende medikamentöse Therapie bei peptischen Erkrankungen

Übelkeit und Erbrechen und Refluxbeschwerden lassen sich durch Prokinetika und Antiemetika oft günstig beeinflussen. Krampfartige Schmerzen sprechen oft auf Spasmolytika an. Psychopharmaka gehören nicht zum Standardrepertoire der Ulkustherapie.

Therapiekonzepte für die medikamentöse Rezidivprophylaxe

Akute Krankheitsschübe des peptischen Formenkreises lassen sich heute mit sehr guten Erfolgsaussichten angehen; zudem liegen brauchbare Konzepte vor, Rezidive zu verhüten. Die Dauerbehandlung mit Histamin-2-Rezeptorantagonisten, zumeist in reduzierter Dosis gegenüber der Akutphase, über zwei bis zehn Jahre und wohl auch länger, gilt als nebenwirkungsarm und effektiv. Doch vernachlässigen die Patienten häufig die Einnahmetreue; man geht über auf eine „Therapie nach Bedarf" (beschwerdeabhängig) – und erleidet dann doch Rückschläge. Daher gewinnt die Strategie der Helikobactereradikation, also die der Ulkuskrankheit zugrundeliegende Helikobacterinfektion anzugehen, zunehmend Anhänger. Zunächst stütze man sich hierfür auf die antimikrobielle Wirksamkeit von Wismuthpräparaten, ergänzt durch die Antibiotika Amoxycillin und Metronidazol („Tripletherapie"). Auch Kombinationen mit Histaminrezeptorantagonisten wurden vorgeschlagen. Die besten Erfolge aber erziehlt man derzeit mit einer Kombination von Protonenpumpenhemmern und einem Antibiotikum, am häufigsten Amoxycillin. Da sich eine Reihe unterschiedlichster Antibiotika als helikobacterwirksam erwiesen haben, sehen wir uns einer großen Vielfalt von Therapieschemata gegenüber. Empfehlungen zur Therapiekontrolle und zur Überwachung im Hinblick auf eine Reinfektion liegen noch nicht verbindlich vor (Abb. 12).

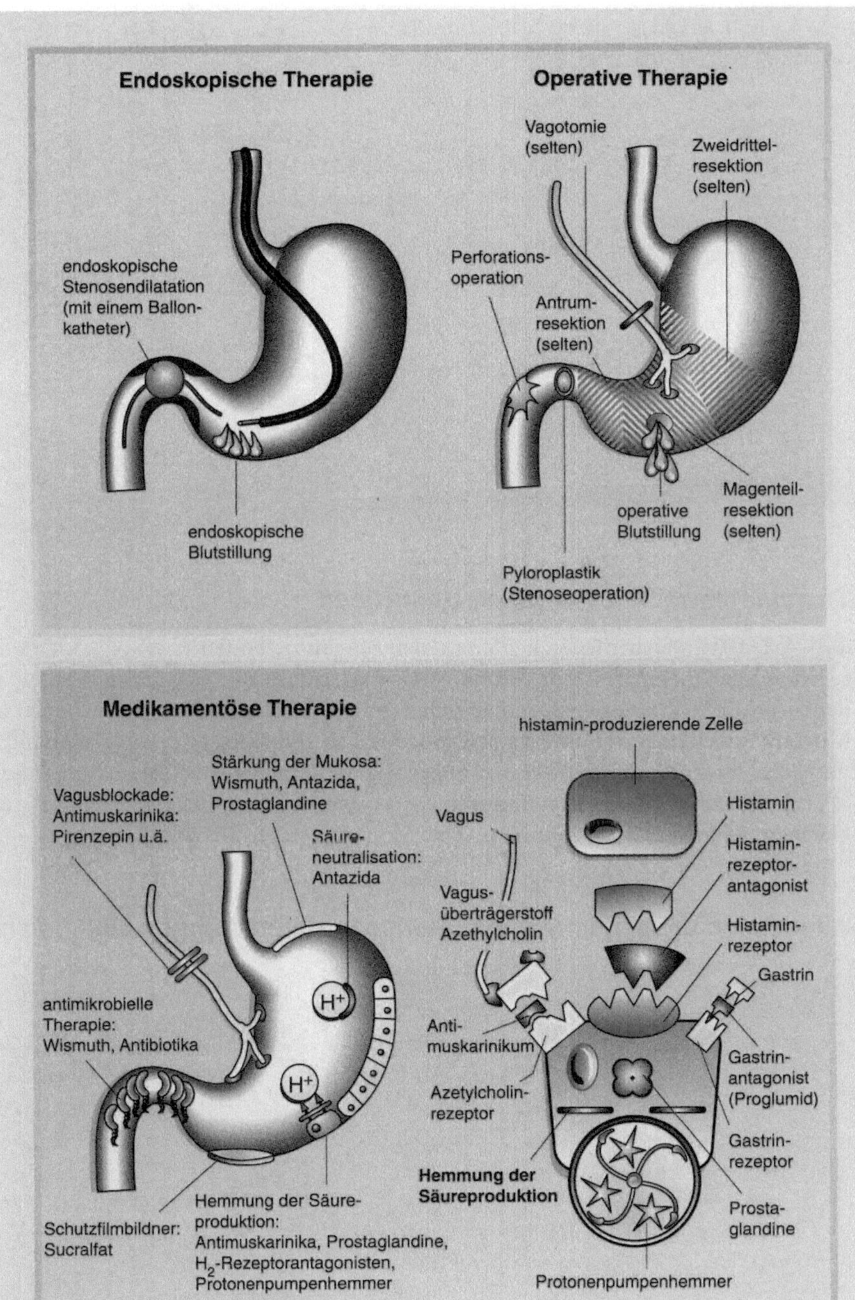

Abb. 12. Therapie peptischer Läsionen

Langzeitkonzepte für die medikamentöse Therapie peptischer Erkrankungen des Magens und des Duodenums

Histamin-2-Rezeptorantagonisten-Dauertherapie	
Ranitidin	Sostril, Zantic
Histamin-2-Rezeptorantagonisten-Therapie „nach Bedarf"	
Famotidin,	Pepdul
Nizatidin, Roxatidin	Gastrax, Roxit
Tripletherapie (Helikobactereradikation)	
Wismutsalizylat + Metronidazol + Amoxycillin	Jatrox + Clont + Amoxypen
Zweifachtherapie (Helikobactereradikation)	
Omeprazol (Pantoprazol) + Amoxycillin	Antra (Rifun) + Amoxypen
Lansoprazol (Pantoprazol) + Roxythromycin	Agopton (Pantozol) + Rulid
Alternative Antibiotikapartner	
Clarithromycin	Kalzid
Tinidazol	Simplotan
Tetracyclin	Achromycin

Therapiehinweise zu seltenen Gastritiden

Typ-A-Gastritiden bedürfen keiner auf den Magen zielenden Therapie, doch sollten regelmäßige Injektionen von Vitamin-B_{12}-Präparaten die perniziöse Anämie ausheilen und die Vitaminversorgung sicherstellen. Mitreaktionen des Magens beim Morbus Boeck oder beim Morbus Crohn sind in aller Regel durch die Behandlung der Grunderkrankung ausreichend angegangen. Beim Morbus Ménétrier gilt es, die oft erheblichen Eiweißverluste durch die Hypersekretion der Riesenfalten auszugleichen. Man versucht wohl meist eine Helikobactereradikation.

Allgemeine pflegerische und diätetische Behandlungsmaßnahmen

Zunächst sollte der Patient schädigende Einflüsse vermeiden. Falls erforderlich, nehmen ihn eine Krankschreibung oder gar ein Krankenhausaufenthalt aus einer Belastungssituation heraus. Medikamente, die die Schleimhaut angreifen können, vernehmlich Azethylsalizylsäure und nichtsteroidale Antirheumatika und Analgetika und natürlich auch Glukokortikoide müssen in aller Regel abgesetzt werden. Der Nikotingenuß wirkt sich sehr ungünstig auf den Verlauf der Ulkuskrankheit aus; der Patient sollte Verzicht üben und benötigt entsprechende Unterstützung. Auch Alkohol wird schlecht vertragen, zumal hochprozentige Alkoholika, große Mengen und vor allem auch Wein (Säuregehalt). Auch andere säurereiche Getränke, wie Fruchtsäfte, eignen sich nicht. Milch hingegen verschafft den Patienten oft Linderung. Meist bevorzugen die Patienten in der akuten Phase eine leichte, eher gewürzarme (kein Curry) Schonkost, doch findet hier die Vorliebe des Patienten eher den richtigen Weg als ein strenges Diätregime.

Chirurgische Therapie der Ulkuskrankheit

Alle Operationstechniken versuchen letztlich, die Säureproduktion herabzusetzen. Bei der Vagotomie werden die säurestimulierenden Magennerven durchtrennt, vorzugsweise freilich nicht die beiden Vagushauptstämme (trunkuläre Vagotomie), sondern nur die Magenäste (selektive Vagotomie), besser sogar noch unter Belassung der zum Antrum ziehenden (für die Magenentleerung wichtigen) Fasern (selektiv proximale Vagotomie). Bisweilen ergänzt eine Pyloroplastik die Vagotomie.– Durch die Antrektomie entfällt die Magenregion, die den Säurelocker Gastrin produziert. Die partielle Magenresektion (als Hemigastrektomie oder als Zweidrittelresektion) entfernt zudem große Teile des säureproduzierenden Magenkorpus, doch vermeidet man gern einen solch großen Eingriff für eine benigne Erkrankung. Wegen der guten Erfolge der medikamentösen Therapie bleiben operative Verfahren nur wenigen Patienten vorbehalten, etwa nach wiederholten Blutungskomplikationen. Vielleicht wird die elektive Magenchirurgie eine Renaissance erleben, wenn sich laparoskopische Methoden, speziell die laparoskopische Vagotomie, durchsetzen sollten.– Die Bedeutung der Chirurgie bei Ulkuskomplikationen, vor allem als Notfallchirurgie, schränkt diese kritische Einstellung zur „Operation als Rezidivprophylaxe“ nicht ein.

Chirurgische Therapie der Ulkuskrankheit

- Vagotomie,
- Antrektomie,
- Pyloroplastik,
- Magenteilresektion.

Therapie bei Ulkuskomplikationen

Ulkusblutungen kommen glücklicherweise in vielen Fällen spontan zum Stillstand und es genügt, nach der endoskopischen Sicherung der Diagnose, eine konventionelle medikamentöse Ulkustherapie einzuleiten. Ob der Einsatz von Protonenpumpenhemmern in sehr hoher Dosierung die Prognose der Ulkusblutung verbessert, gilt als noch nicht entschieden. Bei einer aktiven Blutung und bei zu erwartendem Blutungsrezidiv versucht man, endoskopisch mit Injektionsmethoden (Vasokonstriktoren: Adrenalin, Noradrenalin, Sklerosierungsmittel: Polidocanol, Alkohol, Fibrinkleber, Kunststoffkleber: Histoacryl), mit Koagulationsverfahren (Elektrohydrothermosonde, bipolare Koagulation, Laser) oder mit Hilfe von Gefäßclips die Blutung zu stillen. Bei einem Fehlschlag der endoskopischen Interventionen bleibt nur die Notfalloperation, als Standardverfahren die Umstechung eines Ulcus duodeni und die Exzision eines Ulcus ventriculi. Ulkusperforationen werden in aller Regel chirurgisch versorgt, durch eine Reinigung des eröffneten Bauchraums und durch Übernähung der Perforationsstelle. Konservative Behandlungsversuche mit Absaugen des Mageninhalts, wenn nötig, ultraschallgezielter Peritonealdrainage und medikamentöser Ulkustherapie sowie antibiotischer Abdeckung, meist bei inoperablen Patienten, sehe man keinesfalls als aussichtslos an. Ulkuspenetrationen lassen sich in vielen Fällen konservativ (mit Protonenpumpenhemmern) beherrschen. Die Operation gestaltet sich in solchen Fällen sicher nicht einfach. Auch narbige Magenausgangsstenosen nach wiederholten Ulkusepisoden rufen in der Regel den Chirurgen auf den Plan für eine Resektion der geschrumpften und verzogenen Antrum-Pylorus-Bulbusregion, eine Antrektomie oder eine Magenteilresektion. Prokinetika vermögen vielleicht einen dilatierten Retentionsmagen wieder besser zu tonisieren und helfen in leichteren Fällen. Endoskopische Behandlungsversuche mit Ballondilatatoren erweisen sich als schwierig durchzuführen; Rezidive nötigen zu wiederholten Therapiesequenzen. Diätetische Maßnahmen wie die Verordnung von passierter Kost, schließlich gar von Trinknahrung, beheben oft nur unzulänglich eine Mangelernährung. Zuverlässiger gelingt die Zufuhr von Kalorien, Nährstoffen und Flüssigkeit über eine perkutan-endoskopische Gastrostomiesonde, wobei man meist doch noch eine Sondenverlängerung bis jenseits der Engstelle erreicht. Die konservativen Methoden befriedigen allesamt wenig, doch stellt für manche Patienten eine Operation ein zu hohes Risiko dar.

Therapie bei Ulkuskomplikationen

Ulkusblutung
Konventionelle medikamentöse Therapie
Endoskopische Therapie:
Unterspritzung mit Adrenalin (Suprarenin), Noradrenalin (Arterenol), Polidocanol (Äthoxysklerol), 100%igem Alkohol,
Koagulation: Elektrohydrothermosonde, bipolare Koagulation, (Laser)
Notfalloperation

Ulkuspenetration
Konservative medikamentöse Therapie
Operation

Ulkusperforation
Notfalloperation
Konservative Therapie

Narbenstenose
Operative Therapie
Medikamentöse und diätetische Therapie
Endoskopische Dilatationsbehandlung
Perkutan-endoskopische (Gastro)jejunostomie

Pflegerische Aspekte bei Ulkuskomplikationen

Patienten mit Ulkusblutungen und Perforationen bleiben in der Regel nüchtern (ob nun konservativ oder operativ behandelt), bis die akute Gefährdungsphase überwunden scheint. Auch beim Verdacht auf eine Penetration wird häufig orale Nulldiät verordnet, bis zur Stabilisierung der Situation. Bei einer Magenausgangsstenose sollen Hochlagerung des Oberkörpers, Essen und Trinken im Sitzen, nicht im Liegen, Verzicht auf eine Spätmahlzeit kurz vor dem Einschlafen, kleine, lieber häufige Nahrungs- und Getränkeportionen, leichte Kost, vorwiegend breiig, dann ausschließlich passiert und endlich eine Trinknahrung oder eine Sondenernährung (bei sicher poststenotischer Position der Sondenspitze!) Probleme wie Übelkeit, Erbrechen, Reflux und Aspiration vermeiden helfen und den Ernährungs- und Allgemeinzustand stabil halten. Einen überfüllten Retentionsmagen entlastet eine Magenablaufsonde (bei oraler Nulldiät), bis andere Therapiemaßnahmen greifen.

2.3.2 Funktionelle Erkrankungen des Magens

Reizmagensyndrom (nonulcer dyspepsia)

Scheinbar typische Ulkusbeschwerden finden sich durchaus auch ohne daß ein Ulkus vorliegt. Treten sie bei einer chronischen Helikobactergastritis auf, vielleicht gar nach bei anderer Gelegenheit gesicherten floriden Ulkusschüben, so ordnen sie sich leicht ein in die neue helikobacter-zentrierte Auffassung von den peptischen Läsionen und verlangen ein gleichartiges diagnostisches und therapeutisches Vorgehen. Läßt sich ein solcher „helikobacter-peptischer" Zusammenhang nicht herstellen, so ergibt sich zumeist die Notwendigkeit zur eingehenden Suche nach anderweitigen Beschwerdeursachen, und es bleiben ebenfalls Therapieansätze wie bei der Ulkuskrankheit, vornehmlich mit Antacida und mit Histamin$_2$-Rezeptorantagonisten, daneben aber auch Behandlungsversuche mit Prokinetika. (Motilitätsstudien decken bisweilen in der Tat gestörte Bewegungsabläufe im oberen Gastrointestinaltrakt auf, doch erscheinen sie im Klinikalltag meist als verzichtbar.)

Aerophagie (Roemheldsyndrom)

Gewohnheitsmäßiges, nicht bewußt ablaufendes Luftschlucken beeinträchtigt manche Patienten erheblich: Das nachfolgende Aufstoßen diskreditiert sie sozial; fehlendes oder verzögertes Aufstoßen bringt Völle- und Druckgefühl, ja Schmerzen im Oberbauch und im Brustraum mit sich (so daß häufig differentialdiagnostisch eine koronare Herzkrankheit erwogen werden muß). Der klinische Eindruck, die Beobachtung des Luftschluckens bei der Untersuchung und im Patientenkontakt, der pralle Oberbauch mit einem „Trommelschall" bei der Perkussion, die sonographisch störende und die röntgenologisch eindrucksvoll nachzuweisende Luftfüllung des Magens bei unauffälligem radiologischen und endoskopischen Organbefund weisen den diagnostischen Weg. Natürlich müssen organische Beschwerdeursachen stets ausgeschlossen werden. Die Klärung der Diagnose, die Sicherheit über die harmlose Natur der Beschwerden, der Ausschluß befürchteter Organerkrankungen (Carcinophobie) tragen in vielen Fällen bereits entscheidend zur Stabilisierung der Betroffenen bei. Manchmal gelingt es, dem geplagten Patienten durch eine Verhaltenstherapie seine unglückliche Gewohnheit abzutrainieren. Selten bedarf es einer fachkundigen Psychotherapie, eine zugrundeliegende seelische Fehlentwicklung anzugehen. Psychopharmaka eignen sich für eine Langzeitanwendung bei funktionellen Störungen nicht.

Gastroptose - Enteroptose - Gastroparese

Im höheren Lebensalter läßt der Tonus der glatten Muskulatur der Verdauungsorgane nach. Der Magen hängt wie ein großer schlaffer Sack tief durch, zum Teil bis ins kleine Becken (Gastroptose). Oft lockern sich zudem die Aufhängebänder des Magens. Vielfach nehmen alle Verdauungsorgane an der Alterserschlaffung und Alterssenkung teil. Diese Veränderungen erschweren häufig die Magenentleerung, verzögern den Abtransport des Speisebreies. Es resultieren Appetitlosigkeit, Übelkeit, Völlegefühl, Aufstoßen und aus dem Magen aufsteigender Mundgeruch. Noch deutlicher ausgeprägt findet sich die Magendarmträgheit beim Diabetes mellitus, wo sich als Folge einer autonomen Neuropathie geradezu eine Magenlähmung entwickeln kann, mit stark verzögerter und unregelmäßiger Magenentleerung (was dann wieder eine schlechte, kaum zu steuernde Blutzuckereinstellung nach sich zieht - mit weiterer Verschlechterung der Neuropathie). Die Sicherung der Diagnose durch die Magenmanometrie, durch die Magenszintigraphie, durch die Sonographie stehen zumeist nicht zur Verfügung; praktisch orientiert man sich eher an den Ergebnissen der Röntgendiagnostik oder hält sich an den endoskopischen Nachweis des „vollen Magens“ trotz einer langen Nüchternperiode vor der Gastroskopie. Als medikamentöse Hilfen stehen Prokinetika zur Verfügung.

Pflegehinweise für Patienten mit Magenentleerungsstörungen

Häufige kleine Mahlzeiten werden von diesen Patienten besser vertragen als wenige übergroße Portionen, die den Magen weiter dehnen. Die letzte Mahlzeit soll mehr als zwei Stunden vor dem Schlafen eingenommen werden, um Reflux- und Aspirationsprobleme möglichst zu vermeiden. In gleicher Weise wie mit der verzögerten ungleichmäßigen Nahrungsaufnahme rechne man bei diesen Patienten mit einer weniger zuverlässigen Medikamentenresorption und -wirkung.

Übelkeit und Erbrechen

Übelkeit und Erbrechen begegnen uns als uncharakteristische Symptome gastrointestinaler Erkrankungen und bei Erkrankungen anderer Organsysteme, als Medikamentennebenwirkungen, bei Intoxikationen, in der Schwangerschaft und als Befindensstörungen ohne faßbare Organzuordnung. Übelkeit und Erbrechen werden freilich gern dem „schwachen Magen“ angelastet. Häufig erwartet der Patient lediglich umgehend Abhilfe für seine Beschwerden. Doch bedarf länger anhaltender Leidensdruck einer diffizilen Abklärung. Gelingt die ursächliche Zuordnung, so heilt oder lindert ja vielleicht eine spezifische Therapie der Grunderkrankung auch die plagende „Randerscheinung”. Oft genug aber muß sich die Behandlung auf unspezifische Maßnahmen stützen, medikamentös auf die zentral wirksamen **Antiemetika** sowie verschiedene Gruppen von **Prokinetika**. Die Antiemetika besitzen allesamt eine mehr oder weniger starke sedierende

Komponente. Das Ondansedron nützt man vorwiegend, um zytostatikainduziertes Erbrechen zu verhindern. Scopolaminpflaster beugen der „Reisekrankheit" vor. Bei den Prokinetika weist die Gruppe, die durch einen zentralen und peripheren Antagonismus zu dem Nervenüberträgerstoff Dopamin die vorwärtstreibende Beweglichkeit nur von Speiseröhre und Magen anregt, noch gering sedierende Eigenschaften auf, nicht aber die ausschließlich peripher angreifenden (bis zum Dickdarm hin wirksamen) Nachahmer des Vagusüberträgerstoffes Azethylcholin. Motilin, ein Hormon des Verdauungstraktes, immitiert das Erythromycin und regt so die Peristaltik an, eignet sich als Antibiotikum aber nicht für eine längerwährende Behandlung. Flüssigkeits- und Elektrolytverluste müssen ausgeglichen werden, in der Regel durch eine Infusionstherapie, bei längerfristig beeinträchtigter oraler Nahrungsverwertung bedarf es der parenteralen Ernährung, in vielen Fällen besser der Sondenernährung, vorzugsweise über eine perkutanendoskopische Gastrostomie (da transnasale Sonden oft den Brechreiz verstärken), dann aber mit einer möglichst bis ins Jejunum vorgeschobenen Sondenspitze. (Jenseits des Treitzschen Bandes eingebrachte Nahrung wird kaum je erbrochen – sieht man vom Ileus ab.)

Mögliche Grunderkrankungen bei Übelkeit und Erbrechen

- Gastroösophageale Refluxkrankheit,
- Hiatushernie,
- Gastritis,
- Ulkuskrankheit,
- Reizmagensyndrom,
- Retentionsmagen,
- biliäre Erkrankungen,
- Hepatopathien,
- Pankreatitis,
- (Gastro)enteritis,
- Ileus,
- postoperativ,
- Malignome,
- Kreislaufschwächen,
- Myokardinfarkt,
- Traumata, allgemein,
- Traumata des Zentralnervensystems,
- Erkrankungen des Zentralnervensystems,
- Kinetosen,
- psychogenes Erbrechen,
- Intoxikationen,
- Medikamentennebenwirkungen,
- Schwangerschaft,
- Urämie.

Medikamentöse Therapie bei Übelkeit und Erbrechen

Antiemetika

mäßig sedierend:	
- Dimenhydrinat	Vomex A
- Meclozin	Bonamine
- Ondansetron	Zofran
- Scopolamin	Scopoderm
stark sedierend:	
- Promethazin	Atosil
- Triflupromazin	Psyquil

Prokinetika

zentral und peripher (gering sedierend) (Dopaminantagonisten):	
- Metoclopramid	Paspertin
- Domperidon	Motilium
- Bromoprid	Viaben
- Alizaprid	Vergentan
peripher (Acythylcholinmimetika):	
- Cisaprid	Propulsion
peripher (Motilinagonisten):	
- Erythromycin	Erythrocin

Pflegerische Hilfen bei Übelkeit und Erbrechen

Patienten, die unter Übelkeit und Erbrechen zu leiden haben, bedürfen vielfacher pflegerischer Hilfestellungen: Man lockere beengende Kleidung und sorge für frische Luft im Zimmer, denn schlechter Geruch verstärkt das Unwohlsein. Erbrochenes erzeugt Ekel und wird daher alsbald beseitigt. Aus diesem Grunde wechselt der Patient auch verschmutzte Kleidung. Krankenhauswäsche belastet den Patienten nicht mit der Reinigung und erweist sich gerade in dieser Situation als sehr praktisch. Eine Brechschale (Nierenschale) und Zellstoff stehen bereit. Ein künstliches Gebiß nimmt der Patient am besten vorsorglich aus dem Mund (es könnte miterbrochen werden und so verlorengehen). Natürlich wird es vor dem Wiedereinsetzen gesäubert. Eine sitzende Lagerung (erhöhter Oberkörper) erleichtert dem Patienten das Ausspucken und reduziert die Aspirationsgefahr. Kreislaufinstabile Patienten müssen freilich flach gelagert werden, in stabiler, vorzugsweise linker Seitenlage. Eine Magensonde entleert den Magen schonender als wiederholte Erbrechensattacken und gilt als unverzichtbar bei akuten, schweren Erkrankungen (z. B. Pankreatitis, postoperativ). Nasal eingeführte Sonden rufen leider oft Übelkeit hervor und reizen zum Erbrechen. Nutzen und Nachteile wäge man daher einzelfallbezogen kritisch ab. Der Kostaufbau nach einer Phase von Übelkeit und Erbrechen erfolgt vorsichtig, beginnend mit Tee, dann Zwieback, schließlich leichter Kost. Kohlensäurehaltige Getränke blähen und eignen sich nicht, ebensowenig der reizstoffreiche Kaffee. Cola wird hingegen oft vertragen, wenn durch Umrühren oder offenes Stehenlassen die Kohlensäure entweichen konnte. Alkoholika („Verdauungsschnaps") verschlechtern in der akuten Phase durchwegs die Symptomatik und stellen, zumal beim Genuß im Übermaß, eine häufige Erbrechensursache dar. Suppen ersetzen Flüssigkeits- und Salzverluste wohlschmeckend und bekömmlich. Vielfach besitzen die Patienten selbst das richtige Gefühl für einen allmählichen Kostaufbau. Keinesfalls nötige man Ihnen nur widerwillig akzeptierte Speisen auf; dies könnte Übelkeit und Erbrechen erneut provozieren.

2.3.3 Anatomische und funktionelle Normabweichungen

Zwerchfellrelaxation. Phrenikusparese

Bei einer Lähmung des Zwerchfellnerven bzw. bei einer Erschlaffung des Zwerchfells drücken die Bauchorgane diese dünne Trennschicht in den Brustraum nach oben. Dies kann die Atmung behindern. Rechts schirmt ja die Leber nach unten hin ab. Links aber drücken die linke Kolonflexur und der Magen in diese Kuppel hinein, so daß die Patienten über Oberbauchdruck und Schmerzen klagen. Abhilfe schafft in schweren Fällen allein der Chirurg durch eine Zwerchfellraffung.

Patienten mit einer Zwerfellrelaxation sollten blähende Speisen vermeiden. Es ist für einen geregelten Stuhlgang Sorge zu tragen.

Gastroösophagealer Schleimhautprolaps

Beim Würgen und Erbrechen kann sich Magenschleimhaut in die Speiseröhre vorwölben. Kommt es zu einer langanhaltenden Einklemmung, oft mit starken Schmerzen durch den Strangulationseffekt, entwickelt sich ein Mukosahämatom, das endoskopisch durchaus an ein Hämangiom erinnert. In der Regel kommt es zu einer spontanen Besserung, doch können sich differentialdiagnsotische Probleme auftun.

Kaskadenmagen

Ein Überhängen des Fundus nach ventral oder nach dorsal (vordere oder hintere Kaskade) findet sich bisweilen als Zufallsbefund bei einer Röntgenuntersuchung des Magens oder bei der Gastroskopie. Da sich die Kaskade manchmal schlecht entleert, gibt sie hin und wieder doch Anlaß zu Beschwerden: Völlegefühl, Aufstoßen, Erbrechen. Oft finden die Patienten selbst ein für sie geeignetes Speiseritual, das die Entleerung der Kaskade erleichtert, meist durch Vornüberbeugen oder durch die (linke) Seitenlage. Sonst läßt sich durch eine Röntgen-

Breischluckstudie meist ein Manöver finden, das zur Kaskadenentleerung verhilft. Prokinetika können den Effekt der Entleerungspositionierungen unterstützen.

Vor allem ältere Patienten bedürfen der Erinnerung und der Anleitung durch die Pflegenden, um durch Eßschule und Lagerung mit ihrem Kaskadenmagenproblem fertigzuwerden.

Divertikel

Magendivertikel bilden sich vor allem unterhalb der Kardia aus. In der Regel handelt es sich um Zufallsbefunde ohne Krankheitswert. Stets muß die Endoskopie die Röntgendiagnostik ergänzen, um sicher ein Ulkus und vor allem ein zentral zerfallendes Karzinom auszuschließen. Eine Therapie, sie könnte nur operativ erfolgen, erübrigt sich in aller Regel. Duodenaldivertikel finden sich vor allem in der Nähe der Papilla vateri - und erschweren die ERCP, beeinträchtigen aber zumeist nicht das Befinden des Patienten und geben daher kaum je Anlaß zu einer Operation.

Volvulus

Das Ligamentum gastrolienale, das große und das kleine Netz, halten den Magen in seiner Position. Fallen diese Aufhängevorrichtungen zu locker aus, so kann sich der Magen drehen. Schlägt er um seine Mittelachse um, so stranguliert er seine Gefäße. Es resultiert ein dramatisches Krankheitsbild mit Erbrechen, Würgen, Schmerzen, Blähung und schließlich Organnekrose. Manchmal gelingt noch eine Entlastung über einen dicken Magenschlauch oder endoskopisch. Sonst hilft nur die umgehende Notfalloperation. Beim Umkippen um die Längsachse schlägt die große Kurvatur nach oben (upside-down stomach). Eine paraösophageale Hernie oder eine Zwerchfellrelaxation bzw. eine Phrenicusparese (oder ein Zustand nach linksseitiger Lungenresektion) begünstigen dies. Oft bleiben die Patienten beschwerdefrei oder klagen lediglich über gelegentliches Unwohlsein. Nur selten benötigen sie eine Operation.

Akute Magendilatation

Eine akute Magenüberdehnung, durch Luftschlucken, durch Fehlbeatmung oder durch eine Fehllagerung kann den Magen so stark gegenüber der Speiseröhre und dem Duodenum abknicken, daß er sich nicht mehr entleert. Schmerzen, Flüssigkeitsverluste in den Magen und Elektrolytverschiebungen ergeben in der Summe ein ernstes Krankheitsbild. Die Röntgenabdomenübersichtsaufnahme zeigt die Magenüberdehnung. Eine Magensonde verschafft alsbald Linderung (natürlich auch das endoskopische Absaugen, sollte man sich, im Zweifel, für eine Ösophagogastroduodenoskopie zum Ausschluß eines Passagehindernisses entschlossen haben). Die Infusionstherapie muß dann noch den Flüssigkeits- und Elektrolythaushalt ausgleichen.

Bezoare

Gewohnheitsmäßiges Kauen an Haaren oder an Wollfasern der Kleidung und Verschlucken von Haaren und Wollfäden kann zu einer Zusammenballung dieser nicht verdaulichen Fremdkörper zu großen belästigenden Knäueln führen. Mit der Röntgendiagnostik gelingt es nicht immer, diese Raumforderungen von Tumoren zu unterscheiden; endoskopisch sollte dies kein Problem darstellen. Meist lassen sich Bezoare endoskopisch extrahieren oder zerkleinern (so daß sie auf natürlichem Wege abgehen können). Kaum je bedarf es eines operativen Eingriffs.

Hypertrophe Pylorusstenose

Pylorusstenosen im Erwachsenenalter gehen meist auf unglücklich vernarbte Ulkusschübe zurück. Pylorusverengungen durch eine verdickte Muskelmasse darf man wohl als „übersehene" „kindliche" Pylorushypertrophien auffassen. Bei entsprechend starken Beschwerden (Retentionsmagen, Erbrechen, Abmagerung) schaltet sich der Chirurg ein.

Doppelpylorus

Ein zweifacher Magenausgang in den Zwölffingerdarm entsteht nach einer gastroduodenalen Ulkusperforation (die unerkannt ausheilen kann, erfolgt der Durchbruch doch nicht in die freie Bauchhöhle). Hier bleibt häufig noch die chronische Ulkuskrankheit zu behandeln. Ein angeborener Doppelpylorus stellt eher eine Spielerei der Natur dar als eine Krankheit und bedarf keiner Therapie.

Megaduodenum

Eine Aufweitung des Duodenums ohne Passagehindernis sieht man als Rarität. Leichtere Beschwerden wie gelegentliche Übelkeit, Erbrechen, Völlegefühl lassen sich meist medikamentös beheben.

Mesenterialarteriensyndrom

Die Einengung des Duodenums durch die Dünndarmgefäße gehört ebenfalls zu den Kuriositäten, weniger zu den klinisch wichtigen Erkrankungen. Bei Beschwerden sollte man eher nach anderen Ursachen suchen, als sich mit dieser Normabweichung zufriedenzugeben.

Duodenum mobile

Bis auf seinen Anfangsteil und den Übergang zum Jejunum liegt das Duodenum fest der hinteren Bauchwand an. Besitzt es atypischerweise ein Aufhängeband, so erlangt es eine abnorme Beweglichkeit und hängt oft tief durch, meist nur eine Untersuchungserschwernis für den Endoskopiker und auch den Röntgenologen, sehr selten eine Teilursache eines postbulbären Duodenalulkus, kaum je eine Operationsindikation.

2.3.4 Benigne Tumoren des Magens

Charakterisierung von Raumforderungen der Verdauungsorgane

Tumor bezeichnet alle Arten von Raumforderungen, gutartige und bösartige. Tumoren entstehen durch entzündliche Zellanhäufungen, regenerativ oder neoplastisch. Tumoren wachsen verdrängend (oft gutartig) oder infiltrativ (meist bösartig). Hält sich die Wucherung an Gewebegrenzen und ähnelt gesunden Strukturen, so faßt man sie als benigne auf, wächst sie zerstörend und weicht nach Zellstruktur und Aufbau vom Gesunden stark ab, setzt vielleicht gar Tochtergeschwülste, so nennt man sie maligne. Geht bösartiges Wachstum vom Epithel aus, so spricht man von Karzinomen, bei nicht-epithelialen Malignomen von Sarkomen; eine Sonderform stellen die Lymphome dar. Umschriebene Schleimhauterhabenheiten heißen Polypen. Unter ihnen sind die Adenome (drüsig aufgebaut) als mögliche Karzinomvorstufen hervorzuheben. Metaplasie bedeutet Gewebefehldifferenzierung (z. B. Darmschleimhautausbildung im Magen), Dysplasie Gewebeentdifferenzierung (Entartung). Letztere markiert den Weg zum Malignom. Die Beschreibungen Tumor und Polyp ergeben sich als makroskopische Festlegungen, oft vom Endoskopiker getroffen; die Feinbeurteilung erlaubt erst die mikroskopische Befundung (durch den Pathologen).

Einteilung der gutartigen Magentumoren

Die gutartigen Magentumoren imponieren durchwegs als polypöse Raumforderungen. Sie gehen zumeist vom Epithel aus. Foveoläre Hyperplasien im Antrum finden sich bei chronischen (helikobacter-positiven) Gastritiden. Drüsenkörperzysten sind fast nur im Fundus anzutreffen und bilden sich oft spontan wieder zurück. Hyperplastische Polypen enthalten epitheliale, drüsige und bindegewebige Anteile und kommen überall im Magen vor. Adenome bestehen aus Drüsenformationen. Kaum je wird man eine Magenbeteiligung bei Darmpolypen-Syndromen sehen (Peutz-Jeghers, Cronkhite-Canada). Zu den nicht-epithelialen Tumoren des Magens gehören Leiomyome, Neurinome, Fibrome, Lipome und Hämangiome.

Benigne Magentumoren (Polypen)

- foveoläre Hyperplasie,
- Drüsenkörperzyste,
- hyperplastischer Polyp,
- Adenom,
- Leiomyom,
- Neurinom,
- Fibrom,
- Lipom,
- Hämangiom.

Benigne epitheliale Magentumoren und Karzinome

Von foveolären Hyperplasien geht kein Entartungrisiko aus, doch wird ja für die zumeist gleichzeitig bestehende Helikobacterbesiedlung ein Karzinomrisiko diskutiert. Als harmlos gelten auch die Drüsenkörperzysten. Bei hyperplastischen Polypen besteht ein erhöhtes Karzinomrisiko (auch wenn die Magenkarzinome wohl meist nicht von diesen Polypen ausgehen). Adenome hingegen muß man als Karzinomvorläufer ansehen.

Klinisches Bild

Sofern sie nicht bluten, finden sich benigne Magentumoren als Zufallsbefunde bei der Gastroskopie (oder bei der Röntgenuntersuchung). Sie verursachen also kaum je die Beschwerden, deretwegen die Diagnostikmaßnahmen angesetzt wurden.

Diagnostik bei benignen Magentumoren

Die Röntgendarstellung bietet keine histologische Diagnosesicherung, genügt also nicht. Endoskopie und Gewebeprobeentnahmen reichen bei (bereits makroskopisch identifizierbaren) foveolären Hyperplasien stets aus, ebenso bei Drüsenkörperzysten. Hyperplastische Polypen lassen sich oft erst nach einer Schlingenabtragung sicher diagnostizieren. Adenome wird der Pathologe wohl meist auch aus einer Zangenbiopsie richtig identifizieren; für die Frage nach der (fokalen) Entartung benötigt man jedoch immer das vollständig (endoskopisch oder sogar operativ) abgetragene Neoplasiepräparat. Nicht-epitheliale Tumoren beurteilt womöglich der Radiologe mit der konventionellen Darstellung und mit Hilfe des Computertomogramms zutreffender als der „oberflächenfixierte" Endoskopiker. Gewebeprobeentnahmen bleiben bei den oft submukös gelegenen Neubildungen vielfach falsch negativ. Tiefe Biopsien bergen Perforations- und Blutungsgefahren in sich. Zweifelhafte Befunde erfaßt heute die Endosonographie eindeutig als Raumforderung. Sie unterscheidet vor allem sicher zwischen soliden Tumoren und Magenvarizen (die ja nun keinesfalls biopsiert werden dürfen). Endosonographiegeräte, die sich für eine ultraschallgezielte tiefe Nadelbiopsie eignen, stehen nur in Zentren zur Verfügung.

Therapie

In den meisten Fällen lassen sich benigne Magenpolypen endoskopisch abtragen. Größere Raumforderungen bleiben dem Chirurgen zur Operation überlassen. Adenome müssen sicher vollständig entfernt werden. Als Standardtherapie für symptomatische nicht-epitheliale Tumoren gilt die Operation (zumal der Pathologe gerade Leiomyome in ihrer Dignität nur sehr schlecht zuordnen kann). Andererseits beeinflußt eine Operation die Prognose von Sarkomen vielleicht nur gering, so daß man bei Zufallsbefunden und hohem allgemeinen Operationsrisiko wohl auch zuwarten darf.

2.3.5 Magenkarzinom

Histologische Einteilung der Magenkarzinome

Magenkarzinome lassen sich durchwegs als Adenokarzinome ansprechen. Der intestinale Typ bildet Drüsenstrukturen aus und wächst umschrieben. Der diffuse Typ organisiert seine Zellen kaum, allenfalls in kleinen Gruppen, und wächst schlecht abgrenzbar infiltrierend.

Stadieneinteilung der Magenkarzinome

Die TNM-Klassifikation bietet ein weithin akzeptiertes Schema für die Beschreibung der lokalen, der lymphatischen und der fermetastasierenden Tumorausbreitung an.

TNM-Klassifikation des Magenkarzinoms

Stadium	Befallskriterium
Tis	Mukosa
T1	Mukosa, Submukosa
T2	Muskularis, Subserosa
T3	Serosa
T4a	angrenzende Strukturen
T4b	entferntere Strukturen
N0	Lymphknoten frei
N1	regionäre Lymphknoten
N2	entfernte Lymphknoten
N3	unresezierbare Lymphknoten
M0	keine Fernmetastasen
M1	Fernmetastasen

Risikokonstellation für die Entwicklung eines Magenkarzinoms

Unser Bild von den Ursachen und der Entstehung von Magenkarzinomen entbehrt leider noch der Vollständigkeit. Wir wissen von regionären Erkrankungshäufungen (etwa in Japan), von einer genetischen Karzinomdisposition („Magenkrebsfamilien"), wir können diätetische Belastungsfaktoren herausstellen wie erhöhten Salzverbrauch, den vermehrten Genuß geräuchterter Speisen, die Gefährdung durch überheißes Essen, durch überhitze Fette, und das höhere Risiko auch für Magenkarzinome durch das Rauchen. Der Helikobacterbesiedlung kommt vielleicht ebenfalls große Bedeutung für die Magenkrebsentwicklung zu.

Überwachung von Risikopatienten

Magenulzera (wenngleich sie wohl nicht entarten) dürfen immer als karzinomverdächtig (Karzinom mit Ulzeration) betrachtet werden. Endoskopie und Biopsie müssen ihren benignen Charakter bestätigen, initial und bei erfolgter Abheilung. Die Typ-B-Gastritis birgt ein hohes Karzinomrisiko in sich, vor allem, wenn sie den Magen weitgehend vollständig erfaßt und so die Säureproduktion stark abfällt (Achlorhydrie), wenn kolonschleimhautähnliche Metaplasien oder gar Dysplasien auftreten. Sogar noch häufiger entwickeln sich Karzinome in einer Typ-A-Gastritis (mit Achlorhydrie). Dysplasien verlangen eine engmaschige endoskopische Überwachung. Für die Achlorhydrie und die Metaplasien, die kolonartigen zumal, gilt die Diskussion noch nicht als abgeschlossen, ebensowenig für die Nachsorge bei hyperplastischen Magenpolypen. An die Entfernung von Magenadenomen hingegen werden sich wohl in aller Regel Nachsorgeendoskopien anschließen. Auch nach Magenteilsektionen steigt das Karzinomrisiko. Es gibt keinen definierten Überwachungsmodus; doch müssen Kontrollen nicht früher als zwölf bis fünfzehn Jahre nach der Operation einsetzen.

Überwachungssituationen im Hinblick auf ein Magenkarzinom

- Ulcus ventriculi,
- Typ-B-Gastritis (mit Achlorhydrie),
- Typ-A-Gastritis,
- kolonartige Metaplasie,
- Dysplasie,
- hyperplastischer Magenpolyp,
- Magenadenom,
- Magenteilresektion.

Klinische Symptome des Magenkarzinoms

Leider müssen alle klinischen Karzinomhinweise als Spätsymptome betrachtet werden. Appetitverlust, Völlegefühl, Abneigung gegen Fleisch, Übelkeit und Erbrechen, Gewichtsverlust und abdominelle Schmerzen oder gar eine tastbare

Raumforderung im Oberbauch zeigen meist ein fortgeschrittenes Krankheitsbild an. Schluckstörungen entwickeln sich bei Karzinomen der Kardiaregion. Eine Anämie gehört zu den unspezifischen Tumorsymptomen.

Hauptsymptome beim Magenkarzinom

- Appetitverlust,
- Völlegefühl,
- Abneigung gegen Fleisch,
- Übelkeit,
- Erbrechen,
- Gewichtsverlust,
- Schmerzen,
- tastbare Raumforderung,
- Anämie.

Komplikationen beim Magenkarzinom

Schwere akute Blutungen werden selten beobachtet, eher leichtes Sickern aus dem vulnerablen Gewebe. Nur ausnahmsweise perforiert ein Magenkarzinom, dann freilich mit außerordentlich schlechter Prognose. Fortgeschrittene Karzinome führen zur Magenstenose mit Erbrechen und Aspirationsgefahr, greifen auf andere Organe über und könnten einen Verschlußikterus verursachen sowie, über eine Peritonealcarcinose, Aszites oder einen Ileus.

Metastasierung beim Magenkarzinom

Die Tumoraussaat betrifft in der Regel zunächst die Lymphknoten, dann die Leber, die Lungen sowie, als peritoneale Streuung, den gesamten Bauchraum. Andere Metastasenlokalisationen wie eine Knocheninfiltration oder ein Befall des Zentralnervensystems stehen nicht im Vordergrund.

Magenkarzinommetastasen

- Lymphknoten,
- Leber,
- Lunge,
- Peritonealkarzinose.

Primärdiagnostik des Magenkarzinoms

Zumeist zieht der klinische Verdacht die Gastroskopie mit Gewebeprobeentnahme nach sich. Die Röntgendiagnostik spielt für die Primärdiagnostik heute keine große Rolle mehr. Durchaus aber könnte bei einer Sonographie eine dem Magen zuzuordnende Raumforderung im Oberbauch auffallen.

Diagnostikmaßnahmen beim Magenkarzinom

- Ösophagogastroduodenoskopie,
- Röntgendarstellung des Magens,
- Röntgendarstellung des Thorax,
- abdominelle Sonographie,
- thorakale Computertomographie,
- abdominelle Computertomographie (Kernspintomographie),
- Laparoskopie,
- Endosonographie.

Stagingdiagnostik beim Magenkarzinom

Die Gastroskopie sichert die Krankheitsdiagnose und zeigt die Tumorausdehnung und den Stenosierungsgrad sowie die Blutungsneigung. Die Röntgendoppelkontrastdarstellung läßt oftmals die Wandstarre durch eine submuköse Infiltration besser erkennen. Die Röntgenaufnahme des Thorax und die Sonographie bieten sich als wenig aufwendige Methoden der Metastasensuche an. Die Computertomographie (alternativ die Kernspintomographie, deren Rolle im Diagnostikprogramm noch nicht feststeht) bezieht Stellung zu Fragen der lokalen Ausdehnung und der Metastasierung. Die Laparoskopie erfaßt sehr gut eine Lebermetastasierung oder eine Peritonealkarzinose, zudem aber auch die lokale Ausdehnung (Serosadurchbruch). Die Endosonographie zeigt besser als andere Methoden die lokale Tumorausdehnung, die Tiefeninfiltration und einen regionären Lymphknotenbefall.

Allgemeininternistische Diagnostik

Die internistische Diagnostik muß zur Frage der Operabilität Stellung nehmen.

Therapie

Maßnahmen mit kurativer Intention

Ein kleines, auf die Mukosa beschränktes Magenkarzinom darf, in der berechtigten Annahme, es erfolge eine kurative Problemlösung, einer endoskopischen Therapie mit dem Laser, neuerdings auch als photodynamische Therapie, besser noch mit der endoskopischen Schlingenabtragung (strip-biopsy) zugeführt werden. Ansonsten stellt natürlich die Operation, die totale, in geeigneten Fällen die subtotale Gastrektomie mit Lymphknotenausräumung die Standardbehandlung dar. Auch fortgeschrittene Fälle sprechen manchmal noch auf eine Chemotherapie an, schmelzen zusammen und können dann doch noch mit kurativer Absicht operativ angegangen werden.

Magenkarzinomtherapie mit kurativer Intention

- „strip biopsy“,
- Lasertherapie,
- photodynamische Therapie,
- Gastrektomie (total, subtotal).

Maßnahmen mit palliativer Intention

Die Operation (als Gastroenterostomie) besitzt heute als palliative Maßnahme geringere Bedeutung. Laser, photodynamische Therapie, Elektrokoagulationsmethoden, palliative Schlingenabtragungen und Sklerosierungsverfahren vermögen das Magenlumen über einige Zeit hinweg offenzuhalten. Wenige Patienten eignen sich auch für eine Stentbehandlung. Die Chemotherapie erzielt bei einigen Patienten gute Erfolge und vermag das Tumorwachstum zurückzudrängen. Die perkutane endoskopische Gastrostomie – mit Sondenverlängerung über den Tumor hinaus in den Dünndarm (oder perkutane endoskopische Jejunostomie mit direkter Dünndarmpunktion) – erlaubt eine gut praktikable künstliche enterale Langzeiternährung und eignet sich, oberhalb einer Stenose angelegt, auch als Ablaufsonde. Nur sehr selten muß man auf die parenterale Ernährung als Langzeitlösung zurückgreifen.

Magenkarzinomtherapie mit palliativer Intention

- Chemotherapie,
- Lasertherapie,
- photodynamische Therapie,
- Koagulationsmethoden,
- Sklerosierung,
- Stent,
- PEG-Sonde,
- palliative Operation.

Perkutan-endoskopische Gastrostomie

Unter endoskopischer Sicht läßt sich (in Lokalanästhesie) durch die Bauchhaut hindurch der Magen punktieren. Über den Punktionszugang kann man eine Gastrostomiesonde direkt einbringen. Nach einer häufiger geübten Methode erreicht über den dünnen Punktionszugang ein Führungsfaden (oder ein Führungsdraht) den Magen. Eine Biopsiezange faßt diesen Faden und leitet ihn beim Endoskoprückzug zum Munde heraus. Der Faden wird mit einer Sonde verknüpft, und durch Zug am anderen Fadenende, das noch aus der Punktionskanüle heraushängt, gleitet die PEG-Sonde in ihre korrekte Position, festgehalten durch eine im Magen befindliche Halteplatte. Diese Gastrostomie läßt sich für eine künstliche enterale Ernährung (aber natürlich auch als Ablaufsonde) nützen. Wenn dies notwendig erscheint (z. B. bei Magenentleerungsstörungen oder Refluxgefährdung), so kann man über diesen Magenzugang aber auch eine dünne „Innensonde" vorschieben und sie mit Hilfe des Endoskopes und einer Faßzange bis tief in das Duodenum oder bis ins Jejunum vorbringen. Die Dünndarmdirektpunktion gelingt weniger leicht und wird nur selten benötigt. Die PEG-Sonde verdrängt mehr und mehr andere Formen der Sondenernährung, die herkömmlichen Magensonden ohnedies, aber auch röntgenologisch oder endoskopisch kontrolliert eingebrachte nasogastrale und nasoduodenale (nasojejunale) Sonden.

Ernährungslösungen für die künstliche enterale Ernährung

Selbstgefertigte Sondenkost spielt im Klinikalltag kaum mehr eine Rolle. Die industriell hergestellten Zubereitungen für die künstliche enterale Ernährung eignen sich für die orale Zusatzernährung und (oder) als Sondenkost. Die Gruppe der niedermolekularen Diäten enthält weitgehend abgebaute Nährstoffe und stellt kaum Anforderungen an die Verdauungsleistung (eignet sich also für einen enteralen Kostaufbau und bei schwer vorgeschädigtem Verdauungssystem). Hochmolekulare Diäten, sogar mit Schlackenstoffen erhältlich, ähneln schon eher einer natürlichen Kost und bauen auf eine normale Funktion der Verdauungsorgane. Für spezielle klinische Probleme stehen angepaßte Diäten zur Verfügung: Diabetesdiät, Diäten für die hepatische oder die renale Insuffizienz, hochkalorische und fettreiche Präparationen, selbst milcheiweißfreie und vegetarische Kostformen. So läßt sich ein individuell angepaßtes Ernährungsprogramm zusammenstellen.

Technische Hilfen für die künstliche enterale Ernährung

Nährlösungspumpen, Mischbeutel, Tragetaschen, Adapter, Zuleitungssysteme für unterschiedliche Ansprüche, Aufhängevorrichtungen und Verbandssets erleichtern für die tägliche Arbeit den Umgang mit diesem wichtigen Beitrag der Gastroenterologie zur künstlichen Ernährung (Abb. 13).

2.3.6 Magenlymphom

Krankheitscharakteristik

Bei den Non-Hodgkin-Lymphomen handelt es sich um Wucherungen lymphatischer Zellen, lokalisiert in einer Lymphknotengruppe oder in mehreren oder in einem Organ, später mit diffusem Lymphknoten- und Organbefall oder leukämischer Aussaat.

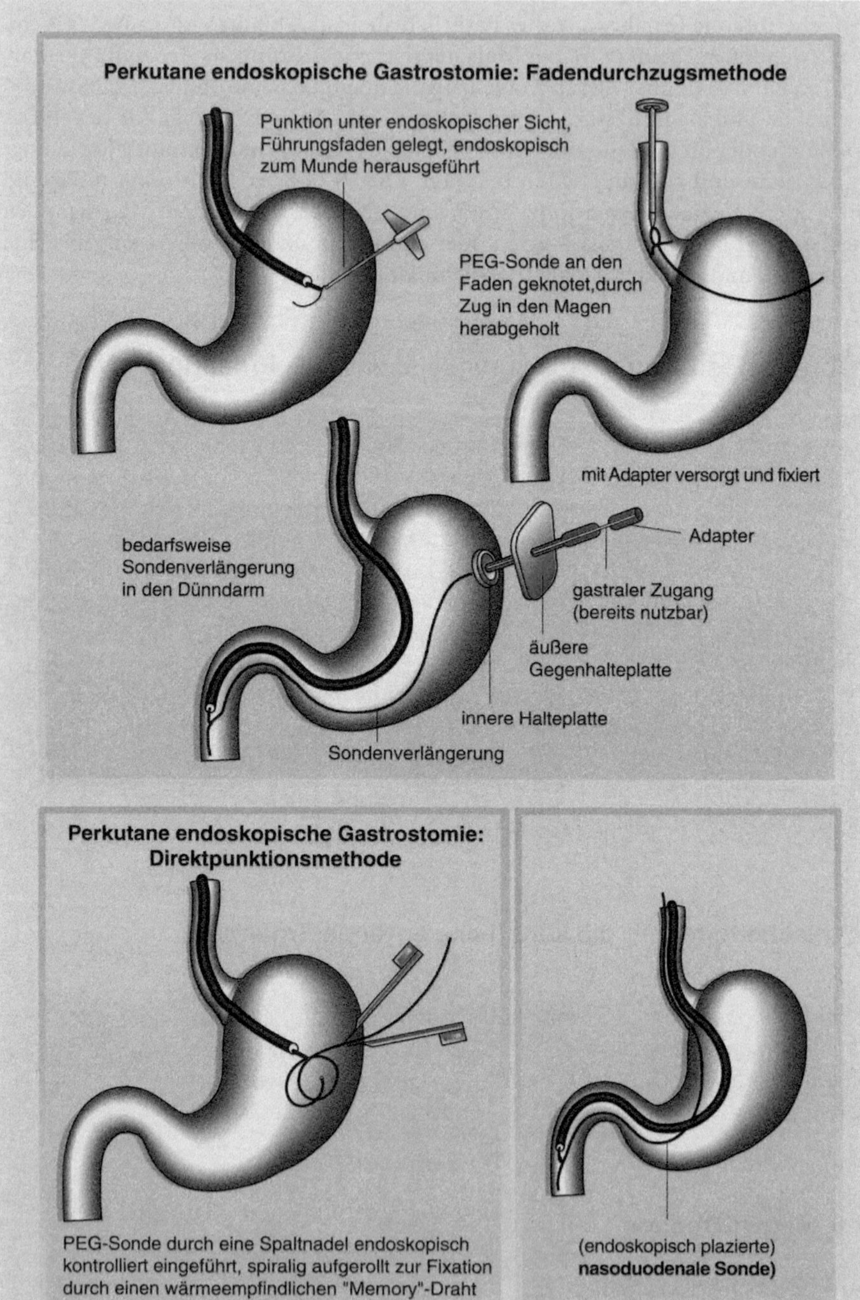

Abb. 13. Ernährungssonden

Stadieneinteilung der Lymphome

Stadium	Befallskriterium
I	1 Lymphknotenregion oder 1 extralymphatisches Organ
II	2 oder mehr Lymphknotenregionen oder 1 extralymphatisches Organ und Lymphknotenregionen auf der gleichen Seite des Zwerchfells
III	Lymphknotenregionen oder 1 extralymphatisches Organ und Lymphknotenregionen auf beiden Seiten des Zwerchfells
IV	disseminierter Organbefall

Besonderheiten der Magenlymphome

Der Magen gehört zu den häufig bei Lymphomen betroffenen Organen. Im endoskopischen Bild imponieren Lymphome als Riesenfalten, als Ulkus, als karzinomartiger Tumor. Eine Ausnahmestellung nehmen die mukosaassoziierten lymphoiden Tumoren (MALT-Lymphome) ein. Sie zeigen eine enge Verbindung zum Helikobacterbefall.

Klinisches Bild

Das Krankheitsbild ähnelt dem Magenkarzinom, mit Appetitlosigkeit, Schmerz, Gewichtsverlust, Blutungsbereitschaft und Zeichen der Raumforderung. Lymphknotenschwellung in allen Körperregionen, Allgemeinschwäche, Nachtschweiße und Fieberzustände treten oft hinzu.

Diagnostik

Es kommen alle Untersuchungsmethoden zur Anwendung wie beim Magenkarzinom, ergänzt durch eine sorgfältige hämatologische Diagnostik einschließlich Differentialblutbild und Knochenmarkspunktion.

Therapie

Die Operation (Gastrektomie) bietet sich an bei einem auf den Magen und allenfalls seine regionären Lymphknoten beschränkten Befall. Die Lymphome gelten als gut strahlensensibel, doch wendet man die Bestrahlungsbehandlung wegen der Auswirkungen auf die Nachbarorgane nur sehr selten an. Weitaus größere Bedeutung kommt der Chemotherapie zu, als Alternative zum chirurgischen Vorgehen und als Methode der Wahl bei einer überregionär ausgebildeten Lymphomerkrankung. Insgesamt gilt die Prognose als weitaus günstiger als die des Magenkarzinoms. Einen aufsehenerregenden Therapieansatz stellt die Helikobactereradikationsbehandlung bei Frühformen niedrig-maligner MALT-Lymphome dar: Oftmals stellt sich ein Rückgang der Zellinfiltration ein.

2.3.7 Seltene maligne Magentumoren

Karzinoide wachsen verdrängend und langsam wie benigne Tumoren, können aber metastasieren wie „echte" Karzinome. Ihr Hormon Serotonin vermag anfallsweise Gefäßweitstellungen und Hautrötungen auszulösen. Vor der Metastasierung gilt die Operation als kurativer Eingriff; doch lassen sich selbst Lebermetastasen oft noch mit guten Erfolgsaussichten angehen. Sarkome besitzen eine besonders schlechte Prognose. Einer Operation kommt oft nur noch palliativen Charakter zu.

2.3.8 Der operierte Magen

Operationsindikationen

Während früher ein sehr großer Teil der Magenoperationen mit der Zielsetzung erfolgte, neue Schübe einer chronischen Ulkuskrankheit zu verhindern und die Vagotomien dieses Feld dominierten, überwiegen heute Notfalleingriffe (wegen einer oberen gastrointestinalen Blutung oder wegen einer Perforation), zumeist ohne operationsbedingte Langzeitprobleme, und die Tumorchirurgie, also ausgedehnte Resektionen mit oft belastenden Operationsfolgen.

Magenoperationsmethoden

Die Vagotomie durchtrennt die säurestimulierenden Magennerven, in der trunkulären Variante die Hauptstämme am Ösophagus- und Nervendurchtritt durch das Zwerchfell, bei der selektiven Form lediglich die Magenäste unter Belassung der Vagusfasern für die übrigen Verdauungsorgane, als selektiv-proximale Vagotomie sogar unter Schonung der Antrumäste. Die Pyloroplastik erweitert den Magenausgang (nach narbiger Schrumpfung). Die Antrumresektion beseitigt den Produktionsort des Gastrins, des säurelockenden Magenhormons. Die Umstechung unterbindet blutende Gefäße (bei Duodenalulzera). Die Exzision stillt Blutungen aus harten kallösen Ulzera (Magenulzera). Eine Perforationsstelle (zumeist Ulkusperforation) bedarf einer Übernähung. Die Magenresektionen entfernen große Teile der säureproduzierenden Schleimhaut. Die Billroth-I-Operation verbindet den Restmagen mit dem Duodenum. Gelingt diese Verknüpfung nicht, so verschließt der Chirurg nach der Technik der Billroth-II-Operation den Zwölffingerdarm und näht den Magenstumpf an eine Jejunumschlinge. Oft legt er eine Braunsche Anastomose zwischen zwei Dünndarmschlingen an und verkürzt so den Weg der Verdauungssäfte aus den Gallewegen und der Bauchspeicheldrüse zum

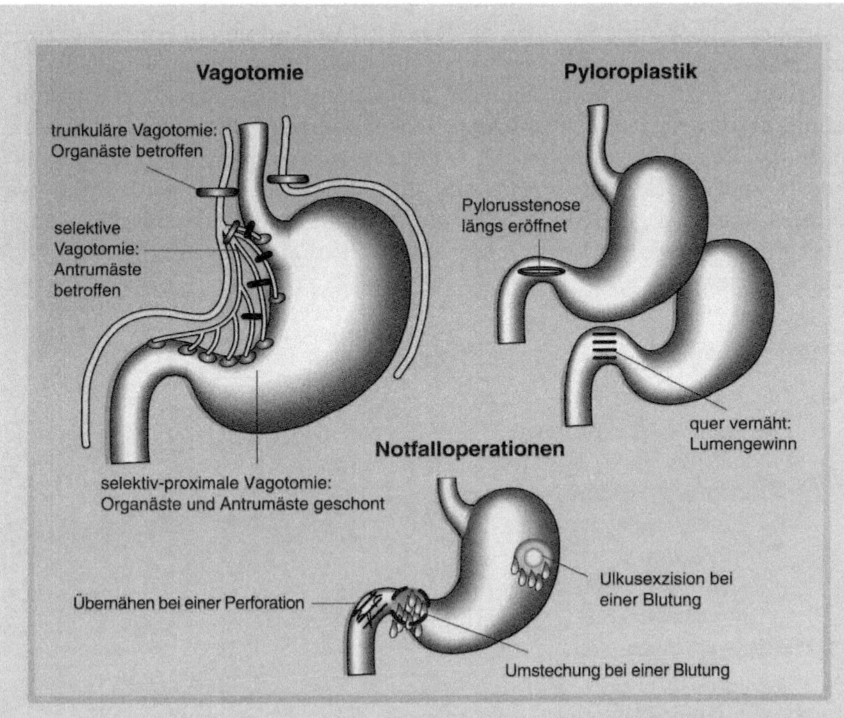

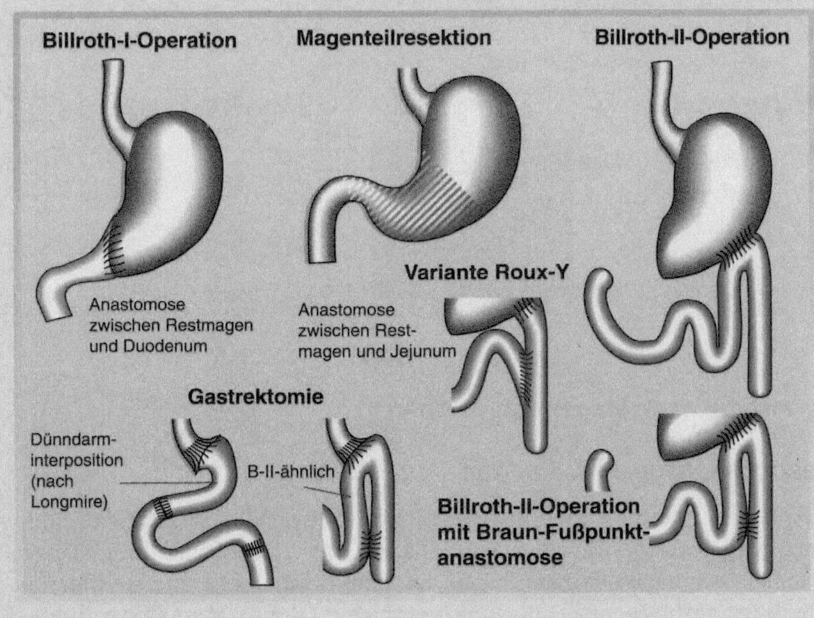

Abb. 14. Magenoperationen

Speisebrei. Einer Variante dazu, die Roux-Y-Konstruktion durchtrennt die Jejunumschlinge; der Abschnitt, der zum Duodenalstumpf führt, wird etwas weiter unterhalb wieder mit dem Jejunum zusammengeführt, der andere Jejunumabschnitt an den Magen angeschlossen. Dieser Billroth-II-Baumuster bedienen sich auch die Rekonstruktionen nach totaler Gastrektomie, nur muß jeweils eine Anastomose zwischen Speiseröhre und Dünndarm hergestellt werden. Eine weitere Technik kommt bei den Magenersatzplastiken hinzu: die Jejunuminterposition als Überbrückung zwischen Speiseröhre und Duodenum mit Erhaltung des physiologischen Speiseweges.

Magenoperationen

- *Ulkusoperationen,*
  - trunkuläre Vagotomie,
  - selektiv-gastrale Vagotomie,
  - selektiv-proximale Vagotomie,
  - Pyloroplastik,
  - Antrektomie,
  - Billroth-I-Resektion („B-I"),
  - Billroth-II-Resektion („B-II"),
  - Roux-Y-Variante,
- *Notfalloperationen,*
  - Gefäßumstechung,
  - Ulkusexzision,
  - Perforationsübernähung,
- *Tumoroperationen,*
  - Tumorexzision (benigne),
  - Billroth-I-Resektion,
  - Billroth-II-Resektion,
  - Roux-Y-Variante,
  - Gastrektomie,
  - Dünndarminterposition.

Syndrome nach Magenoperationen

Gastroösophageale Störungen

Dysphagien durch postoperative ödematöse Schwellung vergehen alsbald wieder. Nach Vagotomien, vor allem trunkulären, hält eine Erschlaffungsschwäche des unteren Ösophagussphinkter aber durchaus auch lange an. Häufiger bestehen allerdings gastroösophageale Refluxprobleme (Refluxösophagitis) durch Motilitätsstörungen nach Vagotomien oder durch eine Aufweitung des Hisschen Winkels nach partiellen oder totalen Gastrektomien.

Ulkus und Gastritis

Ulzera entwickeln sich im Magen, im Duodenum oder an der Anastomose und im Jejunum. Sie belasten besonders die Langzeiterfolge der schonendsten Therapieverfahren (also der Vagotomie), finden sich aber auch nach ausgedehnten Resektionen, z. B. bei endokrinen Grunderkrankungen (Hyperkortizismus, Hyperparathyreodismus, Zollinger-Ellison-Syndrom) und beim am Duodenalstumpf belassenen Antrumrest (der nun, ohne Hemmung durch die Magensekretion, das säurestimulierende Gastrin produziert). Gastritiden begleiten eine Ulkuskrankheit oder entstehen bei gestörtem duodenogastrischen bzw. jejunogastrischen Refluxschutz nach Vagotomien oder nach Resektionen.

Reduzierte Magenkapazität

Das kleine Volumen eines teilresezierten Magens bzw. einer Magenersatzplastik führt zu einem raschen Sättigungsgefühl, zu Druck im Oberbauch nach großen Mahlzeiten, manchmal auch zum Erbrechen.

Magenentleerungsstörungen

Zu einer verzögerten Magenentleerung mit Übelkeit, Völlegefühl und Erbrechen kommt es durch Motilitätsstörungen nach Vagotomien sowie bei ungenügendem Erfolg einer Pyloroplastik oder bei zu eng angelegter Anastomose bei resezierenden Verfahren.

Dumpingsyndrome

Ebenso große Probleme bereitet eine zu schnelle Magenentleerung, kaum je nach Vagotomien (hier vor allem für Flüssigkeiten), selten nach einer Pyloroplastik, bisweilen nach einer Antrumresektion oder nach einer Billroth-I-Operation, typischerweise nach einer Billroth-II-Operation, auch in der Variante „Roux-Y", oder nach totalen Magensektionen. Bei der Magensturzentleerung gelangen ungebremst Nährstoffe mit hoher Wasserbindungsfähigkeit in den Dünndarm, ziehen Wasser ins Darmlumen und vermindern das zirkulierende Blutvolumen. Zudem setzt die akute Darmbelastung vasoaktive Darmhormone frei; dies sorgt zusätzlich für labile Kreislaufverhältnisse; Tachykardie, Blässe, Schweißausbruch, Schwäche und Unwohlsein ergeben sich in der unmittelbaren Folge (Frühdumping). Ein überreiches, zu plötzlich anflutendes Angebot an schnell resorbierbaren Kohlenhydraten führt zu einer reaktiven Hyperinsulinämie mit nachfolgendem Blutzuckerabfall, wieder mit Schwäche, Schwitzen und Tachykardie verbunden, aber erst verzögert auftretend (Spätdumping). Beide Formen können einander überlagern.

Syndrom der zuführenden Schlinge

Allein bei den Billroth-II-Konstruktionen ergeben sich Probleme mit der zuführenden Schlinge. Entleert sie sich nicht gut, so stauen sich in ihr Verdauungssäfte, vornehmlich Galle- und Pankreassaft auf, bis sie sich schließlich doch – „explosionsartig" – entleeren, so daß Druck- und Völlegefühl im Oberbauch von galligem Erbrechen abgelöst werden.

Obstipation

Unter einer „Verstopfung" leiden Magenresezierte eher nur scheinbar: Die oft geringe Nahrungsaufnahme läßt auch keine großen Stuhlmengen erwarten. Nach (trunkulären) Vagotomien aber kann sich durchaus ein spastischer Darm mit verzögerter Passage entwickeln.

Diarrhöen

Weitaus häufiger sieht man nach Magenoperationen eine erhöhte Stuhlfrequenz, ja Durchfälle. Durch die Denervierung bei einer (nicht-selektiven) Vagotomie bleibt der Darm seiner eigenen hohen Bewegungsaktivität unkontrolliert überlassen. Und schon gar beschleunigen die überstürzten Magenentleerungen nach Magenresektionen die Peristaltik. Bei den Billroth-II-Resektionen verlängert sich zudem der Weg vom Gallensystem und vom Pankreas bis zum Speisebrei; die „Verspätung" der Verdauungssäfte kann eine Digestionsschwäche nach sich ziehen (pankreozibale Asynchronie). Gern besiedeln auch Bakterien die zuführende Schlinge, spalten Gallensalze und mindern den Verdauungswert der pankreobiliären Sekretion. Fisteln und Kurzschlußverbindungen zum Kolon (nach kompliziertem postoperativen Verlauf oder der versehentliche Anschluß einer Ileumschlinge (statt einer Jejunumschlinge) an den Magen führen natürlich ebenfalls zu Durchfällen und zu einem schweren Malabsorptionssyndrom.

Gewichtsverlust

Glücklicherweise bilden sich diese Probleme nicht bei allen Patienten vollständig aus. Dennoch bewirken sie, wenn auch kaum je für die Vagotomierten, so doch für die Resezierten einen Gewichtsverlust.

Anämie

Nach einer Magenresektion entwickelt sich zumeist eine Blutarmut. Die verkleinerte Schleimhautfläche und die Stumpfgastritis setzen die Intrinsic-Faktor-Produktion herab und somit die Vitamin-B_{12}-Resorption; hinzu kommt der Vitamin-B_{12}-Verbrauch durch die allfällige bakterielle Überwucherung. Auch die Eisenresorption nimmt ab: Der postoperative Säuremangel führt weniger Nahrungseisen in eine leicht resorbierbare Form über, und der Speisebrei erreicht nicht mehr das Duodenum, die Region der effektivsten Eisenresorption.

Osteoporose und Osteomalazie

Nach Magensektionen sinken die Vitamin-D- und die Kalziumaufnahme. Beides trägt zu einer verschlechterten Kalziumversorgung und einer allmählichen Entkalkung des Knochens bei.

Cholelithiasis

Eine nicht-selektive Vagotomie beeinträchtigt die Gallenblasenentleerung. Bei den Magenresektionen mit Umgehung des Duodenums fallen, ungenügend stimuliert, die Cholezystokininspiegel ab, ebenfalls mit der Folge einer verschlechterten Gallenblasenkontraktilität. Dies begünstigt die Gallensteinbildung.

Karzinomentstehung

Eine Magenresektion erhöht das Risiko für ein Magenkarzinom. Als wegbereitend sieht man die postoperativ sich regelhaft entwickelnde Gastritis mit Metaplasie und schließlich Dysplasie an.

Syndrome nach Magenoperationen

- Dysphagie,
- Refluxkrankheit,
- Gastritis,
- Ulkus,
- belassener Antrumrest,
- verminderte Magenkapazität,
- Magenentleerungsstörung,
- Dumping-Syndrom,
- Stase in der zuführenden Schlinge,
- bakterielle Besiedlung,
- pankreoibale Asynchronie,
- Obstipation,
- Diarrhö,
- Gewichtsverlust,
- Anämie,
- Osteoporose, Osteomalazie,
- Cholelithiasis,
- Magenkarzinom.

Diagnostik bei Symptomen im Gefolge von Magenoperationen

- Sonographie,
- Ösophagogastroduodeno(jejuno)skopie,
- Gastrinbestimmung,
- Ösophagusmagendarmpassage,
- postprandiale Blutdruckmessungen,
- postprandiale Blutzuckerbestimmungen,
- Blutbildüberwachung.

Patienten mit Magenresektionen sollten, beginnend zwölf bis fünfzehn Jahre nach der Operation, regelmäßig endoskopisch überwacht werden.

Medikamentöse und operative Therapiemöglichkeiten bei Beschwerden in der Folge von Magenoperationen

Dysphagien versucht man durch Spasmolytika (wie Nifedipin oder Nitrate) zu beheben. Bei zu eng angelegter Speiseröhren-Dünndarm-Anastomose nach Gastrektomie bleiben Bougierungsversuche und schließlich die operative Korrektur.

Für den Säurereflux steht das gesamte therapeutische Repertoire der Refluxösophagitis zur Verfügung, Histamin$_2$-Rezeptorantagonisten, auch Protonenpumpenhemmer und natürlich Prokinetika. Diese letztere Medikamentengruppe stellt auch die Basismedikation für die Behandlung einer alkalischen Refluxösophagitis dar. Die für die Speiseröhre so aggressiven gallig durchmischten Dünndarmsäfte lassen sich weitaus weniger leicht „entschärfen". Versucht werden Antazida, die – mäßig effektiv – Laugen binden können, Schleimhautprotektoren wie das Sucralfat oder Gallensalzfänger wie Cholestyramin. Zu einer neuerlichen Operation zur Refluxreduktion entschließt man sich bei diesen Patienten sicher nicht leicht.

Ulzera nach Magenoperationen sprechen zumeist gut auf übliche medikamentöse Ulkustherapeutika an. Ulzera durch hormonelle Störungen bedürfen natürlich einer spezifischen Therapie (z. B. Nebenschilddrüsenadenomentfernung). Eine nachgeholte Antrektomie beseitigt konsequent bei einer Billroth-II-Resektion belassene gastrinproduzierende Schleimhautreste. Eine zu geringe Kapazität des Restmagens oder einer Magenersatzplastik wird man kaum je operativ korrigieren.

Magenentleerungsstörungen hingegen bedürfen oft einer Erweiterungsplastik, sofern sie auf eine Stenose einer Anastomose (oder des erhaltenen Pylorus) zurückgehen. Für den trägen Magen nach Vagotomie hingegen eignen sich Prokinetika.

Quellstoffe wie Guarmehl (Glucotard) können oft eine Magensturzentleerung verlangsamen und ein Dumping-Syndrom bessern. Sie dämpfen auch etwas die überschnelle Resorption von Zuckerstoffen und so die reaktive Hyperinsulinämie. Dies besorgen auch Disaccharidasehemmer, etwa die Akarbose (Glucobay).

Atropin bremst überschießende Vagusreaktionen. Anderweitig nicht beeinflußbare Dumpingsyndrome reagieren oft gut auf die subkutane Injektion von Somatostatinanaloga, die die enteralen motilitäts- und kreislaufwirsamen Hormone dämpfen. Operationen zur Behebung einer Dumping-Symptomatik (z. B. die Umwandlungsoperation von Billroth-II nach Billroth-I) erscheinen problematisch und erbringen nicht immer den erwarteten Erfolg.

Die Stase in der zuführenden Schlinge beeinflussen manchmal Prokinetika. In schweren Fällen bleibt nur die Operation, die Anlage einer Braunschen Anastomose oder eine Roux-Y-Konstruktion oder eine Umwandlungsoperation.

Die bakterielle Besiedlung nach Magenoperationen spricht zumeist gut auf (zu wiederholende) Antibiotikagaben an. Die ungenügende Durchmischung mit dem Bauchspeicheldrüsensaft (pankreocibale Asynchronie) korrigiert leidlich die Gabe von Pankreasenzympräparaten. Obstipationen beheben zufriedenstellend Laxantien, Diarhöen, soweit nicht spezifisch angehbar (Antibiotika, Pankreasfermente), Antidiarrhoica. Bei ausgedehnten Magenresektionen empfiehlt sich stets die vorbeugende Verordnung von Vitamin-B_{12}-Injektionen sowie, bedarfsorientiert, die Gabe von Eisensalzen. Ebenso lassen sich Kalzium- und Vitamin-D-Präparate gut zuführen.

Therapie bei Beschwerden durch Magenoperationen

Dysphagie
- Spasmolytika,
- Bougierung, Stenoseoperation.

Refluxkrankheit
- Prokinetika,
- Säureblocker,
- Maaloxan, Schleimhautprotektiva, Quantalan,
- Antirefluxoperation.

Ulkus
- Säureblocker,
- Operation.

Magenentleerungsstörungen
- Prokinetika,
- Drainageoperation.

Dumping-Syndrom
- Guar (Glucotard), Akarbose (Glucobay),
- Atropin,
- Somatostatin (Sandostatin),
- Umwandlungsoperation in B I.

Syndrome der zuführenden Schlinge
- Prokinetika,
- Antibiotika,
- Braun-Anastomose, Roux-Y-Konstruktion, Umwandlung.

Verdauungsschwäche
- Pankreasfermente,
- Vitamin B_{12}, Eisen,
- Vitamin D, Kalzium.

Diätetische und pflegerische Hilfen nach Magenoperationen

Patienten mit Schluckstörungen sollten langfasergie Fleischsorten meiden und pürierte und passierte Kost bevorzugen sowie zu den Mahlzeiten reichlich trinken, nicht jedoch kalte Getränke. Leicht erschließbare Kohlenhydrate (Kuchen) verstärken meist Beschwerden durch sauren Reflux und gehören dann nicht in die individuelle Diät. Ulkuspatienten vertragen überstarke Gewürze, zumal Curry, schlecht. Der verminderten Magenkapazität tragen kleine Mahlzeiten Rechnung, die natürlich - der magenoperierte Patient verliert ja ohnedies zumeist an Gewicht - regelmäßige Zwischenmahlzeiten ergänzen müssen. Dieses Konzept bewährt sich auch für Magenentleerungsstörungen. Hier muß zudem reichliche Flüssigkeitszufuhr den Magen wieder „reinwaschen". Beim Dumping-Syndrom hingegen sind Getränke oder Suppen, die den Magen noch schneller leerspülen, zu den Mahlzeiten „untersagt" (und zwischen den Mahlzeiten einzunehmen, zumindest aber nicht zur Einleitung der Speisenfolge). Kleine Portionen und Zwischenmahlzeiten bekommen den Patienten besser als übliche große Hauptmahlzeiten. Da Kohlenhydrate Flüssigkeit in den Darm ziehen und die Glukoseregulation stark belasten (also zu Schwankungen des Blutvolumens und des Blutzuckerspiegels führen), müssen sie in der Diät zugunsten der Proteine und der Fette zurücktreten. Kreislauflabilität als Hauptsymptom eines Dumpingproblems läßt sich durch die Nahrungsaufnahme im Liegen, oft schon durch eine liegende oder halbsitzende Ruheposition im unmittelbaren Anschluß an das Essen abfangen. Eine Schnitte Brot, eine Viertelstunde vor der eigentlichen Mahlzeit gegessen, bringt rechtzeitig die Bauchspeicheldrüsensekretion in Gang. Eine Obstipation bessert sich oft durch eine schlackenreiche Kost. Durchfälle vergehen vielfach bei einem Verzicht auf Milch und Milchprodukte sowie durch die kleinen „trockenen" Mahlzeiten. Den Kalziumausfall bei „Milchmangeldiät" vermag eine pflanzenreiche Kost oft wettzumachen. Alkohol leitet ein kleiner Restmagen besonders schnell an den Dünndarm weiter zur raschen Resorption; Magenoperierte erreichen also oft schon durch kleine Alkoholmengen hohe Alkoholblutspiegel und müssen entsprechend vorsichtig mit den alkoholischen Getränken umgehen. Ebenso wird man zum Nikotinverzicht raten, da diese Noxe die ohnehin chronisch entzündete Schleimhaut weiter angreift.

Diätetik nach Magenoperationen

- „Leichte Kost",
- kleine Mahlzeiten,
- Zwischenmahlzeiten,
- kohlenhydratarm,
- „langsame" Kohlenhydrate (Gemüse),
- fettreich,
- proteinreich,

- vitaminreich,
- kalziumreich,
- kalorienreich,
- „Vormahlzeit“,
- Suppen nach dem Hauptgericht,
- keine Getränke zur Mahlzeit,
- Getränke zwischen den Mahlzeiten,
- Vorsicht mit Milch/Milchprodukten,
- Alkoholverzicht.

3 Bauchspeicheldrüse

3.1 Bauplan und Funktion

3.1.1 Bauplan und Lagebeziehungen zu Nachbarorganen

Abschnitte und Lagebeziehungen

Den Kopf der Bauchspeicheldrüse mit ihrem hakenförmigen Fortsatz umrahmt die duodenale C-Figur. Hindurch zieht der Ductus choledochus, dem sich Pfortader und Leberarterie anschließen. Der Bauchspeicheldrüsenkörper überkreuzt die Wirbelsäule. Der Schwanz reicht bis zum Milzhilus hinauf und nähert sich der linken Niere. Das Bauchfell bedeckt nur die Vorderseite der Drüse. Der Magen, im Kopfbereich teilweise auch das Kolon, verbirgt das Pankreas. Die mesenteriale Gefäßwurzel tritt zwischen Kopf- und Korpusabschnitt in die Peritonealhöhle; die Milzgefäße verlaufen am Oberrand der Drüse beziehungsweise hinter ihr (Abb. 15).

Die versteckte, überlagerte Position der Bauchspeicheldrüse erklärt mit, warum sich Bauchspeicheldrüsenschmerzen oft schlecht zuordnen lassen („Rückenschmerzen" bei chronischer Pankreatitis, „gürtelförmige" Schmerzen bei akuter Pankreatitis). Die enge Beziehung zu den großen Bauchgefäßen gefährdet Patienten mit Bauchspeicheldrüsenerkrankungen, Gefäßarrosionen (mit schwersten akuten Blutungen), Gefäßinfiltrationen und Thrombosen (Pfortaderthrombose, Milzvenenthrombose) zu erleiden. Tumoren der Bauchspeicheldrüse ziehen bisweilen den Magen, den Zwölffingerdarm, den Ductus choledochus und den Dickdarm in Mitleidenschaft.

Gangsystem

Der Ductus wirsungianus öffnet sich gemeinsam mit dem Ductus choledochus auf der Papilla vateri in das Duodenum. Bisweilen mündet ein vom Hauptgang abzweigender Ductus santorini etwas weiter oberhalb über eine Minorpapille. Nebenäste ziehen auf die Hauptäste zu und drainieren so die Drüse.

Die Einbettung des Hauptgallenganges in den Drüsenkopf sorgt dafür, daß biliäre und pankreatische Erkrankungen gern von einem System auf das andere übergreifen. Die gemeinsame Mündung von Gallenwegen und Pankreasgang stellt die entscheidende Voraussetzung für die Entstehung biliärer Pankreatitiden dar.

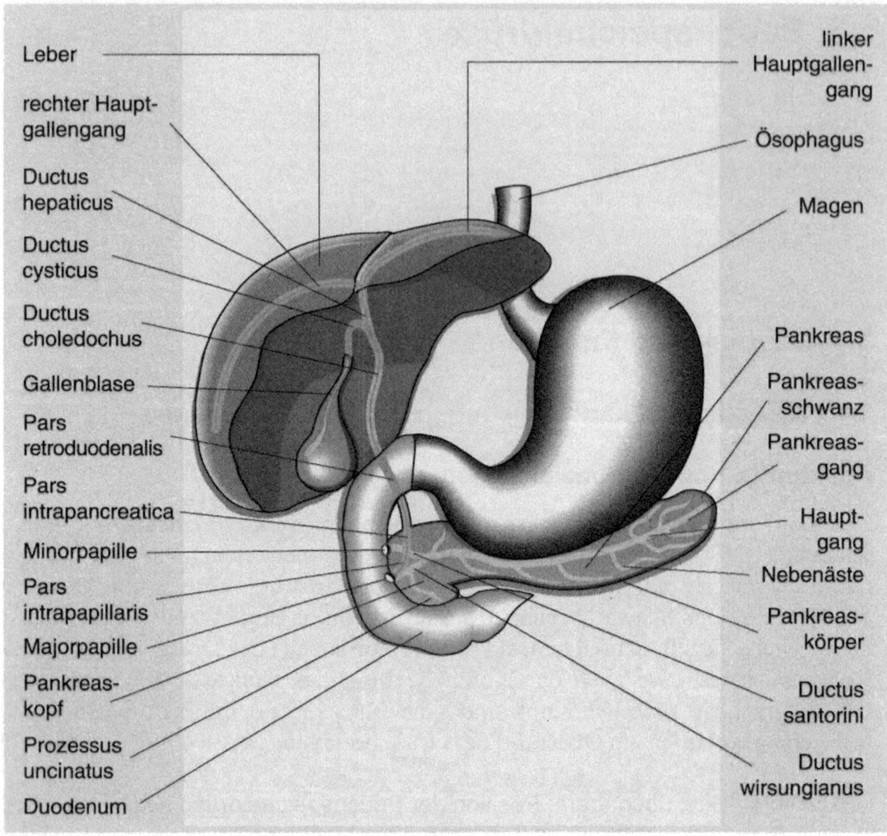

Abb. 15. Anatomie des Pankreas und der Gallenwege

3.1.2 Feingeweblicher Aufbau. Exokrine und endokrine Anteile

Exokrine Drüsen sondern ihre Säfte an äußere (z. B. Schweißdrüsen) oder innere Oberflächen (z. B. Mundspeicheldrüsen) ab. Endokrine Drüsen (Hormondrüsen wie etwa die Schilddrüse) übergeben ihre Produkte dem Blutstrom (und entfalten ihre Wirkungen oft an weit entfernten Zielorganen). Die Bauchspeicheldrüse erfüllt Aufgaben der äußeren und der inneren Sekretion.

Exokrines Pankreas (Verdauungsdrüse)

Das Pankreasgangsystem verzweigt sich in immer feinere Verästelungen, schließlich in sehr enge Gänge, denen „Träubchen" aufsitzen. Diese traubenförmigen Gangabschlüsse sondern Verdauungsenzyme (bzw. deren Vorstufen) ab. Die anschließenden Gänglein sezernieren in der Hauptsache Wasser und Bikarbonat. Dieser Flüssigkeitsstrom reißt die Fermente mit und spült sie schließlich heraus ins Duodenum.

Ein Pankreasparenchymverlust (durch eine Pankreasresektion oder eine chronische Pankreatitis mit Organvernarbung) oder eine Gangverlegung mit Parenchymatrophie (etwa bei einem Pankreaskarzinom) zieht eine Verdauungsschwäche nach sich.

Endokrines Pankreas (Hormondrüse)

Eingestreut in die Drüse finden sich Inseln endokriner Zellen, die Insulin, seinen Gegenspieler Glukagon und Somatostatin, ein den Gastrointestinaltrakt und seine Wirkstoffe dämpfendes Hormon, herstellen und an das Blut abgeben.

Erkrankungen des exokrinen Pankreas ziehen häufig auch endokrine Störungen (pankreopriver Diabetes mellitus) nach sich. Umgekehrt beeinträchtigt ein „herkömmlicher“ Diabetes (schon wegen des geringen Volumens des Inselzellapparates) die Verdauungsleistung der Bauchspeicheldrüse nicht.

Adventita

Das Bauchfell bedeckt lediglich Teile der Pankreasvorderwand. Im wesenlichen bettet Baufett die Drüse in ihre Umgebung ein.

Wegen des eher unbedeutenden Serosaüberzugs vermißt man bei Pankreatitiden den hellen, lokalisierbaren Bauchschmerz. Die schlechte Abgrenzung der Drüse gegen ihre Umgebung und die Positionierung im lockeren Baufett erklären die leichte Ausbreitung von Entzündung und Nekrosestraßen im Retroperitonealraum bei akuten Pankreatitiden.

3.1.3 Verdauungsleistung

Bikarbonatsekretion und Flüssigkeitssekretion

Im Zusammenwirken mit der Dünndarmsekretion und der Galle verflüssigt der alkalische Verdauungssaft des Pankreas den Speisebrei weiter und stimmt sein Millieu um von der sauren Prägung durch die Magensekretion ins Neutrale bis leicht Basische, in den Bereich des Wirkoptimums der Verdauungsenzyme.

Enzymsekretion

Die Pankreasfermente sorgen für die Aufspaltung der großen Nahrungsmoleküle in kleine Bruchstücke. (Diese zerlegen dann die Dünndarmenzyme in ihre Grundbausteine.)

Als Schlüssel für die Kohlenhydratverdauung gilt die Amylase; die Fettverdauung bestreitet vorwiegend die Lipase; der Eiweißverdauung widmet sich vor allem das Trypsin. Um seine Selbstzerstörung zu verhindern, bildet das Pankreas nur

Enzymvorstufen, die erst der Kontakt mit Gallesaft und mit Dünndarmenzymen aktiviert. Enzymantagonisten (wie der Trypsininhibitor) stellen einen weiteren Schutzmechanismus dar.

Eine Pankreatitis läßt sich als Fehlaktivierung der Enzyme (am Entstehungsort) und Selbstverdauung der Bauchspeicheldrüse auffassen. Chronische Bauchspeicheldrüsenentzündungen (und Pankreaskarzinome) bringen oft einen Enzymmangel mit sich; es stellen sich Durchfälle ein.

Regulation der Bauchspeicheldrüsensekretion

Der Eintritt von Säure und Speisebrei in den Dünndarm regt diesen an, seine Hormone, in erster Linie Sekretin und Pankreozymin-Cholezystokinin, zu entlassen. Sekretin stimuliert die Bikarbonatsekretion und steigert die abgesonderte Flüssigkeitsmenge, Pankreozymin-Cholezystokinin sorgt für die Fermentausschüttung (und kontrahiert die Gallenblase). Zudem aktiviert der Nervus vagus – wie die anderen Bauchorgane auch – das Pankreas.

3.1.4 Endokrine Leistungen

Hormone des Inselzellapparates

Insulin steigert die Glukoseverwertung in der Zelle, fördert die Glukosespeicherung als Glykogen sowie den Aufbau von Fettreserven und begünstigt den Eiweißaufbau. Die Pankreasstimulation für den Verdauungsprozeß aktiviert auch die Insulinausschüttung: Diese (lockere) Koppelung vermeidet Blutzuckerspitzen nach dem Essen. Vor allem reizen natürlich hohe Blutzuckerspiegel zur Insulinabgabe. Mit dem Glukagon stellt das Pankreas auch gleich einen wichtigen Insulingegenspieler her, der niedrige Zuckerwerte wieder anzuheben vermag. Somatostatin dämpft die Effekte enteraler Hormone und wirkt ausgleichend auf das gastrointestinale endokrine System.

3.2 Diagnostik bei Erkrankungen

3.2.1 Klinische Hinweise auf Pankreaserkrankungen

Pankreassymptome

Pankreasschmerzen lokalisieren sich in die Nabelregion, strahlen zur linken Seite hin aus, schnüren den Patienten gürtelartig ein oder werden als Rückenschmerzen empfunden. Häufig erbrechen Pankreaskranke. Appetitlosigkeit, Gewichtsverlust und Durchfälle, ebenso wie ein Diabetes mellitus weisen meist bereits auf eine exokrine und endokrine Insuffizienz hin. Alkoholkonsum spielt bei vielen Pankreaserkrankungen eine wichtige Rolle. Oftmals treten „Gallesymptome" bis hin zum Ikterus und Pankreaserkrankungen gemeinsam auf (als biliäre Pankreatits oder als pankreatische Galleflußbeeinträchtigung).

Leitsymptome bei Pankreaserkrankungen

- Abdominelle Schmerzen
- Erbrechen
- Appetitlosigkeit
- Gewichtsverlust
- Diarrhö
- Pankreopriver Diabetes mellitus
- „Galleleiden", Cholelithiasis
- Ikterus
- Alkoholgenuß

3.2.2 Labordiagnostik und Funktionstests

Amylase. Lipase

Ein erhöhter Wert der Serumamylase (die Amylasebestimmung im Urin wird nur noch selten durchgeführt) gilt als wegweisender Befund für eine akute Pankreatitis. Dieser Parameter kann fehlleiten: bei einer renalen Insuffizienz, bei Störungen der Mundspeicheldrüsen, bei Amylasenormvarianten (Makroamylasämie), vor allem aber auch bei anderen akuten Baucherkrankungen, etwa beim Ulkus oder bei einem Ileus.

Als zuverlässiger in ihrer Aussagekraft gilt die Lipase, die aber von anderen akuten abdominellen Erkrankungen auch nicht unbeeinflußt bleibt. Die Bestimmung weiterer Pankreasenzyme konnte sich in der klinischen Praxis wenig durchsetzen.

Stuhlfettbestimmung

Dem Pankreas kommt eine Schlüsselrolle bei der Fettverdauung zu. Die Stuhlfettbestimmung hilft daher, eine exokrine Pankreasinsuffizienz zu quantifizieren. Die Stuhlfettausscheidung nimmt auch bei nichtpankreatischen Verdauungsstörungen zu. Die qualitative, orientierende Fettbestimmung hinterläßt oft diagnostische Unsicherheit; eine quantitative Methode mit Stuhlsammeln über 3 Tage, Stuhlmischung und schwieriger Auswertung erscheint den meisten Labors unzumutbar.

Trypsin und Chymotrypsinbestimmung im Stuhl

Die Chymotrypsinbestimmung (seltener die Trypsinbestimmung) in Stuhlproben läßt sich bequem durchführen, als einfache Suchmethode für eine pankreatische Verdauungsinsuffizienz, für eine Frühdiagnose leider ungeeignet und in der klinischen Praxis eher enttäuschend.

Verdauung synthetischer Substrate

Pankreolauryltest

Der Patient nimmt eine Testdosis von Fluorescein-Dilaurat ein, das Pankreasfermente spaltet. Fluorescein wird absorbiert und von der Niere ausgeschieden. Die Fluoresceinausscheidung während einer zehnstündigen Urinsammelperiode läßt sich im Labor feststellen und mit der (pankreasunabhängigen) Absorption (und renalen Ausscheidung) nichtdilauratgebundenen Fluoresceins vergleichen. Daraus ergeben sich Rückschlüsse auf eine exokrine Pankreasinsuffizienz.

PABA-Test

Dieser Test kommt mit nur einer Urinsammlung aus. Aus Bentiromid spalten Pankreasenzyme Paraaminobenzoesäure (PABA) ab. Der Dünndarm resorbiert Paraaminobenzoesäure; die Niere scheidet sie aus – für die quantitative diagnostische Bestimmung, als Maß für die Verdauungsleistung des Pankreas.

Sekretin-(Pankreozymin-)Test

Eine doppelläufige Sonde wird unter Durchleuchtungskontrolle so plaziert, daß sich über eine seitliche Öffnung Magensaft (der die Untersuchung stört), über die Öffnung an der Sondenspitze Duodenalsaft (der die Pankreassekretion repräsentiert) absaugen läßt. Auf eine Basalphase folgen weitere Sammelperioden nach Stimulation der Sekretausschüttung mit Sekretin, oftmals auch mit Pankreozymin-Cholezystokinin oder dem Hormonersatz Ceruletid (Takus). Dieser feinfühlige Test erlaubt eine Früherfassung einer exokrinen Pankreasinsuffizienz, doch gehört diese aufwendige Methode nicht in den Klinikalltag.

Lundh-Test

Wenig durchsetzen konnte sich in der Pankreasfunktionsdiagnostik auch ein Test nach Lundh, das Absaugen von Dünndarminhalt und seine Analyse nach einer definierten Testmahlzeit.

Suche nach einer endokrinen Pankreasinsuffizienz

Die übliche Diabetesdiagnostik mit Blutzuckerbestimmungen (heute nur noch selten Urinzuckerbestimmungen), nüchtern, wichtiger postprandial und im Tagesprofil, auch als Glukosebelastung, erfaßt endokrine Pankreasfunktionsstörungen. Die Insulinwerte, gemessen über C-Peptidbestimmungen, liegen (anders als beim „üblichen" Typ-II-Diabetes) eher niedrig.

3.2.3 Sonographie

Abdominelle Sonographie

Die abdominelle Sonographie stellt das Pankreas dar vom Caput bis zur Cauda pancreatis, zeigt seine sonographische Grundstruktur, gleichmäßig oder irregulär, Volumenänderungen, läßt Zysten, Abszeßhöhlen, Verkalkungen, Raumforderungen, Gangaufweitungen erkennen, erfaßt Begleiterkrankungen (der Leber), Ursachen (Cholelithiasis) und Folgen von Pankreaserkrankungen (pankreatogener Gallestau, Spleomegalie bei Milzvenenthrombose), wird aber leider oft durch Magen-Darm-Überlagerungen in seinen Aussagemöglichkeiten beeinträchtigt.

Kontrastsonograhie des Pankreas

Bisweilen verbessert es den diagnostischen Zugang zur Bauchspeicheldrüse, wenn der Patient – am besten auf dem Untersuchungstisch in linker Seitenlage – mit einem Strohlhalm Tee (nicht kohlensäurehaltiges Wasser!) oder Fruchtsaft trinkt – am besten einen Liter oder mehr. Der flüssigkeitsgefüllte Magen bietet sich dann als „Schallfenster" auf das Pankreas hin an.

3.2.4 Röntgendiagnostik bei Erkrankungen

Röntgennativaufnahmen

Die Röntgen-Abdomenübersicht gehört zu den Standarddiagnosemaßnahmen beim akuten und unklaren Abdomen. Sie zeigt oft Ileuszeichen (bei einer akuten Pankreatitis), vielleicht verkalkte Gallensteine (bei biliären Pankreaserkrankungen) und auch Pankreasverkalkungen. Pankreasverkalkungen (wie sie sich bei vielen chronischen Pankreatitiden finden) sieht man auf kleiner eingeblendeten Pankreasspezialaufnahmen noch besser, ebenso wie verkalkte Gallenkonkremente auf einer Gallenregionleeraufnahme.

Kontrastmitteluntersuchungen

Gallenuntersuchungen mittels oraler oder intravenöser Kontrastmittelgaben haben Sonographie und ERCP heute in ein Schattendasein gedrängt; auch die hypotone

Duodenographie (bei der aus einer Doppelkontrastdarstellung des Zwölffingerdarms auf Veränderungen des angrenzen Pankreas geschlossen wird) benötigt man nur noch selten.

Computertomographie

Die Computertomographie ist die wichtigste Röntgenmethode für die Pankreasdiagnostik, aussagekräftig bei der akuten Pankreatitis zur Erfassung des Schweregrades der Entzündung, zur Verlaufskontrolle, zur Therapieplanung bei Komplikationen – und unverzichtbar bei Pankreaskarzinomen, um Tumorausdehnung und Metastasierung möglichst sicher festzulegen.

Kernspintomographie

Die Kernspintomographie läßt sich ähnlich wie die Computertomographie einsetzen, blieb bisher aber den Beweis schuldig, daß sie einen entscheidenden diagnostischen Fortschritt für dieses Organ mit sich bringt.

3.2.5 Endoskopische retrograde Cholangiopankreatikographie (ERCP)

Untersuchungsprinzip

Ein Endoskop erreicht über die Speiseröhre und den Magen das Duodenum und steht dann vor der Papille. Über seinen Instrumentierkanal lassen sich feine Katheter einbringen, um Gallenwege und Pankreasgangsystem mit Kontrastmittel für eine Röntgendokumentation anzufärben.

Aussagekraft und Bedeutung der Methode

Die ERCP liefert ein exaktes Bild des Pankreasgangsystems. Chronische Entzündungen tun sich als Gangunregelmäßigkeiten, oft mit Gangkonkrementen, kund. Karzinome führen zu Gangeinengungen oder -abbrüchen. Krankheitsfolgen wie Zysten oder Abszesse lassen sich bisweilen anfärben oder fallen durch Verdrängungseffekte auf. Die Gallensystemdarstellung liefert wichtige Hinweise auf begleitende, ursächliche oder komplizierende biliäre Erkrankungen.

Mit dem diagnostischen Eingriff lassen sich oft therapeutische Anliegen verbinden: die Papillotomie (zur Verbesserung des Galle- und Pankreassaftflusses), die Steinextraktion (aus den Gallenwegen und dem Pankreas), die Versorgung mit Gangdrainagen (wieder für beide Gangsysteme), gelegentlich die Lasertherapie oder andere Methoden der Tumorpalliation.

Probleme und Risiken

Nach einer ERCP können sich Gallenwegsentzündungen oder Pankreatitiden entwickeln. Die interventionelle ERCP (mit Papillotomie, Steinextraktion usw.) besitzt sogar ein etwas höheres Komplikationsrisiko. Gleichwohl rechtfertigen diagnostischer und therapeutischer Gewinn den Einsatz dieser Methoden.

Geräteausstattung

Duodenoskope (ERCP-Geräte) besitzen eine Seitblickoptik. Sie gestattet den besten Blick auf die Papille. Standardendoskope eignen sich für die Diagnostik und für die meisten therapeutischen Eingriffe. Dicke Gallenwegsprothesen lassen sich mit einem Arbeitsendoskop mit einem weitlumigen Instrumentierkanal legen („Jumbo-Gerät").

Vorbereitung und Nachsorge bei der ERCP

Für die ERCP bleibt der Patient nüchtern wie für eine Gastroskopie. Wie für andere Endoskopien legt er Schmuck, Seh- und Hörhilfen sowie Gebißprothesen ab. Kleidungsgegenstände, die auf den Röntgenbildern Anlaß zu Mißverständnissen geben könnten (Knöpfe, Reißverschlüsse, Büstenhalter), eignen sich für die Untersuchung nicht; Krankenhauswäsche erhält den Vorzug. Am Effekt der verabfolgten Analgetika, Sedativa und blutdrucksenkenden Relaxanzien der glatten Muskulatur orientiert sich die Nachüberwachung. Die meisten Untersucher erlegen ihren Patienten eine mehrstündige Nüchternperiode auf, um die untersuchten Organe ruhigzustellen, gewissermaßen als vorbeugende Therapie einer durch die Intervention ausgelösten Pankreatitis.

3.2.6 Histologie und Zytologie

Biopsie und Bürstenabstrich bei der Endoskopie

Papillenprozesse bieten sich für eine Biopsie im Rahmen der Endoskopie zur histologischen Diagnosesicherung an. Feine Biopsiezangen lassen sich sogar in das Gangsystem einführen. Doch unterschätze man die Verletzungsgefahr nicht. Zytologiebürsten eignen sich vielleicht als praktikabler Kompromiß.

Sonographisch gezielte und computertomographisch gezielte Biopsie

Die Computertomographie bietet Zielhilfen für die Feinnadelpunktion an. Häufiger wird man sich dafür der leichter zugänglichen Sonographie bedienen. Stets bleibt kritisch abzuwägen, ob der zu erwartende diagnostische Gewinn das Risiko aufwiegt, eine Verletzung zu setzen, eine Pankreatitis auszulösen oder Metastasen ins Peritoneum auszusäen (gerade bei möglicherweise operablen Patienten).

Wertung

Insgesamt besitzt die histologische oder zytologische Diagnostik beim Pankreas geringere Bedeutung als im übrigen Gastrointestinaltrakt.

3.2.7 Endosonographie

Untersuchungsprinzip und Geräteausstattung

Die Endosonographie bringt den Schallkopf in unmittelbare Nähe zum untersuchten Organ. Dies erlaubt hohe Ultraschallfrequenzen für eine sehr gute Detailauflösung, und es entfallen störende Überlagerungen. Der Endoskopieteil der Geräte, zum Teil als prograde, zum Teil als schräg ausgerichtete Optik konzipiert, erleichtert die Orientierung und eine kombinierte endoskopische und sonographische Beurteilung. Ein Wasserballon um den Schallkopf sorgt für einen guten Schallkontakt in engen Hohlorganabschnitten (Speiseröhre, Duodenum). Ein Wasserinsufflationskanal sichert die Schallanknüpfung auch in weit entfaltbaren Verdauungsorganen (Magen). Dünne Schallsonden, einzuführen durch den Instrumentierkanal eines konventionellen Endoskops (besser: Arbeitsendoskops), liefern Ultraschallbilder auch aus Stenoseregionen (Tumorstenose) oder in engen Gängen (wie dem Gallengang).

Die Schallausbreitung erfolgt gewöhnlich senkrecht zur Geräteachse zirkulär. Parallel zur Geräteachse orientieren sich Sektorscanner, die Vorteile bei endosonographisch geführten Punktionen (für die histologische und zytologische Auswertung) bieten. Sektorscanner lassen sich auch leichter mit der Farbdoppleroption ausrüsten, zur einfacheren Identifizierung von Blutgefäßen. Zu den Versorgungsgeräten gehören eine Lichtquelle für die Endoskopie, möglichst eine Videoanlage, ein Ultraschallprozessor, ein Monitor, ein Aufzeichnungsgerät (Sonographievideo) und ein Drucker (Abb. 16).

Bedeutung der Methode und Aussagekraft

Die Endosonographie stellt ein sehr feinfühliges Instrument der morphologischen Pankreasdiagnostik dar. Standards für die akute Pankreatitis liegen aber noch nicht fest. Auch für Anfangsstadien chronischer Pankreatitiden vermissen wir klare endosonographische Aussagen. Pankreaskarzinome hingegen lassen sich schon frühzeitig als Strukturunregelmäßigkeiten darstellen. (Doch fehlen gerade für Frühstadien eindeutige Malignitätskriterien.) Insbesondere aber hilft diese Methode, die Tumorausbreitung, vor allem einen Pfortaderbefall, zu erkennen. Des hohen Anschaffungspreises wegen gehört die Methode allerdings noch keineswegs zur Routine der Pankreasdiagnostik.

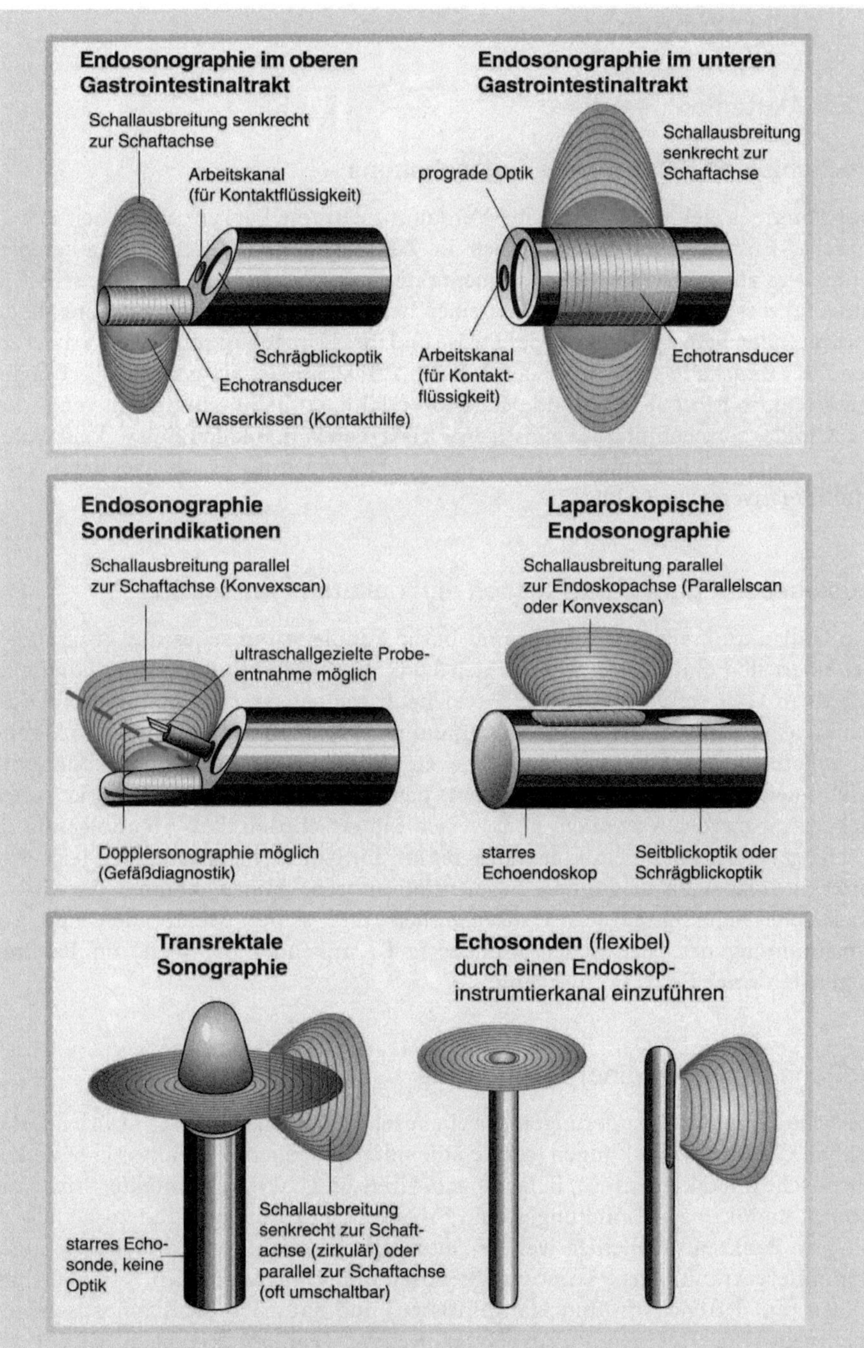

Abb. 16. Endosonographie - apparative Ausstattung

3.3 Erkrankungen

3.3.1 Akute Pankreatitis

Mechanismen des Krankheitsgeschehens

Das Pankreas stellt hochwirksame Verdauungsenzyme her, zur Sicherheit nur als inaktive Enzymvorstufen, zusätzlich in Zaum gehalten durch Enzymhemmer. Kommt es zu einer vorzeitigen Fermentaktivierung bereits in der Drüse selbst, so zündet dieses „Pulverfaß" und leitet einen heftigen Prozeß der Entzündung, ja der verheerenden Selbstverdauung der Drüse und ihrer Umgebung ein. Die Aktivierung der Enzymkaskade wirkt über den lokalen Effekt hinaus als systemische Entzündungsreaktion fort: Kinine und Mediatoren lähmen Gefäßreaktionen, verstärken die Kapillarpermeabilität, begünstigen – zusätzlich zum lokalen Flüssigkeitsverlust in die Entzündungsregion – die Kreislaufdekompensation und schließlich ein Multiorganversagen (Abb. 17).

Auslösebedingungen. Ursachen einer akuten Pankreatitis

Ein Gallenkonkrement, eingeklemmt in die Papille – und sei es nur kurzzeitig –, behindert den Gallefluß und auch den Pankreassekretabfluß, erlaubt womöglich gar einen Gallereflux in das Bauchspeicheldrüsengangsystem, und es werden die Pankreasfermente aktiviert, die Entzündungsreaktionen in Gang gesetzt. Alkohol stimuliert die Pankreassekretion. Die empfindliche Papillenregion kann unter Alkoholeinfluß ödematös anschwellen, das diffzile Papillenschließmuskelsystem sich verkrampfen. Vor allem aber verschlechtert chronischer Alkoholgenuß die Fließeigenschaften des Pankreassaftes bis hin zur Konkrementbildung. Gleichzeitig sinkt die Konzentration der Fermentinhibitoren. Hinzu kommt die direkte chemische Schädigung des Drüsenepithels und seiner Membranen und eine Umstimmung des chemischen Millieus (z. B. sinkender pH-Wert) im Pankreas zugunsten einer Enzymaktivierung.

Seltene Ursachen einer Pankreatitis

Zellschädigung und Änderungen des chemischen Millieus in dieser Drüse mit dem labilen Gleichgewicht können letztlich die unterschiedlichsten Faktoren bewirken, chemische (medikamentöse) Belastungen, virale und bakterielle Infekte, Streßsituationen, endokrine Erkrankungen und Stoffwechselstörungen. Und zusätzlich zur biliären Pankreatitis bleiben weitere „mechanische" Faktoren zu berücksichtigen, Sphinktererkrankungen, Tumoren, Stenosen und Ganganomalien, Trauma(spät-)folgen (mit Parenchym- und Gangeinrissen) und natürlich die diagnostische und therapeutische Intervention in dieser Region (Pankreatitis nach ERCP und Papillotomie). Die idiopathische Pankreatitis, in vielen (älteren) Statistiken in einer der führenden Positionen, gehört – bei sorgfältiger Suche nach Auslösefaktoren – zu den seltenen akuten Pankreatitiden.

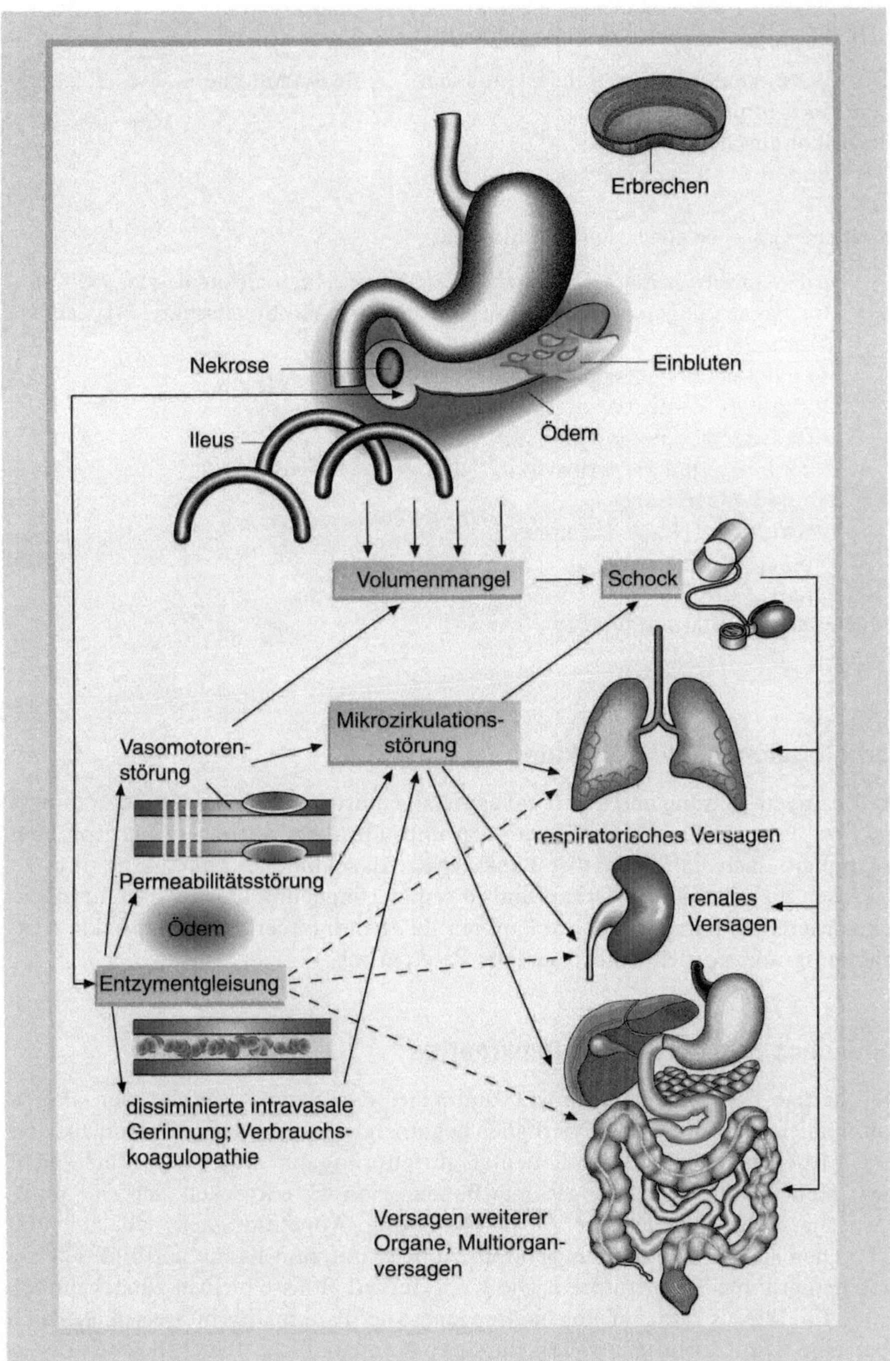

Abb. 17. Akute Pankreatitis - Mechanismen des Krankheitsgeschehens

Häufige Ursachen einer akuten Pankreatitis

- biliäre Pankreatitis (Gallensteinleiden, Choledocholithiasis, Steinabgang, Mikrolithiasis),
- alkoholische Pankreatitis,
- idiopathische Pankreatitis,

Seltene Ursachen einer akuten Pankreatitis

- Stoffwechselstörungen (Hypertriglyceridämie, Hämochromatose),
- Hormonstörungen (Hyperparathyreoidismus, Schwangerschaft, Hyperkortizismus?),
- Medikamente (wie Azathioprin [Imurek], Diuretika),
- Durchblutungsstörungen,
- Gifte (wie Skorpiongift),
- Infektionen (mit Hepatitisviren, Salmonellen u. a. m.),
- Trauma, Operation,
- Obstruktion (Narbe, Tumor),
- Papillensklerose,
- Pancreas divisum,
- ERCP, Papillotomomie.

Pathologisches Bild der akuten Pankreatitis

Die Enzmyentgleisung und ihre lokal aggressiven Effekte ziehen eine Entzündungsreaktion nach sich mit Zellinfiltrationen und vor allem mit einem ausgeprägten Flüssigkeitseinstrom: ödematöse Pankreatitis. In schlimmen Fällen kommt es zu Nekrosen im entzündeten Organ und in seiner Umgebung und zu Einblutungen: nekrotisierende, hämorrhagische Pankreatitis. Häufig überlagern sich beide Ausprägungsgrade: partiell nekrotisierende Pankreatitis.

Klinisches Bild der akuten Pankreatitis

Der heftige abdominelle Schmerz dominiert das Symptomenbild der akuten Pankreatitis. Im Mittel- und Oberbauch beginnend strahlt er nach links hin aus und in den Rücken, umspannt den Patienten gürtelförmig und erfaßt schließlich, nicht mehr recht lokalisierbar, die gesamte Bauchregion. Es entwickelt sich eine prallelastische, noch eindrückbare Abwehrspannung. Appetitlosigkeit, Übelkeit und Erbrechen sowie Meteorismus gehören zumeist mit zum Krankheitsbild. Häufig bestehen erhöhte Temperaturen. Die Kreislaufverhältnisse bleiben zunächst noch stabil. Ein Ikterus kann auf eine biliäre Genese der Pankreatitis hinweisen oder sich über eine Choledochuseinengung durch eine entzündliche Bauchspeicheldrüsenschwellung entwickeln.

Symptome bei einer akuten Pankreatits

- abdominelle Schmerzen,
- elastische Abwehrspannung,
- Erbrechen,
- Fieber,
- Ikterus,
- Aszites,
- Pleuraergüsse,
- Pseudozyste,
- Abszeß,
- Ileus,
- diabetische Stoffwechsellage,
- Kreislaufversagen,
- Lungenversagen,
- Nierenversagen,
- Multiorganversagen,
- Sepsis,
- Koagulopathie.

Regionäre Komplikationen

Ein Aszites zeigt bereits einen kritischen Erkrankungsfall an. Pleuraergüsse als sympathische Umgebungsreaktion finden sich vor allem linksseitig. Nekrosen und Einblutungen zerstören Drüsen- und Umgebungsgewebe. Es können sich daraus Pseudozysten und Abszeßhöhlen entwickeln. Gefäßarrosionen ziehen oft fulminante Blutungen nach sich. Milzvenen- und Pfortaderthrombosen beeinträchtigen die Durchblutung im Bauchraum und setzen die Leberleistung herab. (Sie ziehen – erst im weiteren Verlauf – die Ausbildung von Fundus- und von Ösophagusvarizen und eine Blutungsgefährdung nach sich.) Biliäre Pankreatitiden werden häufig von einem Ikterus und einer Cholangitis begleitet. Doch genügt bereits die entzündliche Pankreasschwellung, einen gewissen Gallestau zu verursachen. Das Entzündungsgeschehen im Bauchraum lähmt häufig Magen und Darm bis hin zum paralytischen Ileus.

Systemische Komplikationen

Die exokrine Pankreasfunktionsstörung kommt in der akuten Krankheitsphase (bei Nulldiät) natürlich nicht zum Tragen, wohl aber die endokrine Schwäche als diabetische Stoffwechselstörung. Flüssigkeits- und Eiweißverluste durch den Entzündungsprozeß und den sich anbahnenden Ileus und das Erbrechen, dazu die Hämorrhagien in Nekrosezonen, gar schwere akute Blutungen bei Gefäßarrosionen führen in einen Volumenmangel bis hin zum Schock. Die einmal aktivierte Pankreasenzymkaskade bezieht auch Gewebshormone (Kinine) und Systemreaktionen mit ein und lähmt die Gefäßmuskulatur, erhöht die Kapillarpermeabilität und verstärkt so den Flüssigkeitsverlust und das Kreislaufversagen. Zudem startet die Enzymlawine Gerinnungs- und Fibrinolysereaktionen mit der Folge von Thrombosen, disseminierter intravasaler Gerinnung und einer Verbrauchkoagulopathie. Diese Mechanismen lösen auch ein akutes Atemnotsyndrom (ARDS) aus, bewirken ein akutes Nierenversagen, setzen die Leberleistung herab, begünstigen eine Enzephalopathie, schwächen die Darmbarriere, ermöglichen eine Sepsis, führen also zu einer systemischen Entzündungsreaktion (SIRS) und zum Multiorganversagen (MOF).

Begleiterkrankungen

Cholezystitis, Cholangitis und Cholestase (bei Choledocholithiasis) begleiten häufig biliäre Pankreatitiden. Alkoholinduzierte Bauchspeicheldrüsenentzündungen haben das Handicap weiterer Alkoholfolgen zu tragen: Leberschaden, alkoholische Kardiomyopathie mit Herzinsuffizienz, Alkoholdelir. Duodenitis und Gastritis finden sich bei den meisten Pankreatitiden – ohne eigenständige Bedeutung.

Diagnostik

Labordiagnostik bei einer akuten Pankreatitis

Ein Anstieg von Urin- und Serumamylase zeigt eine Pankreatitis an. Die Lipasebestimmung löst als zuverlässigere Methode die Amylasediagnostik mehr und mehr ab. Eine ungünstige Prognose zeigen an Methämalbumin (aus dem Hämoglobinabbau in Nekrosebezirken), eine deutliche Erhöhung von GOT und LDH sowie ein starker Kalziumabfall (bei Fettgewebsnekrosen). Die (noch wenig etablierte) Messung des Trypsinogenaktivatorpeptids (TAP) bietet sich als ein Maß für die Trypsinfreisetzung und somit als Prognoseindikator an. Die (nicht in jedem Labor bestimmbare) Neutrophilenelastase spiegelt die Aggressivität der Entzündungsreaktion wider und eignet sich ebenfalls als Prognoseparameter. Praktische Bedeutung, da am weitesten verbreitet, besitzt vor allem das C-reaktive Protein (CRP) zur Anzeige der Erkrankungsaktivität und -aggressivität. Natürlich gehören die Bestimmung der Leber- und Cholestasewerte zum Diagnostikprogramm, Blutbild- und Eiweißkontrollen, die Überwachung der Gerinnungsparameter, der respiratorischen Funktion (Blutgasanalyse) und der Nierenleistung (Retentionswerte) sowie die Bestimmung der Blutfette und vor allem der häufig entgleisenden Blutzuckerwerte.

Bildgebende Diagnostik bei einer akuten Pankreatitis

Die Sonographie bietet eher vage Pankreatitiszeichen wie die Vergrößerung und Auflockerung des Organs, zeigt aber mögliche auslösende Ursachen (Cholelithiasis), Begleitprobleme (Leberschaden) und vor allem Komplikationen (Pseudozyste, Abszeß, Aszites, Pleuraerguß, Ileus). Weniger störanfällig durch Darmgasüberlagerungen, aber nicht überall sogleich zugänglich, stellt die Computertomographie den

Pankreasschaden vom Ödem bis zur Nekrose und zur Einblutung, von der Zyste zum Abszeß dar, einschließlich der Umgebungsreaktionen. Die konventionelle Röntgendiagnostik, als Abdomenübersicht mit der Frage nach einem Ileus und als Thoraxkontrolle zur kardiopulmonalen Verlaufsbeobachtung, hat neben der aufwendigen Radiologie keineswegs ausgedient. Die endoskopische retrograde Cholangiopankreatikographie (ERCP) gehört ins Diagnostikrepertoire nach einer überstandenen Pankreatitis, um Krankheitsursachen und -folgen sicher zu erfassen. Sie erobert sich ihren Platz aber auch als akute endoskopische Cholangiographie, möglichst mit einer pankreatikobiliären Entlastung durch eine endoskopische Papillotomie und Gallenwegskonkrementausräumung. Weitaus weniger leicht wird man sich in der akuten Notsituation einer Pankreatitis zu einer perkutantranshepatischen Cholangiographie (PTC) entschließen.

Klinische Diagnostik bei einer akuten Pankreatitis

Heftige, rasch sich entwickelnde abdominelle Schmerzen, anamnestische Angaben über vorangegangene Pankreatitisschübe, über den Alkoholgenuß oder über ein bekanntes Galleleiden formen den klinischen Gesamteindruck und geben den Rahmen ab, die apparativen Befunde im Sinne einer Pankreatitisdiagnose richtig zu werten.

Diffentialdiagnose einer akuten Pankreatitis

In die differentialdiagnostischen Erwägungen sind letztlich alle Erkrankungen mit dem Bild eines akuten Abdomens einzubeziehen: die Ulkuskrankheit, die Ulkusperforation, eine Divertikelperforation, akute Hernieninkarzerationen, ein Dünndarmvolvulus, Invaginationen und andere Ileusursachen, vor allem akute vaskuläre Ereignisse im Bauchraum wie eine Mesenterialarterienembolie oder eine Mesenterialvenenthrombose – zumal all diese Notfallsituationen die Laborveränderungen einer Pankreatitis nachahmen können. Häufig sollten daher Internist und Chirurg gerade schwere Krankheitsbilder gemeinsam sehen und beurteilen. Andere abdominelle Schmerzursachen, Gallekoliken, Nierenkoliken, selten gynäkologische Erkrankungen oder eine Schmerzausstrahlung vom Herzen her, lassen sich meist leichter ausschließen.

Therapie

Ursächliche Therapie einer akuten Pankreatitis

Sekretionshemmung, Enzymhemmung. Toxinentfernung

Das Hormon Calcitonin hemmt die Pankreassekretion und lindert die Schmerzen. Das Hormon Somatostatin und seine Analoga setzen ebenfalls die Pankreassekretion herab. Procain blockiert eine Pankreaslipase und wirkt obendrein analgetisch. Aprotinin bremst Pankreas- und Fibrinolyseenzyme. EDTA behindert ebenfalls

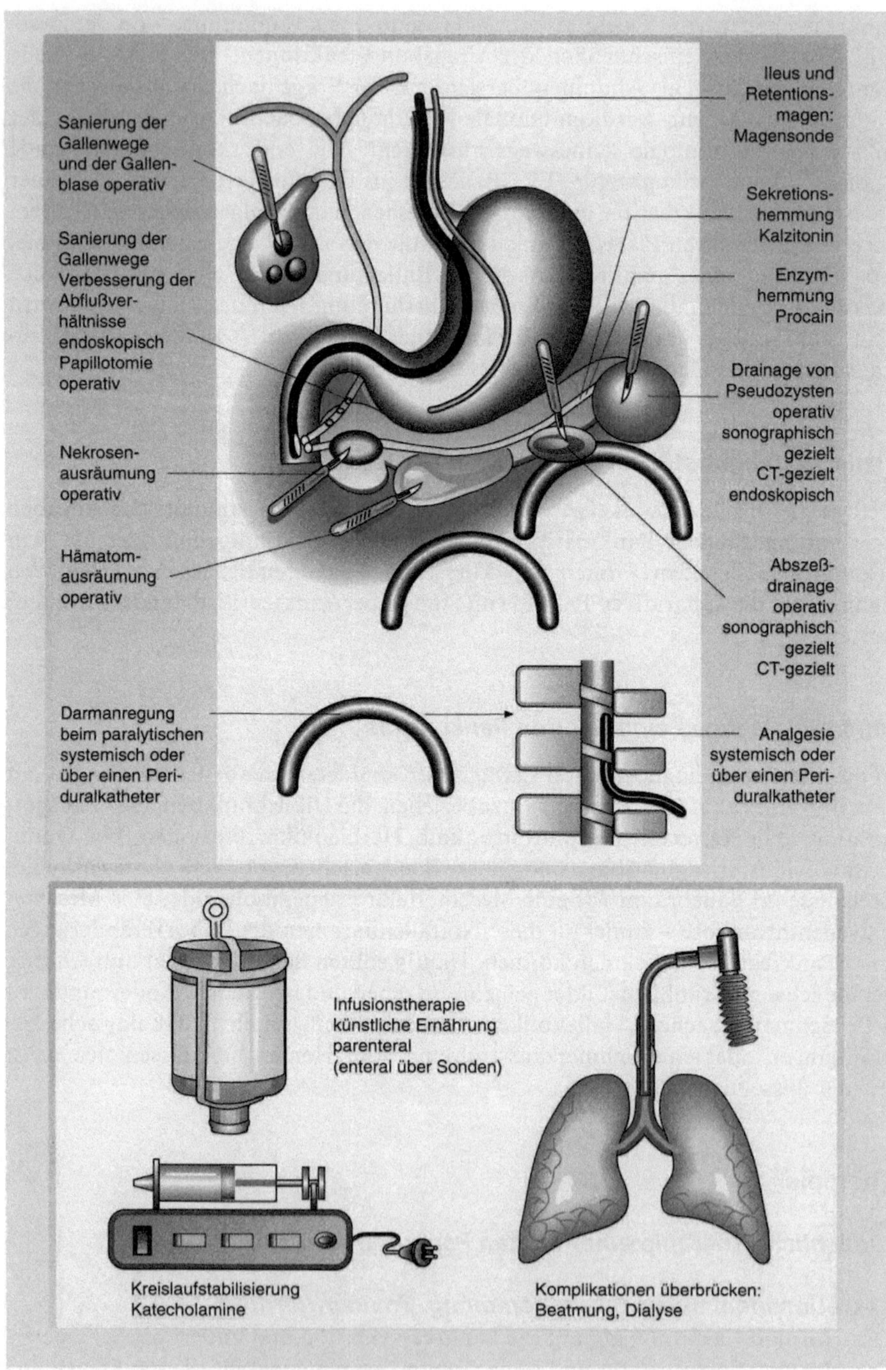

Abb. 18. Therapie bei akuter Pankreatitis

Pankreasenzymaktivitäten. Die Peritonealdialyse soll Pankreatitistoxine besonders wirkungsvoll entfernen. Diesem Ziel diente auch die Frühoperation einer akuten Pankreatitis. Letztlich überzeugen alle diese Methoden nicht uneingeschränkt (und wurden daher vielerorts wieder verlassen): Die Pankreatitistherapie sieht sich zu einem großen Teil auf unspezifische Maßnahmen beschränkt (Abb. 18).

Endoskopische Papillotomie. Gallenwegsanierung

Die Notfall-ERCP liefert umgehend verläßliche Anhaltspunkte für eine biliäre Pankreatitisauslösung. Die endoskopische Papillotomie und die Gallenwegskonkrementausräumung schließen sich sofort an und entlasten Gallenwege und Pankreas. Eine Papillotomie bei einer nichtbiliären Pankreatitis bleibt bisher umstritten. Die chirurgische Sanierung von Gallenwegen und Gallenblase findet in der Regel erst in der Stabilisierungsphase ihren rechten Platz.

Therapiemaßnahmen bei einer akuten Pankreatitis	
Sekretionshemmung	
Calcitonin	Calsynar (?)
Somatostatin	Stilamin (?)
Octreotid	Sandostatin (?)
Procain	Novocain (?)
Gallenwegsanierung	
Papillotomie	Notfall-ERCP
Gallenwegsanierung	verzögerte Operation
Entlastung des Verdauungssystems	
Orale Nulldiät	Sekretionsreizvermeidung
Magenablaufsonde	Ileusprophylaxe, -therapie
Schmerztherapie	
Metamizol	Novalgin
Pethidin	Dolantin
Procain	Novocain
Periduralanästhesie	Ileusprophylaxe, -therapie
Kreislaufstützung, Infusionstherapie, Ernährung	
Infusionen, parenterale Ernährung, Katecholamine	intensivmedizinische Basistherapie
Beatmung	bei pulmonalem Versagen
Dialyse	bei renalem Versagen
Infektionstherapie	
Drainagen, Operation	interventionelle Entlastung
Antibiotika	nach Testung, Erfahrung
Therapie lokaler Komplikationen	
Punktion und Drainage von Zysten und Abszessen	sonographisch, CT-gezielt, endoskopisch, operativ
Nekroseausräumung	verzögerte Operation
Blutstillung (Gefäßläsion)	Notfalloperation

Basistherapie bei akuter Pankreatitis

Die orale Nulldiät stellt das erkrankte Organsystem ruhig. Histaminantagonisten setzen die Magensekretion herab, bremsen die Verdauungskaskade und beugen Streßläsionen vor. Die Magenablaufsonde entlastet bei starker Übelkeit mit Erbrechen, bei einem Retentionsmagen und bei einem (drohenden) Ileus. Zur Schmerzlinderung eignen sich Metamizol oder Pethidin (als Bolusgaben) sowie Procain (in der Dauerzufuhr über einen Perfusor). Auch die Splanchnikusanästhesie verspricht einen guten analgetischen Effekt, konnte sich jedoch wenig durchsetzen. Die beste Schmerzbefreiung erreicht wohl die Periduralanästhesie. Sie dämpft zudem vegetative Reflexe und wirkt sich günstig auf einen paralytischen Ileus aus. Spasmolytika (Hymechromon: Cholspasmin) kann man bei einer Choledocholithiasis versuchen. Antibiotika benötigt man häufig bei einer biliären Pankreatitis (mit begleitender Cholangitis) und natürlich bei sekundären infektiösen Komplikationen (infizierte Nekrosen).

Infusionstherapie. Ernährungstherapie

Die Infusionstherapie berücksichtigt die Flüssigkeits- und Eiweißverluste in der Entzündungsregion. Trotz des an sich hohen Kalorienbedarfs muß die parenterale Ernährung der eingeschränkten Glukosetoleranz und der Katabolie durch die Streßsituation und den pankreatitischen Diabetes Rechnung tragen, ebenso wie den häufigen begleitenden Fettstoffwechselstörungen. Die orale Nulldiät darf man heute nach Ausschluß eines Ileus zugunsten einer jejunalen niedermolekularen Sondenernährung (über endoskopisch eingebrachte Sonden) verlassen, da sie der Bauchspeicheldrüse nicht bedarf und sie auch nicht stimuliert.

Therapie des Schocks und der systemischen Komplikationen

Die Schocktherapie mit Ersatz der Flüssigkeits-, Elektrolyt- und Eiweißverluste sowie der Blutverluste und die kardiovaskuläre Stützung mit Katecholaminen folgt den Regeln der Intensivmedizin. Die Low-dose-Heparinisierung soll Gerinnungskomplikationen vorbeugen. Beim renalen Versagen bevorzugen einige Zentren die Peritonealdialyse, da sie gleichzeitig (gleichsam als Reinigungsbad für den Bauchraum) Entzündungsprodukte und -mediatoren, Enzyme und Toxine besonders gut ausschwemmt. Sie kann aber lokale Probleme mit sich bringen bis hin zur bakteriellen Peritonitis und schränkt die Atemexkursionen ein. Als Standard einer (temporären) Nierenersatztherapie gilt daher eher die Hämodialyse (über einen Shaldon-Katheter). Die respiratorische Insuffizienz erfordert frühzeitig die Beatmung mit positivem endexspiratorischen Druck (PEEP). Eine pankreatische Enzephalopathie läßt sich mit Sedativa meist ausreichend symptomatisch beeinflussen.

Therapie der lokalen Komplikationen

Pankreaspseudozysten erlangen meist erst in der Ausheilungsphase eines Pankreatitisschubes Bedeutung. Kleinere Flüssigkeitsansammlungen bilden sich spontan wieder zurück. Über Monate hin nachweisbare oder sehr große Zysten entleert eine perkutane (ultraschallgezielte oder computertomographisch unterstützte) Punktion. Eine längerfristige Drainage nach außen oder – endoskopisch angelegt – nach innen (zumeist in den Magen) führt eher zu einer endgültigen Ausheilung. Somatostatin(analoga) unterstützen die Zystenaustrocknung medikamentös. Führen diese konservativen Therapieansätze nicht zum Erfolg, so greift der Chirurg ein, etwa durch eine Zystendrainage in den Dünndarm und oft mit einer Pankreasteilresektion (bei chronischer Pankreatitis). Abszesse im Pankreas lassen sich ebenfalls durch sonographisch oder computertomographisch gezielte Punktionen und Drainagebehandlungen angehen, doch rufen diese kritischen Infektionsprobleme weitaus früher den Chirurgen auf den Plan (Abszeßausräumung). Die Frühoperation zur Beseitigung von Nekrosezonen, zeitweise propagiert, um die Toxinquelle auszuschalten, weicht im Therapiekonzept einer vorsichtigeren Einstellung und einer Tendenz zur verzögerten Operation nach guter Abgrenzung der Destruktionszonen. Die Notfalloperation bleibt als letzte verzweifelte Hilfsaktion bei schweren akuten Blutungen in Zysten und Zerfallszonen durch eine Gefäßarrosion. Nur selten muß ein Aszites, der sich im Rahmen einer Pankreatitis entwickelt, abpunktiert werden, häufiger schon ein Pleuraerguß. Patienten mit einem (drohenden) paralytischen Ileus erhalten eine Magenablaufsonde. Cholinergika erscheinen problematisch wegen ihrer Pankreasstimulationseffekte, Alpha- und Betablocker, theoretisch geeignet, wegen ihrer kreislaufdepressiven Wirkung. Als günstig erweist sich die Blockierung unerwünschter vegetativer antiperistaltischer Reflexe durch eine Periduralanästhesie. Die Milzvenen- und die Pfortaderthrombosen erfordern heute nur noch selten eine operative Intervention, eigentlich immer erst in der postakuten Phase, für eine Shuntanlage bei anderweitig (endoskopisch) nicht (dauerhaft) beherrschbarer Blutungsneigung aus Fundus- und Ösophagusvarizen. Entzündliche und narbige Gallenwegsstenosen lassen sich endoskopisch (durch nasobiliäre oder biliodudenale Drainagen) entlasten. Narbige Stenosen werden häufig schließlich doch noch (postakut) dem Chirurgen zugeführt, ebenso wie seltene narbige Duodenalstenosen.

Pflegeaspekte bei einer akuten Pankreatitis

Die Lagerung mit etwas abgewinkelten Beinen und erhöhtem Oberkörper bereitet weniger Schmerzen als eine langgestreckte Position. Bei liegenden nasalen Sonden verdient die Nasenpflege besondere Beachtung. Den Verzicht auf eine orale Nahrungsaufnahme toleriert der Patient in der akuten Phase zumeist willig. Ermahnender Bemühungen (der Ärzte und der Pflegekräfte) bedarf es oft hinsichtlich eines Trinkverbotes (bei drohendem Ileus) und vor allem, um dem Patienten klarzumachen, daß der Nikotingenuß (der die Verdauungssekretion steigert) eingestellt werden muß. Für die Infusionstherapie und die parenterale Ernährung benötigt der Patient zumeist einen zentralen Venenkatheter. Das sorgsame Hantieren bei allen Verrichtungen am Venenzugang und bei der intravenösen Zufuhr sowie tägliche Verbandswechsel vermeiden Infektionsprobleme oder helfen zumindest, sie rechtzeitig zu erkennen. Bei gefährdeter Nierenfunktion benötigt der Patient zumeist einen Blasenkatheter und eine Überwachung des Stundenurins. Bei der Herzkreislaufüberwachung unterstützen Monitore und automatische (oder intraarterielle) Blutdruckmessungen. Für die laufende Kontrolle der respiratorischen Funktion eignet sich die Pulsoxymetrie.

Pflegerische und diätetische Aspekte in der Rekonvaleszenz nach akuter Pankreatitis

Der orale Kostaufbau setzt ein, sobald sich das klinische Bild stabilisiert und die Schmerzen abklingen. Pankreas und Dünndarm gewöhnen sich erst allmählich wieder an ihre Verdauungsaufgaben. Bis zu einem halben Jahr nach einer akuten Pankreatitis lassen sich bisweilen exokrine Funktionseinschränkungen nachweisen. Vor allem Fette beanspruchen das Pankreas (und sollten zunächst gemieden werden). Ebenfalls für längere Zeit kann eine diabetische Stoffwechselstörung fortbestehen und diätetische Rücksichten erfordern. Auf Alkohol sollte der Patient nach biliären Pankreatitiden für wenigstens ein halbes Jahr verzichten, nach alkoholischen Pankreatitiden für immer.

3.3.2 Chronische Pankreatitis

Verlaufsformen

Bauchspeicheldrüsenentzündungen verlaufen akut und heilen im günstigen Falle folgenlos aus. Bisweilen beobachtet man protrahierte Verläufe. Manchmal verhindern Defektheilungen nach einer Pankreatitis (wie einer Pseudozyste) eine anhaltende Befindensbesserung. Bei einigen Patienten treten Pankreatitiden rezidivierend auf. Oftmals schwelt ein Pankreatitisprozeß leider chronisch fort.

Verlaufsformen von Pankreatitiden

- akut (= heftig, kurzfristig),
- protrahiert (= lang anhaltend),
- chronisch (= dauerhaft),
- rezidivierend (= wiederholt),
- Defektheilung (= Heilung mit einem Restschaden).

Ursachen und Erklärungsmodelle

In aller Regel handelt es sich bei einer chronischen Pankreatitis um eine alkoholische Pankreatitis. Alkohol stimuliert die Pankreassekretion. Das Sekret gewinnt jedoch eine höhere Zähigkeit, und es kommt zu Eiweißausfällungen, ja zu Konkrementbildungen, die schließlich verkalken. Sphinkterverkrampfungen beeinträchtigen den Sekretabfluß. Die Enzymhemmstoffe nehmen in ihrer Konzentration ab. Hinzu kommen die direkten alkoholtoxischen Zellschädigungen. Die Entzündung schwelt dauerhaft. Vernarbungen und Verkalkungen behindern die Drüse weiter. Sie atrophiert schließlich. Akute Pankreatitisschübe können den chronischen Krankheitsprozeß überlagern. Defektheilungen nach aktiven Entzündungsphasen verstärken das Beschwerdebild. Obstruktive Komponeneten können bei chronischen Pankreatitiden ganz im Vordergrund stehen (Steine, Gangvarianten, Sphinktersklerose, Tumoren). Selten reagiert die Bauchspeicheldrüse mit bei einem Morbus Crohn oder bei einer primär sklerosierenden Cholangitis. In den tropischen Entwicklungsländern finden sich Pankreatitiden in Zusammenhang mit chronischen Infekten und mit Unterernährung. Hormon- und Stoffwechselstörungen liegen der chonischen Entzündung nur ausnahmsweise zugrunde. Die familiären und die idopathischen Bauchspeicheldrüsenentzündungen gehören zu den ausgesprochenen Raritäten, sorgfältige Abklärung vorausgesetzt.

Ursachen für eine chronische Pankreatitis

- alkoholische Pankreatitis,
- obstruktive Pankreatitis,
- Papillensklerose,
- Pancreas divisum,
- Karzinome,
- tropische Pankreatitis,
- Unterernährung,
- Hyperparathyreoidismus,
- Hyperlipidämie,
- zystische Fibrose,
- familiäre Pankreatitis,
- idiopathische Pankreatitis.

Pathologische Erscheinungsformen

Alle chronischen Pankreatitiden zeigen eine Deformierung des Gangsystems. Bei manchen Patienten steht eine allmähliche Fibrosierung und Atrophie der Drüse im Vordergrund. Andere bilden Konkremente, die verkalken können. Zum Teil herrschen auch Verkalkungen im Drüsenparenchym vor.

Verkalkende Pankreatitiden bieten ein eindrucksvolles Bild bei einer Röntgennativaufnahme.

Klinik

Im klinischen Bild einer chronischen Pankreatitis steht häufig der Schmerz im Vordergrund, vor allem im Oberbauch und Mittelbauch verspürt, ausstrahlend nach links und ins gesamte Abdomen, aber auch oft als Rückenschmerzen empfunden. In anderen Fällen überwiegen Beschwerden durch die Verdauungsschwäche: Durchfälle, Fettunverträglichkeit, Gewichtsabnahme. Die endokrine Insuffizienz, der pankreoprive Diabetes mellitus stellt sich erst spät ein und bleibt wegen der gestörten Nahrungsaufnahme oft über lange Zeit hin verdeckt. Bisweilen geben die Patienten nur unspezifische Beschwerden an: Übelkeit, Appetitlosigkeit, Meteorismus. Der Vernarbungsprozeß bezieht schließlich auch die Gallenwege mit ein; eine Cholestasesymptomatik gesellt sich hinzu. Der Zusammenhang der Beschwerden mit dem Alkoholgenuß läßt sich oft nur schwer herausarbeiten, zumal Alkohol (für kurze Zeit) eine schwach analgetische Wirkung entfaltet.

Symptome bei einer chronischen Pankreatits

- abdominelle Schmerzen,
- Diarrhö,
- Gewichtsverlust,
- pankreopriver Diabetes mellitus,
- Alkoholanamnese.

Diagnostik

Die typische klinische Konstellation Schmerz, Gewichtsabnahme, Durchfälle, Diabetes und Alkoholbelastung findet sich bei weitem nicht in allen Fällen. Oft erregt ein Symptom alle Aufmerksamkeit; weitere klinische Zeichen verblassen. Stuhlgewichts- und Stuhlfettbestimmung decken oft eine behandlungsbedürftige exokrine Pankreasinsuffizienz auf. Der Pankreolauryltest oder der PAMBA-Test erfassen bereits leichtgradige exokrine Pankreasschwächen. Sondengestützte Verdauungsanalysen wie der Sekretintest weisen selbst geringgradige Funktionsschwächen nach. Endokrine Funktionsausfälle sollten sich im Blutzuckertagesprofil oder im Glukosetoleranztest zeigen. C-Peptid-Bestimmungen als Maß für die Insulinproduktion erbringen erniedrigte Werte. Die Röntgen-Pankreasspezialaufnahmen dokumentieren eindrucksvoll kalzifizierende Pankreatitiden. Die Sonographie stellt ein inhomogenes und verdichtetes Pankreas mit einem erweiterten Gangsystem auch bei nicht verkalkenden Verlaufsformen dar. Die aufwendige Computertomographie leidet in der Bildgebung der chronisch entzündlichen Veränderungen nicht wie die Sonographie unter dem Handicap der Darmgase. Als besonders feinfühlig und daher als diagnostischer „Goldstandard" gilt die endoskopische retrograde Pankreatikographie (die für gewöhnlich die Cholangiographie mit umfaßt: ERCP). Die Endosonographie, wohl weniger nebenwirkungsbelastet als die ERCP, kann ebenfalls schon frühzeitig entzündliche Drüsenveränderungen nachweisen. Der Stellenwert dieser jungen Methode für die Diagnostik der chronischen Pankreatitis harrt jedoch noch einer definitiven Festlegung.

Begleiterkrankungen

Häufig bestehen andere – alkoholsensitive – Erkrankungen neben einer chronischen Pankreatitis, vor allem Lebererkrankungen.

Differentialdiagnose

Eine chronische Pankreatits muß nach ihrem Schmerzcharakter vor allem gegen ein Ulkusleiden abgegrenzt werden. Liegt zusätzlich eine Ulkuskrankheit vor, so geht das Bauchspeicheldrüsenleiden dagegen oft unter. Stehen die Durchfälle im Vordergrund, so sind vor allem Darmerkrankungen differentialdiagnostisch zu erwägen (Morbus Whipple, Sprue, Laktoseintoleranz, Morbus Crohn, Colitis ulcerosa).

Diätetische und pflegerische Maßnahmen bei einer chronischen Pankreatitis

Der Verzicht auf Alkohol bildet den Dreh- und Angelpunkt jeglicher therapeutischer Bemühungen bei einer chronischen Pankreatitis. Hier benötigt der Patient einfühlsame Beratung, sachliche Ermahnung und oft spezielle Therapiemaßnahmen (psychologische und psychiatrische Führung, Alkoholentzugslangzeittherapie, Anschluß an Alkholikergruppen). Die Verteilung der Nahrungszufuhr in viele kleine Portionen („Zwischenmahlzeiten") fordert der Verdauungsdrüse nie Höchstleistungen ab. Die Kalorienzufuhr für diese meist mangelernährten Patienten wird man nur langsam steigern. Vor allem muß man die Toleranz für den konzentrierten Kalorienträger Fett individuell ausloten, um Durchfälle zu vermeiden. Mittelkettige Triglyzeride werden bei ungenügender Lipaseaktivität leichter verarbeitet. Kohlenhydrate vertragen diese Patienten meist subjektiv gut. Beim pankreoprivcn Diabetes sollte ihre Zufuhrrate jedoch definiert erfolgen („Broteinheiten") und angepaßt an eine eventuelle Insulintherapie. „Langsame" Kohlenhydrate aus Gemüsen vermeiden Blutzuckerspitzen besser als „leicht verdauliche" Speisen wie Kuchen und Weißbrot. Bei Schmerzen erfahren die Patienten eine gewisse Linderung, wenn man ihnen eine angedeutet kauernde, gekrümmte Haltung ermöglicht („geknicktes Bett"), und vor allem durch Wärmeanwendungen, also durch warme, feuchte Wickel oder durch Wärmekissen oder Wärmeflaschen. Sorgfältige Anleitung tut gerade hier not, da sich die Patienten sonst in ihrer Verzweiflung womöglich Verbrennungen zuziehen!

Therapie

Bei einer exokrinen Verdauungsinsuffizienz helfen hochdosierte Pankreasfermentpräparate, vor und während der Mahlzeit einzunehmen. Gallensalzhaltige Mischungen können Durchfälle verstärken. Nichtverkapselte Präparate benötigen eine ergänzende säurehemmende Therapie (mit Histaminrezeptorantagonisten), um eine Zerstörung durch die Magensäure zu verhindern. Säuregeschützt verkapselte Zubereitungen lösen sich nicht immer rechtzeitig auf. Mikroverkapselte Enzyme stellen vielleicht die beste Lösung dar. Da die Gegenwart von Pankreasenzymen im

Dünndarm die reflektorische Pankreasstimulation herabsetzen soll, verspricht man sich von der Verordnung dieser Medikation auch eine Schmerzlinderung. Häufig bleiben die Patienten dennoch auf eine Analgetikatherapie angewiesen, eine Maßnahme, die man bei der Suchtgefährdung gerade dieser Patienten nicht gern über lange Zeit hin anwenden möchte. Die mechanische Komponente der chronischen Pankreatitis versuchen endoskopische Therapieversuche anzugehen: Papillotomie, Ausräumung von Pankreaskonkrementen, Pankreasdrainagen mittels pankreatikoduodenaler Stents. An chirurgischen Therapiemodalitäten stehen die modifizierten Operationen nach Whipple zur Verfügung: Pankreas(teil)resektionen mit Duodenumentfernung und biliodigestiver Anastomose sowie gastrojejunaler Anastomose (nach dem Billroth-II-Muster), verbunden mit einer Pankreatikojejunostomie, duodenumerhaltende Pankreaskopfresektionen und Pankreasschwanzresektionen (oft mit einer Splenektomie) mit Pankreatikojejunostomie – allesamt große Oberbaucheingriffe mit nicht unerheblichem Operationsrisiko, einer häufig postoperativ noch stärker ausgeprägten Verdauungsschwäche und einem zumeist zu erwartenden Diabetes mellitus, so daß die Operationsindikation kritisch erwogen werden muß. Therapierefraktäre Schmerzen oder eine Einbeziehung des Gallenwegssystems in den Vernarbungsprozeß mit zunehmenden Cholestaseproblemen nötigen dann oft doch zur Operation. Leichter schon wird man sich zu einer operativen Therapie von Pankreaspseudozysten (Zystojejunostomie, seltener Zystogastrostomie) durchringen, sofern nicht sonographisch und computertomographisch gezielte oder endoskopisch vorgenommene Drainagen bereits das Therapieziel erreichen.

Therapie bei einer chronischen Pankreatitis

Diät
Pankreasenzyme
Diabetestherapie
Papillotomie und verwandte endoskopische Verfahren
Zystendrainage
Operation
Analgetika

3.3.3 Anatomische Normabweichungen

Pancreas divisum

Das Pankreas entsteht aus zwei Drüsenanlagen. Dabei wachsen auch die beiden Gangsysteme zusammen. Der Hauptgang, der Ductus wirsungianus, mündet zusammen mit dem Gallengang auf der Papilla vateri (Majorpapille) in das Duodenum, der Nebenast, der Ductus santorini, verkümmert oder bietet über eine Minorpapille der Bauchspeicheldrüse einen zusätzlichen Abfluß. Unterbleibt die Verschmelzung der Düsenanlagen, so spricht man von einem Pancreas divisum. Der Wirsungianusanteil fällt dabei zumeist recht klein aus. Die geteilten Drüsenmündungen erweisen sich meist als sehr eng (und erschweren die ERCP). In den zarten, winzigen Drüsenöffnungen sehen viele eine denkbare Ursache für akute und chronische Pankeatitiden, andere halten die Drüsenteilung lediglich für eine unbedeutende Spielerei der Natur.

Pankreas anulare

Ordnet sich die Bauchspeicheldrüse, statt sich ins duodenale „C" einzufügen, ringförmig um das Duodenum herum an, so spricht man von einem Pancreas anulare. Diese Fehlentwicklung schnürt dann häufig das Duodenum ein und behindert die Speisepassage. Die operative Korrektur bereitet erhebliche Probleme.

Pankreasektopie

Pankreasgewebe findet sich auch versprengt, außerhalb der eigentlichen Drüse, im Intestinaltrakt, etwa im Magen, im Dünndarm, speziell in einem Meckel-Divertikel, und gibt gelegentlich dem Endoskopiker oder dem Radiologen Rätsel auf, besitzt aber kaum je Krankheitswert (mit Schmerzen oder Stenosierungseffekt) und beschäftigt entsprechend selten den Chirurgen.

3.3.4 Metabolische Normabweichungen und seltene Erkrankungen

Mukoviszidose (zystische Fibrose)

Bei der Mukoviszidose liegt eine angeborene Sekretionsstörung des Chloridtransports und der damit verbundenen Flüssigkeitsabsonderung vor, klinisch bedeutsam ausgeprägt für das Pankreas, die Gallenwege, die Bronchialdrüsen, die Darmdrüsen und die Schweißdrüsen. Es entsteht ein zähes Sekret mit der Folge eines Sekretverhaltes und der Ausbildung von zystisch aufgeblähten Drüsen. Zumeist mußte bereits der Pädiater die Diagnose stellen und die Therapie einleiten. Im Erwachsenenalter stehen häufig chronische Sinusitiden und Bronchitiden mit schwer zu kurierenden Atemwegsinfekten im Vordergrund, die schließlich eine respiratorische Insuffizienz, eine Lungenfibrose und ein Cor pulmonale nach sich ziehen. Es besteht zudem eine exokrine Pankreasinsuffizienz mit zunehmender Organfibrose, gelegentlich verbunden mit einer chronischen Pankreatitis, bisweilen sogar mit akuten entzündlichen Schüben. Die intestinale Sekretionsstörung verstärkt die Verdauungsschwäche. Die zähen Sekrete beeinträchtigen manchmal die Darmpassage bis hin zum Ileus. Das zähe Gallesekret begünstigt die Entstehung von Gallensteinen und Cholezystitiden und Cholangitiden, bis sich schließlich eine biliäre Zirrhose entwickelt. Zumeist schränkt die Erkrankung auch die Fortpflanzungsfähigkeit ein, beim Mann in aller Regel, bei der Frau mit häufigeren Ausnahmen. Die veränderte Schweißsekretion mit der Absonderung eines natrium- und chloridreichen Schweißes erlaubt die Diagnosestellung über Schweißtests. Meist stehen (im Erwachsenenalter) therapeutische Bemühungen gegen die chronischen Atemwegsinfekte im Vordergrund (Antibiotika, Mukolytika, Inhalationen und andere physikalische Maßnahmen). Die Pankreasfermentsubstitution im Verein mit einer fettarmen, eventuell mit mittelkettigen Triglyzeriden angereicherten Diät vermag die Verdauungsinsuffizienz mit Mangelernährung nie gänzlich auszugleichen. Beim Ileus durch zähe Sekrete helfen in vielen Fällen Mukolytikaeinläufe (Acetylcystein = Fluimucil), doch sollte man hier stets den Chirurgen hinzuziehen, da bei diesen Patienten auch leicht ein Volvulus auftreten kann.

Hämochromatose

Die Eisenspeicherkrankheit schädigt mit ihren Ablagerungen in erster Linie die Leber (bis hin zur Zirrhose), gelegentlich auch das Herz, bringt auch Arthritiden mit sich und führt selten zu einer (chronischen) Pankreatitis mit einem Diabetes mellitus als Spätfolge. (Der Diabetes erklärt sich häufig aber auch über die Leberschädigung.) Da diese Patienten oft eine dunkle Hautverfärbung aufweisen, sprachen die Kliniker früher vom „Bronzediabetes".

Primär sklerosierende Cholangitis

Diese chronische (nicht auf ein Gallensteinleiden zurückgehende) Gallenwegsentzündung mit Vernarbung der Gallenwege bezieht gelegentlich die Bauchspeicheldrüse mit ein. Das klinische Bild bestimmen stets Gallenwegs- und Leberprobleme – oder die mit dieser Erkrankung oft assoziiierte Colitis ulcerosa.

Morbus Crohn

Der Morbus Crohn kann auch das Pankreas befallen, als chronische Entzündung, in Ausnahmefälle auch mit akuten Attacken – eher eine Rarität als ein wichtiger Gesichtspunkt für diese Krankheit.

Angeborene Enzymstörungen

Angeborene Enzymdefekte gehören zu den sehr seltenen Pankreaserkrankungen, die zumeist den Pädiater beschäftigen.

3.3.5 Benigne Pankreastumoren

Pankreaspseudozysten

Pankreaspseudozysten als Folgezustände nach Pankreasentzündungen können klinisch durch ihre Raumforderung in Erscheinung treten. Sonographie (und/oder Computertomographie) sichern zumeist im Verein mit der ERCP die Diagnose und helfen bei der Drainagebehandlung, soweit nicht der Chirurg intervenieren muß.

Pankreaszysten

„Echte Zysten" der Bauchspeicheldrüse sind angeboren und besitzen eine Epithelauskleidung. Oft finden sich zusätzlich Zysten in anderen Organen (Leber, Nieren). In einigen Fällen gehen sie auf eine zystische Fibrose zurück. Manchmal treten auch Dermoide unter diesem Bild auf. Diagnostik und Therapie orientieren sich an der Vorgehensweise bei Pseudozysten.

Zystadenome

Beim Zystadenom handelt es sich um eine meist mehrblasige Raumforderung, die eine beträchtliche Größe erreichen kann. Sezerniert seine Epithelauskleidung ein wäßrig-dünnflüssiges Sekret (seröses Zystadenom), so darf man durchwegs von seiner gutartigen Natur ausgehen und sich in der Operationsindikation an der subjektiven Belastung durch die Raumforderung orientieren. Ein zäher, oft blutiger Zysteninhalt weist auf ein muzinöses Zystadenom hin, das sich nicht hinreichend sicher von einem Cystadenokarzinom unterscheidet und daher besser alsbald operiert werden sollte.

3.3.6 Pankreaskarzinom, Karzinom der Ampulla vateri

Histologisches Bild des Pankreaskarzinoms und des Papillenkarzinoms

Pankreaskarzinome und Papillenkarzinome gehören zu den Adenokarzinomen und entwickeln sich aus dem Gangepithel. Eine Sonderform bildet das sehr seltene, schleimbildende Zystadenokarzinom.

Stadieneinteilung der Pankreas- und der Papillenkarzinome

Das TNM-Schema beschreibt die Tumorausbreitung. Es ergeben sich geringe Unterschiede für die beiden Karzinome.

TNM-Klassifikation des Pankreaskarzinoms

Stadium:	Befallskriterium:
T1a	Tumor < 2 cm
T1b	Tumor > 2 cm, nur Pankreas
T2	Duodenum, Choledochus, peripankreatisch
T3	Magen, Milz, Kolon, Gefäße
N0	Lymphknoten frei
N1	Regionäre Lymphknoten
M0	Keine Fernmetastasen
M1	Fernmetastasen

TNM-Klassifikation des ampullären Karzinoms

Stadium:	Befallskriterium:
T1	Ampulle
T2	Duodenum
T3	Pankreas < 2 cm
T4	Pankreas > 2 cm, Umgebung

Stadium:	Befallskriterium:
N0	Lymphknoten frei
N1	Regionäre Lymphknoten
M0	Keine Fernmetastasen
M1	Fernmetastasen

Risikokonstellation für die Entwicklung eines Pankreaskarzinoms

Mit dem Zigarettenrauchen, mit langwährendem Diabetes mellitus sowie mit einer familiären (genetischen) Disposition verbindet sich ein erhöhtes Pankreaskarzinomrisiko. Wie weit eine chronische Pankreatitis den Weg in ein Pankreaskarzinom ebnet, läßt sich schwer sagen, da das Karzinom selbst eine Bauchspeicheldrüsenentzündung auslösen und unterhalten kann.

Klinik

Leistungsschwäche und reduziertes Allgemeinbefinden stellen sich als unspezifische Tumorsignale ein. Zumeist beobachten die Patienten einen Gewichtsverlust. Abdominelle Schmerzen, oft im Liegen verstärkt auftretend, weisen schon eher den diagnostischen Weg. Pankreasfunktionsschwächen mit Durchfällen, Fettstühlen und einem Diabetes mellitus gelten als Spätsymptome.

Hauptsymptome beim Pankreaskarzinom

- Schmerzen,
- Gewichtsverlust,
- Ikterus,
- Aszites.

Komplikationen beim Pankreaskarzinom

Ein Verschlußikterus tritt auf, wenn das Karzinom den Ductus choledochus und die Papillenregion erreicht, frühzeitig natürlich beim Papillenkarzinom. Ein Einbruch in den Magen oder ins Duodenum verlegt den Passageweg des Speisebreis. Selbst das Kolon können die Tumormassen erreichen und einengen. Periphere Venenthrombosen muß man als paraneoplastische Symptome auffassen. Kaum je wird man die Tumormasse ertasten können, eher schon eine Lebervergrößerung (bei Metastasen). Pleuraergüsse treten als sympathische Reizustände auf, beim Tumordurchbruch in den Pleuraraum oder bei einer Metastasierung. Ein Aszites weist meist auf eine Peritonealkarzinose hin, seltener auf eine Pfortaderthrombose. Eine Milzvergrößerung stellt sich bei einer Milzvenenthrombose ein.

Metastasierung beim Pankreaskarzinom

Das Pankreaskarzinom metastasiert in die Lymphknoten und in die Leber, später in die Lunge und in andere Organe, besonders häufig aber auch diffus im Bauchraum im Sinne einer peritonealen Aussaat.

Pankreaskarzinommetastasen

- Lymphknoten,
- Leber,
- Lunge,
- Peritoneum.

Diagnostik

Primärdiagnostik des Pankreaskarzinoms

Die klinischen Symptome, soweit nicht ein Ikterus die Spur legt, lassen allenfalls Vermutungen zu. Die Sonographie zeigt manchmal eine tumorverdächtige Region. Der endoskopischen retrograden (Cholangio)Pankreatikographie (ERCP) mißt man eine höhere diagnostische Treffsicherheit zu als der Computertomographie. Noch empfindlicher erfaßt wohl die Endosonographie kleine Karzinome – mit dem Nachteil der noch immer schwierigen Interpretation darzustellender Normabweichungen. Die histologische bzw. zytologische Diagnosesicherung spielt beim Pankreas eine geringere Rolle als bei anderen gastroenterologischen Malignomen: wegen der schwierigen Materialgewinnung im Rahmen einer ERCP (als Biopsie oder Bürstenabstrich), wegen einer möglichen Blutungsgefährdung und einer eventuellen Tumoraussaat bei sonographisch oder computertomographisch gezielten Punktionen.

Diagnostikmaßnahmen beim Pankreaskarzinom

- Sonographie,
- ERCP,
- (PTC),
- Gastroskopie,
- Cholestaselaborparameter,
- Tumormarker (?),
- Computertomographie,
- (Histologie, Zytologie),
- Laparoskopie,
- Endosonographie,
- Angiographie.

Labordiagnostik beim Pankreaskarzinom

Die Pankreasenzyme finden sich bisweilen erhöht. Erhöhte Cholestaselaborparameter lenken oft die Diagnostik in die entscheidende Richtung. Tumormarker enttäuschen in der gastroenterologischen Onkologie oft. Ca-19–9 und CEA, vor allem in der Kombination, steigen bei fortgeschrittenen Karzinomen häufig stark an, eignen sich aber nicht als Suchtests.

Stagingdiagnostik des Pankreaskarzinoms

Aus der Sonographie ergeben sich Aussagen zur lokalen Tumorausdehnung und zur Metastasierung. Die Kombination mit einer Doppler- und Farbduplexmethode liefert oft sogar Aussagen zu einem etwaigen Gefäßeinbruch. Auch die ERCP (mit Gastro- und Duodenoskopie) gibt Aufschluß über die Erkrankungsausdehnung. Die perkutan-transhepatische Cholangiographie (PTC) springt vertretend ein zur Abklärung eines Ikterus, wenn die ERCP nicht gelingt. Die röntgenologische Magen-Duodenumdarstellung setzt man heute kaum noch ein. Die Computertomographie (alternativ, aber noch wenig etabliert, die Kernspintomographie) fehlt kaum je im Diagnostikprogramm zur Festlegung des Erkrankungsstadiums. Eine peritoneale Aussaat und eine Lebermetastasierung aber erfaßt oft noch besser die Laparoskopie. Die Endosonographie stellt den Primärtumor und seine Ausbreitung gut dar und zeigt auch Gefäßeinbrüche. Häufig benötigt der Operateur trotzdem noch zusätzlich die Angiographie zur zuverlässigen Gefäßbeurteilung.

Allgemeininternistische Diagnostik

Gerade beim Pankreaskarzinom mit seiner zumeist leider schlechten Prognose benötigt man eine sorgfältige diagnostische Vorarbeit zur Klärung der technischen und der allgemeinen Operabilität.

Therapie

Maßnahmen mit kurativer Intention

Die operative Tumorentfernung umfaßt eine vollständige oder weitgehende Pankreatektomie mit Duodenumentfernung, mit Magenteilresektion und meist auch Milzexstirpation, verbunden mit einer Magenjejunumanastomose und einer biliodigestiven Anastomose sowie, bei Erhaltung eines Pankreasrestes, einer Pankreatikojejunostomie – ein großer und belastender Oberbaucheingriff.

Therapiemaßnahmen beim Pankreaskarzinom

mit kurativer Intention:
- Modifikationen der Whippleoperation, Pankreatektomie.

mit palliativer Intention:
- biliodigestive (ERCP-)Drainage,
- perkutan-transhepatische Cholangiodrainage (PTCD),
- Gallesaftrückführung (über eine PEG),
- perkutan-endoskopische Gastrostomie (PEG) (mit Sondenverlängerung),
- Choledochojejunostomie,
- Gastrojejunostomie,
- Chemotherapie,
- (Bestrahlungstherapie),
- Enyzmsubstitution,
- Insulinsubstitution,
- Schmerztherapie.

Maßnahmen mit palliativer Intention

Biliodigestive Drainagen, eingebracht im Rahmen einer ERCP, entlasten die Gallenwege bei tumorbedingten Verschlüssen. Die perkutan-transhepatische Cholangiodrainage, bei Undurchführbarkeit einer inneren Ableitung, bringt höhere Risiken und größere Unannehmlichkeiten für den Patienten mit sich. Die Gallesaftrückführung in den Dünndarm, sinnvoll für die Verdauungsfunktion, gelingt über einen PEG-Zugang (mit Sondenverlängerung in den Dünndarm). Die perkutane endoskopische Gastrostomie, zweckmäßigerweise mit einer Sondenverlängerung über das tumorgefährdete Duodenum hinaus, sichert die Flüssigkeits- und Nahrungszufuhr. Sie läßt sich (mittels eines Y-Ansatzes, der zum einen den Zugang zum Dünndarm, zum anderen aber auch den Zugang zum Magen erlaubt) sogar gleichzeitig als Ablaufsonde bei tumorbedingter Magenausgangs- und Duodenalstenose nutzen. Manche Patienten ziehen dieser aufwendigen semikonservativen Vorgehensweise eine palliative Operation vor, mit einer Choledochojejunostomie und einer Gastrojejunostomie, unter Belassung des Pankreastumors. Es eignen sich für diesen chirurgischen Therapieweg Patienten mit einem guten Allgemeinzustand. Vor allem bei einer Magenausgangs- und Duodenumobstruktion drängt sich diese Therapieoption auf. Auf eine Chemotherapie spricht ein Teil der Patienten für eine gewisse Zeit an. Die Bestrahlungsbehandlung setzt sich wegen ihrer Nebenwirkungen wenig durch, am ehesten noch als Ergänzung (adjuvant) zur Operation, teilweise bereits als intraoperative Bestrahlung begonnen. Pankreasenzympräparate bessern die Symptome einer exokrinen Pankreasinsuffizienz, eine Insulintherapie die einer (seltenen) endokrinen Funktionsschwäche. Als besonders wichtig für die Lebensqualität des Patienten vernachlässige man vor allem nicht die Schmerztherapie (Abb. 19).

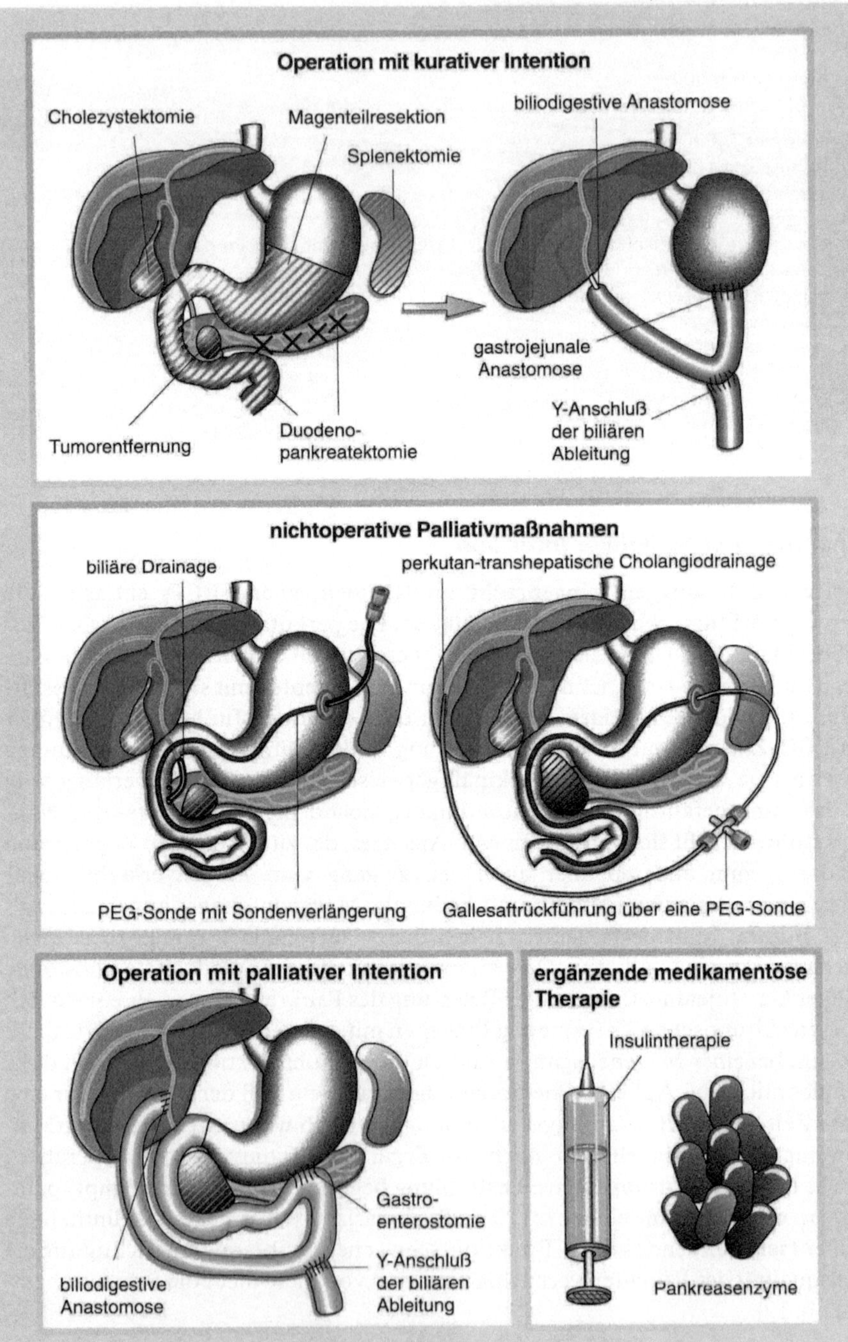

Abb. 19. Therapie bei Pankreaskarzinom

Schmerztherapie bei Tumorpatienten

Tumorpatienten, die unter Schmerzen leiden, benötigen eine effektive analgetische Therapie. Peripher wirkende Analgetika (nach Art der Antirheumatika) eignen sich für schneidende, gut lokalisierbare Schmerzen. Zentralwirkende morphinartige Analgetika beeinflussen dumpfe, „tiefliegende" Schmerzen nachhaltiger. Beide Analgetikagruppen können einander zu einer sinnvollen Kombination ergänzen. Psychopharmaka, vor allem Antidepressiva, in der onkologischen Schmerztherapie häufig verordnet, besitzen keine eigene analgetische Wirkung, verbessern aber manchmal die Analgetikaeffekte. Umgekehrt vermag eine gute Schmerztherapie die Stimmung der Patienten deutlich aufzuhellen. Ein kontinuierlich – mit einfachsten Mitteln – aufrechterhaltener Medikamentenspiegel mit Schmerzfreiheit des wachen und zuwendungsfähigen Patienten gilt als Therapieziel. Die mögliche Auslösung einer Abhängigkeit darf man bei diesen Schwerstkranken hinnehmen.

Pflegerische Aspekte bei der Schmerztherapie

Eine Analgetikatherapie „nach Bedarf" nimmt immer wieder lange Phasen zu spät beeinflußten Schmerzes in Kauf. Es empfehlen sich eher fest vorgegebene Applikationsintervalle (und man soll den Patienten sogar durchaus wecken, um einen bewährten Rhythmus beizubehalten!). Die orale Zufuhr der Schmerzmedikamente erhält den Vorzug gegenüber einer parenteralen Applikation. Doch lassen sich auch eine Behandlung mit subkutanen Injektionen, mit Perfusoren für eine kontinuierliche Subkutaninfusion, sogar die Analgesie über rückenmarksnahe Katheter (mit implantierten Schmerzpumpen) ambulant durchführen. Opiate können – vor allem zu Beginn einer Therapie – die Vigilanz des Patienten beeinträchtigen, die Atmung schwächen, den Blutdruck senken. Der Patient bedarf einer entsprechenden Überwachung. Opiate ziehen oft eine Verstopfung und einen Harnverhalt nach sich: Pflegehilfen (Klistiere, Ermahnung zur Entleerung, Leibstuhl, Bettschüssel, Blasenkatheter), bisweilen auch Medikamente (Laxanzien, Dibenzyran), erleichtern die Ausscheidung.

Pflegerische und diätetische Aspekte bei der Pankreaskarzinomtherapie

Die Diät nimmt wie bei der chronischen Pankreatitis auf die herabgesetzte Verdauungsleistung des Pankreas Rücksicht. Vor allem bei einem Verschlußikterus sollen mittelkettige Triglyzeride (die für die Resorption der Gallensalze nicht notwendig sind) bevorzugt werden. Ansonsten soll sich die Diät möglichst an den Wünschen des Patienten orientieren, um nicht durch enge Beschränkungen der Tumoranorexie und der oft depressiven Stimmungslage weiter Vorschub zu leisten. Überhaupt benögtigt der Patient stützende Zuwendung, gerade dann, wenn er nicht operiert werden kann.

3.3.7 Tumoren des endokrinen Pankreas

Endokrin aktive Pankreastumoren gehören zu den Raritäten in der Medizin. Sie zeichnen sich aus durch die von ihnen produzierten Hormone, die für viele Symptome dieser Neoplasien verantwortlich zeichnen. Ein Tumor kann durchaus mehrere Hormone herstellen und ausschütten, aber auch, obwohl histologisch dieser Gruppe zugehörig, den Hormonausstoß vermissen lassen. Die histologische Untersuchung vermag oft gutartige und bösartige Wucherungen dieses endokrinen Gewebes nicht sicher zu unterscheiden: Erst der Metastasennachweis bezeugt deren malignen Charakter. Die Hormonanalysen liefern weitgehend tumorspezifische Resultate. Für die Lokalisationsdiagnostik werden aufgeboten die Sonographie, die Computertomographie, oft die ERCP, die Angiographie und, vielleicht die beste Methode, die Endosonographie, zweckmäßigerweise zu ergänzen durch die intraoperative Sonographie.

Insulinom

Insulinome zeichnen sich durch ihre unkontrollierte, inadäquate Insulinsekretion aus. Immer wieder befallen den Patienten Hypoglykämieattacken mit Zittern, Schweißausbruch, Tachykardie. Ein Fastenversuch über 24 bis 72 Stunden sollte eine Hypoglykämie provozieren. Das C-Peptid findet sich erhöht. Eine Glukagoninjektion führt zu einem besonders deutlichen Insulinanstieg. Selten produzieren auch Bronchialkarzinome oder retroperitoneale Tumoren Insulin. Der Operateur muß oft große Teile des Pankreas entfernen. Postoperativ sind zunächst, wegen der Suppression der physiologischen Insulinsekretion Hyperglykämien zu erwarten. Auf maligne Tumoren (Metastasen) vermag die Chemotherapie Einfluß zu nehmen. Diazoxid und Diphenylhydantoin setzen die Insulinsekretion etwas herab. Diät, Steroide und Glukagon heben symptomatisch die Blutzuckerspiegel an. Einige Patienten erreichen unter Somatostatin und seinen Analoga gleichmäßigere Blutzuckerspiegel.

Glukagonom

Patienten mit einem Glukagonom entwickeln oft nekrotisierende Dermatitiden, Mund- und Zungenentzündungen, einen Gewichtsverlust, eine Anämie und natürlich Zeichen eines Diabetes mellitus. Die Glukagonbestimmung im Blut führt zur Diagnose. Leider weisen etwa die Hälfte der Tumoren zum Diagnosezeitpunkt bereits Metastasen auf. Die Operation, die Chemotherapie, die Tumorembolisation und die Somatostatinbehandlung kommen als Optionen in Betracht.

Gastrinom. Zollinger-Ellison-Syndrom

Patienten mit einem Gastrinom fallen durch eine therapierefraktäre Ulkuskrankheit auf. Die großen Mengen an Magensekret beeinträchtigen die Verdauung: Es kommt zu Durchfällen. Gastrinome können mit anderen endokrinaktiven Tumoren (der Schilddrüse, der Nebenschilddrüse, der Nebenniere, der Hypophyse) vergesellschaftet auftreten: multiple endokrine Neoplasie. Gastrinome finden sich im Pankreas, aber auch im Duodenum, im Antrum ventriculi, im Milzhilus, in den Ovarien. Häufig entwickeln sich Gastrinome multilokulär. Zum größeren Teil erweisen sie sich als maligne. Die Gastrinspiegel liegen hoch und lassen sich durch Sekretin noch drastisch anheben. Magensekretionsanalysen fallen hochpathologisch aus. Wegen des häufig multifokalen Auftretens stehen die Chancen auf eine Tumorheilung durch eine Operation nur für einen kleinen Teil der Patienten günstig. Die totale Gastrektomie entfernt das Gastrinerfolgsorgan und tauscht Ulkusprobleme gegen Gastrektomieprobleme ein. Heute verläßt man sich eher auf die zumeist zuverlässige Wirkung von Histaminrezeptorantagonisten und - mehr noch - von Protonenpumpenhemmern. Das Somatostatinanalogon Octetroid senkt zwar die Gastrinproduktion, sieht sich aber von den Protonenpumpenhemmern verdrängt. Ebenso greift man heute dieser hilfreichen Wirkstoffgruppe wegen weniger zu einer Chemotherapie oder zu anderen aggressiven Palliativmaßnahmen (bis hin zur Lebertransplantation bei Metastasen).

Weitere seltene endokrine Pankreastumoren

Pankreastumoren können weitere gastrointestinale Hormone produzieren wie das vasoaktive intestinale Polypeptid (Vipom; Verner-Morrison-Syndrom: wäßrige Durchfälle, Kaliumverlust) oder Somatostatin (Somatostatinom: Oberbauchbeschwerden, Diabetes, Gallensteine).

3.3.8 Pankreaslymphome

Auch den Pankreaslymphomen wird man kaum je begegnen. Da sie gut auf eine Chemotherapie ansprechen, lassen sich eingreifende Operationen vermeiden, falls man sie vor einem Resektionsversuch erkennt.

4 Gallenblase und Gallenwege (Biliäres System)

4.1 Bauplan und Aufgaben

4.1.1 Feingeweblicher Aufbau

Aufbau und Aufgaben

In ihrem mikroskopischen Bau weichen Gallenblase und Gallenwege nicht vom Grundmuster des Verdauungstrakts ab. Die Mukosa zeigt ein Zylinderepithel. In der Gallenblase bildet es besonders die Resorptionsfähigkeit - zur Eindickung der Gallenflüssigkeit - aus. Die Sekretion eines Schleims schützt die Oberflächen vor der reizenden Wirkung des Gallensaftes. Die Muskularis erlaubt kräftige Gallenblasenkontraktionen zur bedarfsgerechten Entleerung. Die Gallenwege weisen wichtige Ringmuskelschichten vor allem im Bereich der Papilla vateri auf, steuern die Abgabe von Gallesaft und von Pankreassekret in das Duodenum und verhindern einen Galleflux in die Bauchspeicheldrüse. Die Adventitia bzw. die Serosa bettet die biliären Strukturen in ihre Umgebung ein bzw. grenzt sie gegen andere Peritonealorgane ab.

Die überstarken Kontraktionen des Gallensystems rufen den typischen „wehenartigen" Kolikschmerz des Gallensteinleidens hervor. Als scharf und lokalisierbar, verbunden mit einer Abwehrspannung, hebt sich davon der „Serosaschmerz" der Cholezystitis ab.

4.1.2 Anordnung und Beziehungen zu den Nachbarorganen

Biliäres Gangsystem

Die Gallenwege beginnen als Gallekapillaren zwischen den Leberzellen, vereinigen sich schließlich zu Gallengängen mit je einem Hauptast für den rechten und den linken Leberlappen, die in der Hepatikusgabel zum Ductus hepaticus zusammenfließen. Der Ductus cysticus, vom vereinten Hauptgallengang ausgehend, stellt die Verbindung zur Gallenblase her. Unterhalb der Zystikuseinmündung leitet der Ductus choledochus den Gallestrom weiter zur Papilla vateri. Hier entleeren sich Gallengang und Pankreasgang in das Duodenum, getrennt mit je einer separaten Pore oder in einer gemeinsamen Mündungsöffnung oder über ein kurzes gemeinsames Gangsegment, den Ductus hepatopancreaticus. Das diffizile Muskelsystem des Spincter oddi ordnet und reguliert die Flüssigkeitsströme aus dem biliären System und aus dem Pankreas.

Lagebeziehungen des galleableitenden Gangsystems

In der Leber münden die Gallengänge zu je einem Hauptast für den rechten und den linken Leberlappen zusammen. Die Hepatikusgabel liegt im Bereich der Leberpforte. Im Ligamentum hepatoduodenale - in einer Leber-Duodenum-Verbindungslinie - verlaufen der vereinte Hauptgallengang, die Leberarterie und die Pfortader. Hinter dem Duodenum und dann durch den Pankreaskopf zieht der Gallengang zur Majorpapille, zu seiner Mündung in Zwölffingerdarmmitte. Die Gallenblase liegt in ihrem „Bett" im rechten Leberlappen, erreicht die vordere Bauchwand und liegt dem Duodenum auf.

Das gemeinsame Gangsegment mit der Bauchspeicheldrüse bzw. die gemeinsame biliopankreatische Mündungsöffnung machen die Entstehung biliärer Pankreatitiden verständlich. Der Gallengangverlauf durch den Pankreaskopf erklärt Cholestasesyndrome bei akuten und chronischen (nichtbiliären!) Bauchspeicheldrüsenentzündungen und bei Pankreaskarzinomen. Wegen der engen räumlichen Beziehung können Gallenblasensteine in das Duodenum hinein perforieren.

4.1.3 Aufgaben der Galleflüssigkeit

Ausscheidungsfunktion

Die Leber scheidet über die Galle Gifte, Medikamente, Cholesterin, Abfallprodukte des Stoffwechsels aus, so etwa das Bilirubin, ein Endprodukt des Hämabbaus (vorwiegend aus dem Hämoglobin).

Verdauungsfunktion

Gallensalze aktivieren Pankreasenzyme zur Fettaufspaltung. Gallensalze weisen eine „Fettverwandtschaft" auf, binden also Fette und fettähnliche Stoffe. Als Salze besitzen sie aber auch eine „wäßrige Komponente", sind also wasserlöslich. Sie bilden zusammen mit Fetten bzw. Fettspaltprodukten, Cholesterin und fettlöslichen Vitaminen (A, D, E, K) Mizellen, kleine „Nahrungskügelchen", und halten diese Substanzen so in der wäßrigen Umgebung des Verdauungssaftes in Lösung und ermöglichen ihre Resorption.

Eine Galleabflußstörung führt durch den Rückstau von Gallefarbstoffen zum Bild des Ikterus.

4.1.4 Steuerungen

Nahrungsbezogener Zyklus der Gallensaftentleerung

Erreicht der Speisebrei den Dünndarm, so setzt dieser das Hormon Cholezystokinin frei. Dies bewirkt eine Kontraktion der Gallenblase und eine Gallensaftausschüttung. Gallensalze im Dünndarm lassen das Cholezystokinin wieder abfallen: Der Sphincter oddi kontrahiert sich; die Gallenblase erschlafft und nimmt die in der Leber produzierte Gallenflüssigkeit auf, um sie durch Wasserrückgewinnung zu konzentrieren.

4.2 Diagnostik bei Erkrankungen

4.2.1 Klinisches Bild

Leitsymptome bei biliären Erkrankungen

Schmerzen im rechten Oberbauch mit Ausstrahlung in die rechte Schulter oder in den Rücken zum rechten Schulterblatt hin gelten als charakteristisch für Galleleiden. Ein Ikterus weist auf eine Galleflußstörung hin, meist ein Zeichen für ein kritisches, ernstes Galleleiden (oder Leberleiden), Fieber auf eine Entzündung.

Klinische Hinweise auf biliäre Erkrankungen

- Schmerz,
- Ikterus,
- Fieber.

4.2.2 Labordiagnostik

Bei einer Galleabflußstörung steigen die Bilirubinwerte an, die alkalische Phosphatase, die γ-Glutamyltransferase, die (nur selten bestimmte) Leuzinaminopeptidase, oft aber auch die Transaminasen. So vermag das Labor wohl die Aufmerksamkeit für hepatobiliäre Erkrankungen zu wecken, nicht aber sicher genug zwischen Leber- und Galleerkrankungen zu unterscheiden.

4.2.3 Sonographie

Untersuchungsprinzip und Ausrüstung

Sendet ein Schallkopf in kurzen Stößen Schallwellen aus, so werden diese von Gewebe- und Substanzstrukturen des Organismus reflektiert. Der Schallkopf fängt die zurückkehrenden Signale (in den „Sendepausen") wieder auf; der Sonographie-

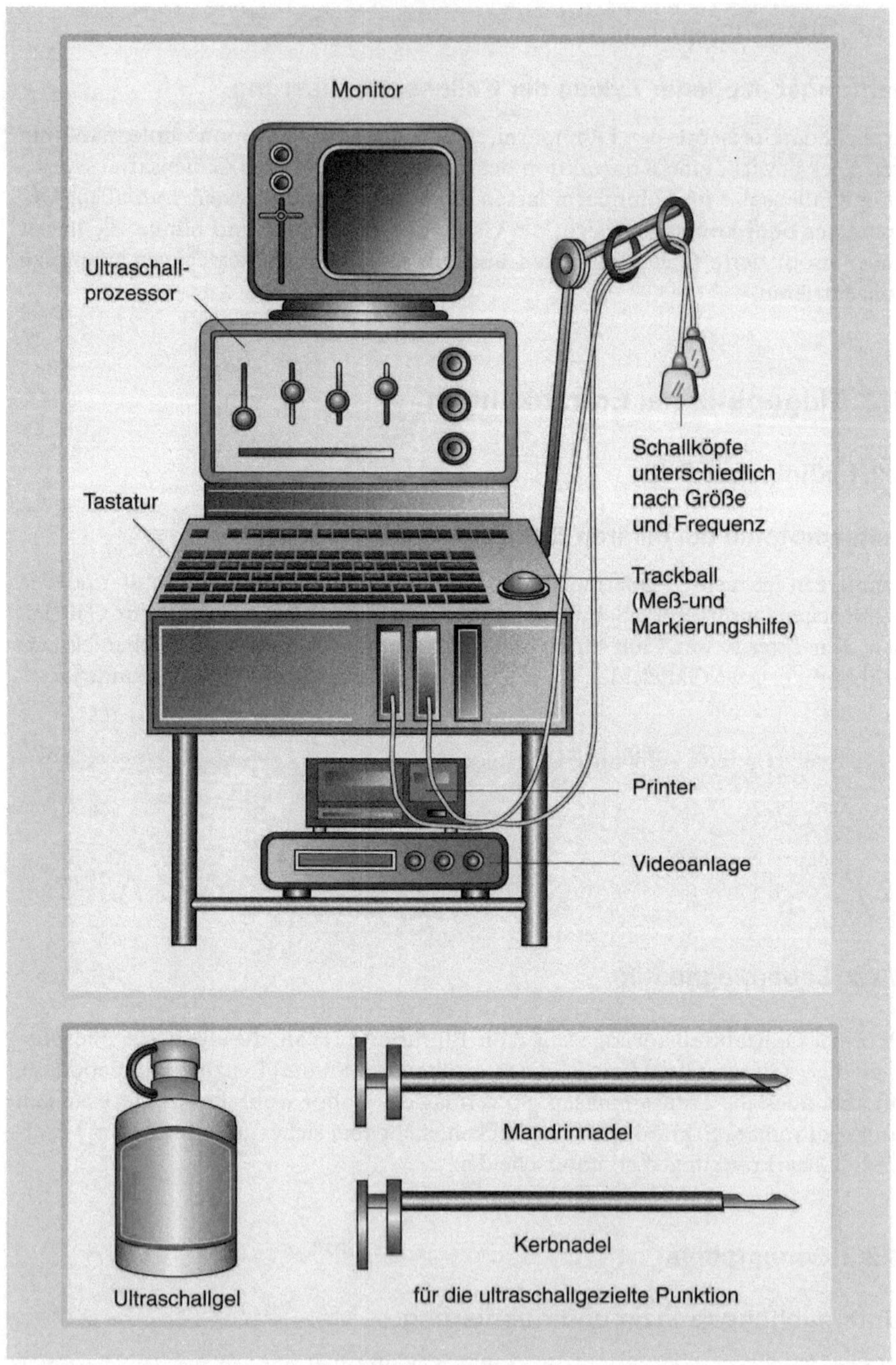

Abb. 20. Sonographie - apparative Ausstattung

prozessor baut daraus ein Bild der inneren Organe auf, ein Monitor gibt es fortlaufend wieder. Standbilder lassen sich über einen Printer ausdrucken, vollständige Untersuchungssequenzen durch eine Videoanlage aufzeichnen (Abb. 20).

Zusatzausrüstung

In der Regel gehören mehrere Schallköpfe unterschiedlicher Größe und Form und vor allem unterschiedlicher Schallfrequenz und damit großer Eindringtiefe oder hoher Bildschärfe und Detailerkennbarkeit zur Ausstattung. Spezielle Punktionsschallköpfe oder aufsetzbare Punktionsführungen für Standardschallköpfe erleichtern ultraschallgezielte Probeentnahmen. Anwählbare Dopplersignale erfassen den Blutstrom und stellen Flußrichtung und Flußgeschwindigkeit als pulsierende Kurve (gemeinsam mit dem Organbild: Duplexsonographie) oder in Farbverläufen (Farbdopplersonographie, Farbduplexsonographie) dar.

Aussagekraft und klinische Bedeutung der Sonographie

Die Sonographie zeigt innere Organe wie Leber, Milz, Bauchspeicheldrüse, Gallenblase und Gallenwege nach ihrer Form und ihrer Größe. Die Bilder ihrer Grundstruktur können globale Organveränderungen wiedergeben. Deutlich setzen sich aber auch herdförmige Veränderungen ab. Konkremente und Stauungszeichen werden in der Regel sicher erfaßt, ebenso Entzündungshinweise, Abszesse, Zysten, Flüssigkeitsausschwitzungen (Aszites), Einblutungen. Für Magen und Darm läßt sich zwar eine übermäßige Flüssigkeitsfülle leicht erkennen (Retentionsmagen, Subileus, Ileus), doch stören diese Organe und ihr Inhalt (zumal Gase, die die Schallwellen nicht durchdringen) zumeist eher den Untersuchungsgang. Dafür greift die Sonographie weit über die Gastroenterologie hinaus. Sie stellt die großen Gefäße dar, Stauungszeichen des Herzen, Pleuraergüsse, die Nieren und die ableitenden Harnwege sowie die Unterleibsorgane (Blase, Prostata, Uterus). Die Sonographie erweist sich damit als die wichtigste bildgebende Screeningmethode für die Gastroenterologie, die innere Medizin und andere klinische Disziplinen, ausgezeichnet durch fehlendes Untersuchungsrisiko (mit Ausnahme natürlich der Fehlinterpretation), leicht einsetzbar und ohne weiteres zu wiederholen. Diese ausgezeichnete Stellung gilt gerade für die biliären Erkrankungen mit der hohen Treffsicherheit beim Gallensteinleiden.

Diagnostikspektrum der Sonographie

- Leber,
- Gallenblase,
- Gallenwege,
- Pankreas,
- Milz,
- Nieren,
- Harnwege,

- Harnblase,
- Gefäße,
- Magen,
- Darm,
- Appendix,
- Pleuraerguß,
- Aszites,
- Abszeß,
- Zyste.

Vorbereitung für die Sonographie

In der Regel erscheinen die Patienten nüchtern zur sonographischen Untersuchung. (Dies gilt vor allem für die biliäre Diagnostik: Mahlzeiten kontrahieren die Gallenblase - bis zu ihrem „Verschwinden". Entblähende Medikamente, immer wieder empfohlen, entfalten meist nicht ausreichend den gewünschten Effekt. Eher schon erweist es sich bisweilen als hilfreich, mit einem starken Abführmittel (am Tag vor der Untersuchung verabfolgt) den Darm zu entleeren. Darstellungen des Unterbauches gelingen leichter bei voller Blase. Nach der Erstuntersuchung kann eine zweite Inspektion nach einer eiweißreichen „Reizmahlzeit" oder nach dem cholezystokininartigen Ceruletid (Takus) die Kontraktionsfähigkeit der Gallenblase beurteilen. Spezielle Kontrasthilfen werden bei den entsprechenden Organen vorgestellt.

4.2.4 Röntgendiagnostik

Konventionelle Röntgendiagnostik

Röntgennativaufnahmen der Gallenblasenregion erfassen verkalkende Gallensteine und Luftansammlungen in den Gallenwegen, einst verläßliches Zeichen einer Cholangitis, heute eher ein Hinweis auf einen Zustand nach endoskopischer Papillotomie (oder nach einer biliodigestiven Anastomose). Kontrastmitteldarstellungen gelingen mit oralen Kontrastmitteln, die biliär ausgeschieden werden und sich in der Gallenblase anreichern, einzunehmen am Abend vor der Untersuchung, sowie mit intravenösen Kontrastmitteln, die oft eine etwas bessere Beurteilung auch der Gallenwege erlauben. Eine eiweißreiche „Reizmahlzeit" oder das Cholezystokininanalogon Ceruletid (Takus) – nach guter Kontrastierung – erlauben die Beurteilung der Kontraktionsfähigkeit der Gallenblase. Leider beeinträchtigt jede Cholestase auch die Kontrastmittelausscheidung und damit die Einsatzmöglichkeiten dieser einfachen Diagnostikmethode. Vor allem Sonographie und endoskopische retrograde Cholangiographie haben die konventionelle Röntgendiagnostik biliärer Erkrankungen weitgehend abgelöst.

Computertomographie

Die Computertomographie nimmt eine gesicherte Stellung vor allem bei der Stagingdiagnostik maligner Erkrankungen ein, wenn die Chancen operativer Behandlungsmöglichkeiten abgewogen werden müssen. Selten benötigt man diese aufwendige Methode, um bei einer Cholezystolithiasis ein Lyseverfahren zu planen.

Nuklearmedizinische Diagnostik

Die szintigraphische Aufzeichnung des Verhaltens radioaktiv markierter gallegängiger Stoffe gibt Hinweise auf eine Cholezystolithiasis und auf Galleabflußhindernisse. ERCP und PTC lassen im Klinikalltag wenig Raum für diese Methoden.

4.2.5 Perkutan-transhepatische Cholangiographie (PTC) und perkutan-transhepatische Cholangioskopie

Perkutan-transhepatische Cholangiographie

Mit einer feinen Nadel, durch Haut und Leber vorgeschoben, lassen sich gestaute, oft sogar normal weite Gallenwege punktieren und mit Röntgenkontrastmittel für eine Cholangio(cholezysto)graphie anfärben. Biliäre Erkrankungen und Galleabflußhindernisse stellen sich zumeist gut dar. Diese invasive und durchaus verletzungsträchtige Methode bleibt in der Regel Fällen vorbehalten, in denen die endoskopische retrograde Cholangiographie nicht durchgeführt werden kann (B-II-Magen) oder nicht gelingt. (Nach dem gleichen Prinzip könnte man auch die Gallenblase punktieren, erreicht so aber oft keine aussagekräftige Cholangiographic).

Perkutan-transhepatische Cholangiodrainage

An die Diagnostikmaßnahme kann sich zur Galleableitung nach außen auf dem gleichen Weg das Einbringen einer biliären Entlastungssonde anschließen. Für die Gallenblase darf man diese Methode anwenden, um einen temporären Ablauf bei einer schweren Cholezystitis, beim Gallenblasenempyem, zu schaffen oder zur (wenig ausgeübten) Ätherlyse von Gallenblasensteinen.

Perkutan-transhepatische Cholangioskopie

Weitet man den externen Zugang zum Gallenwegsystem in mehreren Sitzungen durch das Einbringen dickerer Entlastungssonden auf, so läßt er schließlich ein Cholangioskop (behelfsweise auch ein dünnes Bronchoskop) passieren, für eine direkte Inspektion der Gallenwege sowie auch für endoskopische diagnostische (z. B. Probeentnahme) und therapeutische (z. B. Steinentfernung) Interventionen. Die Cholezystoskopie nützt in der Regel einen laparoskopisch geschaffenen Zugang zur Gallenblase und dient der Diagnostik sowie der Gallensteinextraktion (Abb. 21).

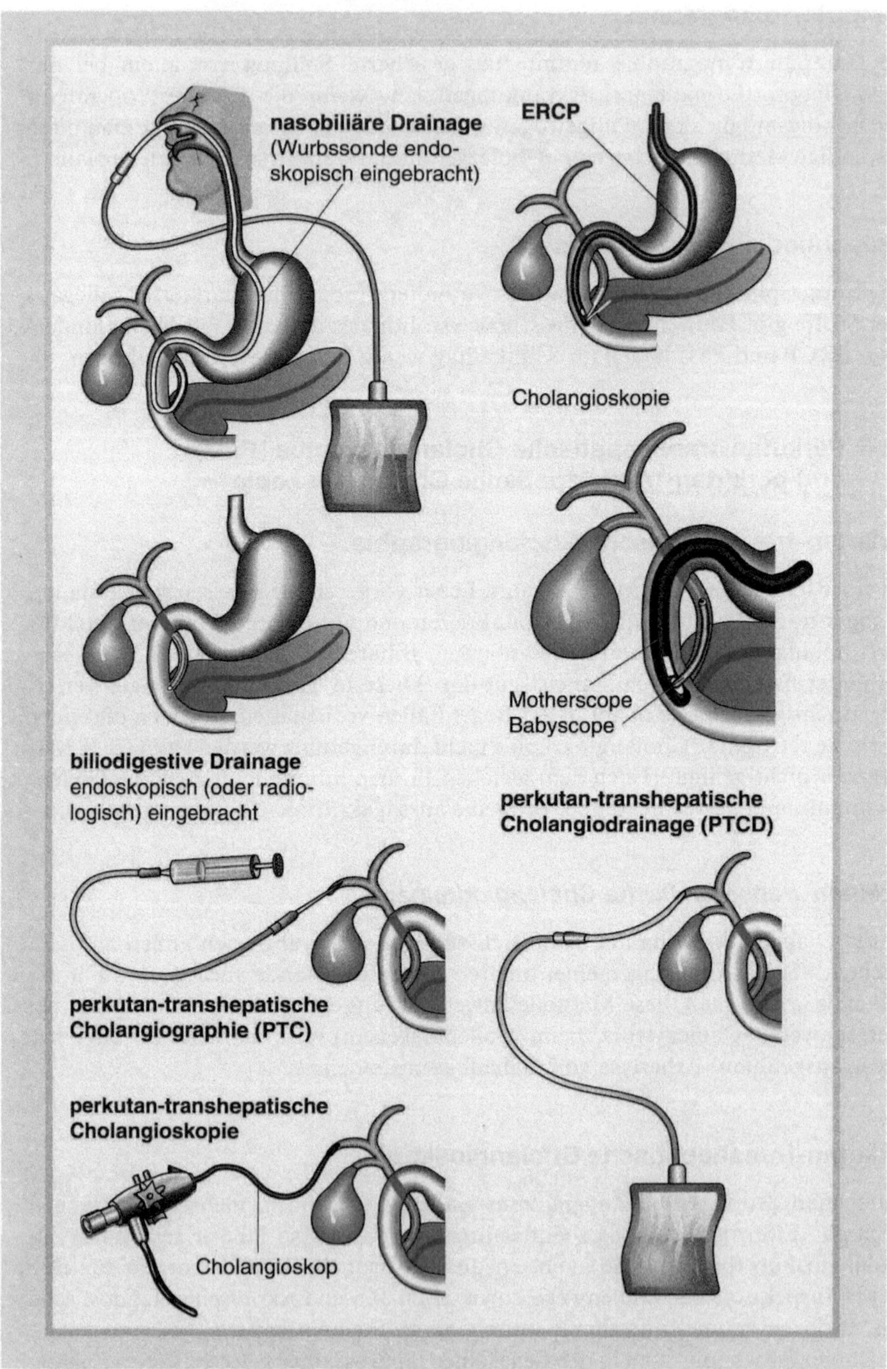

Abb. 21. Zugangswege zu den Gallengängen

Vorbereitung und Nachsorge bei perkutan-transhepatischen Cholangio-Eingriffen

Anamnese, klinische Befunderhebung, Labordiagnostik und Sonographie gehen der perkutan-transhepatischen Cholangiographie voran. Der Patient kommt nüchtern zur Untersuchung und bleibt nüchtern, bis eine umgehende Operation nicht mehr zu erwarten steht, also meist bis zum Abend des Untersuchungstages. Die kardiorespiratorische und allgemeine (Fiebermessen!) Nachüberwachung orientiert sich - nach den Vorgaben des Untersuchers - an der periinterventionellen Medikation (Analgetika, Sedativa) und an der Grunderkrankung sowie am Ablauf des Eingriffs. Klinische Visiten, Blutbildkontrollen (am Untersuchungstag und am Folgetag), die Sonographie, ebenso die Röntgenaufnahme des Thorax wollen Komplikationen ausschließen; die Bestimmung der Laborcholestaseparameter will den Erkrankungsverlauf erfassen bzw. den Erfolg der Galleableitung kontrollieren.

4.2.6 Intraoperative Cholangiographie und intraoperative Cholangioskopie

Während einer Cholezystektomie kann man einen Katheter über den Zystikusstumpf einlegen und die Gallenwege mit Kontrastmittel darstellen. Ebenso läßt sich ein Cholangioskop einbringen, zur Diagnostik, aber auch für therapeutische Manöver (wie eine Steinextraktion).

4.2.7 Endoskopische retrograde Cholangiopankreatikographie (ERCP) und transpapilläre Cholangioskopie

Aussagekraft und Bedeutung der ERCP

Die endoskopische retrograde Cholangiopankreatikographie stellt die Gallenwege, die Gallenblase und das Pankreas sowie die Erkrankungen dieser Organe dar. Gutartige und bösartige biliäre Stenosen und das Gallensteinleiden werden sicher erfaßt. Das häufig wechselseitige Übergreifen von biliären und pankreatischen Erkrankungen auf das jeweilige Nachbarorgansystem unterstreicht den Bedarf für diesen kombinierten diagnostischen Weg. An die ERCP lehnen sich therapeutische Interventionen an: die endoskopische Papillotomie, die Steinextraktion aus den Gallenwegen (und aus dem Pankreas), die Lithotrypsie, die Gallesaftableitung über biliodigestive Drainagen oder über nasobiliäre Sonden, die (heute kaum noch eingesetzte) Gallensteinlyse; selbst Bestrahlungsmethoden bei Tumorerkrankungen dieser Region bedienen sich eines „ERCP-Zugangs“.

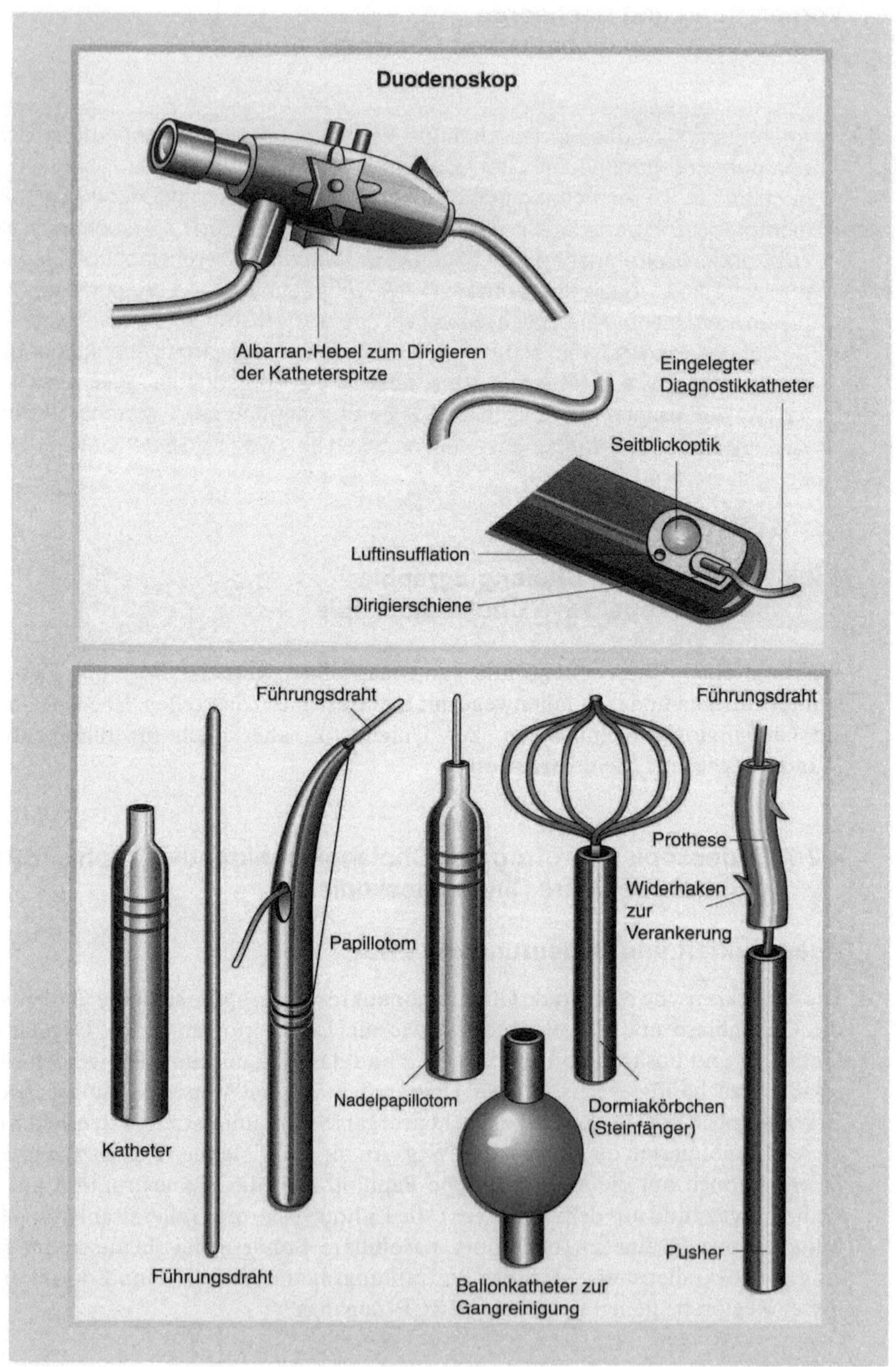

Abb. 22. Endoskopische retrograde Cholangiopankreatinographie (ERCP) – apparative Ausstattung

Aussagekraft und Bedeutung der transpapillären Cholangioskopie

Die direkte Ausspiegelung der Gallenwege steigert die Aussagekraft der herkömmlichen endoskopischen Gallenwegsdiagnostik (ERCP): Gutartige und bösartige Galleabflußhindernisse lassen sich noch besser unterscheiden; Gewebeprobeentnahmen kann man unter Sicht gezielt vornehmen; die Lithotrypsie von Gallenwegskonkrementen, auch von sehr großen, gelingt, unmittelbar endoskopisch kontrolliert, besser und sicherer.

Technische Ausstattung für die transpapilläre Cholangioskopie und Grundzüge der Untersuchung

Der transpapillären Cholangioskopie gehen endoskopische retrograde Cholangio-(pankreatiko)graphie und endoskopische Papillotomie (um einen für das Cholangioskop passierbaren Zugang zu schaffen) voraus. Ein großes Duodenoskop mit einem weiten Arbeitskanal („Motherscope") (für sehr dünne Cholangioskope genügt ein „Jumbo"-Arbeitsduodenoskop) nimmt das Cholangioskop („Babyscope") auf und führt es vor die Papille. Man benötigt also auch zwei versierte Untersucher, desgleichen natürlich zwei Versorgungseinheiten (Lichtquellen) und als weitere Hilfsmethode die Röntgendurchleuchtung. Spezielle Zusatzinstrumente (Dormiakörbchen, Zangen, Lasersonden) sind auf den sehr dünnen Instrumentierkanal des Cholangioskops abgestimmt (Abb. 22).

4.2.8 Endosonographie

Die Endosonographie der Gallenwege gelingt mit Endosonographiegeräten mit zirkulärer Schallausbreitung und auch mit den (weniger verbreiteten) längs des Endoskopschaftes orientierten Schallköpfen. Die Darstellung hochsitzender, gar intrahepatischer Veränderungen bereitet Schwierigkeiten. Fragile Echosonden, wie ein ERCP-Katheter über ein Duodenoskop einzuführen, lassen sich weit vorschieben, selbst in Stenosen hinein, doch befriedigt hier die Technik noch nicht alle diagnostischen Bedürfnisse, vor allem hinsichtlich der Eindringtiefe. Die Bedeutung der Methode liegt vor allem in der präoperativen Diagnostik bei biliären Tumorerkrankungen.

4.3 Biliäre Erkrankungen

4.3.1 Cholezystolithiasis

Gallensteinentstehung

Die Leber sezerniert die Gallenflüssigkeit, reich an Cholesterin und Bilirubin – eigentlich schlecht wasserlöslichen Stoffen; die Gallenblase entzieht dieser Flüssigkeit Wasser und dickt sie weiter ein. Die ausgewogene Mischung mit Gallensalzen und vor allem Phospholipiden, hauptsächlich Lezithin, verhindert in der Regel ein Auskristallisieren. Störungen dieser Komposition, eine minderwertige Schutzschleimbildung und Abweichungen im Eiweißmuster des Gallensaftes ermöglichen dann doch die Bildung von Cholesterinkonkrementen. Eine ungenügende Säurebildung durch das Gallenepithel begünstigt die Verkalkung dieser Steine. Eine schlechte Gallenblasenkontraktilität verhindert die Selbstreinigung des galleableitenden Systems. Bilirubin verknüpft bereits die Leber mit Lösungsvermittlern wie der Glukuronsäure, einem Zuckerstoff. Gallensalze und Lipide verbessern auch hier die Löslichkeit. Reichen sie nicht mehr aus (etwa bei Leberzirrhosen), so bilden sich Kalziumbilirubinatsteine. Vermehrter Bilirubinanfall (bei Hämolysen), vor allem aber eine Abspaltung der Glukuronsäure, spontan oder durch Leber- und Gallenenzyme in schlaffen, trägen Gallenblasen oder durch Bakterien (bei einer chronisch schwelenden Entzündung) führen zur Bildung von Pigmentsteinen.

Gallensteintypen

Cholesterinsteine:	häufigster Gallensteintyp:
Schwarze Pigmentsteine (Bilirubinatsteine):	bei Hämolysen, bei Mangel an Löslichkeitshilfen (z. B. Leberzirrhose)
Braune Pigmentsteine (Bilirubinatsteine):	bei bakterieller Besiedlung

Risikokonstellation für ein Gallensteinleiden

Gallesteinleiden treten familiär gehäuft auf. Blonde Menschen gelten als eher gefährdet. Neben der erblichen scheint eine hormonelle Komponente eine Rolle zu spielen: Frauen, besonders kinderreiche, sind häufiger betroffen als Männer. Auch Lebens- und Ernährungsgewohnheiten wirken sich auf die Gallensteinentstehung aus: Viele Gallepatienten weisen Übergewicht auf. Bei der Mehrzahl der Betroffenen manifestiert sich das Leiden erst nach dem vierzigsten Lebensjahr.

Risikokonstellation für das Gallensteinleiden (fünf fatale „f")

„fat"	– übergewichtig,
„female"	– weiblich,
„fertile"	– fruchtbar,
„fourty"	– vierzig,
„fair"	– blond.

Klinische Erscheinungsformen der Cholezystolithiasis

Häufig bleiben Gallensteine zeitlebens stumm (sonographische Zufallsentdeckung). Klemmen sie sich im Ductus cysticus ein, so können die vergeblichen vehementen Kontraktionen gegen dieses Hindernis aber heftigste Schmerzen im Oberbauch, vornehmlich rechtsseitig, auslösen, oft recht gleichmäßig anhaltend, obwohl immer wieder als wellenförmig beschrieben, oft über Stunden hinweg, teilweise untypisch lokalisiert, etwa im Brustraum, oder ausstrahlend zur Schulter oder auf das Schulterblatt zu. Rollt der Stein in die Gallenblase zurück, so klingt die Attacke wieder ab.

Komplikationen der Cholezystolithiasis

Tritt eine Entzündung hinzu, durch die mechanische Wandirritation oder durch eine bakterielle Infektion, so entwickeln die Patienten häufig Fieber, und die Beschwerden halten länger an. (Bisweilen sieht man auch Gallenblasenentzündungen ohne Steine, bei schlaffen, funktionslosen Gallenblasen, namentlich bei Intensivpatienten.) Der Krankheitsschub kann sich unter konservativer Therapie oder spontan wieder zurückbilden, unter (mit jedem Schub zunehmender) Vernarbung und Schrumpfung der Gallenblase. Es kann sich aber auch ein schweres Krankheitsbild entwickeln mit einer Gallenblasenvereiterung und einer systemischen septischen Reaktion bis hin zum Multiorganversagen. Eine überdehnte, hydropische Gallenblase mag sich als außerordentlich schmerzhaft und druckempfindlich erweisen. Eine aufgetriebene Gallenblase, Steine in der Gallenblase und Entzündungsfolgen beengen bisweilen den Gallengang und bewirken so eine Galleabflußbehinderung (Mirizzisyndrom). Bei einer gangränösen Entzündung perforiert die Gallenblase vielleicht in die freie Bauchhöhle. Dies zieht eine bedrohliche Peritonitis nach sich. Erfolgt die Perforation in den Darm, so tritt oft eine Linderung des Beschwerdebildes ein – bis womöglich große Konkremente das Darmlumen verlegen mit der Folge eines Gallensteinileus. Stabilisieren sich die Verhältnisse nach einer Perforation in ein Hohlorgan wieder, so bleiben oft Fisteln zurück, meist zum Duodenum oder zum Kolon, die Entzündungen begünstigen können. Nach einem Konkrementabgang in den Ductus choledochus passieren die Steine – unter starken Schmerzen – vielleicht auch die Papille, bringen aber oft schwere Probleme mit sich: Verschlußikterus, Cholangitis, biliäre Pankreatitis, bei langer Dauer sogar eine biliäre Zirrhose.

Klinische Erscheinungsformen und Komplikationen der Cholelithiasis

- „stumme" Cholelithiasis,
- abdominelle Schmerzen,
- Cholezystitis,
- Fieber,
- Gallenblasenempyem,
- Sepsis,
- Schrumpfgallenblase,
- Gallenblasenydrops,
- Mirizzisyndrom,
- Gallenblasenperforation,
- Peritonitis,

- Gallensteinileus,
- Choledocholithiasis,
- Ikterus,
- Cholangitis,
- biliäre Pankreatitis,
- biliäre Zirrhose.

Cholezystolithiasis und Karzinomerkrankungen

Bei Patienten mit Gallenblasenkarzinomen finden sich gewöhnlich auch Gallensteine. Doch läßt sich nicht beweisen, daß diese Steine das Karzinom auslösen. Die Cholezystektomie zur Karzinomprophylaxe bei „stummen" Gallensteinen gilt als nicht gerechtfertigt. Gallensteinpatienten gelten auch als gefährdet, Kolonkarzinome zu entwickeln, oft erst viele Jahre nach der Cholezystektomie (wobei sich über die ursächliche Bedeutung der Gallenblasenentfernung nichts aussagen läßt).

Diagnostik beim Gallensteinleiden

Klinisches Bild und Anamnese weisen häufig den Weg. Die diagnostischen Weichen stellt zumeist die Sonographie. Die Röntgennativdiagnostik kann verkalkte Gallensteine nachweisen. Die oralen und intravenösen Kontrastmitteldarstellungen der Gallenblase und der Gallenwege haben durch die Sonographie an Bedeutung eingebüßt. In der nichtinvasiven Diagnostik der Gallenwegskonkremente ergänzen einander zumeist Sonographie und Laborcholestaseparameter. Die endoskopische retrograde Cholangiopankreatikographie, falls diese nicht gelingt, auch die perkutan-transhepatische Cholangiographie, und, heute nicht mehr so streng gefordert, die intraoperative Cholangiographie erweitern die Möglichkeit der Befunderhebung. Die Computertomographie erlaubt oft eine Aussage über die vermutliche Zusammensetzung der Gallensteine und hilft, die Erfolgsaussichten einer Lysetherapie abzuschätzen.

Differentialdiagnostische Erwägungen beim Gallensteinleiden

Gallensteine finden sich häufig, zeichnen aber oft nicht für die ihnen zugeschriebenen Beschwerden verantwortlich. So wird man differentialdiagnostisch stets an das häufige Ulkusleiden denken. Vor allem bei einer akuten Symptomatik gilt es, eine Pankreatitis (eine mögliche Komplikation der Cholelithiasis) auszuschließen. Selten nur muß man Gallebeschwerden gegen andere hochakute Abdomenerkrankungen (wie Gefäßverschlüsse im Bauchraum, Ileus, Hohlorganperforation – die ja auch an der Gallenblase eingetreten sein könnte) abgrenzen. Gerade vor einer „Gallenoperation" sollte man allen Verdachtsmomenten auf eine Choledocholithiasis nachgehen. Namentlich bei älteren Patienten wird man auch nach einer Kolon(tumor)erkrankung suchen. Pneumonien und Pleuritiden geben bisweilen, die koronare Herzkrankheit wohl nur als Rarität, Anlaß zu Verwechslungen.

Therapie

Konservative und wenig invasive Therapie der Cholezystolithiasis

„Stumme" Steine bedürfen keiner Behandlung. Schmerzattacken bei einer Cholezystolithiasis klingen meist spontan wieder ab. Analgetika und Spasmolytika lindern das Beschwerdebild oft umgehend. Antibiotika bringen selbst noch bei einer Cholezystitis manchmal den Umschwung zur Besserung. Die (ultraschallgezielte) perkutan-transhepatische Gallenblasendrainage bei einer Gallenblasenvereiterung führt selten zu einer (Defekt)heilung, hilft aber oft, Zeit zu gewinnen und schwerstkranke Patienten in einen operationsfähigen Zustand zu bringen. Durch oral verabreichte spezielle Gallensäuren lassen sich kleine Cholesterinsteine in einer kontraktionsfähigen Gallenblase wieder auflösen. Die extrakorporale Stoßwellenlithotrypsie bereitet große Steine auf eine orale Lyse vor. Die Lysebehandlung dauert bis zu einem Jahr. Fragen zur Rezidivprophylaxe finden noch keine einheitliche Anwort. Methylterbutyläther löst viele Cholesterin-Gallensteine binnen weniger Stunden, zum mindesten innerhalb von drei Tagen, auf. Der steinlysierende Äther muß freilich unmittelbar in die Gallenblase eingebracht werden, über eine im Rahmen einer ERCP eingeführte nasobiliäre, in die Gallenblase dirigierte Sonde oder mittels eines ultraschallgezielt perkutan-transhepatisch eingelegten Pig-tail-Katheters. Auch hier erhöht eine vorgeschaltete Ultraschallzertrümmerung die Erfolgsaussichten. Noch einen Schritt weiter hinsichtlich der Invasivität geht die laparoskopische Cholezystotomie und Steinextraktion - unter Belassung der Gallenblase. Vor allem die Erfolge der laparoskopischen Cholezystektomie ließen das Interesse an der konservativen und gering invasiven Therapie der Cholezystolithiasis sinken (Abb. 23).

Therapie bei einer Cholezystolithiasis	
Konservative Therapie der akuten biliären Attacke	
Pethidin	Dolantin
Butylscopolamin	Buscopan
Gegen bakterielle Infektionen	Antibiotika
Konservative Gallenblasensteinentfernung	
Ursodesoxycholsäure (oral)	Ursofalk
Methylterbutyläther (MTBE)	Lyse über Gallenblasenkatheter
extrakorporale Stoßwellenlithotrypsie (ESWL)	Steinzertrümmerung durch Ultraschall
laparoskopische Cholezystotomie	Gallenblasensteinentfernung bei einer Bauchspiegelung
Operative Therapie des Gallensteinleidens	
Laparoskopische Cholezystektomie	Standardverfahren
„Offene" Cholezystektomie	für die „komplizierte" Galle

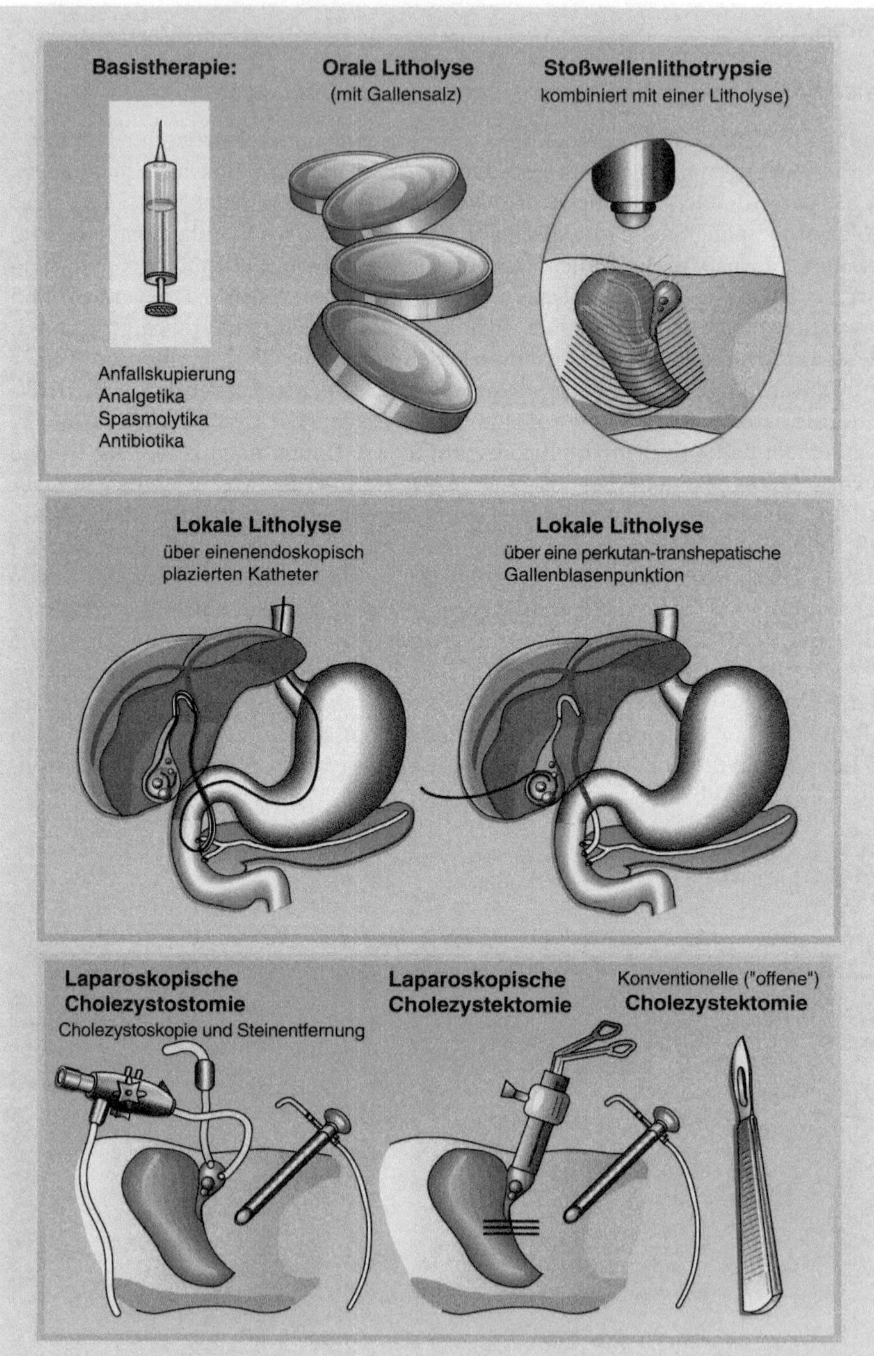

Abb. 23. Therapie bei einer Cholezystolithiasis

Operative Therapie der Cholezystolithiasis

Die Cholezystektomie stellt die Standardtherapie des Gallensteinleidens dar. Sie entfernt die quälenden Steine – und das Organ der Steinbildung, die Gallenblase. Die konventionelle Cholezystektomie gilt als risikoarmer chirurgischer Routineeingriff und für schwierige Galleneingriffe noch immer als Methode der Wahl. Die laparoskopische Cholezystektomie – heute die Parademethode der laparoskopischen Chirurgie (trotz der Schwierigkeiten und Komplikationsmöglichkeiten vor allem während der Lernphase der Operationsteams) – beschleunigt vor allem die postoperative Erholungsphase.

Diätetische und pflegerische Maßnahmen und Hilfen beim Galleleiden

Patienten mit einer Cholezystolithiasis reagieren häufig mit Beschwerden bei Änderungen ihrer Ernährungsgewohnheiten. Das subjektive Empfinden spielt eine größere Rolle als „die reine Lehre der Diätetik". Eiweißreiche Nahrung stellt eigentlich den stärksten Kontraktionsreiz für die Gallenblase dar und kann Schmerzattacken auslösen. Die Patienten aber erachten meist eher leicht ersichtlich fette Nahrung, oft auch Gebratenes oder blähende Speisen als unverträglich. Ein individueller Diätplan sollte mit dem Patienten besprochen werden. Während einer „Gallenkolik" fühlen sich die Betroffenen meist unruhig und können eine „strenge Bettruhe" nicht einhalten. Manchmal lösen lokale Wärmeanwendungen, als Wärmeflasche oder als feuchter warmer Wickel über der Gallenblasenregion die Gallenblasenverkrampfung. Doch könnte sich eine Cholezystitis erheblich verschlechtern! Man behalte also das klinische Gesamtbild im Auge.

4.3.2 Die operierte Gallenblase („Postcholezystektomiesyndrom")

In der Regel hinterläßt der Verlust der Gallenblase für den Betroffenen keine erkennbaren Folgen. Er muß seine Lebens- und Ernährungsgewohnheiten nicht umstellen, ja er lebt auf, da nun ja die „Gallebeschwerden" entfallen. Bisweilen erhöht sich die Stuhlfrequenz, was die eher zur Obstipation neigenden Gallepatienten zumeist aber begrüßen.

Man spricht von einem Postcholezystektomiesyndrom, wenn nach der Gallenblasenentfernung gleichartige oder ähnlich belästigende Beschwerden auftreten wie vor der Operation: Unwohlsein, Nahrungsunverträglichkeiten, Schmerzen.

Ursachen der Postcholezystektomiesymptomatik

Nichtbiliäre Ursachen

Postcholezystektomiebeschwerden treten besonders dann auf, wenn vor der Cholezystektomie ein eher atypisches Krankheitsbild bestand. Oft finden sich - zunächst übersehene - Erkrankungen außerhalb des biliären Systems: Ösophagitis, Gastritis, Ulkuskrankheit, Darmerkrankungen, Leberschäden, chronische Pankreatitis.

Biliäre Ursachen

Verbliebene oder neu entstandene Gallengangsteine bringen natürlich erneut die Symptomatik eines biliären Leidens mit sich. Ein langer Zystikusstumpf stört wohl nur, wenn er Steine enthält. Unglückliche Vernarbungen, Stenosierungen, intraoperativ falsch gesetzte Clips und Ligaturen können den Galleabfluß behindern. Gerade nach wiederholten Choledochussteinabgängen könnte eine Papillensklerose vorliegen. Auch Gallenwegsdyskinesien führen gelegentlich zu Oberbauchbeschwerden.

Diagnostik beim Postcholezystektomiesyndrom

Ensprechend dem wenig klar festgelegten Krankheitsbegriff muß oft genug das gesamte Repertoire der abdominellen Diagnostik zum Einsatz kommen: klinische Untersuchung, Labordiagnostik (Cholestaseparameter), Sonographie, Ösophagogastroduodenoskopie, ERCP, Koloskopie; nur selten noch aufwendigere Maßnahmen.

Therapie des Postcholezystektomiesyndroms

Die Therapie hängt natürlich von der gefundenen Beschwerdeursache ab. Liegt eher eine Unsicherheit und Ängstlichkeit, nach langen Gallekrankheitsjahren und vielleicht langwierigem postoperativen Verlauf zugrunde, so helfen oft einfühlsame Zuwendung und diätetische Beratung zur Einhaltung einer allgemeinen Schonkost, die gebratene und blähende Speisen (Kohlgemüse) vermeidet.

4.3.3 Cholangiolithiasis

Entstehung von Gallengangsteinen

Gallenblasensteine können den Ductus cysticus passieren und dann im Gallenwegsystem zu Problemen führen. Sie können bei einer Cholezystektomie übersehen und belassen werden. Sie bilden sich zum Teil unmittelbar in den Gallenwegen, auch noch nach einer Cholezystektomie, etwa bei einer chronischen bakteriellen Besiedlung und in dilatierten oder narbig verzogenen Gallengängen.

Symptome und Komplikationen einer Cholangiolithiasis

Werden Konkremente aus der Gallenblase in die Gallengänge ausgetrieben, so überwinden sie schließlich häufig - unter erneuten Schmerzen - auch die Papille, beeinträchtigen aber den Galleabfluß, kurzfristig oder über lange Zeit, und oft auch die regelrechte Pankreasentleerung mit den möglichen Konsequenzen Verschlußikterus, Cholangitis (mit oft besonders ernsten, septischen Verläufen), biliäre Pankreatitis. Als eine mögliche Folge gehäufter Steinabgänge faßt man die Papillensklerose auf. Wiederholte Cholestaseepisoden und Cholangitiden können sogar in eine sekundäre biliäre Leberzirrhose einmünden.

Klinisches Bild und Komplikationen der Cholangiolithiasis

- Ikterus,
- Pruritus,
- Kolik,
- Fieber,
- Cholangitis,
- Pankreatitis,
- Papillensklerose?
- biliäre Zirrhose.

Diagnostik

Das klinische Bild mit Schmerzen und Ikterus weist oft den diagnostischen Weg. Die Labordiagnostik bestärkt das Bild einer Cholestasesymptomatik. Die Sonographie zeigt gewöhnlich eine Gallenblase (soweit noch vorhanden) mit Steinen und oft erweiterte Gallengänge oder sogar schon mögliche Cholangitiszeichen (Aerobilie). Die endoskopische retrograde Cholangiocholezystographie gilt hier als zuverlässiges bildgebendes Standardverfahren, zu ersetzen durch die perkutan-transhepatische Cholangiographie, falls die endoskopische Methode nicht gelingt. Vor allem die ERC(P) macht die intraoperative Cholangiographie vielfach entbehrlich. Andererseits läßt sich in schwierigen Fällen die Diagnostik sogar durch die intraoperative Cholangioskopie ergänzen.

Differentialdiagnose

Häufig gilt es die „einfache" Cholezystolithiasis abzugrenzen, die, zumal bei einer Entzündung und bei postcholezystitischen Vernarbungen, eine Cholestasesymptomatik begleiten kann. Als Sonderform der Vernarbung kann man die Papillensklerose auffassen. Galleabflußstörungen entstehen auch bei einer chronischen Pankreatitis mit narbiger Stenose des durch den Pankreaskopf ziehenden Choledochusteils. Cholestasesyndrome verlangen nach einer Unterscheidung benigner und maligner (biliäre Karzinome, Pankreaskarzinome) Galleabflußbehinderungen. Vor allem aber steht zur Klärung an, ob eine intrahepatische (Leberschaden) oder extrahepatische, mechanische Cholestase vorliegt.

Therapie

Konservative und endoskopische Therapie der Cholangiolithiasis

Gallengangsteine gehen selten – unter Koliken – spontan ab. Analgetika und Spasmolytika bringen eine subjektive Erleichterung. Choleretika zur Steinaustreibung sind heute wieder verlassen. Unter einer antibiotischen Abdeckung bessert sich vielleicht sogar eine Cholangitis, und unter einer konservativen Therapie klingt oft sogar eine biliäre Pankreatitis wieder ab. Dennoch gilt bei der Cholangiolithiasis die biliäre Entlastung als der entscheidende therapeutische Schritt. Der geringeren Invasivität wegen zieht man gewöhnlich zunächst den endoskopischen Weg, die endoskopische Papillotomie, die Schlitzung der Gallengangsmündung mit Hilfe eines Drahtmessers in der Weiterführung der ERCP mit anschließender Steinausräumung vor. Große Steine müssen vor der Papillenpassage zerkleinert werden. Es stehen dafür zur Verfügung die mechanische Lithotrypsie mittels besonders festen Steinkörbchen, die elektrohydraulische Lithotrypsie, die Laserlithotrypsie (am elegantesten mit dem „intelligenten" Laser mit automatischer Abschaltung bei drohender Gewebeläsion) und die extrakorporale Stoßwellenlithotrypsie. Gelingt die Steinausräumung nicht sogleich, so sorgt eine nasobiliäre Sonde (oder eine biliodigestive Drainage) für eine einstweilige Entlastung, bis andere Therapieweisen greifen. Selten muß man sich bei sehr alten Patienten auf die biliodigestive Drainage als beste mögliche Palliation beschränken. Nasobiliäre Sonden erlauben sogar langwierige – kaum noch geübte – lokale Lyseversuche mit Gallensalzen und Ionenfängern. Schwierige Steinausräumungen und Lithotrypsien gelingen oft nur unter cholangioskopischer Sicht, zumeist im Sinne einer „erweiterten ERCP" mit dem Mother-Baby-Scope-System. Auch der perkutan-transhepatische Zugang (falls die ERCP nicht gelingt) erlaubt eine gute Gallenwegsdiagnostik, eine temporäre Galleableitung nach außen, und, nach wiederholten Bougierungssitzungen, sogar einen Zugang zur cholangioskopischen Therapie an den Gallenwegen.

Konservative (interventionelle) Therapie bei einer Cholangiocholithiasis	
Endoskopische Papillotomie	Papillenschlitzung
Choledochussteinausräumung	endoskopische Gallengangsteinentfernung
Lithotrypsie	Gallen(gang)steinzerkleinerung
Nasobiliäre Drainage	Gallensaftableitung über einen nasalen Gallenblasenkatheter
Biliodigestive Drainage	Gallensaftableitung vom Gallengang zum Duodenum
Calcium-EDTA + Glyceromonooktanoat	zur Katheterlyse von Choledochussteinen
Operative Therapie bei einer Choledocholithiasis	
Choledochusrevision	Gallenwegssanierung
Biliodigestive Anastomose	Anschluß der Gallenwege an den Dünndarm (bei Stenosen)

Operative Therapie der Cholangiolithiasis

Versierte Operateure gehen durchaus auch die „komplizierte Galle" minimal invasiv an und sanieren laparoskopisch die Gallenwege. Die konventionelle „offene" Chirurgie mit Cholezystektomie und Gallenwegsrevision, meist mit temporärer Galleableitung über einen T-Drain, stellt aber hier wohl eher den therapeutischen Standard dar (zumal gewöhnlich vorangegangene, offenbar gescheiterte Entlastungsversuche auf dem ERCP-Weg meist auf schwierige Verhältnisse hinweisen). Bei hochgradigen stenosierenden Gallenwegsvernarbungen könnte selbst eine biliodigestive Anastomose notwendig werden. An eine erfolgreiche endoskopische Sanierung der Gallenwege wird sich bei einer Cholezystolithiasis eine Cholezystektomie anschließen; bei hohem Operationsrisiko unterbleibt dieser Eingriff (Abb. 24).

Pflegerische und diätetische Aspekte

Ikteruspatienten leiden oft unter einem unerträglichen Juckreiz (den erst die biliäre Entlastung wieder dauerhaft bessert). Beratung und die Versorgung der Patienten mit einem Handtuch vermeiden Hautläsionen durch unnützes, aber nicht zu unterdrückendes Kratzen. Bei einer Galleabflußsstörung werden Fette schlecht verdaut. Mittelkettige Triglyzeride werden eher aufgenommen als langkettige. Dies muß die Diät berücksichtigen. Fettlösliche Vitamine (A, D, E, K) können parenteral gegeben werden. Patienten mit einer Cholangits sind wegen ihres reduzierten Allgemeinzustands häufig auf eine künstliche Ernährung angewiesen. Ebenso wird man bei akuten Gallengangskoliken das Krankheitsbild nicht durch orale Nahrungszufuhr weiter anheizen. Der beschwerdearme Cholangiolithiasispatient hingegen soll keineswegs „routinemäßig" fasten.

4.3.4 Papillensklerose, Sphincter-Oddi-Dysfunktion, biliäre Dyskinesie

Entstehung und klinisches Bild

Papillensklerosen faßt man gern als narbiges Residuum nach dem Abgang von Choledochussteinen auf. Diese Papillenverhärtungen entstehen aber wohl auch eigenständig – und nach Papillotomien. Bewegungsstörungen an den Gallenwegen und am empfindlichen Muskelapparat der Papille treten wohl ebenso leicht auf wie Dyskinesien in anderen Abschnitten des Verdauungssystems. Oft klagen die Patienten über ein abdominelles Druckgefühl, über Verdauungsstörungen, über Oberbauchschmerzen oder über Koliken. Ein begleitendes Gallensteinleiden oder erhöhte Cholestasewerte auch ohne Steine bringen die intensivierte biliäre Diagnostik ins Spiel.

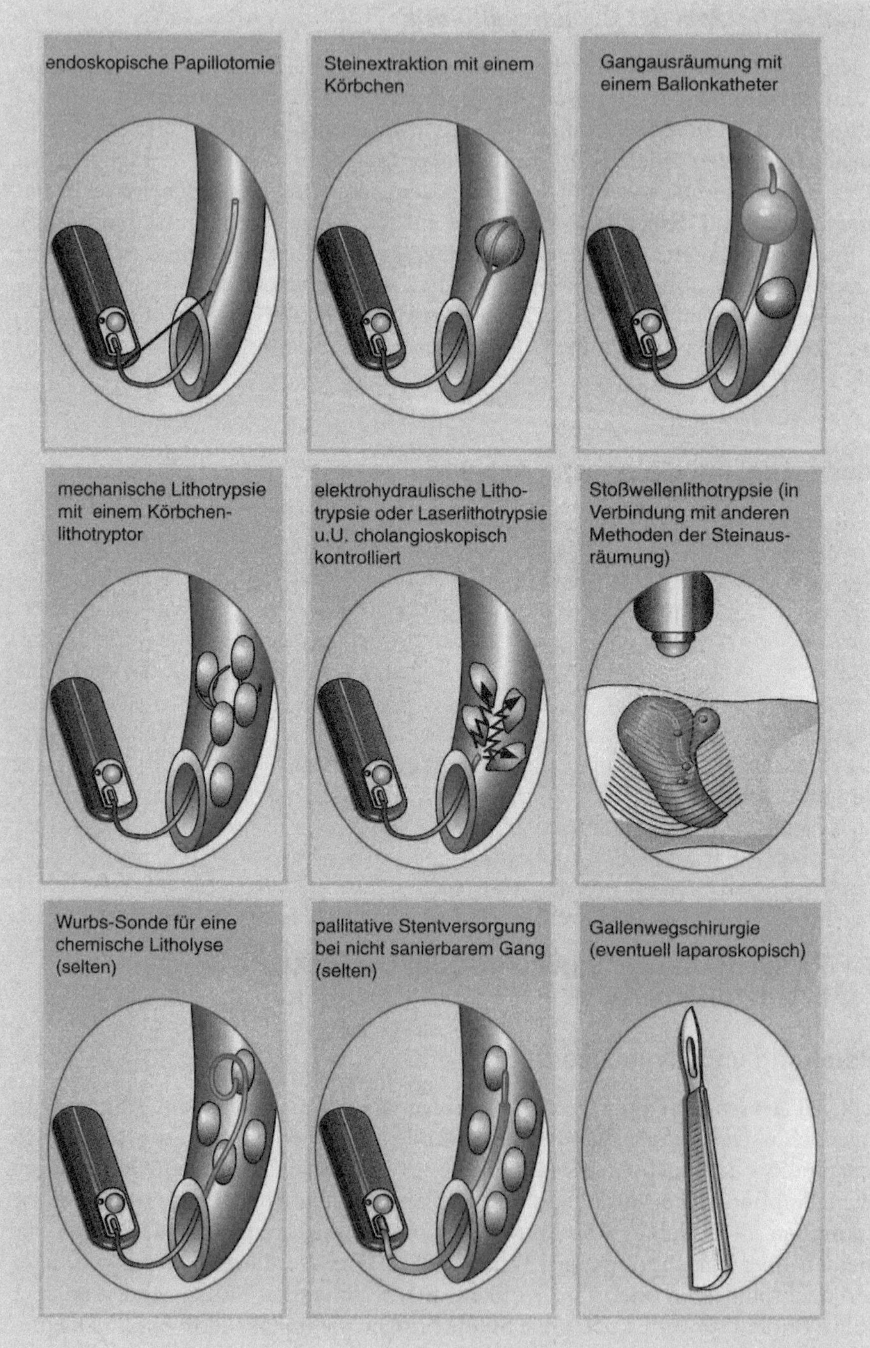

Abb. 24. Therapie bei einer Cholangiolithiasis

Diagnostik

Anamnese und klinische Untersuchung, Labordiagnostik (Cholestase- und Leberparameter, Pankreasenzyme) und Sonographie gehören zum Standardrepertoire, die endoskopische retrograde Cholangiopankreatikographie, selten die perkutantrashepatische Cholangiographie, zum erweiterten Programm. Die Sphincter-oddi-Manometrie bleibt als sehr aufwendige Maßnahme einigen Zentren vorbehalten.

Differentialdiagnose

Wegen der oft vieldeutigen Symptomatik müssen meist Magen- und Darmerkrankungen ausgeschlossen werden, natürlich Gallensteinleiden, die chronische Pankreatitis und vor allem Lebererkrankungen. Die wichtige Abgrenzung gegen maligne Galleabflußbeeinträchtigungen, ein kleines Papillenkarzinom in erster Linie, gelingt nicht immer leicht, da Biopsien falsch negativ ausfallen können.

Therapie der Papillensklerose und der Sphinkter-Dyskinesien

Die endoskopische Papillotomie bessert zumeist die Galleabflußverhältnisse, lindert aber nicht immer die Beschwerden der Patienten. Dyskinesien oberhalb des Papillensphinkters beeinflußt ein kurzer Schnitt nicht. Eine unglückliche Vernarbung nach einer Papillotomie läßt die Problematik manchmal wieder aufleben. Häufig besteht eine psychosomatische Überlagerung. Operativer Maßnahmen bedarf es dieser Störung wegen normalerweise nicht.

4.3.5 Benigne Gallenwegstenosen, Gallenwegstrikturen und -verschlüsse

Gutartige Gallenwegstenosen, Gallenwegstrikturen und -verschlüsse entstehen als Komplikationen bei Cholangitiden, bei chronischen Pankreasentzündungen, als Komplikationen nach Gallenblasen- und Gallenwegsoperationen, Pankreasoperationen und gastroduodenalen Eingriffen. Die Diagnostik gleicht der anderer Cholestasesyndrome. Akute (bakteriell cholangitische) Krankheitsexazerbationen bedürfen der antibiotischen Abdeckung und der biliären Entlastung, meist endoskopisch über biliodigestive Stents oder nasobiliäre Sonden, oft nach Papillotomie, bisweilen auch interventionell-radiologisch über eine perkutan-transhepatische Gallenwegssondierung. Für die Langzeitversorgung kommen Dilatationsbehandlungen und (temporäre) Stenteinlagen in Betracht. Weitaus häufiger als bei malignen Stenosen wird der Chirurg eine operative Gallenwegssanierung versuchen: Die Mehrzahl der Patienten darf mit einer langen Lebenserwartung rechnen; und regelmäßig zu wiederholende Wechsel der Drainagen scheinen dann kaum zumutbar. Für Patienten mit hohem Operationsrisiko stellen die „wartungsarmen" weitlumigen Metallstents eine denkbare Alternative dar.

4.3.6 Primär sklerosierende Cholangitis (PSC)

Ursache und pathologisches Bild der primär sklerosierenden Cholangitis

Für die primär sklerosierende Cholangitis muß der Patient eine genetische Veranlagung mitbringen. Es erkranken vorwiegend Männer. Man rechnet die primär-sklerosierende Cholangitis zu den immunologisch vermittelten Erkrankungen. Es kommt zu entzündlichen Infiltrationen im Bereich der Gallengänge, die an vielen Stellen das Ganglumen einengen und den Galleﬂuß beeinträchtigen. Betroffen sind zumeist die großen Gallenwege, ausschließlich kleine nur sehr selten.

Begleiterkrankungen bei einer primär sklerosierenden Cholangitis

Die primär sklerosierende Cholangitis kann für sich allein auftreten, zumeist jedoch findet sie sich mit anderen Erkrankungen vergesellschaftet, am häufigsten mit der Colitis ulcerosa. Die Verbindung zu anderen Erkrankungen des immunpathologischen Formenkreises unterstreicht die Immundefektgrundlage dieses Leidens. Bei einer Reihe von Patienten weisen die Pankreasgänge ähnliche Deformierungen auf wie die Gallenwege. Nur als Rarität entwickelt sich sogar eine Pankreasinsuffizienz.

Primär sklerosierende Cholangitis und Begleiterkrankungen

- Colitis ulcerosa,
- Morbus Crohn,
- Diabetes mellitus,
- Bronchiektasen,
- zystische Fibrose,
- rheumatische Erkrankungen,
- Coeliakie,
- Pankreasbeteiligung.

Klinisches Bild der primär sklerosierenden Cholangitis

In frühen Erkrankungsstadien klagen die Patienten kaum je über Beschwerden, allenfalls über allgemeines Unwohlsein. Die Erkrankung verläuft chronisch, schleichend. Lediglich die Überlagerung mit bakteriellen Cholangitisschüben, begünstigt die durch schlechte Selbstreinigung des vielfach stenosierten Gallenwegssystems, bedeutet jeweils eine schwere akute Beeinträchtigung der Gesundheit. Schließlich entwickelt sich ein Ikterus verbunden mit einem unerträglichen Juckreiz. Die Erkrankung geht über ins Zirrhosestadium mit seinen Problemen: Ösophagusvarizen, Aszites, Gerinnungsstörung, reduzierter Allgemeinzustand.

Klinisches Bild der primär sklerosierenden Cholangitis

- Ikterus,
- Pruritus,
- bakterielle Überlagerung,
- biliäre Zirrhose.

Für Patienten mit einer primär sklerosierenden Cholangitis besteht ein erhöhtes Risiko, ein cholangioläres Karzinom zu entwickeln. Meist wird dieser Übergang, wenn überhaupt, erst in einem fortgeschrittenen Stadium entdeckt; es ergibt sich eine sehr ungünstige Prognose.

Diagnostik bei einer primär sklerosierenden Cholangitis

Klinisch bleibt die Krankheit lange Zeit stumm, so daß zumeist erhöhte Leberlaborparameter, vor allem die cholestaseanzeigenden Werte, weitere Diagnostikmaßnahmen nach sich ziehen. Die Sonographie dient mehr der Suche nach gängigen Ursachen dieser Labornormabweichungen. Computertomographie und Szintigraphie liefern bisweilen Hinweise auf die Erkrankung. Die diagnostische Entscheidung fällt jedoch durch die Cholangiographie, gewöhnlich endoskopisch retrograd (ERCP) durchgeführt, seltener perkutan-transhepatisch (PTC). Häufig wird man auch die Laparoskopie, alternativ die Leberblindpunktion, bemühen, um anderweitige Erkrankungen auszuschließen und um eine ergänzende Aussage durch die histologische Auswertung einer Lebergewebeprobe zu erhalten. Die Immunologie leistet einen Beitrag durch den Nachweis antineutrophiler zytoplasmatischer Antikörper (ANCA), die sich hier häufig erhöht finden.

Differentialdiagnose der primär sklerosierenden Cholangitis

In die differentialdiagnostischen Erwägungen sind die unterschiedlichsten Cholestasesyndrome einzubeziehen: die Cholangiolithiasis und sekundäre, bakterielle Cholangitiden, benigne Strikturen sowie gutartige und bösartige Tumoren, Bestrahlungsfolgen und chemische Cholangitiden (etwa nach einer regionären Chemotherapie bei Lebermetastasen), die chronische destruierende nichteitrige Cholangitis (CDNC) (=primäre biliäre Cirrhose [PBC]), Lebertransplantatabstoßungen, cholestatische Erkrankungen beim Immundefektsyndrom (AIDS) und Leberschädigungen aller Art.

Therapie

Symptomatische Therapie der primär sklerosierenden Cholangitis

Durch Antibiotika gelingt es zumeist, akute bakterielle Krankheitsexazerbationen aufzufangen. Andere Therapieansätze wollen vor allem den belästigenden Juckreiz lindern: Cholestyramin oder Cholestipol binden Gallensalze und andere irritierende

Stoffe für die Ausscheidung über den Darm. Phenobarbital (Luminal) oder Rifampicin (Rifa) gelten als weniger zuverlässig. Manche Patienten ziehen Nutzen aus einer UV-Bestrahlung. Die Plasmapherese entfernt sehr effektiv Juckreizstoffe, freilich mit einem sehr hohen medizinisch-technischen Aufwand. Die Therapie der Leberzirrhose und ihrer Komplikationen unterscheidet sich nicht von der bei Zirrhosen anderer Genese.

Therapie der biliären Stenosen

Die multiplen Gallenwegsstenosen operativ beheben zu wollen erweist sich in der Regel als aussichtsloses Unterfangen. Wegen der geringeren Invasivität bewähren sich endoskopische Behandlungsversuche - Bougierungen, Ballondilatationen, (temporäre) Stenteinlagen, gewöhnlich auf dem ERCP-Weg und oft mit einer Papillotomie verbunden, bisweilen auch über einen perkutan-transhepatischen Zugang - etwas besser, zumindest bei vorwiegend extrahepatischen Gangveränderungen.

Therapie der Entzündung und der Fibrosierung

Die chronisch schwelende Entzündung und die zunehmende Fibrosierung läßt sich nicht befriedigend beeinflussen. Immunmodulierende Medikamente wie Methotrexat belasten durch schwerwiegende potentielle Nebenwirkungen. Lediglich die Therapie mit oral applizierbaren Gallensäuren - Ursodesoxycholsäure - bewährt sich bisher gut und verlangsamt das Fortschreiten der Erkrankung.

Lebertransplantation

Die Lebertransplantation allein offeriert bisher eine Heilungschance mit einem (vertretbar) hohen Operationsrisiko und einer unverzichtbaren Nachüberwachung sowie einer immunsupprimierenden Dauertherapie. Klinische Kontrollen und Verlaufsbeobachtungen sollen den geeigneten Zeitpunkt für eine Lebertransplantation festlegen helfen.

Diätetische und pflegerische Aspekte bei der primär sklerosierenden Cholangitis

Pflegeaspekte und Diäthinweise (fettarme Diät, mittelkettige Triglyzeride, parenterale Substitution fettlöslicher Vitamine) entsprechen denen bei anderen Cholestasesyndromen. Im Zirrhosestadium sind zudem etwaige Eiweißbeschränkungen zu beachten.

4.3.7 Seltene Cholangitiden

Zu den seltenen Cholangitiden gehören chronische bakterielle Infektionen, Bestrahlungsfolgen, Reaktionen auf chemische Belastungen wie eine regionäre Chemotherapie über Katheter in der Leberarterie bei Lebermetastasen, ischämische Cholangitiden, etwa nach einer Lebertransplantation und Cholangitiden bei immunsupprimierten Patienten (AIDS-Erkrankung), seltenen Erregern wie Zytomegalieviren, Kryptosporidien oder Mycobacterium avium intracellulare. Die Therapie ähnelt in der Regel der der primär sklerosierenden Cholangitis: Antibiotika gegen die bakterielle Komponente, Ursodesoxycholsäure, Versuche der endoskopischen Lumenherstellung.

4.3.8 Gallenwegszysten

Eine Reihe von Erkrankungen der Gallenwege, Stenosen und Atresien u. a. m., beruhen auf angeborenen Störungen und fallen ausschließlich in den Aufgabenbereich der Pädiatrie. Einige aber, wie die zystischen Gallenwegsveränderungen, betreffen durchaus auch die Erwachsenenmedizin.

Choledochuszysten

Die Bezeichnung „Choledochuszysten" umfaßt regionäre Gangerweiterungen und -aussackungen, Divertikel, im weiteren Sinne auch mit dem Gangsystem kommunizierende intrahepatische Zysten. Druckgefühl, Schmerzen, Raumforderungszeichen und Ikterus gehören zu den Auswirkungen der Zysten. Häufig entwickeln sich Gallensteine. Sonographie, biliäre Szintigraphie, bisweilen die Computertomographie geben eine Vorstellung von der räumlichen Ausdehnung und der Zugänglichkeit dieser Hohlräume. Die wichtigsten Aussagen liefert indes die Cholangiographie, gewöhnlich als ERCP durchgeführt. Bei tiefsitzenden Choledochozelen bessert oft schon die endoskopische Papillotomie das klinische Bild und die Galleabflußverhältnisse. Meist aber bedarf es einer chirurgischen Korrektur dieser Anomalien, bei intrahepatischen Anomalien teilweise gar einer Lobektomie, bei diffuser ausgedehnter Zystenbildung selbst der Lebertransplantation.

Caroli-Syndrom

Beim Caroli-Syndrom bestehen multiple Zysten vor allem der intrahepatischen Gallenwege, verbunden mit einer Leberfibrose unterschiedlichen Ausmaßes. Es stellen sich schließlich Hepatomegalie, Ikterus, Fieber, portale Hypertension und Leberschwäche ein. Oft entwickeln sich Gallensteine. Sonographie, Computertomographie und Cholangiographie führen zur Diagnose. Cholangiographie und endoskopische Entlastungsversuche bergen ein hohes Cholangitisrisiko in sich. Medikamentöse Behandlungsversuche (Antibiotika bei Infektionen, Ursodesoxycholsäure) helfen manchmal, Zeit zu gewinnen. Leberteilresektionen kommen bei nur regionärer Ausprägung in Betracht. Als ultima ratio wird man wieder auf die Lebertransplantation zurückgreifen.

Karzinomrisiko

Bei zystischen Gallenwegserkrankungen besteht ein erhöhtes Risiko für cholangioläre Karzinome.

4.3.9 Benigne Tumoren der Gallenblase

Gallenblasenpolypen fallen am ehesten als sonographische Zufallsbefunde auf.

Cholesterinpolypen

Bei cholesterinreicher Galleflüssigkeit nehmen Zellen der Gallenblasenwand Cholesterin auf, bis sie sich polypenartig vorwölben. Sie verursachen nur Symptome, wenn sie sich in den Ductus cysticus vorwölben („Gallekolik"), abreißen und als Konkrementkern wirken oder über den Ductus choledochus abgehen (Kolik, Cholestase). Zumeist bedürfen sie keiner Therapie.

Hyperplastischer Polyp

Als ähnlich harmlos sind hyperplastische Polypen einzustufen.

Entzündliche Polypen

Bei den entzündlichen Polypen bestimmen der zugrundeliegende Entzündungsprozeß und das Gallensteinleiden Klinik und Vorgehensweise.

Adenomyom

Die Wucherungen der glatten Muskelzellen, mit zusätzlichen drüsigen Anteilen, lokalisiert oder diffus, verursachen kaum je klinische Symptome.

Adenom

Adenome der Gallenblase, wenn auch gutartig, weisen doch die gleiche Adenom-Karzinom-Sequenz auf wie andere Adenome des Verdauungstraktes auch, müssen also als Präkanzerosen aufgefaßt werden. Kleine Polypen entarten selten, rasch wachsende oder größere müssen aber unbedingt operiert werden. Zu Zeiten der laparoskopischen Cholezystektomie fällt der Entschluß zur Operation leichter, bei allen Gallenblasentumoren (zumal ja ihre Zuordnung zu einer harmlosen oder einer bedenklichen Gruppe erst anhand der histologischen Untersuchung des Operationspräparates getroffen werden kann).

4.3.10 Benigne Gallenwegstumoren

Papillome. Adenome

Diese seltenen gutartigen, drüsigen Neubildungen treten klinisch durch die von ihnen verursachte Cholestasesymptomatik in Erscheinung. Wie andere benigne Galleabflußbehinderungen führen sie - nach der ERCP-Diagnostik - eher zur Operation als zur endoskopischen Versorgung, auch im Hinblick auf die Entartungstendenz der Adenome und die mögliche Vergesellschaftung der Papillome mit Gallenblasenkarzinomen.

4.3.11 Gallenblasenkarzinom

Histologisches Bild der Gallenblasenkarzinome

Bei den Gallenblasenkarzinomen handelt es sich durchweg um Adenokarzinome.

Stadieneinteilung der Gallenblasenkarzinome

Das TNM-Schema trifft die Stadieneinteilung. Nur Karzinomen, die sich noch auf die Mukosa beschränken, kommt eine leidlich gute Prognose zu.

TNM-Klassifikation des Gallenblasenkarzinoms

Stadium:	Befallskriterium:
T1a	Mukosa
T1b	Muskularis
T2	Perimuskuläres Gewebe
T3	Serosa, Leber < 2 cm
T4	Leber > 2 cm, > 1 Nachbarorgan
N0	Lymphknoten frei
N1	Lymphknoten
M0	Keine Fernmetastasen
M1	Fernmetastasen

Risikokonstellation für die Entwicklung von Gallenblasenkarzinomen

Bei der Mehrzahl der Patienten mit einem Gallenblasenkarzinom finden sich auch Gallensteine. Die ursächliche Bedeutung der Steine belegt dies noch nicht; sie könnten sich auch unter dem Einfluß der Neubildung entwickelt haben. Biliäre Adenome und Papillome gelten als Warnzeichen und Vorläufer für Gallenblasenkarzinome. Ein hohes Karzinomrisiko besteht auch bei der „Porzellangallenblase", der Gallenblasenwandverkalkung.

Klinisches Bild des Gallenblasenkarzinoms

Das Gallenblasenkarzinom ruft zunächst keine charakteristischen Symptome hervor; das Beschwerdebild mit abdominalen Druck- und Schmerzsensationen gleicht dem der Cholezystolithiasis. Gewichtsabnahme, deutlich geänderter Schmerzcharakter gegenüber früheren „Galleattacken", Fieber, (gedeckte) Perforation mit Abszedierung oder Ikterus weisen gewöhnlich bereits auf ein fortgeschrittenes Erkrankungsstadium hin.

Hauptsymptome beim Gallenblasenkarzinom

- Zufallsbefund,
- Schmerzen,
- Gewichtsverlust,
- Ikterus,
- Fieber.

Ausbreitung und Metastasierung des Gallenblasenkarzinoms

Das Gallenblasenkarzinom wächst auf die Gallengänge zu, breitet sich hier aus und bewirkt eine Cholestasesymptomatik. Es gräbt sich in die Leber ein und metastasiert auch in die Leber sowie vor allem in die Lymphknoten und erreicht natürlich das Peritoneum.

Gallenblasenkarzinommetastasen

- Lymphknoten,
- Leber,
- Peritoneum.

Diagnostik

Primärdiagnostik des Gallenblasenkarzinoms

Erst im fortgeschrittenen Krankheitsstadium leitet das klinische Bild die Diagnostik unmißverständlich zum biliären System. Dies gilt ebenso für die Cholestaseparameter, die das Labor bereithält. Sonographie und Computertomographie stoßen in der Abgrenzung gegen eine chronische Cholezystitis ebenfalls auf Schwierigkeiten. Bei der Cholangiocholezystographie, gewöhnlich im Rahmen einer ERCP, seltener als perkutan-transhepatische Darstellung des biliären Systems, stellt sich eine „Karzinomgallenblase" oft gar nicht mehr dar oder fällt durch atypische Füllungsdefekte auf. So kann sich das Karzinom durchaus als Zufallsbefund in einem Cholezystektomiepräparat finden. Laparoskopie, Cholezystoskopie (während der Laparoskopie) oder Cholangioskopie könnten Gewebeprobeentnahmen und eine histologi-

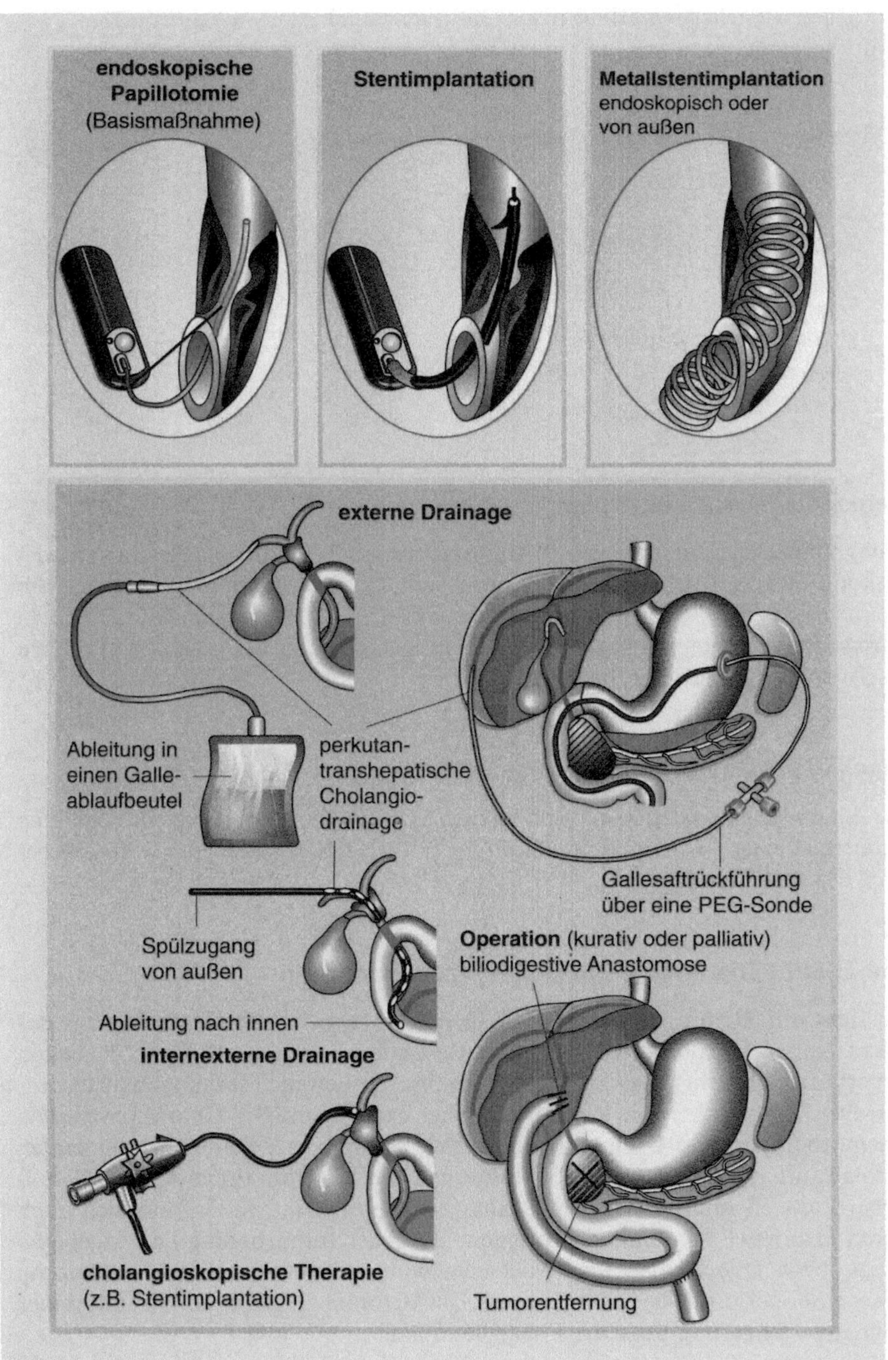

Abb. 25. Therapie beim malignen Verschlußikterus

sche Diagnosesicherung erlauben, gehören aber nicht zum diagnostischen Standardprogramm.

Diagnostikmaßnahmen beim Gallenblasenkarzinom

- Cholestaseparameter,
- Sonographie,
- ERCP,
- (PTC),
- Gastroskopie,
- Computertomographie,
- Endosonographie,
- Angiographie.

Stagingdiagnostik des Gallenblasenkarzinoms

Sonographie, Cholangiographie (ERCP, ersatzweise PTC), Ösophagogastroduodenoskopie, Röntgenaufnahme des Thorax und Computertomographie geben ein ausreichendes Bild der Tumorausdehnung. Für operabel erscheinende Patienten klären Endosonographie und Angiographie Detailfragen, vor allem das Problem des Tumoreinbruchs in große Gefäße.

Allgemeininternistische Diagnostik

Die internistische Diagnostik soll zum allgemeinen Operationsrisiko Stellung nehmen, abhängig von der vom Chirurgen festgelegten wahrscheinlichen Ausdehnung des geplanten Eingriffs.

Therapiemaßnahmen beim Gallenblasenkarzinom

Aussicht auf Heilung verspricht allein die Operation – im Frühstadium der Erkrankung. Darüber, wie weit die Resektion (etwa in die angrenzenden Leberbezirke hinein) ausgedehnt werden muß, gehen die Meinungen auseinander. Der Strahlentherapie kommt hier eher experimenteller Charakter zu. Die Chemotherapie weist beim Gallenblasenkarzinom bisher keine überzeugenden Erfolge auf. Die palliativen Bemühungen wollen vor allem den Galleflußsichern, durch interne (ERCP-)Drainagen, wenn nicht anders möglich auch durch externe (PTC-)Galleableitungen. Bei einer tumorbedingten Magenausgangs- bzw. Duodenalstenose wird man wohl auf die künstliche Ernährung über eine perkutan-endoskopische Gastrostomie zurückgreifen, mit einer Sondenverlängerung über die Engstelle hinaus.

Therapiemaßnahmen beim Gallenblasenkarzinom

- Cholezystektomie und ausgedehnte Resektionen,
- biliodigestive (ERCP-)Cholangiodrainage,
- perkutan-transhepatische Cholangiodrainage (PTCD),
- Ernährungspalliation,
- Chemotherapie,
- (Bestrahlungstherapie?).

4.3.12 Gallenwegskarzinom

Histologisches Bild der Gallenwegskarzinome

Bei den cholangiolären Karzinomen handelt es sich durchweg um Adenokarzinome. Andere histologische Typen, etwa Plattenepithelkarzinome, kommen als seltene Ausnahmen vor.

Lokalisation der Gallenwegskarzinome

Die Gallenwegskarzinome lassen sich nach ihrer Entstehungsregion unterteilen in periphere intrahepatische Karzinome, in Tumoren der Hepatikusgabel und in die extrahepatischen Neoplasien des oberen, des mittleren und des unteren Choledochusdrittels. Die Lokalisation entscheidet häufig über die therapeutische Zugänglichkeit, über die Eignung für ein bestimmtes Behandlungsverfahren: Vor allem hochsitzende Karzinome erweisen sich oft als nicht mehr operabel. Eine Sonderform sklerosierender Karzinome der Hepatikusgabel bezeichnet man als Klatskin-Tumoren.

Stadieneinteilung der Gallenwegskarzinome

Der TNM-Stadieneinteilung kommt im Hinblick auf die Therapieplanung vielfach ein geringerer Stellenwert zu als der Lokalisation.

TNM-Klassifikation des Gallenwegskarzinoms

Stadium:	Befallskriterium:
T1a	Mukosa
T1b	Muskularis
T2	Perimuskuläres Gewebe
T3	Nachbarstrukturen
N0	Lymphknoten frei
N1a	Lymphknoten im Gallenwegsbereich
N1b	Lymphknoten der Umgebung
M0	Keine Fernmetastasen
M1	Fernmetastasen

Risikokonstellation für die Entwicklung von Gallenwegskarzinomen

Als Risikogruppen für die Entwicklung von Gallenwegskarzinomen gelten Patienten mit einer Colitis ulcerosa, mit einer primär sklerosierenden Cholangitis, mit zystischen Veränderungen des hepatobiliären Systems, Typhusbakterienträger sowie (eine asiatische Besonderheit) Patienten mit einem Wurmbefall der Gallenwege (Clonorchis sinensis). Als prämaligne Vorstufen verlangen vor allem die Adenome Aufmerksamkeit.

Klinisches Bild des Gallenwegskarzinoms

Als Hauptsymptome maligner Gallenwegsverschlüsse gelten zunehmende Gelbsucht, „bierbrauner" Urin, acholische Stühle verbunden mit Juckreiz. Bei Karzinomen unterhalb der Zystikuseinmündung findet sich die Gallenblase prall gefüllt, bei höher sitzenden Tumoren meist schlaff und entleert. Schließlich stellen sich Schmerzen, Schwäche, Appetitlosigkeit und Gewichtsverlust, also allgemeine Tumorzeichen ein. Tumorblutungen gehören zu den seltenen, Cholangitiden mit wechselnden Temperaturen bis zum septischen Krankheitsbild zu den häufigeren Komplikationen.

Hauptsymptome beim cholangiolären Karzinom

- Ikterus,
- Pruritus,
- brauner Urin,
- farbloser Stuhl,
- Fieber.

Ausbreitung und Metastasierung beim Cholangiokarzinom

Das cholangioläre Karzinom kann sich intraduktal ausbreiten und in die angrenzenden Strukturen eindringen. Es metastasiert in die Lymphknoten, schließlich in Organe, vornehmlich die Leber.

Gallenwegskarzinommetastasen

- Lymphknoten,
- Leber.

Diagnostik

Primärdiagnostik des Gallenwegskarzinoms

Im klinischen Bild dominiert das Leitsymptom Ikterus. Bei den Laborwerten fallen die erhöhten cholestaseanzeigenden Parameter auf. Die Sonographie zeigt zumeist dilatierte Gallenwege, bei tiefem Karzinomsitz eine überdehte Gallenblase. Die endoskopische retrograde Cholangio(pankreatiko)graphie bzw. die perkutan-transhepatische Cholangiographie sichern für gewöhnlich die Diagnose. Eine Gewebeprobeentnahme für die histologische Auswertung gelingt im Rahmen einer ERCP oder bei einer Cholangioskopie; doch kommen diese Methoden nicht zwingend notwendig zum Einsatz.

Diagnostikmaßnahmen beim Gallenwegskarzinom

- Cholestaseparameter,
- Sonographie,
- ERCP,
- (PTC),
- Cholangioskopie,
- Histologie,
- Gastroskopie,
- Computertomographie,
- Endosonographie,
- Angiographie.

Stagingdiagnostik des Gallenwegskarzinoms

Bereits Sonographie und Cholangiographie, bisweilen die Ösophagogastroduodenoskopie, liefern Aussagen zur Tumorausdehnung und vor allem zur Lokalisation (und zur Operabilität). Computertomographie, Angiographie und Endosonographie können das Bild präoperativ ergänzen.

Allgemeininternistische Diagnostik

Die allgemeininternistische Diagnostik versucht, Kriterien der Operabilität zu erarbeiten. Besondere Berücksichtigung finden die oft beeinträchtigten Gerinnungsverhältnisse (Vitamin K wird gallesalzabhängig resorbiert).

Therapiemaßnahmen beim cholangiolären Karzinom

Die Therapie der Gallenwegskarzinome beginnt zumeist mit der endoskopischen internen, seltener der interventionell-radiologischen externen biliären Drainage (die dann eigentlich einer Gallesaftrückführung über eine PEG-Sonde mit intestinaler Öffnung bedürfte). Oft wird man es bei diesen palliativen

Maßnahmen belassen müssen. Die Operation mit kurativer Intention bedeutet zumeist eine Tumorentfernung mit partieller Duodenopankreatektomie, Lymphknotenausräumung, biliodigestiver Anastomose Gastrojejunostomie und Pankreaticojejunostomie. Vor allem für jüngere Patienten, zumal wenn der Tumor nicht nur die Gallenwege, sondern auch bereits das Duodenum einengt, sind auch palliative Operationen zu erwägen, die biliodigestive Anastomose und die Gastrojejunostomie. Ansonsten bleibt nur, die biliären Drainagen bei Bedarf (Verstopfung oder Infektion) zu wechseln, sie vielleicht durch wartungsarme, weitlumige Metallstents zu ersetzen und rechtzeitig eine Ernährungspalliation mit einer perkutan-transhepatischen Gastrostomie mit Sondenverlängerung weit über das an den Tumor grenzende Duodenum hinaus in die Wege zu leiten. Die Chemotherapie überzeugt wenig. Die Strahlentherapie läßt sich sehr aufwendig als Afterloadingverfahren vornehmen - radioaktive Substanzen werden über spezielle biliäre Drainagen in das befallene Gangsegment eingebracht - setzte sich aber nicht durch.

Therapiemaßnahmen beim Gallenwegskarzinom

- Ausgedehnte Tumoresektion,
- biliodigestive Anastomose,
- Pankreatikojejunostomie,
- Gastrojejunostomie,
- Biliodigestive (ERCP-)Cholangiodrainage,
- perkutan-transhepatische Cholangiodrainage (PTCD),
- Ernährungspalliation,
- Chemotherapie ?
- Bestrahlungstherapie als Afterloadingverfahren.

Pflegerische Hilfe und diätetische Rücksichten beim cholangiolären Karzinom

Die Hilfestellungen wegen des Juckreizes und die diätetischen Hinweise lassen sich von anderen Cholestaseproblemen her übertragen (s. S. 193). Einen Tumoreinbruch in das Duodenum mit Passagebehinderung überbrückt passierte oder flüssige Kost allenfalls kurzzeitig. Es drohen dann sogar Aspirationsprobleme (denen man durch Hochlagerung zu begegnen versuchen sollte).

5 Leber

5.1 Bauplan und Funktion

5.1.1 Feingeweblicher Aufbau

Läppchenarchitektur

Die Leberzellen richten sich an den feinsten Gallenwegen aus und orientieren sich mit ihrem gegenüberliegenden Pol an der Lebervene (Zentralvene). Da die Gallengänge zusammen mit den Ästen der Pfortader und der Leberarterie zur Leberpforte hinziehen, die Lebervenen aber zur Vena cava, entsteht eine ineinander verschränkte doppelte Läppchenarchitektur.

Besonderheiten im Feinbau der Lebergefäße

Leberarterie und Pfortader laufen in gemeinsam mit den Gallenwegen genutzten Bindegewebsstraßen, den Portalfeldern, und verzweigen sich bis in dünne, gemeinsam genutzte Haargefäße (Sinusoide), denen, anders als den typischen Kapillaren, eine Basalmembran fehlt: Dies ermöglicht einen engen Kontakt der Organzellen und des Blutes sowie einen regen Austausch. Die Lebervenen sammeln dann das „sinusoidale“ Blut.

5.1.2 Großräumiger Aufbau, Besonderheiten der Blutversorgung und Lagebeziehung zu den Nachbarorganen

Leberlappen

Ein breites Aufhängeband, das Ligamentum falciforme hepatis, und seine Fortsetzung in das Omentum minus unterteilen die Leber in einen großen rechten und einen kleineren, zipfelig ausgezogenen linken Lappen.

Aufhängevorrichtungen

Nach kranial und nach dorsal hin hält eine große Verwachsungsfläche die Leber am Zwerchfell fest. Das Ligamentum falciforme hepatis mit seinem verdickten freien Rand (eigens benannt als Ligamentum teres hepatis) verbindet die Leber mit der vorderen Bauchwand. Das Omentum minus reicht von der Leberunterfläche zum Magen und zum Duodenum. Im vorderen Anteil des kleinen Netzes, im Ligamentum hepatoduodenale ziehen Gallengang, Leberarterie und Pfortader zur Leberpforte.

Das Ligamentum teres hepatis geht aus der Nabelschnurvene der Embryonalentwicklung hervor, die sich nach der Geburt schließt. Bei Leberzirrhosen kann diese Vene wieder eröffnet und durchblutet werden. Sie gilt dann als verletzungsgefährdet, etwa bei laparoskopischen Eingriffen.

Lagebeziehungen

Die Leberoberfläche trennt lediglich das dünne Zwerchfell von der Lunge bzw. vom Herzen. An die Leberunterfläche grenzen rechte Niere, Dickdarm, Zwölffingerdarm und Magen. Die Gallenblase verwächst in ihrem Leberbett mit der Leberunterfläche und überragt sie vorn. Nach links erreicht die Leber bisweilen sogar die Milz.

Blutversorgung

Die Leber erhält, wie andere Organe auch, Blut aus ihrer Organarterie, der Arteria hepatica. Zudem aber sammelt sie über die Pfortader Blut aus dem gesamten Bauchraum, vom unteren Ösophagus bis zur linken Kolonflexur, eingeschlossen Magen, Dünndarm, Bauchspeicheldrüse, Milz. Dies Blut, wenngleich venös, trägt wesentlich zur Sauerstoffversorgung der Leber bei.

Fortgeschrittene Lebererkrankungen, Leberzirrhosen, beeinträchtigen den Blutfluß vor allem der Pfortader. Das Blut staut sich zurück, sucht die verhärtete Leber zu umgehen. Es kommt so zu einer Milzvergrößerung und, vornehmlich in der Speiseröhre und auch im Magen, zur Ausbildung dünnwandiger - blutungsgefährdeter - Varizen.

5.1.3 Aufgaben und Funktionen

Stoffumwandlung

Die Leber nimmt Blut aus den Verdauungsorganen auf, angereichert mit Fremdstoffen, mit Nährstoffen. Diese körperfremden Stoffe müssen in körpereigene überführt werden, eine Aufgabe, der sich vorwiegend die Leber annimmt.

Syntheseaufgaben. Eiweißstoffwechsel

Der Leber fällt hier eine wichtige Schlüsselaufgabe zu. So stellt sie das Albumin her, den großen Wasserbinder und das bedeutende vielseitige Stoffvehikel des Blutes, dazu auch spezialisierte Transporteiweiße wie das Transferrin und vor allem auch einen Großteil der Gerinnungsfaktoren. Die Aktivität der Leber umfaßt dabei bereits Synthese und Umwandlung von Aminosäuren, den Eiweißbausteinen, und reicht bis zur Herstellung der vollständigen Eiweißmoleküle.

Patienten mit fortgeschrittenen Lebererkrankungen leiden häufig unter einem Eiweißmangel. Besonders ungünstig macht sich der Mangel an Gerinnungsfaktoren als Blutungsbereitschaft geltend.

Fettstoffwechsel

Die Leber produziert Triglyzeride und Cholesterin, dazu Lipoproteine als Trägereiweiße, baut aber auch Fette ab und scheidet Cholesterin und die cholesterinähnlichen Gallensalze mit der Gallensekretion aus.

Glukosestoffwechsel

Die Leber darf man als den Hauptwirkort des Insulins ansehen. Unter seinem Einfluß baut sie aus Zucker die Speicherform Glykogen auf, ein leicht zugängliches, (etwa unter Glukagoneinfluß) schnell zu mobilisierendes Energiedepot, aber auch Fette, Triglyzeride als längerfristige Reserven. Gleichzeitig baut die Leber Insulin ab, schirmt den Organismus also gegen einen übermächtigen Insulineinfluß ab.

Bei vielen Leberkranken läßt sich eine beeinträchtigte Glukosetoleranz nachweisen. Im Endstadium der Erkrankung mit ungenügender Glykogenproduktion kommt es aber auch zu Hypoglykämien.

Verdauungsaufgaben

Durch die Produktion der Galleflüssigkeit, in erster Linie der Gallensäure, leistet die Leber einen entscheidenden Beitrag zur Verdauung und Aufnahme von Nahrungsfetten und von fettlöslichen Vitaminen.

Stoffabbau und Entgiftung. Ausscheidungsfunktion

Vielerlei Stoffe, körpereigene wie das Hämoglobin oder Hormone, Aldosteron etwa und die Sexualhomone, vor allem aber auch körperfremde, Toxine, Genußstoffe (Alkohol), Medikamente werden in der Leber umgebaut und abgebaut, entgiftet, für die Ausscheidung durch die Nieren vorbereitet oder durch die Leber selbst über die Galle, dann den Darm aus dem Körper geschleust.

Abbau von Eiweißen und Aminosäuren. Harnstoffsynthese

Periphere Zellen oder die Leber bauen nicht mehr nutzbare Eiweiße ab. Oftmals lassen sich die Aminosäuren sogleich wieder für die Eiweißsynthese nutzen. Zum Teil aber werden sie gänzlich zerstört. Dabei fällt Ammoniak an, ein Giftstoff vor allem für Nervenzellen, den die Leber durch den Einbau in Harnstoff für die renale Ausscheidung vorbereitet und unschädlich macht.

Säure-Basenhaushalt

Da die Leber bei der Harnstoffsynthese auch Bikarbonat verbraucht, schaltet sie sich auch in den Säure-Basenhaushalt ein.

Abwehraufgaben

Die Leber fängt nicht nur Giftstoffe ab, ihr sinusoidales Netz hält auch Bakterien, Krankheitserreger auf und macht sie mit Hilfe spezialisierter Zellen (Fremdkörperzellen, Histiozyten, Retikulozyten) unschädlich.

5.2 Diagnostik bei Erkrankungen der Leber und bei portaler Hypertension

5.2.1 Klinische Hinweise auf Lebererkrankungen

Klinisches Bild: erscheinungsfrei bis moribund

Im Anfangsstadium bleiben viele Lebererkrankungen klinisch symptomfrei oder symptomarm. Befindensstörungen, Druckgefühl im Oberbauch, Müdigkeit, Allgemeinschwäche finden zunächst keine rechte Erklärung. Druckempfindlichkeit, Vergrößerung, Verhärtung und gar Leberschrumpfung zeigen einen Krankheitsfortschritt an. Gelbsucht, zunächst an den Augen, dann an der Haut erkennbar, Juckreiz, entfärbter Stuhl und dunkler brauner Urin lassen an Lebererkrankungen denken. Aszites, Abmagerung, Hämatome, innere Blutungen, schließlich gar Störungen der Geschicklichkeit, des Verhaltens, des Bewußtseins gehören zum fortgeschrittenen Leberleiden.

Klinische Hinweise auf Lebererkrankungen

- Schwäche,
- Ikterus,
- Pruritus,
- Blutungsbereitschaft,
- Aszites,
- Enzephalopathie.

5.2.2 Labordiagnostik

Konventionelle Labordiagnostik

Das Bilirubin steigt bei Cholestasen und bei allen schweren Lebererkrankungen an. Der Unterscheidung zwischen unkonjugiertem (nicht durch Leberzellen bearbeitetem) Bilirubin und konjugiertem (hepatisch umgewandelten) kommt heute weniger Bedeutung zu. Die Bestimmung der Gallensäuren im Serum verlangt einen hohen technischen Aufwand und gehört nicht zur klinischen Routine. Die Transaminasen (GOT und GPT) steigen vor allem bei akuten und entzündlichen Leberschädigungen an. Die alkalische Phosphatase (AP), die Leuzinaminopeptidase (LAP) und die Gamma-Glutamyltransferase (--GT) weisen auf Cholestasen hin, letztere aber auch auf toxische Einflüsse, am häufigsten auf alkoholische. Serumalbumin, Prothrombinzeit und Cholinesterase spiegeln die Syntheseleistung der Leber wider. Ammoniak erweist sich als geeigneter Parameter zu Erfassung der Entgiftungsfunktion.

Konventionelle Leberlabordiagnostik

Bilirubin	unkonjugiert	
	konjugiert (und Gesamtbilirubin)	z. B. bei Hämolysen Cholestasen, alle Leberschäden
GOT (AST)	Glutamatoxalattransferase (Aspartattransaminase)	Entzündung, Leberzellnekrosen
GPT (ALT)	Glutamatpyruvattransferase (Alanintransaminase)	Entzündung, leberspezifisch
AP	Alkalische Phosphatase	Cholestase
LAP	Leuzinaminopeptidase	Cholestase
γ-GT	Gamma-Glutamyltransferase	Cholestase, toxische Schäden (Alkohol)
LDH	Laktatdehydrogenase	unspezifisch,
CHE	Cholinesterase	Syntheseleistung
Albumin	Serumeiweißfraktion	Syntheseleistung
Quickwert	Prothrombinzeit	Syntheseleistung Gerinnungstest
NH_3	Ammoniak	Entgiftungsleistung

Aufwendige Labordiagnostik

Vor allem die Eiweißfraktionen des Blutes, in diffizilen Aufschlüsselungen (Elektrophorese, Immunglobuline) leisten Beiträge für eine filigrane Leberdiagnostik. Namentlich erlauben serologische Methoden sehr präzise Aussagen in der Hepatitisdiagnostik. Über die Routinediagnostik geht auch die Bestimmung von Parametern des Bindegewebsstoffwechsels (wie des Prokollagen-III-Peptids) hinaus.

5.2.3 Leberfunktionstests

Klinische Bedeutung

Aussagen zu den Leistungsreserven der Leber kommt heute besondere Bedeutung zu, nicht zuletzt bei der Planung aufwendiger hepatologischer Therapien, namentlich von Operationen bis hin zur Lebertransplantation.

Galaktoseeliminationstest

Wird Galaktose, ein Zuckerstoff, intravenös gegeben, so hängt seine Elimination von der Leberfunktion ab. Man benötigt wiederholte Serumspiegelbestimmungen und ein sehr leistungsfähiges Labor.

Atemtests

Beim hepatischen Abbau radioaktiv markierter Testsubstanzen (Aminopyridin, Koffein, Phenacetin oder wieder Galaktose) entsteht Kohlendioxid, das über die Lunge abgeatmet und mit nuklearmedizinischen Methoden gemessen wird. Ihres hohen Aufwandes wegen erfreuen sie sich keiner weiten Verbreitung.

Koffeinspeicheltest

Nach einer Testdosis von Koffein läßt sich aus Speichelproben die Eliminationszeit bestimmen; dies erlaubt gewisse Rückschlüsse auf die Leberfunktion.

Andere Funktionstests

Eine Reihe anderer Funktionstest kämen ebenfalls in Betracht: die Überwachung des Metabolismus von Lidocain nach einer intravenösen Einzeldosis oder die Verfolgung der Antipyrinelimination im Serum oder im Speichel. Der älteste Test dieser Reihe, der Bromsulphaleintest, wurde wieder aufgegeben wegen der Schwierigkeit der Durchführung und wegen seiner möglichen Nebenwirkungen.

5.2.4 Sonographie

Diagnostisches Spektrum für die Hepatologie

Die Sonographie erlaubt eine recht verläßliche Größenabschätzung der Leber, weist durch die dargestellte Organdichte auf Verfettung und Fibrose hin, zeigt die Oberflächenbeschaffenheit von glatt bis wellig, läßt diffuse und lokalisierte Inhomogenitäten erkennen und steuert so Alarmsignale bei für die Diagnostik von Leberzirrhosen, von Neoplasien, Metastasen, Zysten, Abszessen und anderen Herdbildungen. Aszites, erweiterte Pfortader und Milzvene sowie Splenomegalie sprechen für eine portale Hypertension. Gestaute Lebervenen bringen kardiologische Probleme (Stauungsleber) als Erklärung „schlechter Leberwerte" ins Spiel. Im Rahmen differentialdiagnostischer Erwägungen sucht – und findet – man Einblicke in das biliäre System, das Pankreas und andere Organe. Die Dopplersonographie, am besten als Farb-Duplex-Sonographie, trägt Informationen zum Blutfluß in der Leber, in hepatischen Herdbildungen und speziell auch zur portalen Blutströmung bei (Flußumkehr bei schwerer portaler Hypertension). Die Möglichkeit, sonographisch gezielte Punktionen (zur histologischen bzw. (bei sehr dünnen Punktionsnadeln) zytologischen und/oder mikrobiologischen Auswertung) vornehmen zu können, erhöht natürlich die Aussagekraft dieser Methode.

5.2.5 Röntgendiagnostik

Die konventionelle Röntgendiagnostik bietet hepatologische Aussagen eher als Nebendiagnose: den Zwerchfellhochstand bei der Thoraxaufnahme als Hinweis auf eine Hepatomegalie oder auf einen Aszites, die großen den Darm verdrängenden Organschatten bei Leber- und Milzschwellung, auf die in einer Abdomenaufnahme sichtbaren intrahepatischen Verkalkungen (etwa von Echinococcuscysten). Die röntgenologische Suche nach Ösophagusvarizen wurde durch die Endoskopie abgelöst. Unverzichtbare Aussagen liefert nach wie vor natürlich die Angiographie, die Darstellung der arteriellen Gefäßversorgung des Oberbauches und speziell der Leber, die sich leicht erweitern läßt zur (indirekten) Splenoportographie, zur Dokumentation der Strombahnverhältnisse im Milzvenen- und Pfortadergebiet, vor allem zur Beurteilung der Umgehungskreisläufe bei hepatischer portaler Hypertension, bei Pfortader- oder Milzvenenthrombose. (Die direkte Splenoportographie durch Milzpunktion wird wegen der damit verbundenen Blutungsgefahr kaum noch durchgeführt.) Die Führungsposition in der Leberröntgendiagnostik hält sicher die Computertomographie, eingesetzt vor allem zur Erfassung und Beurteilung herdförmiger Leberveränderungen, insbesondere zur Metastasendiagnostik (bis hin zu computertomographisch gezielten Punktionen). Die Kernspintomographie drängt nunmehr auch in dieses Feld hinein, muß ihre Rolle aber noch genau definieren.

5.2.6 Lebervenographie und Lebervenenmanometrie

Durch einen in die Lebervene eingeführten Katheter gelingt eine Kontrastmitteldarstellung des venösen Lebergefäßbaumes (in Ausschnitten), die Rückschlüsse auf die Lebererkrankung erlaubt. Druckmessungen in der Lebervene bei freiem Blutfluß und bei (durch Aufblasen eines Katheterballons) blockiertem Blutstrom ermöglichen quantifizierte Aussagen zu den Druckverhältnissen im Pfortaderstromgebiet. Unmittelbare therapeutische Konsequenzen lassen sich nicht in eindeutiger Weise herleiten. Die Methode erfreut sich daher keiner weiten Verbreitung.

5.2.7 Nuklearmedizinische Diagnostik

Die nuklearmedizinische bildgebende Diagnostik (Szintigraphie) arbeitet mit radioaktiven Markersubstanzen, die sich im untersuchten Organ anreichern und deren Strahlungsaktivität von Gammakameras erfaßt werden. Sie liefert Hinweise auf Raumforderungen und Leberzirrhosen oder stellt mit großer Treffsicherheit Leberhämangiome dar. Die computergestütze Auswertung verbessert die räumliche Auflösung dieser Methoden. Die Positronen-Emissions-Tomographie (PET), die jüngste Entwicklung auf diesem Feld, verspricht vor allem Aufschlüsse über Stoffwechselvorgänge. Bisher stellen sich Sonographie und Computertomographie als oft überlegene oder doch bevorzugte Konkurrenzmethoden dar.

5.2.8 Ösophagogastroduodenoskopie

Die Ösophagogastroduodenoskopie gibt Auskunft über kritische Zeichen einer portalen Hypertension, über Ösophagus- und Fundusvarizen sowie über eine portalhypertensive Gastropathie. Zudem finden sich gehäuft Ulzera bei Leberpatienten.

5.2.9 Endoskopische retrograde Cholangiopankreatikographie und perkutan-transhepatische Cholangiographie

Die endoskopische retrograde Pankreatikographie (alternativ die perkutan-transhepatische Cholangiographie) benötigt man zur Suche nach einer Galleabflußstörung als Ursache eines Leberschadens und natürlich als differentialdiagnostische Hilfe (Lebererkrankung oder biliäres Leiden) sowie wegen der gerade bei alkoholischen Leberschäden oftmals anzutreffenden Verknüpfung von Leber- und Pankreasaffektion.

5.2.10 Leberblindpunktion

Vorgehensweise

Die Leberblindpunktion gewinnt einen Leberstanzzylinder für die histologische Gewebeprobeauswertung. Die Punktionsstelle (gewöhnlich in der mittleren Axillarlinie in einem Zwischenrippenraum) läßt sich nach klinischen Kriterien festlegen. Oder es hilft die Röntgendurchleuchtung, einen risikoarmen Zugang zu finden. Am häufigsten unterstützt heute wohl die Sonographie die Leberpunktion. Nach einer Lokalanästhesie und einem Hautschnitt gewinnt eine Aspirationsnadel nach Menghini (alternativ eine andere Stanznadel) einen Lebergewebezylinder.

Vorbereitung und Nachsorge bei der Leberblindpunktion

Der Patient erscheint nüchtern zu diesem Eingriff. Das erleichtert die sonographische bzw. röntgenologische Orientierung (und erlaubt bei etwaigen Komplikationen notfallmäßig operativ oder laparoskopisch zu intervenieren). Eine systemische Analgesie und Sedierung benötigt man in der Regel nicht. Nach dem Eingriff liegt der Patient auf der Punktionsstelle oder hält doch zumindest für einige Zeit Bettruhe ein. Kreislauf-, Blutbild- und Sonographiekontrollen legt der Untersucher im Einzelfall fest. Die Methode eignet sich für die ambulante Durchführung.

Bedeutung der Methode

Die Leberblindpunktion eignet sich zur Probengewinnung für die histologische Auswertung bei Leberschädigungen, die weitgehend homogener Ausprägung sind.

5.2.11 Transvenöse Leberpunktion

Über einen Venenzugang (meist von der Vena jugularis aus) läßt sich mit einem speziellen Besteck unter Röntgendurchleuchtungskontrolle die Leber erreichen und für die Gewinnung eines Stanzzylinders punktieren. Diese Methode besitzt wohl den Vorteil geringer Blutungskomplikationen.

5.2.12 Laparoskopie

Untersuchungsprinzip

Bei der Laparoskopie wird mit einem (für gewöhnlich starren) Endoskop der Bauchraum ausgespiegelt. Das internistische Interesse gilt vorwiegend der Leber. Während der Untersuchung können Gewebeproben entnommen werden.

Aussagekraft und Bedeutung der Methode

Die Laparoskopie, verbunden mit der gezielten Gewebeprobeentnahme, erschließt ein noch weiteres Feld von Lebererkrankungen der histologischen (bei dünnen Punktionsnadeln der zytologischen) und auch gelegentlich der mikrobiologischen Auswertung als die Leberblindpunktion. Die Gewebeentnahme unter endoskopischer Sicht erhöht die Trefferquote. Herdförmig akzentuierte Erkrankungen (wie Hepatitiden und Leberzirrhosen und gar Metastasierungen) lassen sich mit größerer Sicherheit erfassen. Außer der Leber kommen noch andere Organe ins endoskopische Blickfeld (und bei Bedarf durch Gewebeentnahmen zur mikroskopischen Diagnostik): Peritonealraum, Magen, Darm, Milz, Gefäße, Unterleibsorgane. Die Möglichkeit der Elektrokoagulation erlaubt diesen diagnostischen Eingriff selbst noch bei eingeschränkten Gerinnungsverhältnissen. Auch ein Aszites stellt keine

Kontraindikation dar. Und die Methode baut (anders als die Leberblindpunktion) nicht ausschließlich auf die Mikroskopie: der unmittelbare endoskopische Eindruck trägt wesentlich zur Diagnoseformulierung bei. Nachdem andere Methoden, vor allem Labordiagnostik und Sonographie, die Laparoskopie für einige Zeit zurückgedrängt hatten, erlebt sie heute eine Renaissance.

Vorgehensweise und apparative Ausstattung

Der Eingriff läßt sich in Lokalanästhesie und Analgosedierung (ohne Vollnarkose) durchführen. Nach der Punktion des Peritonealraums mit einer vorn abgestumpften Verress-Nadel läßt sich die Bauchhöhle mit einem reaktionsträgen Gas füllen (Stickoxid oder Kohlendioxid). Dann wird in Nabelnähe nach einem Hautschnitt eine Endoskopschleuse eingedreht, die nun dem Laparoskop den Weg in den Bauchraum ermöglicht. Weitere Zugänge für Arbeitsinstumente – Taststäbe, Biopsienadeln, Zangen, Scheren, Koagulationssonden, Drainagesonden – können nun nach Bedarf unter endoskopischer Sicht geschaffen werden. Endoskopische Befunderhebung, Probeentnahmen, Elektrokoagulation, bei Bedarf die Durchtrennung von Verwachsungskulissen (um freie Sicht zu schaffen) oder das Einlegen von Drainagesonden (bei Aszites) stehen im Mittelpunkt des diagnostischen Eingriffs. Ablassen des Insufflationsgases, Entfernung der Instrumente, Hautnaht und Verband stehen am Ende der Maßnahme (Abb. 26).

Vorbereitung, Nachsorge, Pflegegesichtspunkte bei der Laparoskopie

Wie bei den meisten gastroenterologischen Eingriffen gilt auch für die Laparoskopie das „Nüchterngebot". Ein Venenzugang gilt als unverzichtbar. Eine Dauertropfinfusion hält den Zugang offen und hilft, während des Eingriffs den Kreislauf stabil zu halten. Der Kreislaufüberwachung und der Beobachtung der respiratorischen Funktion gilt besondere Aufmerksamkeit - im Hinblick auf etwaige Nebenwirkungen der Analgosedierung, wegen der oft nötigen blutdruckdepressiven Lagerung (Schräglagerung mit abgesenkten Beinen zur besseren Leberinspektion) und wegen des erhöhten Drucks im Bauchraum (durch das Insufflationsgas), der die Atemexkursionen beeinträchtigt. Die Überwachung der kardiorespiratorischen Funktion, die Infusionstherapie, bei Bedarf die Sauerstoffgabe über eine Nasensonde oder eine Sauerstoffmaske setzt sich nach den Vorgaben des Untersuchers in die Nachsorgephase hinein fort. Blutbildkontrollen und eine sonographische Nachuntersuchung wird ebenfalls der Untersucher nach Bedarf festlegen. Noch größere Bedeutung als der apparativen Verlaufsdiagnostik kommt sicher der klinischen Inspektion zu. In der Regel dürfen die Patienten am Abend des Untersuchungstages wieder leichte Kost essen und natürlich auch trinken. Der Eingriff kann sogar ambulant durchgeführt werden.

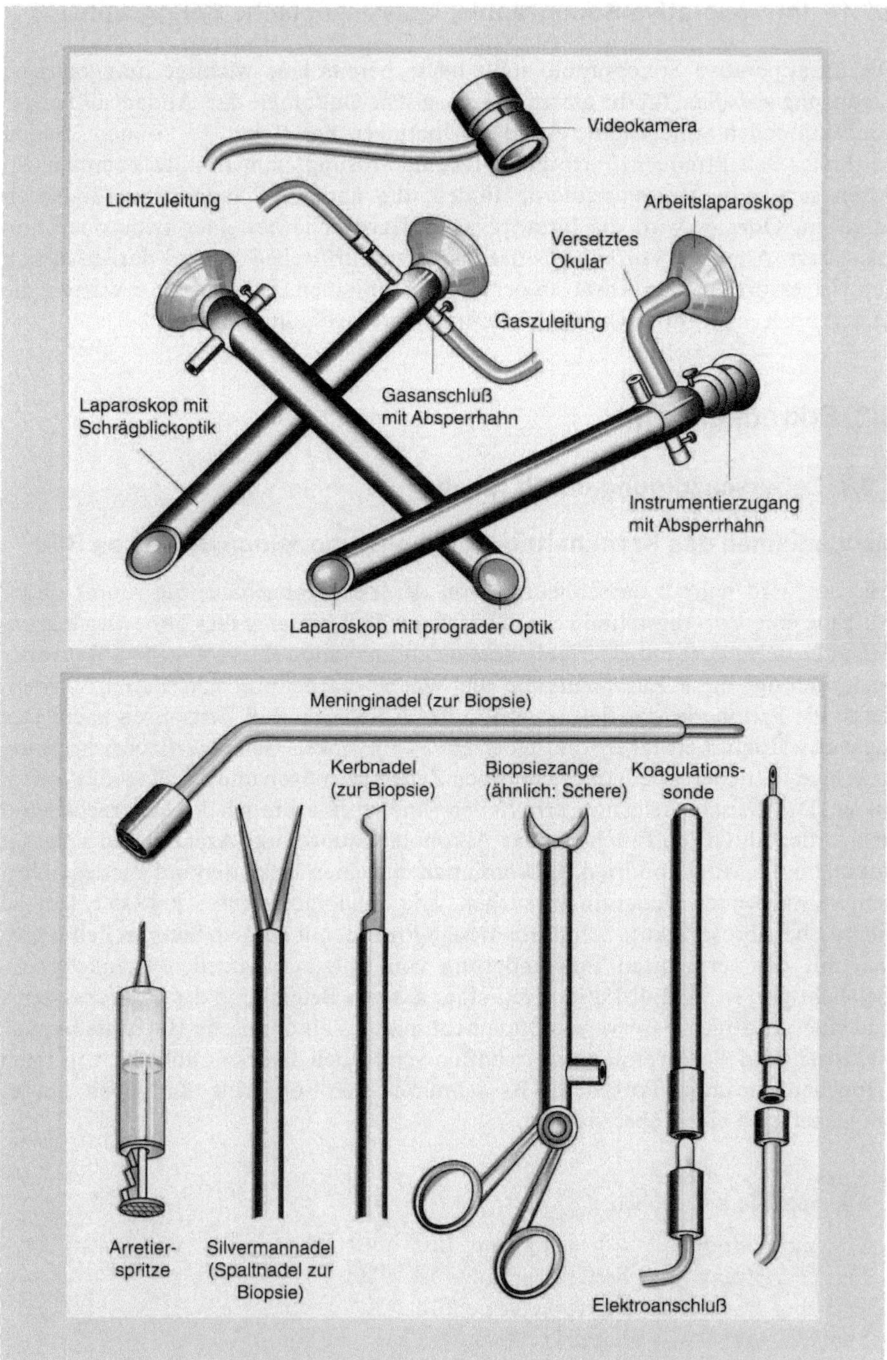

Abb. 26. Laparoskopie - apparative Ausstattung

5.2.13 Intraoperative Sonographie, laparoskopische Sonographie

Die intraoperative Sonographie stellt heute bereits eine wichtige diagnostische Ergänzung vor allem für die gastroenterologische Onkologie dar. Anders als bei der konventionellen Sonographie entfallen Überlagerungseffekte. Es können Sonden mit hoher Schallfrequenz, also guter Detailauflösung, zum Einsatz kommen. So lassen sich z. B. Metastasenherde finden, die anderen Diagnostikmaßnahmen entgehen. Oder es wird die intraoperative Herdsuche bei einer Leberoperation erleichtert. Ähnliche Vorteile aus der Nähe zum kritischen Befund darf man sich von vielversprechenden Ansätzen der laparoskopischen Sonographie erwarten, die derzeit noch nicht für die klinische Routine zur Verfügung steht.

5.3 Erkrankungen

5.3.1 Leberschädigung durch Alkohol

Mechanismen des Krankheitsgeschehens und feingewebliches Bild

Alkohol wird nahezu ausschließlich von der Leber abgebaut. Sie räumt dieser Aufgabe eine Vorrangstellung ein. Über einige Zeit hin mag dies ohne Organschaden unbemerkt oder mit einer unbedeutenden Enzyminduktion abgehen. Bald aber beeinträchtigt diese Zusatzaufgabe die Weiterverarbeitung von Fetten. Zudem liefert die Peripherie, das Fettgewebe, unter Alkoholeinfluß Fettsäuren nach. Das nicht bewältigte Fett lagert die Leber ab; es entwickelt sich eine Leberverfettung bzw. eine Fettleber. Die fettspeichernden Zellen vermögen auch Kollagenfasern zu bilden. Die toxische Belastung erhöht den Sauerstoffverbrauch der Leberzellen und überfordert ihren Stoffwechsel. Das Alkoholabbauprodukt Azetaldehyd schädigt vor allem die Mitochondrien. Es kommt zu einzelnen Nekrosen mit bindegewebigen, vernarbenden Reparaturversuchen. Die Schädigung entwickelt sich fort zu einer Leberfibrose. Akute Schübe in diesem Prozeß, mit ausgedehnteren Zellnekrosen, mit der vermehrten Einwanderung von Entzündungszellen (Leukozyten), vielleicht gar, so wird diskutiert, mit einer aktiven Beteiligung des Immunsystems und einer kräftigen Faservermehrung hebt man als alkoholische Hepatitis heraus. Nekrosen und Faservermehrung schaffen schließlich Brücken von der zentralen Läppchenvene zum Portalfeld. Es schnüren sich so kleine Knötchen ab; es entwickelt sich eine Leberzirrhose.

Alkoholische Leberschäden

Enzyminduktion	Anregung einer Enzymvermehrung
Leberverfettung	Fetteinlagerung (bis 50%)
Fettleber	Fetteinlagerung (über 50%)
Leberfibrose	Faservermehrung
Fettleberhepatitis	Verfettung mit starker Entzündungsreaktion
Leberzirrhose	Knotiger Leberumbau

Alkoholische Leberzirrhose und Leberzellkarzinom

Kranke mit einer alkoholischen Leberzirrhose gelten als gefährdet, ein Leberzellkarzinom zu entwickeln, wenn auch weitaus weniger als Patienten nach einer Hepatitisvirusinfektion.

Alkoholische Organschädigungen und Alkoholkonsum

Regelmäßiger Alkoholgenuß scheint häufiger zu Leberschädigungen zu führen als Alkoholexzesse mit (wochen)langen Trinkpausen. Je höher die tägliche Alkoholzufuhr liegt, umso eher entwickeln sich schwere Alkoholschäden. Alkoholische Organschäden bilden sich keineswegs nur bei „Alkoholikern" im engeren Sinne aus; sehr häufig integrieren sich diese Patienten sozial gut und trinken „nur im gesellschaftlich üblichen Rahmen". Die individuelle Alkoholtoleranz läßt sich nicht vorhersagen. Bereits Alkoholmengen um 30 g pro Tag können die Gesundheit beeinträchtigen. Frauen reagieren auf gleiche Alkoholmengen emfpindlicher als Männer (geringerer Wasseranteil am Körpergewicht: geringeres Verteilungsvolumen). Zusätzliche Belastungsfaktoren für die Leber (Medikamente, Hepatitis, Stoffwechselstörungen) wirken sich ungünstig auf den Verlauf aus. Ein schlechter Ernährungszustand (Protein- und Vitaminmangel) akzentuiert wohl die schädlichen Folgen des Alkoholmißbrauchs. Alkoholschädigungen müssen sich keineswegs in allen an sich empfindlichen Organen gleichmäßig entwickeln (chronische Pankreatitis ohne nennenswerten Leberschaden).

Alkoholismustypen

α Trinken in Konfliktsituationen
β Trinken in sozialen Verführungssituationen
γ Unkontrolliertes Trinken bis zum Rausch
δ Trinken, um einen bestimmten Wirkspiegel zu erreichen (Unfähigkeit zur Abstinenz)

Symptome bei alkoholischen Leberschädigungen

- Enzymanstiege (γ-GT) und andere Laborveränderungen,
- Appetitverlust,
- Übelkeit,
- Erbrechen,
- Hepatomegalie,
- Schmerzen,
- Ikterus,
- Zirrhosesymptome.

Klinisches Bild der alkoholischen Leberschädigung

Alkoholische Leberschädigungen rufen häufig über lange Zeit hinweg keinerlei klinische Erscheinungen hervor, wenn aber doch, so dominieren oftmals unspezifische Symptome wie Appetitverlust, Übelkeit, Erbrechen. Meist läßt sich eine Leberschwellung feststellen. Bisweilen verspürt der Patient Schmerzen durch die Leberkapselspannung. Ikterus und Fieber, Aszites und Hämatome als Ausdruck der beeinträchtigten Blutgerinnung, gehören dann zu ernst verlaufenden Fettleberhepatitiden oder bereits zur alkoholischen Leberzirrhose.

Erkrankungen im Umfeld des Alkoholkonsums

- unterschiedliche Grade der Betrunkenheit,
- Alkoholdelir (Delirium tremens),
- alkoholische Hirnatrophie,
- Wernicke-Enzephalopathie,
- Korsakow-Syndrom,
- alkoholische Neuropathie,
- hepatische Enzephalopathie,
- alkoholische Myelopathie,
- Anämie,
- Thrombozytopenie,
- Leukozytopenie,
- überschießende Erholungsphase,
- Ulkuskrankheit,
- Pankreatitis (akut, chronisch),
- Übelkeit, Erbrechen, Diarrhö,
- Übergewicht,
- Diabetes mellitus,
- Hyperlipidämie,
- Gicht,
- Störungen der Sexualfunktion,
- (Relativer) Vitaminmangel (Folsäure, B_1, B_6, B_{12}),
- arterielle Hypertonie,
- Arteriosklerose,
- Herzerkrankungen,
- alkoholische Kardiomyopathie.

Begleiterkrankungen und -symptome

Begleiterkrankungen und nichtleberbezogene Symptome stehen bei Patienten mit alkoholischen Lebererkrankungen oft im Vordergrund: Bald drängen sich dem klinischen Blick Störungen des zentralen und des peripheren Nervensystems auf, bald hämatologische Normabweichungen, dann eine Ulkuskrankheit, eine Pankreatitis; in anderen Fällen finden sich Stoffwechselstörungen, Übergewicht,

Diabetes, Hyperlipidämie, Gicht, eine arterielle Hypertonie oder Zeichen einer Herzerkrankung; auch Zyklusstörungen oder Impotenz können sich als Alkoholfolgen ergeben.

Diagnostik

Klinisches Bild, Anamnese einschließlich der Fremdanamnese, Laborbefunde und Sonographie erlauben häufig bereits die Aussage „alkoholischer Leberschaden". Die Sonographie, aufwendiger die Computertomographie oder gar die Kernspintomographie kommen zu einer Abschätzung des Verfettungsgrades. „Beweiskraft" (bis hin zur Festlegung des Krankheitsstadiums) besitzt aber vor allem die Histologie einer Lebergewebeprobe, gewonnen durch die Leberblindpunktion oder im Rahmen einer Laparoskopie.

Differentialdiagnose und ergänzende Diagnostik

Eine umfassende hepatologische Diagnostik muß vor allem nach nichtalkoholischen Lebererkrankungen fahnden. Die Ösophagogastroduodenoskopie nimmt zur Frage nach Ösophagus- und Fundusvarizen Stellung und sucht nach einem begleitenden Ulkusleiden und einer Gastritis. Oft benötigt man die ERCP zur Differentialdiagnose gegen eine mechanische Galleabflußstörung. Entsprechend dem alkoholischen Schädigungsspektrum bezieht die Diagnostik auch hämatologische und kardiologische Methoden mit ein. Und sehr häufig wird man die Stellungnahme eines Neurologen und Psychiaters einholen, um Schäden am Nervensystem korrekt zu erfassen und vor allem auch, um gegebenenfalls eine Suchtproblematik nicht unberücksichtigt zu lassen.

Therapie

Begleittherapie

Die medikamentösen Therapiemaßnahmen zielen zunächst auf die Korrektur von begleitenden Problemen ab: rechtzeitige Therapie eines Alkoholdelirs, Ausgleich von Kalium- und Magnesiummangelzuständen, Substitutionstherapie bei einer Unterversorgung mit Vitaminen (Folsäure und Vitamin-B_{12} – wegen der Folgen für die Blutbildung, Vitamin K, bedeutsam für die Blutgerinnung, Vitamin-B_1, entscheidend bei einer Wernicke-Enzephalopathie).

Medikamentöse Therapie

Ein Wirksamkeitsnachweis fehlt für eine ungezielte Vitamintherapie oder für die künstliche Ernährung (solange eine ausreichende normale Nahrungsaufnahme gewährleistet erscheint). Glukokortikoide, Testosteron und Anabolika sowie die Stoffwechselbremsung durch Thyreostatika finden bei der alkoholischen Hepatitis

Zustimmung – und Ablehnung ebenso wie Colchicin und andere potentielle Hemmstoffe der Faserbildung bei der fortschreitenden Leberfibrose. Die Therapie mit sogenannten „Leberschutzpräparaten" hält einer kritischen Prüfung nicht stand.

Therapie der Leberzirrhose

Die Therapie einer alkoholischen Leberzirrhose unterscheidet sich nicht von der Vorgehensweise bei Zirrhosen einer anderweitigen Genese. Selbst die Lebertransplantation gehört mit zu den Therapieoptionen, sofern der Patient erwiesenermaßen auf den Alkoholkonsum zu verzichten vermag.

Therapie alkoholischer Leberschäden

- Therapie von Begleiterkrankungen (Delirprophylaxe u. a. m.),
- Ausgleich von Mangelzuständen (Kalium, Magnesium, Folsäure, Vitamin-B_{12}, Vitamin K, Vitamin B1),
- Therapie der alkoholischen Hepatitis (Glukokortikoide? anabole Steroide? Thyreostatika?),
- Therapie der Fibrose (Colchicin?),
- Therapie der Leberzirrhose,
- Alkohlabstinenz.

Diätetische, pflegerische und psychosoziale Unterstützung

Der Verzicht auf Alkohol erweist sich als Dreh- und Angelpunkt jeglichen therapeutischen Bemühens. Für viele Patienten stellt dies kein Problem dar. Bei anderen bedarf es jedoch einfühlsamen Bemühens, das Problembewußtsein zu wecken und sie für ein dauerhaft tragfähiges Abstinenzkonzept (unter Umständen einschließlich einer Langzeitentwöhnungsbehandlung und einer Dauerbetreuung durch Selbsthilfegruppen) zu gewinnen. Verwahrloste Alkoholkranke benötigen Hilfe und Anleitung für die allgemeine Körperpflege und für Einhaltung einfachster Hygieneregeln. Eine vitaminreiche, proteinreiche Kost gilt für die meisten Patienten mit einer alkoholischen Leberschädigung als empfehlenswert.

5.3.2 Leberschädigung durch Medikamente und andere Noxen

Schädigungsmuster

Die Leber steht als wichtigstes Stoffwechselorgan im Brennpunkt der Auseinandersetzungen des Organismus mit chemischen Belastungen. Über den Pfortaderkreislauf erreichen namentlich alle oral zugeführten Stoffe gerade die Leber in höchster Konzentration. Dank ihrer hohen Entgiftungskapazität erfüllt die Leber die ihr zugedachten Aufgaben zumeist „klaglos". Zum Teil jedoch führen die Noxen zu

Beeinträchtigungen von Leberenzymen, -organellen und -membranen, ja der Leberzellen als Ganzes, und es kommt zu Schädigungen nach dem Muster einer Verfettung, einer Cholestase, einer Hepatitis, einer (vielfachen) Zellnekrose. Zum Teil greifen die Schadstoffe die empfindlichen Strukturen direkt an, zum Teil erst ihre Metaboliten, und in einigen Fällen vermittelt eine (überschießende) Reaktion des Immunsystems die Organbeeinträchtigung.

Hepatotoxische Stoffe

Obligate Lebertoxine bewirken regelhaft eine Leberschädigung, dosisabhängig und reproduzierbar. Idiosynkrasien, individuelle Unverträglichkeiten gegen bestimmte Stoffe, beruhen oft auf geringfügigen Stoffwechselvarianten, die die Anhäufung toxischer Metaboliten begünstigen, oder auf Überempfindlichkeitsreaktionen, vermittelt durch das Abwehrsystem. (Im Einzelfall fällt es oft schwer, eine konkrete Erkrankung sicher einem Reaktionstyp zuzuordnen).

Leberschädigende Stoffe

Obligate Lebertoxine:
- Tetrachlorkohlenstoff,
- Paracetamol (ben-u-ron),
- Salizylate (z. B. Aspirin),
- Methotrexat,
- Anabolika,
- Contrazeptiva,
- Chlorpromazin,
- Aminodarone (Cordarex).

Stoffwechselvarianten:
- Isoniazid (tebesium),
- Methyldopa (Sembrina).

Überempfindlichkeitsreaktionen:
- Diphenylhydantoin (Zentropil),
- Halothan,
- Chlorpromazin,
- Amiodarone (Cordarex).

Klinisches Bild

Oftmals bleiben die Leberschädigungen symptomlos, tun sich nur durch eine zufällig festgestellte Laborabweichung kund. Oder es gehen die Krankheitszeichen unter in den Symptomen einer Drogen- oder Medikamentenabhängigkeit oder denen einer Primärerkrankung, deretwegen das hepatotoxische Agens verordnet worden war. Ein Ikterus stellt natürlich stets einen nachhaltig warnenden klinischen Fingerzeig dar. Vom klinischen Bild her ergeben sich keine wesentlichen Unterschiede zu anderen Lebererkrankungen.

Verlauf

Vielfach entwickeln sich toxische Leberschäden langsam, schädigen das Organ in einem schleichenden Verlauf wenig, können aber auch „explodieren“ mit dem Bild eines akuten Leberversagens, einer fulminanten Hepatitis ähneln oder chronisch aggeressiv fortschreiten hin zu einer Leberzirrhose. Die meisten chronischen und subakuten Verläufe bessern sich - oft mit einer langen Latenzzeit - nach dem Fortfall der Noxe, fulminante Reaktionen – mit zweifelhafter Prognose – stabilisieren sich vielleicht unter dem Einsatz aller Methoden der Intensivbehandlung.

Sozialmedizinische Aspekte

Besondere Bedeutung kommt einer Diagnosesicherung natürlich bei berufsbedingten Schädigungen zu. Die Einstufung einer Erkrankung als entschädigungspflichtige Berufserkrankung, die sich vielleicht ergebende Notwendigkeit, einschneidende berufliche Veränderungen hinnehmen zu müssen, die rechtlichen Konsequenzen verlangen nach einer gründlichen und umsichtigen Diagnostik.

Diagnose

Selten die Klinik, häufiger Laborbestimmungen werden auf einen Leberschaden aufmerksam machen. Die genaue Anamneseerhebung, die kritische Einstellung zur gewählten Medikation, das Denken an einen toxischen Leberschaden erweisen sich oft als ausschlaggebend für die Diagnosestellung. Der „Auslaßversuch“ mit klinischer und laborchemischer Besserung, die erneute Verschlimmerung nach (versehentlicher) Reexposition wiegen als besonders schwere Argumente. Die histologische Auswertung einer Lebergewebeprobe liefert zwar wertvolle Aussagen zum Schweregrad der Schädigung, kann oft andere ins Auge gefaßte Lebererkrankungen ausschließen, beweist aber häufig nicht die vermutete chemisch-toxische Verursachung eines Leberleidens.

Differentialdiagnose

Letztlich sind „alle anderen“ denkbaren hepatischen und oft biliären Erkrankungen als diagnostische Alternativen zu erwägen, vor allem Hepatitiden - und die „allgegenwärtige“ Noxe Alkohol.

Diätetik und Pflege

Die symptomatischen Hilfen, Ruhe, Schonung, leichte Kost gleichen denen bei anderen Lebererkrankungen. Besondere Mühe und Überwachungsverantwortung erlegt die Entwöhnung oder die Umstellung einer Therapie bei einem Psychopharmakagebrauch auf.

Therapie

Eine Besserung des Leberschadens darf man für gewöhnlich nur erwarten, wenn die schädigende Substanz entzogen werden kann. In den meisten Fällen gelingt es wenigstens, ein toxisches Präparat durch ein weniger bedenkliches zu ersetzen. Nur bei bedrohlicher Primärerkrankung wird man eine als unverträglich erkannte Substanz weiterführen und dabei die Leber engmaschig überwachen, stets bereit, neu abzuwägen. Fulminante Krankheitsverläufe mit akutem Leberversagen verlangen ein umfangreiches Repertoire an intensivmedizinischen Maßnahmen, manchmal bis hin zur Lebertransplantation. Und chronische Verläufe rufen im Endstadium wieder den Therapiefundus der Leberzirrhose auf den Plan.

5.3.3 Virale Hepatitiden

Hepatitisviren

Orientierte sich die Einteilung der Hepatitiden früher an ihren epidemiologischen Eigenheiten, so steht uns heute eine differenzierte Aufschlüsselung nach ihren Erregern als Einteilungsprinzip zur Verfügung. Bei den Hepatitisviren im engeren Sinn handelt es sich um RNA-Viren, mit Ausnahme des Hepatitis-B-Virus (DNA-Virus). Man kennt inzwischen fünf Hepatitisviren (von A bis E); ein sechstes (F) wird vermutet.

Hepatitisviren

	A	B	C	D	E
Genom	RNA	DNA	RNA	RNA	RNA
Inkubationszeit	15–45 Tage	30–180 Tage	15–150 Tage	30–180 Tage	15–60 Tage
Infektionsweg	fäkal-oral (Blut)	Blut, Körperflüssigkeiten: genital, Vektoren?	Blut, (Körperflüssigkeiten: genital)	Blut	fäkal-oral
Verlauf	still akut fulminant prolongiert undulierend	still akut fulminant chronisch Carrier Karzinom	still akut fulminant chronisch (Karzinom)	akut fulminant chronisch	akut fulminant (Gravidität: schwerer Verlauf)

Nichttypische virale Erreger einer Hepatitis

Außer den klassischen Hepatitiserregern verursachen auch andere Viren eine Leberentzündung, so das Eppstein-Barr-Virus, im Rahmen des Krankheitsbildes der infektiösen Mononukleose, oder das Zytomegalievirus, von besonderer Bedeutung und Aktualität bei immunkompromittierten Patienten.

Seltene virale Hepatitiserreger

Eine Hepatitis findet sich auch als Teilerscheinung seltener, zum Teil tropischer Viruserkrankungen, etwa beim Gelbfieber.

Nichttypische virale Hepatitiserreger

Virus:	Eppstein-Barr-Virus	Zytomegalie-Virus
Krankheit:	Infektiöse Mononukleose	Zytomegalie
Genom:	DNA	DNA
Inkubationszeit:	25–55 Tage	20–60 Tage
Infektionsweg:	oro-oral, Blut, Körperflüssigkeiten	Blut, Körperflüssigkeiten, genital
Verlauf:	still	still
	akut	akut
		cholangitisch
	prolongiert	
	latente Viruspersistenz	latente Viruspersistenz

Seltene virale Hepatitiserreger
Herpes-simplex-Virus, Coxackie-Virus, Adenoviren, Varizellen-Zoster-Virus, Masern-Virus, Gelbfieber-Viren, Marburg-Virus, Lassa-Virus, Ebola-Virus

Erkrankungsmechanismus und histologisches Bild

Die Hepatitisviren dringen in die Leberzellen ein und nutzen deren Stoffwechsel für ihre Vermehrung. Das Immunsystem versucht, die Viren abzuwehren, zerstört dabei aber auch die befallenen Leberzellen. Es kommt zu Zellnekrosen, die Entzündungszellen wieder abräumen. Im günstigen Fall sind die Viren dann eliminiert; die akute Hepatitis klingt ab. Regenerationsvorgänge leiten dann die Erholung ein. Gelingt kein vollständiger Sieg über die Viren, so bleibt der Entzündungskampf über lange Zeit hin aktuell. (Selten „einigen" sich Viren und Organismus auf eine „friedliche Koexistenz": asymptomatische Virusträger.) Bei chronisch-persistierenden Verläufen beschränken sich die Entzündungsprozesse und die Vernarbungen auf die Regionen um die Gefäß-Gallenwegstraßen. Chronisch-aggressive Erkrankungsformen kennzeichnen ausgedehnte Nekrosen, entzündliche Infiltrationen und Narbenbildungen, die Brücken schlagen zwischen Einzelherden und schließlich funktionsuntüchtige Läppchen aus dem regelrechten Leberaufbau abschnüren. Dies markiert den Übergang in die Leberzirrhose.

Klinisches Bild der Hepatitis

Eine Infektion mit Hepatitisviren kann unbemerkt ablaufen. Oder es bestehen uncharakteristische Symptome, febrile Temperaturen, Müdigkeit, Appetitlosigkeit, Erbrechen, Kopfschmerzen, Muskel- und Gelenkschmerzen – ähnlich einer Grippe. Auch leichtere Schmerzsensationen im rechten Oberbauch, eine druckempfindliche, etwas vergrößerte Leber und bisweilen eine Milzschwellung weisen (ohne Laborbefunde) nicht immer den rechten diagnostischen Weg. Erst eine Gelbsucht, zuerst sichtbar (gegen den weißen Hintergrund der Sklera) an den Konjuktiven, dann allgemein an der Haut, begleitet vom „bierbraunen" Urin und vom acholischen, farblosen Stuhl, fügt die wenig aussagekräftigen Einzelelemente zum Bild der Hepatitis zusammen.

Klinisches Bild einer Hepatitis

- stumpfer Verlauf,
- grippaler Verlauf,
- abdominelle Beschwerden,
- ikterischer Verlauf.

Nicht-hepatische Krankheitserscheinungen bei einer Virushepatitis

Selten kommt es zu leichten Hautausschlägen. Gelenkentzündungen mit Schmerzen und Schwellungen können vor allem die Hepatitis B begleiten. Pankreatitiden beobachtet man bei der Hepatitis A, B und C, während enteritische Verläufe vor allem die Hepatitis A und E betreffen. Immunkomplexe bei einer Hepatitis B ziehen selten eine Glomerulonephritis, eine Panarteriitis nodosa oder eine nekrotisierende Vaskulitis sowie eine Dermatitis nach sich. Herzkreislaufreaktionen reichen von der Hypotonie über (bradykarde) Herzrhythmusstörungen bis zur Perikarditis und Myokarditis. Bisweilen finden sich sogar Affektionen des Nervensystems (Neuritis, Miningitis, Enzephalitis, Myelitis, Guillain-Barré-Syndrom). Aplastische Anämien und Granulozytopenien gehören als Rarität vor allem zur Hepatitis C.

Begleiterscheinungen einer Hepatitis

- Exanthem,
- Arthritis,
- Pankreatitis,
- Enteritis,
- Glomerulonephritis,
- Vaskulitis.

Verlaufsformen

Asymptomatische Infektionen kommen recht häufig vor. Eine akute Hepatitis klingt für gewöhnlich nach vier bis acht Wochen wieder ab. Cholestatische Hepatitiden – mit sehr hohen Bilirubinwerten – ziehen sich oft besonders lange hin. Ein geringer Prozentsatz an Leberentzündungen verläuft dramatisch, lebensbedrohlich als fulminante Hepatitis: Die Patienten entwickeln ein akutes Leberversagen mit einem Darniederliegen der Stoffwechsel-, Synthese- und Entgiftungsleistungen der Leber, mit Gerinnungsstörungen, Aszites, Organ- und Kreislaufversagen und einem Coma hepaticum. Protrahierte Hepatitiden dauern über mehrere Monaten an, mit wechselnd ausgeprägter subjektiver Beeinträchtigung.) Heilt eine Hepatitis aus, so hinterläßt sie eine Immunität; doch bleibt der Patient natürlich empfänglich für noch nicht durchgemachte Hepatitisvirusinfektionen. Bei leichteren Beschwerden auch nach der gesicherten Ausheilung oder unbedeutenden, schwankenden Erhöhungen des indirekten Bilirubins (wie bei einem Morbus Meulengracht) spricht man von einem posthepatitischen Syndrom. Hält die Erkrankung länger als sechs Monate an, so besteht nach einer vereinfachten klinischen Definition bereits eine chronische Hepatitis (wenngleich selbst nach einem Jahr noch protrahierte Leberentzündungen wieder abebben können). Oft aber läßt sich gar nicht mehr feststellen, wann die Erkrankung begonnen haben könnte. Subjektiv fühlt der Patient sich vielleicht nicht beeinträchtigt, oder er hat über Symptome und Leistungseinbußen zu klagen wie im akuten Stadium. Laboraktivität der Erkrankung und subjektiver Leidensdruck müssen nicht im Einklang stehen, ebenso wenig wie die Charakterisierung der Erkrankung durch den Pathologen als chronisch persistierend oder als chronisch aktiv, Beschreibungen die über die Zeit hin durchaus wechseln. Auch die chronische Hepatitis kann ausheilen, oft nach jahrelangem Verlauf, aber auch fortschreiten zur Leberzirrhose, mit minimalen klinischen Erscheinungen, mit fortbestehender „hepatitischer Symptomatik" und schließlich mit der Zirrhoseklinik eines fortschreitenden Leberversagens. Über die Leberzirrhose, seltener bereits aus der chronischen Hepatitis heraus oder gar nach einem Ruhestadium der Infektion, entwickelt sich vielleicht ein Leberzellkarzinom mit raschem körperlichen Verfall.

Leberzellkarzinomrisiko

Ein erhöhtes Risiko, ein Leberzellkarzinom zu entwickeln besteht nach einer Hepatitis-B-Infektion, vor allem bei frühkindlich erworbenen Infektionen, die oft ohne klinische Symptomatik ablaufen. Auch bei einer Hepatitis C beobachtet man Leberzellkarzinome, jedoch seltener als beim Hepatitis-B-Virus.

Besonderheiten der Hepatitis A

Die Hepatitis-A-Erreger werden über den Mund durch Stuhlverunreinigungen aufgenommen. Der eigentlichen Erkrankung geht oft ein enteritisches Prodromalstadium voraus. Im Darm läuft auch die erste Phase der Virusvermehrung ab, noch vor dem Leberbefall. Während dieses enteritischen Vorstadiums geht vom Virusträger über seine Darmausscheidungen auch eine Infektionsgefahr aus, die nach dem Ausbruch der Hepatitis rasch abnimmt. (Übertragungen durch Blutprodukte wurden als Raritäten beschrieben.) Enges Zusammenleben (Wohnheime, Kasernen u. ä.) begünstigt epidemieartige Erkrankungswellen. Man kennt stille, akute, sehr seltene fulminante und protrahierte oder schwankende Verläufe, doch wird die Erkrankung nicht chronisch und es droht keine Leberzirrhose.

Besonderheiten der Hepatitis B

Bei der Hepatitis B besteht eine lange Virämiephase mit hohen Virusspiegeln. Die Erkrankung kann daher über den Blutweg (und über Blutprodukte), aber auch über Körperflüssigkeiten übertragen werden. Blut und Blutprodukte unterliegen heute einer strengen Überwachung. Der Übertragung durch sexuelle Kontakte kommt daher besondere Bedeutung zu. Gefährdet sind natürlich vor allem auch soziale Randgruppen, Personen mit häufig wechselnden Geschlechtspartnern und Drogenabhängige. Stille und akute Verläufe bereiten zunächst meist keine Probleme, und fulminante Hepatitiden treten glücklicherweise sehr selten auf. Doch kann das Virus in vielen Fällen nicht eliminiert werden. Es schwelt dann der lange Abwehrkampf der chronischen Hepatitis mit zunehmender Fibrosierung und letztendlicher Ausheilung - oder mit dem Übergang in eine Zirrhose. Einem Teilsieg entspricht der Status des sogenannten „gesunden Carriers“: Es wird nicht mehr das vollständige Virus repliziert, sondern nur noch die Virushülle (das S-Antigen). In anderen Fällen bauen die Leberzellen das Virusgenom in ihre Erbinformation ein, und die Krankheit kommt zum Erliegen (oder währt fort, wenn nur einige Zellen diesen Weg der Virusinkorporation beschreiten). Diese Veränderung am Erbgut der Leberzellen faßt man als einen der initialen Schritte zum Leberzellkarzinom hin auf, auch wenn sich dieses erst viele Jahre später entwickelt. Besonders häufig kommt es zu dieser zweifelhaften Problemlösung des Viruseinbaus bei einer in der Kindheit erworbenen Infektion.

Besonderheiten der Hepatitis C

Auch die Hepatitis C zeichnet eine langdauernde Virämiephase aus mit allerdings nur niedrigen Virustitern. Die Übertragung der Viren geschieht somit über das Blut oder über Blutprodukte. Die Viruskonzentration in Körperflüssigkeiten liegt so niedrig, daß etwa sexuelle Kontakte kaum eine Rolle für die Krankheitsverbreitung spielen. Inapparente Infektionen kommen vor, akute Hepatitiden, auch fulminante, vor allem aber häufig chronische Erkrankungen, oft phasisch verlaufend mit zwischenzeitlichen klinischen und laborchemischen Ruhephasen, denen neue Schübe folgen - mit der Möglichkeit des Übergangs in eine Leberzirrhose. Das Karzinomrisiko gilt als deutlich geringer als bei einer Hepatitis-B-Infektion.

Besonderheiten der Hepatitis D

Das Hepatitis-D-Virus (Delta-Agent) ruft als „unvollständiges“ Virus für sich allein keine Erkrankung hervor und bedarf der „Hilfe“ durch das Hepatitis-B-Virus. Erfolgt die Infektion mit dem B- und dem D-Virus gleichzeitig (Koinfektion), so entwickelt sich eine akute bis fulminante Leberentzündung. Bei einer Superinfektion pfropft sich eine Delta-Infektion einer vorbestehenden Hepatitis-B-Virusinfektion auf mit der Folge einer ernsten akuten oder fulminanten Hepatitis oder eines schweren Schubes einer chronischen Hepatitis. Oft heilen mit einer solchen Attacke beide Infektionen aus oder die Erkrankung läuft als chronische Hepatitis weiter, mit hoher Zirrhose-, nicht aber spezieller Karzinomgefährdung. Auch latente Infektionen kommen offenbar vor; erst der zusätzliche Kontakt mit dem Hepatitis-B-Virus ermöglicht die Reaktivierung und den Ausbruch einer Krankheit. Infektionen mit dem Delta-Agens gelten in den nördlichen Industrieländern als Rarität, kommen aber im Mittelmeerraum und im mittleren Osten häufig vor.

Besonderheiten der Hepatitis E

Die Hepatitis E ähnelt in ihrem Verlauf – mit einer enteritischen Initialphase – und in ihrem Infektionsweg der Hepatitis A. Besonders schwere akute Verläufe mit einer hohen Mortalität beobachtet man bei Schwangeren. Die Erkrankung tritt vorwiegend in südlichen Entwicklungsländern auf, teilweise epidemisch, und kommt in den nörlichen Regionen nur sporadisch vor, etwa bei Urlaubsheimkehrern aus Endemiegebieten. Wie bei der Hepatitis A braucht man chronische Erkrankungen und ein Fortschreiten zu einer Leberzirrhose nicht zu befürchten.

Besonderheiten der Mononukleosehepatitis

Infektionen mit dem Epstein-Barr-Virus ziehen zumeist keinerlei Symptome nach sich. Oder es kommt zu grippeähnlichen Erscheinungen mit Schwäche, Appetitlosigkeit, Fieber. Leicht gesellt sich eine Angina tonsillaris mit dicken Belägen hinzu (Plaut-Vincent-Angina). Lymphknotenschwellungen („Pfeiffer-Drüsenfieber“) gehören zum Krankheitsbild ebenso wie eine teilweise stark ausgeprägte Milzschwellung. Die hepatitische Mitreaktion gehört zu den eher seltenen Aspekten dieser Krankheit. Die Hepatitis mag sich in Einzelfällen lange hinziehen, wird aber nicht chronisch und führt nicht in die Leberzirrhose.

Besonderheiten der Zytomegaliehepatitis

Zytomegalieviren werden durch Blut (oder durch transplantierte Organe) und über Körperflüssigkeiten durch engen (namentlich sexuellen) Kontakt übertragen. Zytomegalieinfektionen bleiben zumeist symptomlos. Das Virus kann nicht eliminiert werden, es verharrt vielmehr in einem Latenzstadium. Zu Symptomen, die denen einer infektiösen Mononukleose entsprechen, einer Cholangitis oder eben einer Hepatitis, unmittelbar durch eine frische Infektion oder durch Virusreaktivierung, kommt es im Rahmen einer Immunschwäche, etwa beim AIDS-Syndrom, nach Vielfachtransfusionen, nach Operationen mit Einsatz einer Herzlungenmaschine oder nach Transplantationen. Die Erkrankung verläuft an sich gutartig. Die Prognose hängt eher von der Art der zugrundeliegenden Immunschwächung ab.

Sozialmedizinische Aspekte

Die Hepatitiden finden für Angehörige medizinischer Berufsgruppen Anerkennung als Berufserkrankungen. Kontakte mit möglicherweise infektiösem Material sollten umgehend dem Betriebsarzt gemeldet werden und eine Bestandsaufnahme der

„hepatologischen Situation" und des Immunstatus (Impfstatus) bzw. des Infektiositätsstatus beim Patienten und bei der betroffenen Person nach sich ziehen, einschließlich eventueller späterer Nachkontrollen.

Diagnostik

Das klinische Bild führt oft erst mit dem Auftreten eines Ikterus zur Verdachtsdiagnose einer Hepatitis. Weitaus häufiger werden sich die Hepatitispatienten in feinen Maschen des in der Regel großzügig ausgelegten Netzes der Routinelabordiagnostik verfangen. Serologische Methoden erlauben dann meist eine exakte Zuordnung zu einer bestimmten Ätiologie. Die Sonographie nimmt zur Leber- und Milzgröße Stellung. Einer histologischen Diagnosesicherung bedarf es bei akuten Leberentzündungen meist nicht, wohl aber wird man sie bei chronischen Hepatitiden anstreben, durch eine Leberblindpunktion, oder besser noch, da sich diese Erkrankungen fokal akzentuiert ausbilden können, im Rahmen einer Laparoskopie, die dann auch noch makroskopische Aspekte beisteuert. Vor allem die Frage nach dem Übergang in eine Zirrhose läßt sich so oft sicherer beantworten.

Labordiagnostik

Deutlich erhöhte Transaminasen kennzeichnen eine akute Hepatitis. Bei chronischen Hepatitiden liegen diese Parameter schon weniger hoch. Bilirubin, γ-GT und alkalische Phosphatase weisen auf eine cholestatische Komponente hin und steigen unterschiedlich stark an. Vor allem bei einer Hepatitis B (nicht aber bei einer C-Infektion) bildet sich oft eine ausgeprägte γ-Globulinvermehrung aus, vor allem bei chronischen Verläufen. Bei der typischen Virus-Hepatitis liegen die Leukozytenzahlen eher niedrig, anders als bei der Mononukleose mit einer bisweilen „leukämieartigen" Leukozytose, wobei atypische monozytäre, zum Teil auch als lymphozytenähnlich differenzierte Formen überwiegen.

Hepatitisserologie

Das Hepatitis-A-Virus läßt sich zum Beginn der Erkrankung, (eigentlich eher noch vor ihrem Ausbruch) im Stuhl finden. Praktische Bedeutung besitzt der Antikörpernachweis gegen das Virus. IgM-Antikörper stehen für eine aktuelle Infektion, IgG-Antikörper für einen früheren Viruskontakt mit Immunität. Zu Beginn der Hepatitis B lassen sich zumeist das HB_s-Antigen, oft das HB_e-Antigen und immer HB_c-Antikörper der IgM-Klasse nachweisen. Heilt die Erkrankung aus, so weichen HB_s- und HB_e-Antigen ihren korrespondierenden Antikörpern, die HB_c-IgM-Antikörper ersetzen solche vom Typ IgG. Bei chronischen Leberentzündungen bleiben meist niedrige Titer von IgM-Anti-HB_c erhalten (bei hohen Werten für IgG-Anti-HB_c), ebenso wie das HB_s-Antigen und meist das HB_e-Antigen. Bei einer HB_s-Antigenpersistenz spricht man von einem Virus-„Carrier". Das HB_e-Antigen weist auf eine noch andauernde Virusvermehrung hin. Sicherer zeigt eine fortdauernde Virusreplikation die Virus-DNA-Polymerase und die Hepatitis-B-Virus-DNA an. Die Standardtechnik („Hybridisierung") genügt für praktische Fragen der Infektio-

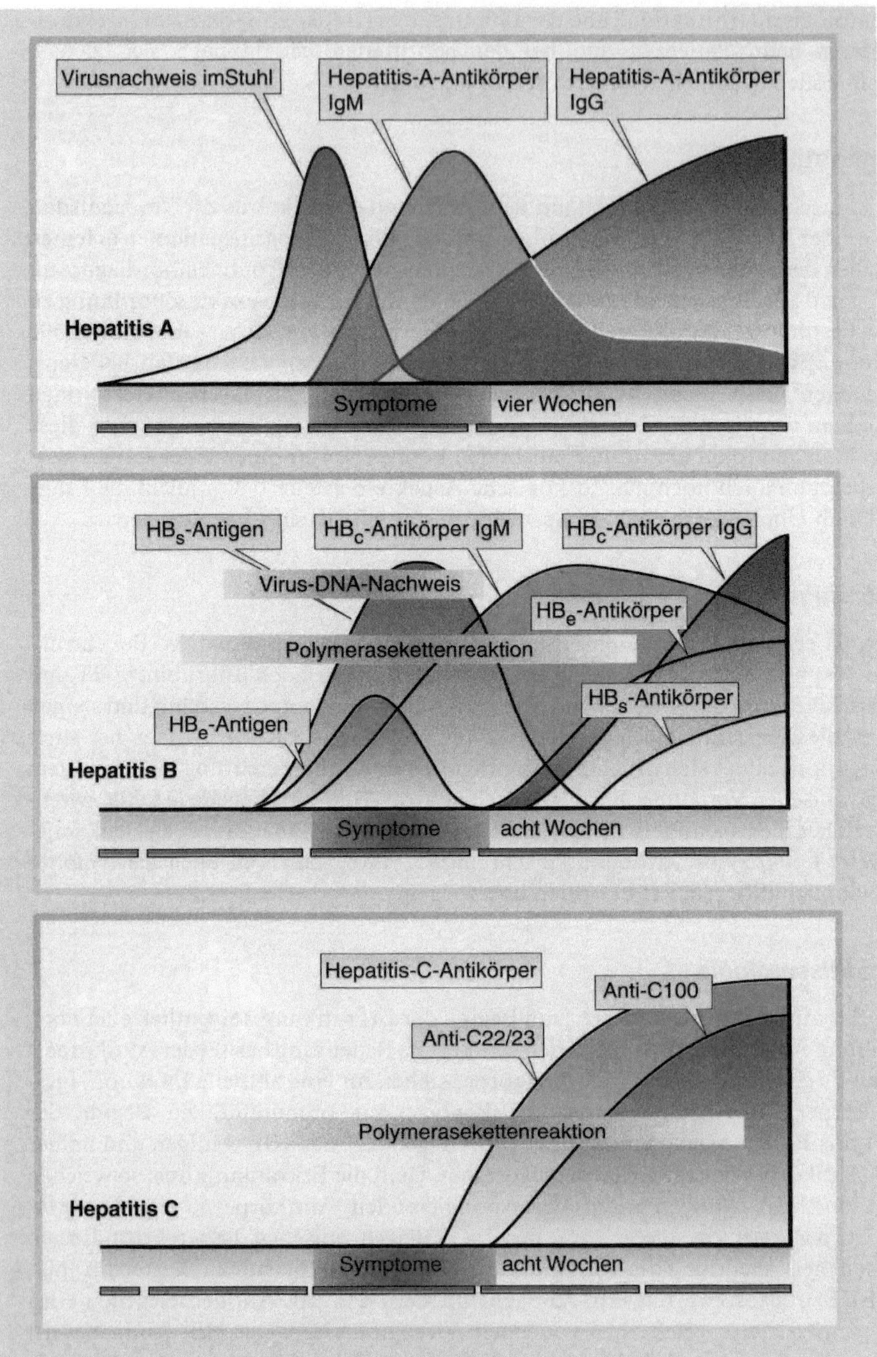

Abb. 27. Serologie der Virushepatitiden

sität. Geringste Mengen an Genommaterial weist die „Polymerasekettenreaktion“ nach. Das HB_c-Antigen läßt sich in Lebergewebeproben anfärben, ebenso wie das HB_s-Antigen. Beweiskraft für eine Hepatitis C kommt den Hepatitis-C-Antikörpern zu. Antikörper der IgM-Gruppe sprechen für eine aktive akute oder chronische Erkrankung. Um die C-Virus-RNA und damit eine Virusvermehrung zu belegen, steht uns nur die empfindliche, störanfällige Polymerasekettenreaktion zur Verfügung. Virusmutanten geben in zunehmendem Maße Probleme auf. Ein Hepatitis-D-Antigen findet sich nur kurzzeitig im Serum (alternativ gibt es die RNA-Bestimmung nach der Hybridisierungstechnik oder mit der Polymerasekettenreaktion); ähnlich verhält es sich mit den Hepatitis-D-Ig-M-Antikörpern, die eine akute Infektion beweisen. Ig-G-Antikörper treten verspätet auf, verschwinden dann aber für lange Zeit nicht. Für die Hepatitis E gelingen IgG- und IgM-Antikörpernachweise in spezialisierten Laboratorien (Abb. 27).

Hepatitisserologie

Marker	Hinweise	Bedeutung
HA-AK IgM	Hepatitis-A-Antikörper (Immunglobulin M)	Akute Infektion
HA-AK IgG	Hepatitis-A-Antikörper (Immunglobulin G)	Immunität
HAV	Hepatitis-A-Virus (Stuhl, selten Serum)	Virusvermehrung
HB_s-Ag	Hepatitis-B-Surface-Antigen	Virusträger
HBs-AK	Hepatitis-B-Surface-Antikörper	Immunität
HB_e-Ag	Antigen aus dem B-Viruskern	Virusvermehrung
HB_e AK	Antikörper gegen B-Viruskernregionen	Vermehrungsstop
HB_c-AK IgM	Antikörper gegen B-Viruskern IgM (Core)	Aktive Erkrankung
HB_c-AK IgG	Antikörper gegen B-Viruskern IgG	Langzeitmarker
Dane-Partikel	Komplettes Hepatitis-B-Virus	Selten erfaßbar
DNA-Polymerase	Enzym der Virus-DNA-Bildung	Virusvermehrung
HBV-DNA Standard	B-Virus-Genom-Nachweis	Virusvermehrung
HBV-DNA PCR	Polymerasekettenreaktion für HBV	Virusvermehrung
Anti-HCV IgM	Antikörper gegen Hepatitis C IgM	Aktive Infektion
Anti-HCV IgG	Antikörper gegen Hepatitis C IgM	Langzeitmarker
HCV-RNA PCR	Polymerasekettenreaktion für HCV	Virusvermehrung
Anti-D IgM	Antikörper gegen Hepatitis D IgM	Aktive Infektion
Anti-D IgG	Antikörper gegen Hepatitis D IgG	Langzeitmarker
D-Ag	Hepatitis-D-Virusantigen	Virusnachweis
HDV-RNA Standard	D-Virus-Genomnachweis	Virusvermehrung
HDV-RNA PCR	Polymerasekettenreaktion für HDV	Virusvermehrung
Anti-E IgM	Antikörper gegen Hepatitis E IgM	Aktive Infektion
Anti-E IgG	Antikörper gegen Hepatitis E IgM	Langzeitmarker.

Differentialdiagnose

Bei akuten Leberentzündungen geht es häufig nur darum, das die Erkrankung auslösende Virus zu identifizieren. Medikamenten- und Drogenschäden können vielleicht manchmal das Hepatitisbild immitieren. Probleme geben hingegen die chronischen Leberentzündungen auf, im Hinblick auf ihre Ätiologie, ihren Infektiositätsstatus, ihr Krankheitsstadium und natürlich vor allem, weil vielerlei andere chronische Leberschäden und Galleleiden sich in ähnlicher Weise darstellen – und sich vielleicht nebenher „Seronarben" (z. B. Anti-HB_c, Anti-HB_s, Anti-HCV) finden können, so daß es für die Diagnosefindung oft eines vollständigen hepatologischen Rüstzeugs bedarf.

Therapie

Akute virale Hepatitis

Die Therapie der akuten Hepatitis orientiert sich allein an den Symptomen: Der Patient hält Bettruhe ein nach seinem subjektiven Erschöpfungsgefühl; Infusionen und auch Antiemetika helfen, falls notwendig, Inappetenz, Übelkeit und Erbrechen zu überbrücken; und natürlich bedarf der Patient mit einer fulminanten Hepatitis der intensivmedizinischen Versorgung. Leider steht bisher keine gesicherte, erfolgversprechende antivirale Therapie zur Verfügung. Allenfalls für die protrahiert verlaufende Hepatitis C wäre der Einsatz von Interferon zu diskutieren.

Infektiöse Mononukleose und Zytomegalie

Bei der infektiösen Mononukleose kommen ebenfalls symptomatische Maßnahmen (etwa zur Fiebersenkung) zu ihrem Recht. Antibiotika benötigt man bei der vielfach begleitenden Angina tonsillaris. Der Hepatitisverlauf läßt sich medikamentös nicht abändern. Wenig Einfluß kann man auch auf die Zytomegaliehepatitis nehmen. Noch am besten läßt sich der günstige Effekt einer Virustatikatherapie (Ganciclovir) bei einer Zytomegalieinfektion nach einer Lebertransplantation belegen. Aciclovir (in Kombination mit Immunglobulinen) offeriert einen gewissen prophylaktischen Schutz.

Chronische virale Hepatitis

Auch in der Therapie der chronischen Hepatitis steht in vielen Fällen das Angebot symptomatischer Hilfen – Krankschreibung, Ruheperioden, Heilverfahren, Hospitalisation in Phasen beeinträchtigender Krankheitsaktivität, sozial- und arbeitsmedizinische Beratung – im Vordergrund. Zudem aber bietet die Interferontherapie die Möglichkeit, ähnlich der körpereigenen Abwehr die Viruselimination zu beschleunigen und die Krankheit zur Ausheilung zu bringen. Als besonders geeignet gelten Patienten mit einer Hepatitis B hoher oder einer Hepatitis C eher geringer Krankheitsaktivität. Die Delta-Hepatitis zeigt schlechte Ansprechraten. Die Therapie zieht sich zumeist über wenigstens vier bis sechs Monate hin. Die Nebenwirkungen, grippeartige Symptome, Fieber, Gliederschmerzen, Mattigkeit, psychische

Störungen, Blutbildveränderungen, können die Patienten erheblich beeinträchtigen. Der medikamentös angefachte Kampf gegen das Virus bedeutet einen hepatitischen Krankheitsschub und bringt einen Verlust befallener Leberzellen mit sich (der Patient muß also noch eine ausreichende Leberleistungsreserve besitzen). Ein großer Teil der Patienten wird trotz dieses hohen Preises nicht den gewünschten Heilungserfolg verbuchen können (so daß die Therapie auch ein hohes Maß emotionaler Stabilität erfordert).

Leberzirrhose

Die Therapie der Leberzirrhose und ihrer Komplikationen unterscheidet sich nicht von der Behandlung von Leberzirrhosen anderer Ursachen. Selbst die Lebertransplantation kommt in Betracht, möglichst nach einer Viruselimination – im Spontanverlauf oder unter Interferon – und eventuell unter dem Langzeitschutz von Hyperimmunglobulinen.

Hygieneregeln bei viralen Hepatitiden

Bei Hepatitispatienten betrachte man zunächst deren Körperflüssigkeiten und Ausscheidungen als infektiös. Möglicherweise kontaminationsgefährdende Pflegearbeiten verrichte man stets mit Handschuhen. Hepatitispatienten sollen eine separate Toilette benutzen. Die Patienten werden zu strengen Hygieneregeln angehalten (Händewaschen und -desinfizieren nach möglichem Kontakt mit eigenen Körperflüssigkeiten).

Infektiosität. Isolierung

Leider übertragen Hepatitisinfizierte schon vor dem Ausbruch der Erkrankung das infektiöse Agens auf andere. Bei der Hepatitis A reicht die Infektiosität über einen Zeitraum von etwa zwei Wochen vor der Krankheitsmanifestation bis zwei Wochen danach. Die Hepatitis E verhält sich ähnlich wie die Hepatitis A. Für die Hepatitis B stehen aussagekräftige Serummarker der Infektiosität zur Verfügung (HB_e-Antigen, weniger das HB_s-Antigen, HBV-DNA). (Man rechnet mit einer Infektiosität für wenigstens zwei Wochen vor bis vier Wochen nach Hepatitisbeginn.) Bei der Delta-Hepatitis orientiert man sich bezüglich der Ansteckungsgefahr ebenfalls am besten am RNA-Nachweis. Für die Hepatitis C besteht wohl eine Infektiosität für gut vier Wochen vor Erkrankungsbeginn und wenigstens während der aktiven Phase. Eine Orientierungshilfe bietet die HCV-RNA-Bestimmung. Meist versucht man, die Patienten während der akuten Erkrankungsphase bis zur Klärung des Infektiositätsstatus abzusondern. Strenge Isolierstationen erachtet man oftmals als nicht erforderlich.

Meldepflicht

- Erkrankung und Tod an einer Hepatis sind meldepflichtig.

Diätetische, pflegerische und psychosoziale Hilfen

Die Patienten werden bei Appetitlosigkeit zum Essen, zumindest zum Trinken ermuntert. Alkohol verbietet sich während der akuten Erkrankungsphase; und man wird auch bei chronischen Hepatitiden davon abraten. Die Kranken benötigen eine Anleitung für ein hygienegerechtes Verhalten. Vor allem sollen möglicherweise übertragungsbelastete Kontakte mit Angehörigen vermieden werden. Wegen der auferlegten relativen Isolation und wegen der von Besuchern entgegengebrachten brauchen die Betroffenen oft eine aufbauende Unterstützung. Chronisch Kranke müssen ihr Leben in vielfacher Weise neu orientieren. Weist der serologische Befund sie als infektiös aus, so dürfen in den Lebensgemeinschaften dieser Patienten Toilettenartikel (etwa Zahnbürsten) nicht gemeinsam benutzt werden. Familienmitglieder und andere nahestehende Kontaktpersonen sollen sich impfen lassen. Entfällt diese Möglichkeit (Hepatitis C), so kann die Übertragungsgefahr beim Sexualverkehr durch die Benutzung von Kondomen minimiert werden.

Hepatitisprävention. Aktive und passive Impfung

Intramuskuläre Gammaglobulingaben bieten einen passiven Impfschutz für wenigstens 4 Wochen bis 4 Monate, geeignet etwa vor Reisen in Endemiegebiete und auch noch frühzeitig (bis zu zwei Wochen) nach einer möglichen Hepatitis-A-Infektion. Die aktive Impfung bietet sich wohl zumindest für Risikogruppen (etwa bei häufigen Auslandsaufenthalten, Kontakt mit Risikogruppen; medizinisches Personal?) an; generelle Empfehlungen fehlen bisher noch. Für die Hepatitis B rät man allen gefährdeten Personen (medizinisches Personal, häufig wechselnde Geschlechtspartner) zur aktiven Impfung. Erfolgreich Geimpfte bilden schützende Hb_s-Antikörper. Einen passiven Schutz versprechen Hepatitis-B-Hyperimmunglobuline bei einer Exposition gegen Hepatitisviren (Nadelstichverletzung), für Babys infektiöser Mütter und – als lebenslang aufzufrischende Prophylaxe für Lebertransplantierte, bei denen ein Hepatitis-B-Virus-DNA-Nachweis (selbst in geringsten Konzentrationen) geführt wurde. Die Hepatitis-B-Prophylaxe beugt natürlich auch der Hepatitis D vor (für die ein eigenständiger Impfschutz bisher fehlt).– Auch für die Hepatitis C gibt es bisher keine gesicherte Impfprophylaxe. Die Gabe von Immunglobulinen nach einer potentiellen Exposition kann versucht werden. Ratlos steht man ebenfalls vor dem Problem, eine Hepatitis E durch einen Impfschutz abwenden zu wollen.

5.3.4 Seltene Hepatitiden

Leptospirose. Morbus Weil

Bakterielle Leberentzündungen gehören eher zu den Kuriositäten als zu den häufigen Erkrankungen. Die Infektion mit Leptospira icterohaemorhagica betrifft Nieren, Nervensystem, Milz, Muskeln, Herz und Leber. Fieber, Kopfschmerzen,

Muskelschmerzen, Ikterus, Blutungsneigung und Nierenfunktionsschwäche gehören zum Krankheitsbild, das nicht immer vollständig ausgebildet auftreten muß. Penicillin und Doxycyclin gelten als wirksame Antibibiotika, stets zu ergänzen durch allgemeinmedizinische und intensivmedizinische symptomatische Maßnahmen.

Lues

Eine schmerzhafte Lebervergrößerung verbunden mit einer Gelbsucht können bei einer systemischen Lues auftreten; einer fast schon vergessenen Krankheit, die bei Drogenabhängigen und sozialen Randgruppen aber wohl wieder ansteigende Tendenz zeigt.

Granulome in der Leber

Als Granulome bezeichnet man kleinstkugelig angeordnete Entzündungsherde mit einer epithelartigen Innenzone, umgeben von einem Bindegewebssaum. Bakterielle Infektionen mit Brucellen, Spirochäten (Lues), Infektionen durch Rickettsien, Viren, Pilze und Protozoen und andere Parasiten (Schistosomiasis) können nach diesem histologischen Muster ablaufen, ebenso Reaktionen auf Medikamente und andere chemische Schädigungsfaktoren sowie auch die chronische destruierende nichteitrige Cholangitis – oder seltene idiopathische granulomatöse Leberentzündungen. Als häufigste Diagnose bei diesem histologischen Bild darf man den Morbus Boeck (Sarkoidose) ansehen, eine generalisierte Granulomerkrankung, meist mit einem vorherrschenden Lungen- und Lymphknotenbefall. Der Tuberkulose wird man heute in der Leber kaum je begegnen, eher einem Befall mit atypischen Mykobakterien, letzteres häufig als Teilaspekt der AIDS-Erkrankung.

Die Leber beim erworbenen Immunschwächesyndrom (AIDS)

Das AIDS-Virus schädigt die Leber nicht direkt, macht sie aber empfänglich für Infektionen mit zum Teil sehr seltenen Erregern. Cholangitiden können Kryptosporidien, Mykobakterien, Candida und das Zytomegalievirus hervorrufen, Hepatitiden wieder Mykobakterien, das Zytomegalievirus und Kryptokokken und andere ungewöhnliche Erreger. Oft liegt aber auch gleichzeitig mit der Aids-Erkrankung eine typische Hepatitis vor, akut oder (durch Aids begünstigt) chronisch verlaufend. Toxische Leberschädigungen können auf Alkohol- und Drogenmißbrauch zurückgehen, aber auch auf medikamentöse Schädigungen, etwa durch Azidothymidin, Sulfondamide, Tuberkulostatika, Pentamidin und andere Medikamente, die diese Patienten benötigen. Auch Neoplasien gehen oft mit Aids einher, so das Kaposi-Sarkom und Non-Hodgkin-Lymphome. Die Diagnostik der Leberbeteiligung am Aids-Syndrom erreicht die beste Aussagekraft durch die laparoskopisch vorgenommene Leberbiopsie. Die Therapie orientiert sich an der Gesamtproblematik des Einzelfalls.

5.3.5 Autoimmune und idiopathische Hepatitiden

Erkrankungsmechanismus

Durch eine Fehlschaltung der Abwehrprozesse kann sich das Immunsystem gegen körpereigene Strukturen wenden und etwa die Leber angreifen und so eine Hepatitis auslösen und unterhalten. Bei idiopathischen Hepatitiden weiß man die Entstehungsweise nicht nachzuvollziehen.

Erkrankungsmuster. Histologische Zuordnung

Autoimmune (wie auch die noch selteneren idiopathischen) Hepatitiden lassen sich in der Regel dem Muster der chronisch persistierenden, häufiger dem der chronisch aggressiven Hepatitis zuordnen.

Klinisches Bild und Verlauf

Das Krankheitsbild mit allgemeiner Abgeschlagenheit, Lustlosigkeit, Leistungseinbuße, vielleicht gar mit einem Ikterus, ähnelt dem chronischer viraler Leberentzündungen. Ja, schwere Schübe können nach Leidensdruck und Laborwerten durchaus akuten Hepatitiden gleichen. Meist schwelen diese Entzündungen über lange Zeit hin fort und münden schließlich oft in eine Leberzirrhose mit all ihren Komplikationen ein. Sind bei den viralen Hepatitiden Männer häufiger betroffen, so überwiegt bei den autoimmunen Erkrankungen der Anteil der Frauen.

Laborbefunde

Die „Leberlaborwerte“ steigen deutlich an, besonders die Transaminasen. In der Serumelektrophorese fällt meist eine ausgeprägte Verschiebung zugunsten der γ-Globuline auf.

Serologische und immunologische Befunde

Hohe Immunglobulin-G-Werte und zahlreiche Antikörper gegen Zell- und Organstrukturen weisen auf ein Autoimmungeschehen hin. Nach dem Muster der Immunmarker lassen sich die autoaggressiven Lebererkrankungen ordnen.

Serologische Befunde bei autoimmunen Hepatitiden

ANA	Antinukleäre Antikörper (gegen Zellkerne)
AMA	Antimitochondriale Antikörper (gegen Mitochondrien)
SMA	Smooth-muscle-Antikörper (gegen glatte Muskulatur)
LMA	Liver-membrane-Antikörper (gegen Lebermembranprotein)
LKM	Liver-kidney-Mikrosomenantikörper (gegen Leber- und Nierenzellbestandteile)
Anti-SLA	Soluble-liver-antigen-Antikörper (gegen Zytokeratin)
Anti-LSP	Leberspezifisches-Protein-Antikörper (gegen einen Glykoproteinrezeptor)

Diagnose und Differentialdiagnose

Wie immer bei Lebererkrankungen gilt es, das gesamte Spektrum hepatischer und biliärer Erkrankungen in die diagnostischen Erwägungen einzubeziehen. Insbesondere wird man nur bei einer „negativen Hepatitisserologie" eine autoimmune Hepatitis annehmen. Eine alkoholische Lebererkrankung sollte sich leicht abgrenzen lassen. Weitaus größere Schwierigkeiten bereiten oft umwelt-, drogen- oder medikamententoxische Leberschäden, zumal diese ihre Schäden durchaus vermittelt durch das Immunsystem setzen können und sich bisweilen mit erhöhten Immunmarkern präsentieren. Klinik und sorgfältige Anamnese, umfangreiches Labor, Hepatitisserologie, Immundiagnostik, Sonographie, oft die ERCP, die Leberhistologie, am besten aus einem laparoskopisch gewonnenen Stanzzylinder, gehören daher zum diagnostischen Repertoire.

Therapie autoimmuner Hepatitiden

Die symptomorientierte Hilfe genügt allenfalls bei gelinde verlaufenden Erkrankungen. Für ernste Entzündungen (die sich auf Zirrhose hin zu entwickeln drohen) bieten sich Medikamente an, die überschießende Entzündungs- und Immunaufläufe dämpfen: Glukokortikoide und Immunsuppressiva wie das Azathioprin. Osteoporose, Übergewichtigkeit, Diabetes mellitus, Hypertonie, Hautatrophie, Ulkusgefährdung, Glaukom und Katarakt gehören zu den bedenklichen Folgen einer Kortikoidlangzeitmedikation; Abwehrschwäche, Störungen der Blutbildung, mögliche Lebertoxizität und onkogene Potenz schlagen für Azathioprin negativ zu Buche. Absetzversuche lösen aber vielfach einen erneuten Krankheitsschub aus, so daß man oft mit einer möglichst niedrigen Medikamentendosis eine Kompromißlösung suchen muß.– Im Endstadium der Erkrankung stehen die Bemühungen, Folgen und Komplikationen einer Leberzirrhose zu beherrschen, im Vordergrund. Die Lebertransplantation eröffnet heute auch im fortgeschrittenen Erkrankungsstadium neue therapeutische Perspektiven, zumal die Autoimmunerkrankung die transplantierte Leber häufig nicht befällt.

Therapie bei autoimmunen Hepatitiden

- Glukokortikoide,
- Azathioprin (Imurek),
- hepatologische Basistherapie,
- Zirrhosetherapie,
- Lebertransplantation.

Pflegerische und diätetische Hilfen

Durch die menschliche und pflegerische Zuwendung und die Diätetik lassen sich psychische und kosmetische Kortikoidprobleme oftmals gut abfangen. Eine kalorienbewußte Diät vermeidet diabetische Stoffwechselentgleisungen und schwere Übergewichtigkeit. Konsequente Gymnastik baut vor gegen Muskelschwund und Osteoporose. Eine geschulte Hautpflege schont die emfpindliche „Kortisonhaut".

5.3.6 Chronische destruierende nichteitrige Cholangitis (CDNC) - Primäre biliäre Zirrhose (PBC)

Erkrankungsmechanismus

Man rechnet die chronische destruierende nichteitrige Cholangitis dem autoimmunen Formenkreis zu. Immunreaktionen greifen die kleinen Gallengänge an. Destruktion und ineffektive Reparations- und Regenerationsversuche münden schließlich in einen zirrhotischen Umbau der Leber (primäre biliäre Zirrhose).

Histologische Stadien der CDNC/PBC

- Destruktion,
- Reparation,
- Fibrose,
- Zirrhose.

Begleiterkrankungen

Häufig begleiten andere Störungen und Erkrankungen mit einer immunologischen Komponente dieses Leiden. Auch treten bei betroffenen Patientinnen vermehrt Aborte auf (auch schon vor der Krankheitsmanifestation).

Begleiterkrankungen bei einer CDNC/PBC

- chronische Polyarthritis und andere Kollagenosen,
- Sklerodermie,
- Siccasyndrom,
- Hashimotothyreoiditis,
- Gastritis A.

Klinisches Bild

Zum überwiegenden Teil befällt die Erkrankung Frauen. (Sie bildet also gewissermaßen das weibliche Pendant zur primär sklerosierenden Cholangitis.) Cholestasezeichen, Ikterus und Juckreiz, prägen das klinische Bild; Müdigkeit, Resorptionsstörungen für Fett und fettlösliche Vitamine (namentlich das für den Knochenaufbau unverzichtbare Vitamin D) verbunden mit Durchfällen treten hinzu, bis schließlich unspezifische Zeichen der Leberzirrhose andere Befunde überlagern. (Die beiden Namen chronische destruierende nichteitrige Cholangitis und primäre biliäre Zirrhose markieren also zwei Ausprägungsstadien dieser Krankheitseinheit.)

Symptome bei der CDNC/PBC

- Schwäche,
- Ikterus,
- Pruritus,
- Durchfälle,
- Osteoporose,
- hohe Cholestasewerte,
- Zirrhosesymptome.

Laborbefunde

Hohe Werte für das Bilirubin, die selten bestimmten Gallensalze und andere cholestaseanzeigende Parameter dominieren im pathologischen Labormuster. Auch die Cholesterinwerte steigen an.

Serologische und immunologische Befunde

Bei den Immunglobulinen findet sich vor allem das Ig-M erhöht. Antimitochondriale Antikörper gelten als diagnostische Leitsterne. Ihre Aufschlüsselung nach Untergruppen verbessert die diagnostische Aussagekraft. Entsprechend der häufigen Assoziation mit anderen immunologischen Erkrankungen finden sich oftmals weitere Autoantikörper.

Diagnose und Differentialdiagnose

Meist entscheidet ein diagnostisches Mosaik aus Klinik, Laborbefunden, vor allem immunologischen Parametern, und die Leberhistologie, am besten laparoskopisch gewonnen über die letztliche Diagnosefestlegung. Zum diagnostischen Rüstzeug gehört in der Regel auch die endoskopische retrograde Cholangio(pankreatiko)graphie, um mechanische biliäre Schädigungen sicher auszuschließen.

Antimitochondriale Antikörper bei der CDNC/PBC

Anti-M2	krankheitsspezifisch
Anti-M9	Frühform
Anti-M4, Anti-M8	Aggressiver Verlauf. Mischform mit einer autoimmunen Hepatitis.

Therapie

Versuche, durch Kortikoide, Immunsupressiva oder Zytostatika den immunmodulierten Entzündungsprozeß zu wenden, überzeugen wenig und erscheinen wegen ihrer möglichen Nebenwirkungen höchst problematisch. Ein Fragezeichen hinsichtlich der Wirksamkeit steht auch noch hinter dem Fribrosehemmer Colchicin. Einen günstigen Einfluß auf die Krankheitsentwicklung darf man für die Ursodesoxycholsäure annehmen - bei sehr guter Verträglichkeit. Cholestyramin bindet Gallensalze im Darmlumen, verbessert ihre Ausscheidung und lindert so ein wenig den Juckreiz. Sehr invasiv erreicht dieses Ziel die Membranplasmaseparation (die gallensalzbindende Eiweißfraktionen aus dem Blut abtrennt und die Erythrozyten für den Patienten zurückgewinnt). Die fettlöslichen Vitamine (A,D, E, K) lassen sich durch parenterale Zufuhr substituieren. Diätetische und medikamentöse Maßnahmen beeinflussen Durchfälle (die im Rahmen der Fettresorptionsstörung auftreten). Die Therapie der Leberzirrhose und ihrer Komplikationen entspricht der anderer fortgeschrittener Lebererkrankungen. Gerade für dieses Leiden gilt die Lebertransplantation als erfolgversprechende Maßnahme, sofern sich abzeichnet, daß andere Therapieansätze als erschöpft betrachtet werden müssen.

Therapie bei der CDNC/PBC

- Glukokortikoide?
- Immunsuppressiva?
- Zytostatika?
- Colchicin?
- Basisitherapie,
- Vitaminsubstitution,
- Cholestyramin (Quantalan),
- Cholestipol (Cholestabyl),
- Ursodesoxycholsäure (Ursofalk),
- Plasmapherese, Membranplasmaseparation,
- Zirrhosetherapie,
- Lebertransplantation.

Pflegerische und diätetische Hilfen

Meist benötigen die Patienten eine Anleitung, mit ihrem Juckreiz zurechtzukommen, ohne sich Hautschäden zuzufügen (nie mit den Fingernägeln kratzen! besser ein Handtuch zu Hilfe nehmen). Hinweise für die Hautpflege (rückfettende Cremes) werden gern angenommen. Krankengymnastik kann der drohenden Schwächung des Bewegungsapparates (Osteoporose, Osteomalazie) entgegenwirken. Die Diät wünscht man sich reich an Vitaminen, an Kalorien, an Kalzium. Fette werden schlecht verdaut und können Durchfälle auslösen. Eine Kost mit mittelkettigen Trigylzeriden eignet sich besser; doch benötigten die Patienten Ratschläge für die Zubereitung der Gerichte.

5.3.7 Hämochromatose

Entstehung und Klinik

Bei der Hämochromatose treffen – genetisch vorgegeben – eine vermehrte Eisenraffung durch die Leber und eine nicht an den Eisenbestand des Organismus angepaßte (relativ zu hohe) Eisenresorption im Dünndarm zusammen. Die Eisenablagerungen in der Leber schädigen diese und letztendlich entwickelt sich eine Leberzirrhose. Die klinischen Zeichen eines Leberschadens treten oft erst spät auf; Druckgefühl und Empfindlichkeit im rechten Oberbauch helfen als unspezifisch kaum je diagnostisch weiter. Auch andere Gewebe und Organe bezieht der Krankheitsprozeß ein: Oft leiden die Patienten unter Gelenksbeschwerden (Arthropathie, Arthritis). Ihre Haut zeigt eine dunkle bronzeartige Farbe – durch Eiseneinlagerungen und durch vermehrt gebildetes Melanin. Leberschaden und Pankreasaffektion (bis hin zur Pankreatitis) begünstigen einen Diabetes mellitus („Bronzediabetes“). Eine Hodenatrophie zeugt des weiteren von der Beeinträchtigung des endokrinen Systems. Eine Kardiomyopathie kann alle Erscheinungen einer Herzinsuffizienz mit sich bringen.

Erscheinungsformen der Hämochromatose

- Leberschaden,
- Leberzirrhose,
- Leberzellkarzinom,
- Arthropathie,
- Bronzehaut,
- Pankreatopathie,
- Diabetes mellitus,
- Endokrinopathien,
- Kardiomyopathie.

Karzinomrisiko

Für die Verlaufsbeobachtung von Patienten mit einer Hämochromatose sei auf ihr erhöhtes Risiko für die Entwicklung von Karzinomen, namentlich von Leberzellkarzinomen, hingewiesen.

Diagnostik

Neben dem klinischen Bild weisen vor allem laborchemische Eigenheiten eines gestörten Eisenstoffwechsels auf die Krankheit hin: hohe Werte für das Serumeisen, für das Ferritin und eine hohe Transferrinsättigung, eine vermehrte Eisenausscheidung, durch Desferrioxamin noch weiter zu steigern. Eisenablagerungen lassen sich in der Magenschleimhaut nachweisen, im Beckenkammpunktat und natürlich, in einem typischen Verteilungsmuster, in der Leber, so daß die Gewinnung einer Lebergewebeprobe – vorzüglich laparoskopisch – als entscheidender diagnostischer Schritt gilt. Differentialdiagnostisch sind andere Leberschädigungen, namentlich alkoholtoxische (oft ebenfalls mit hohen Serumeisenwerten und Eisenablagerungen in der Leber einhergehend), zu erwägen, sowie vor allem auch Hämosiderosen bei Dauertransfusionsbedürftigen (aplastischen Anämien) oder bei Patienten mit hämolytischen Anämien.

Therapie

Die Eisenentlastung steht im Vordergrund: einfach zu bewerkstelligen durch wiederholte Aderlässe – bis sich eine Anämie entwickelt. Die Behandlung mit dem Eisenbinder Desferrioxamin schont zwar den Eiweißhaushalt, erzielt aber keine gleichwertige Eisenausschwemmung.

Diätetik

Im Vergleich zu den Aderlässen spielt die Diätetik keine große Rolle. Immerhin könnte man die Patienten beraten, daß pflanzenreiche Kost weniger Eisen enthält als Fleisch- und Wurstwaren. Und die Patienten sollten auf Alkohol verzichten.

5.3.8 Morbus Wilson (hepatolentikuläre Degeneration)

Entstehung und Klinik

Bei der Kupferspeicherkrankheit (Morbus Wilson) vermag die Leber Kupfer nicht ausreichend über die Galle auszuscheiden. Gleichzeitig bildet sie nur noch geringe Mengen des Kupfertransportproteins Coeruloplasmin und die entsprechenden Serumspiegel fallen ab (ein wichtiger Labormarker, aber nicht der entscheidende Defekt für diese Erkrankung). Das unbewältigte Kupfer lagert sich in der Leber ab, schädigt sie – klinisch und auch histologisch – nach dem Reaktionsmuster einer Hepatitis, die bis zur Leberzirrhose mit all ihren Problemen fortschreitet. Zahlreiche Zellnekrosen und (drohendes) Leberversagen markieren krisenhafte Zuspitzungen. Akute Kupferfreisetzungen ziehen oft Hämolysen nach sich. Manche Patienten leiden unter Arthropathien. Zudem beobachtet man gehäuft Nierensteine. Vor allem erweist sich das Nervensystem als empfindlich, und neurologische und psychiatrische Symptome können das Krankheitsbild dominieren: Veränderungen der Persönlichkeit, Tremor, Ataxie, Dysarthrie gehen auf Degenerationen der basalen Hirnkerne, des Zerebellums, des Hirnstamms, des Zerebrums zurück. Augenveränderungen laufen den neurologischen Erscheinungen oft parallel, eine Katarakt und – oft nur unter der Spaltlampe erkennbar – der Kayser-Fleischer-Cornealring.

Diagnostik

Klinisches Bild, niedriges Coeruloplasmin, niedriges Serumkupfer, der Kayer-Fleischer-Ring, hohe Urinkupferausscheidung (weiter zu steigern durch die probatorische Verabreichung von D-Penicillamin) und hoher Kupfergehalt in einer Lebergewebeprobe (Auswertung der Gewebeprobe durch Speziallabors! Prima-vista-Diagnose: Hepatitis) fügen sich – falls man an diese seltene Erkrankung denkt! – zum diagnostischen Mosaik zusammen.

Therapie

D-Penicillamin, ein Komplexbildner, bindet Kupfer und fördert seine Ausscheidung über die Niere. Diese Behandlung bedarf einer Kombination mit einem *Vitamin-B_6-Präparat* und einer sorgfältigen Überwachung, um etwaigen Unverträglichkeiten rechtzeitig gegensteuern zu können: Hautreaktionen, Knochenmarksdepression, Lymphadenopathie, Nierenschäden, Hämolysen. *Triene* (Tetraäthylen-Tetramin-Hydrochlorid) stellt eine Alternative dar. Akut läßt sich die Kupferausscheidung durch die Perotinealdialyse erhöhen. Zinksalze setzen die Kupferaufnahme herab. Einen letzten therapeutischen Ausweg bietet heute die Lebertransplantation.

Diätetik beim Morbus Wilson

Schokolade, Dörrfrüchte, Nüsse, Pilze, Leber, Schnecken und Muscheln sowie manche Wässer enthalten viel Kupfer und lassen sich aus der Diät leicht aussparen.

5.3.9 Stoffwechselstörungen, Speicherkrankheiten und angeborene Lebererkrankungen

Alpha$_1$-Antitrypsinmangel

Ein genetischer Defekt zeichnet verantwortlich für einen Fehler im Aufbau des Proteinasehemmers α_1-Antitrypsin. Die Proteine bleiben am Entstehungsort liegen und lassen sich als Einschlußkörper bei der histologischen Untersuchung nachweisen. Es kommt zu einer Leberschädigung, die bis zur Zirrhose fortschreitet und eine Hepatomgefährdung mit einschließt. Zudem entwickeln die Patienten ein Lungenemphysem mit einem Cor pulmonale. Die lokale Therapie mit α_1-Antitrypsin bessert das Lungenemphysem. Die Lebertherapie beschränkt sich zumeist auf die unspezifische Basistherapie eines Leberschadens bzw. einer Leberzirrhose. Neue Hoffnung weckt die Möglichkeit der Lebertransplantation. In Bälde wird vielleicht auch die Gentherapie Erfolge aufweisen.

Amyloidose

Auch bei der Amyloidose schädigen pathologische Eiweißablagerungen die Organe. Bei der primären Amyloidose fallen durch eine Plasmazellfunktionsstörung (oder durch ein Plasmozytom) vermehrt Leichtketten-Immunglobulinfragmente an, bei der sekundären Amyloidose Bruchstücke des Serumamyloids A, eines chronische Entzündungsprozesse begleitenden Akute-Phase-Proteins. Als Sonderform kennt man auch Amyloidosen durch β_2-Mikroglobulin bei chronischen dialysepflichtigen Nierenerkrankungen. Neben der Leber nehmen vor allem Herz und Nieren Schaden; doch betreffen die Veränderungen auch Zunge, Muskulatur, Haut und Gastrointestinaltrakt sowie die Nebennieren – jeweils mit entsprechenden Funktionseinschränkungen, von denen sich vor allem die Herzinsuffizienz und die Niereninsuffizienz als vital kritisch erweisen. Die Leber imponiert zumeist als deutlich vergrößert und zeigt laborchemische Veränderungen. Zeichen einer portalen Hypertension oder einer Leberinsuffizienz treten nur selten auf. Zytostatika und Kortikoide beeinflussen wohl den Verlauf von Leichtketten-Amyloidosen günstig. Bei den entzündungsbegleitenden Amyloidosen kommt es entscheidend auf die Therapie der Grunderkrankung an. Colchicin verspricht Erfolge, sofern ein familiäres Mittelmeerfieber vorliegt.

Porphyrien

Porphyrine, mit dem Häm, dem Zentralmolkül des roten Blutfarbstoffs, als wichtigstem Vertreter, spielen eine Schlüsselrolle bei Stoffwechselprozessen mit Sauerstoffübertragungen. Angeborene oder erworbene Defekte im Enzymsystem der Porphyrinsynthese führen zu einer Anhäufung nicht weiterverarbeiteter Vorstufen und zu Mangelzuständen bei den Endprodukten der Porphyrinherstellung. Wirken sich die Enzymdefekte hauptsächlich bei der Hämoglobinsynthese aus, so spricht man von erythropoetischen Porphyrien, nehmen andere Porphyrine (vorwiegend der Leber) Schaden (etwa Zytochrome), von hepatischen Porphyrien. Bei erythropoetischen Porphyrien steht eine Lichtempfindlichkeit der Haut im Vordergrund (Photodermatose), die bei den hepatischen nicht obligat vorkommt. Hier stellen als bedrohlich imponierende abdominelle Schmerzattacken mit Fieber, Leukozytose, Tachykardie und krisenhaften Blutdruckanstiegen vor große Probleme, oft begleitet von neurologischen Ausfällen und von akuten psychotischen Symptomen. Auslösend wirken chemische, zumeist medikamentöse Belastungen, aber auch Streß oder Hungerzustände. Zur richtigen diagnostischen Zuordnung der Symptome tragen die Nachweisreaktionen für Stoffwechselprodukte der Porphyrinsynthese bei (Deltaaminolävulinsäure, Porphobilinogen, Uroporphyrin, Koproporphyrin, Protoporphyrin; Nachweisreaktionen für den Stuhl, den Urin und die Leber). Die Porphyria cutanea tarda kennzeichnen zudem eine vermehrte hepatische Eisenablagerung und eine Fluoreszenz einer Lebergewebeprobe im ultravioletten Licht. Bleiintoxikationen bieten ein ähnliches klinisches Bild und eine ähnliche orientierende Laboranalytik. In therapeutischer Hinsicht stehen bei den akuten Prophyrien symptomatische Maßnahmen im Vordergrund. Glukoseinfusionen senken die Aktivität eines Syntheseschlüsselenzyms (Aminolävulinsäuresynthetase). Die intravenöse Hämatingabe kommt beim Versagen dieses Therapiewegs in Betracht. Bei der Porphyria cutanea tarda rät man zum Alkoholverzicht. Da häufig eine Hämosiderose besteht, bietet sich eine Aderlaßbehandlung an. Durch eine Chloroquintherapie lassen sich oft abgelagerte Porphyrine aus der Leber entfernen. Die Urinalkalisierung [mit Kalium-Natrium-Hydrogenzitrat (Uralyt U)] fördert die renale Porphyrinausscheidung. Bei der Porphyria cutanea tarda können, ähnlich wie bei der Hämochromatose, maligne Lebertumoren auftreten.

Glykogenosen und andere angeborene Stoffwechselstörungen

Glykogenspeicherkrankheiten und verwandte Leiden beschäftigen als angeborene Stoffwechselstörungen vorwiegend den Pädiater. Dies gilt auch für die Galaktoseintoleranz.

Fruktoseintoleranz

Eine Unverträglichkeit gegen Fruchtzucker fällt klinisch zunächst kaum auf. Die Betroffenen meiden Früchte und fruchtzuckerhaltige Nahrungsmittel zumeist unbewußt, durch schlechte Erfahrungen mit Unwohlseinsreaktionen vorsichtig geworden, und „behandeln“ sich richtig. Eine Infusionstherapie mit Fruktose- (=Lävulose-) oder Sorbitlösungen aber kann ein schweres Krankheitsbild hervorrufen mit Kreislaufversagen, Stoffwechselentgleisung, Hypoglykämie und Leberversagen. Fruktose enthaltende Infusionen dürfen daher nur noch bei besonderer Indikationsstellung gegeben werden.

5.3.10 Hyperbilirubinämie, intrahepatische Cholestasesyndrome

Erhöhte Bilirubinproduktion

Ein vermehrter Bilirubinanfall ergibt sich aus einer ineffektiven Erythropoese sowie bei einem vermehrten Erythrozytenabbau, bei Hämolysen. Diese Erkrankungen bilden den „differentialdiagnostischen Hintergrund" zu hepatisch und mechanisch-cholangiolär bedingten Hyperbilirubinämien.

Morbus Meulengracht. Gilbert-Syndrom. Icterus intermittens juvenilis

Bei dieser harmlosen, meist im frühen Erwachsenenalter erstmals diagnostizierten Normabweichung nimmt die Leber das unkonjugierte Bilirubin nicht in genügendem Maße aus dem Blut auf. Nach einer Fastenperiode (weniger als 400 Kcal/Tag) von 24 bis 48 Stunden steigt das Bilirubin weiter an, um das Zwei- bis Dreifache. Nach der intravenösen Gabe von Nikotinsäureamid erfolgen Bilirubinanstieg und -abfall verzögert gegenüber Normalpersonen. Obwohl manche Patienten über unspezifische Unwohlseinszustände klagen, stellt das Fehlen einer Therapie keinen wirklichen Mangel dar.

Crigler-Najjar-Syndrom

Es besteht eine Konjugationsschwäche für Bilirubin. In Reinform ausgebildet verspricht nur die frühzeitige Lebertransplantation eine Überlebenschance. Beim Typ II dieser Stoffwechselabweichung (= Arias-Syndrom) liegt nur ein partieller Konjugationsdefekt vor. Durch Barbiturate lassen sich Enzyme stimulieren und die Erscheinungen bessern.

Dubin-Johnson-Syndrom

Eine Bilirubinausscheidungsstörung verursacht wechselnd starke Bilirubinerhöhungen. Eine Verschiebung von Koproporphyrinkomponenten im Urin weist auf diese Erkrankung hin. Laparoskopisch findet sich eine „tiefschwarze" Leber. Barbiturate verringern bisweilen etwas die Bilirubinwerte. Doch bedarf diese Normabweichung eigentlich keiner Therapie.

Rotor-Syndrom

Auch hier liegt eine Bilirubinausscheidungsstörung vor. Doch betrifft der Defekt Kontrastmittel z. B. nicht (Cholezystographie möglich). Die Koproporphyrinausscheidung im Urin steigt bei unverändertem Muster der Einzelkomponenten an, und die Leber imponiert bei der Laparoskopie nicht als ausgesprochen dunkel. Die Prognose erweist sich als gut.

Schwangerschaftsikterus

Bilirubinerhöhungen, meist um die Mitte der Schwangerschaft auftretend, gelten als harmlos. Zusätzliche Krankheitszeichen, vor allem ein Abfall der Syntheseparameter (Quickwert), müssen als Warnsignale einer akuten Schwangerschaftsfettleber (mit akutem Leberversagen!) ernstgenommen werden.

Weitere („funktionelle") Hyperbilirubinämien

Es treten durchaus Mischformen und Überlappungssyndrome der angeborenen Hyperbilirubinämien auf. – Selten kommt es unter einer parenteralen Ernährung zu steigenden Bilirubinwerten. – Auch eine Herzinsuffizienz kann zum Laborbild einer Cholestase führen.

5.3.11 Durchblutungsstörungen der Leber

Pfortaderthrombose. Milzvenenthrombose

Durch verzögerten Blutfluß im Pfortaderstromgebiet, durch mechanische Irritationen, durch Störungen im Gleichgewicht der gerinnungsfördernden und -hemmenden Faktoren kann es zu einer Thrombose der Pfortader oder der Milzvene kommen. Die Reparaturversuche des Organismus erreichen oft eine teilweise Rekanalisation als „kavernöse Pfortadertransformation". Oft dominieren die Symptome der Grunderkrankung. Vor allem aber entwickeln sich rasch Zeichen einer portalen Hypertension: Aszites, gastrointestinale Blutungen, Ösophagus- und Fundusvarizen, Gastropathie, gestaute Bauchdeckenvenen und Splenomegalie. Hinzu kommen Schmerzen in der Leberregion. Dabei fehlen für gewöhnlich der portalen Hypertension „angemesse" Zeichen des Leberversagens, und natürlich zeigen Laparoskopie und Leberbiopsie eher geringe Leberveränderungen, wenngleich die Leberwerte in der akuten Phase – durch die Ischämie – deutlich ansteigen. Die Sonographie, zumal in der Kombination mit der (Farb-)Dopplerdarstellung, die Computertomographie und die Kernspintomographie sowie die Splenoportographie liefern die entscheidenden diagnostischen Aussagen. Die Therapie orientiert sich an der Symptomatik: Intensivtherapie und endoskopische Blutstillungsverfahren bei Blutungen aus Varizen und anderen portalhypertensiven Läsionen, Splenektomie (nach Blutungen) bei der Milzvenenthrombose, Shuntoperationen bei der Pfortaderthrombose.

Vinylchloridschäden der Leber

Bei chronischer Vinylchloridexposition kann es zu einer Fibrose im Bereich der Pfortaderäste kommen mit schwerer portaler Hypertension, durchaus sogar mit Oesophagus- und Fundusvarizenblutungen, ohne daß sich notwendig eine Leberzirrhose entwickeln muß. Diese Patienten sind bedroht, Leberhämangiosarkome zu entwickeln.

Cruveilhier-Baumgartner-Syndrom

Bei einer Hypoplasie des Pfortadersystems bleiben fetale Blutgefäße (V. umbilicalis) offen und bieten dem Blut des Bauchraums einen Umgehungskreislauf an.

Schistosomiasis (Bilharziose)

Bei einem Befall von Bauchraumgefäßen mit Schistosomen bleiben Wurmeier in Pfortaderästen hängen und rufen Granulomreaktionen der Leber und vor allem eine schwere portale Hypertension hervor. Als Wurmmittel eignet sich Praziquantel (Biltricide). Die Erkrankung, weltweit eine Hauptursache des Pfortaderhochdrucks, kommt in fernöstlichen Ländern vor („Schistosoma japonicum").

Budd-Chiari-Syndrom

Blutflußbehinderungen und Veränderungen des Gerinnungssystems können zu einer Thrombosierung der Lebervenen Anlaß geben. Akute Krankheitsentwicklungen beeindrucken durch Schmerzen, Hepatomegalie, Aszites, Ikterus, Zeichen des Leberversagens, Schock und schließlich die Milzvergrößerung. Auch Lungenembolien kommen vor. Bei protrahierten Verläufen bleiben Kreislauf und Leberfunktion länger stabil (doch entwickelt sich recht rasch eine Zirrhose). Sonographie und Dopplersonographie (Farbdoppler) liefern wichtige diagnostische Hinweise, ebenso die Leberhistologie. Der Lebervenographie käme Beweiskraft zu – doch gelingt sie oft bereits nicht mehr. Häufig entscheiden Computertomographie und Kernspintomographie über die Diagnosefestlegung. Bei akuten Erkrankungsfällen darf eine Lysetherapie versucht werden. Diuretika zur Aszitesausschwemmung wirken nicht eindrucksvoll. Umgehend entlastet die Aszitespunktion. Peritoneovenöse Shunts erweisen sich als nur für eine begrenzte Zeit effektiv. Unterschiedliche Shuntoperationen sollen den portalen Druck senken. Transvenöse Stentimplantationen in die beeinträchtigten Gefäße stellen in Einzelfällen praktikable Behandlungsversuche dar. Heute sollte man vor allem die Option der Lebertransplantation im Auge behalten.

Veno-occlusive Disease

Klinisch dem Budd-Chiari-Syndrom ähnlich, entwickelt sich die Venenverschlußkrankheit der Leber als Sklerose der feinsten Lebervenen mit sekundären Thrombosierungen und geht schließlich ebenfalls in ein Zirrhosestadium über – mit gleichwohl etwas besserer Prognose.

5.3.12 Leberzirrhose und chronisches Leberversagen

Pathologisches Bild

Hält sich eine Bindegewebsvermehrung in der Leber an ihr typisches Baumuster, so spricht man stets nur von einer Fibrose. Bilden sich aber Bindegewebsbrücken zwischen Zentralvene und Portalfeld aus und schnüren sich so „Pseudoläppchen" ab, so liegt ein „zirrhotischer Umbau" vor. Es entstehen Kurzschlußverbindungen zwischen Lebervenen, Pfortaderästen und Arterienverzweigungen, Blutflußbeeinträchtigungen und Gallenwegsverlegungungen durch die neuen Septen und Knoten und ineffektive Regenerationsversuche. Und oft genug schreitet die Krankheit fort, allein schon durch den nunmehr fehlerhaften Organfeinbau.

Ursachen einer Leberzirrhose

Die meisten Lebererkrankungen können sich im ungünstigen Fall bis zu einer Zirrhose fortentwickeln. Am häufigsten begegnet man alkoholischen und hepatitischen

Leberzirrhosen. Doch sollte man stets das gesamte weite Ursachenspektrum bedenken, um sich mögliche Therapieoptionen nicht von vorneherein zu versperren.

Ursachen von Leberzirrhosen

- hepatitisch (viral, autoimmun),
- alkoholtoxisch,
- (Medikamenten)toxisch,
- biliär (sekundäre biliäre Zirrhose, primäre biliäre Zirrhose),
- Cirrhose cardiaque,
- angeborene Störungen (Morbus Wilson, Hämochromatose, Mucoviszidose, $Alpha_1$-Antitrypsinmangel, Glykogenspeicherkrankheiten, Fructoseintoleranz),
- kryptogen.

Syntheseschwäche

Eine schwer geschädigte Leber produziert Transport- und Funktionsproteine und namentlich Albumin nicht mehr in ausreichender Weise. Dies begünstigt die Ausbildung von Aszites und von Ödemen.

Gerinnungsstörungen

Bei einer eingeschränkten Leberleistung stehen die von der Leber herzustellenden Gerinnungsfaktoren nicht mehr ausreichend zur Verfügung. Dies führt zu einer Blutungsbereitschaft. Durch die große Milz werden zudem vermehrt Thrombozyten abgebaut (und ein alkoholgeschädigtes Knochenmark liefert Thrombozyten nicht mehr ausreichend nach). Aber auch die Produktion von Gerinnungshemmstoffen und von gerinnselauflösenden Plasmafraktionen nimmt ab, so daß auch paradoxe Thrombosen auftreten können.

Stoffwechselentgleisungen

Wegen der nachlassenden Abbauleistung gelangt vermehrt Insulin in die systemische Zirkulation; dies gilt aber für Insulingegenspieler (Glukagon) in gleicher Weise. Leberkranke neigen zunächst zu Hyperglykämien. Erst wenn mit fortschreitendem Leberversagen nicht mehr genug Glykogen gebildet und gespeichert werden kann, drohen Hypoglykämien.

Hepatische Anämie

Patienten mit einer Leberzirrhose entwickeln häufig eine Anämie. Es wirken hier zusammen die Blutungsbereitschaft, der vermehrte Abbau von Blutkörperchen in der oft übergroßen Milz, ein oftmals bestehender Vitaminmangel (Folsäure) und die Syntheseschwäche für vielerlei Funktionsproteine.

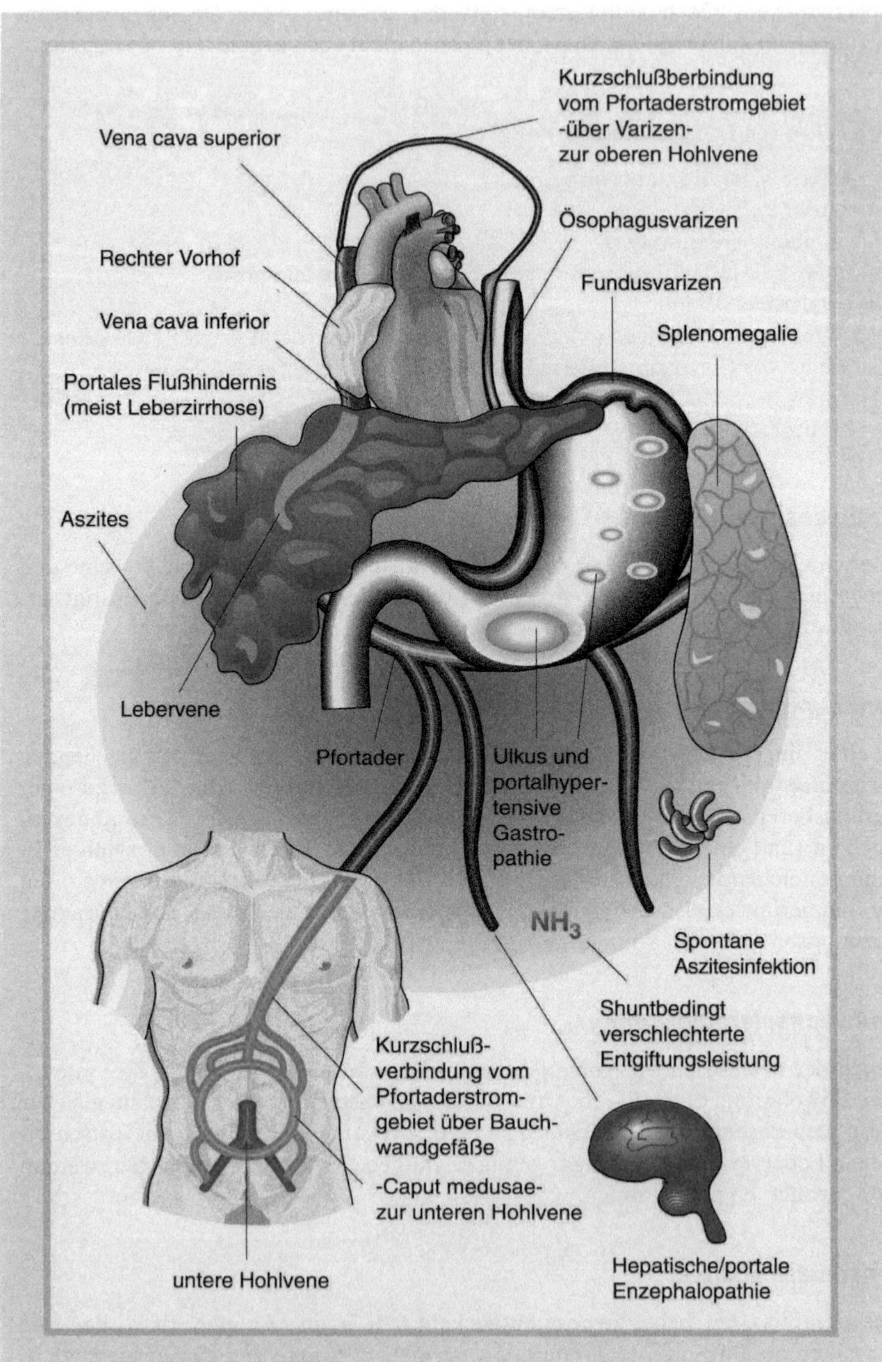

Abb. 28. Portale Hypertension

Exkretionsschwäche

Die Leber scheidet gallegängige Stoffe schlechter aus, klinisch eindruckvoll zu ersehen am Ikterus und am lästigen Pruritus. Die Lebersekretionsprodukte, zumal die Gallensalze, fehlen dann aber für die Verdauungsarbeit im Dünndarm; dies begünstigt Resorptionschwächen (für fettlösliche Vitamine vor allem) und verstärkt die Neigung zum Meteorismus.

Entgiftungsschwäche

Schlechte Ausscheidungsfunktion und herabgesetzte Abbauraten in der Leber bedeuten eine verminderte Entgiftungsleistung für Fremdstoffe wie Medikamente und für körpereigene Substanzen wie Hormone und potentiell toxische Stoffwechselprodukte wie Ammoniak oder Merkaptane. Klinisch fällt in diesem Zusammenhang oft der Foetor hepaticus, der typische Geruch des schwer Leberkranken auf.

Portale Hypertension

Der zirrhotische Umbau beeinträchtigt den hepatischen Blutfluß. Der Druck im portalen Gefäßgebiet steigt an. Ja, es kann sich die Strömungsrichtung im Pfortadereinzugsbereich sogar umkehren. Das Blut muß Umgehungsmöglichkeiten suchen: durch die Wiedereröffnung der Nabelschnurvene und kleinerer Gefäßästchen zur Bauchwand (Caput medusae), durch den Rückstau zur mächtig anschwellenden Milz, über Venen des oberen Verdauungskanals, die zu mächtigen Ösophagus- und Fundusvarizen (nur selten sind andere Regionen mit einbezogen) aussacken können – mit einer erheblichen Gefährung für wiederholte kleinere und vital bedrohliche akute Blutungen. Der chronische Blutrückstau beeinträchtigt die Verdauungs- und Resorptionsleistung mit Gewichtsverlust, Meteorismus, mit einer Ulkushäufung und einer portalhypertensiven Gastropathie, einer denkbaren Anämieursache (Abb. 28).

Zeichen der portalen Hypertension

- Ösophagusvarizen,
- Fundusvarizen,
- seltene gastrointestinale Varizen,
- Gastropathie,
- gastrointestinale Blutung (Varizenblutung),
- wiedereröffnete Nabelschnurvene,
- Caput medusae (Bauchwandvarizen),
- Splenomegalie,
- Hyperspleniesyndrom,
- Aszites,
- spontane Aszitesinfektion.

Hepatische Kreislauffehlregulation

Gegen gefäßerweiternde Hormone und Wirkstoffe aus dem Bauchraum entfaltet die Leber keinen ausreichenden Filtereffekt mehr; die Peripherie wird geöffnet (warme Haut, Palmarerythem); Kurzschlußverbindungen bilden sich aus (spider naevi); es kommt zu einem Volumenmangel – relativ zum dilatierten Intravasalraum. Das aktivierte sympathische Nervensystem reguliert dagegen (Tachykardie), stellt die Nierengefäße eng, leitet die renale Wasser- und Salzretention ein, zusätzlich gefördert vom vermehrt ausgeschütteten antidiuretischen Hormon.

Aszites

Der erhöhte Druck im Pfortadereinzugsbereich bei zunehmendem Albuminmangel und damit sinkender Wasserbindungsfähigkeit des Blutes begünstigt die Ausschwitzung von Aszites, schließlich gar von Pleuraergüssen. Die Kreislauffehlschaltung trägt ihren Teil bei, erst spät auch der verminderte Aldosteronabbau, der die renale Flüssigkeitsretention weiter unterhält. Der Aszites drückt, belastet, behindert die Atmung und kann sich spontan – über die ja ebenfalls beeinträchtigte Darmwand – infizieren.

Hepatopulmonales Syndrom

Die Gefäßweitstellung und die Blutumleitung über Kurzschlußverbindungen betrifft die Lungen ebenso wie die Peripherie. Dadurch sinken die arterielle Sauerstoffsättigung und natürlich die Sauerstoffversorgung des Organismus (zusätzlich zur Kreislauffehlregulation) weiter ab. Der Patient hyperventiliert kompensatorisch und leistet vermehrt Atemarbeit. Hohe Blutammoniakwerte verstärken die Hyperventilationsneigung.

Störung des Säure-Basenhaushaltes

Die vermehrte Atmung führt zu einer respiratorischen Alkalose. Der ungenügende Ammoniakabbau (der Basen verbraucht) sorgt zusätzlich für eine metabolische Alkalose. Die Alkalose erschwert die Sauerstoffabgabe im Gewebe.

Hepatische Enzephalopathie

Verminderte Entgiftungsleistung der Leber, Leberumgehungskreisläufe und die Summe all der anderen zirkulatorischen, respiratorischen und metabolischen Störungen sorgen für eine Anhäufung von Stoffwechselprodukten, vor allem von Ammoniak, mit neurotoxischen Effekten. Durch den peripheren Hyperinsulinismus verbraucht der Organismus vermehrt aliphatische Aminosäuren. Die Leber entgiftet aromatische Aminosäuren nicht mehr ausreichend. In der Summe bedeutet dies eine Aminosäureimbalanz. Das Gehirn baut aus Aminosäuren Neurotransmitter auf. Ein Ungleichgewicht der Neurotransmitter folgt dem veränderten Aminosäuremuster. Dämpfende neuronale Überträgerstoffe überwiegen allmählich. Praktische Intelligenz und Geschicklichkeit lassen nach, dann die intellektuelle Leistungsfähigkeit, und schließlich trübt der Patient ein: Es besteht das Endstadium eines Coma hepaticum.

Erklärungsmodelle der hepatischen Enzephalopathie

- Toxinanhäufung (Ammoniak),
- Aminosäureimbalanz,
- Neurotransmitterimbalanz.

Hepatorenales Syndrom

Bei weitgestellter Peripherie, relativem intravasalen Volumenmangel (trotz einer Wasserüberladung bezogen auf den Gesamtorganismus – mit Aszitesbildung) und sich zuspitzender hormoneller und vegetativer Fehlregulation stellt die Niere ihre Gefäße eng. Die Kreislaufregulation bleibt zunächst aufrechterhalten, um den Preis einer versiegenden Harnausscheidung und einer nachlassenden Nierenfunktion – besonders fatal, da ja ein Entgiftungsorgan bereits nicht mehr hinreichend arbeitet. Coma hepaticum und hepatorenales Syndrom markieren oft das letzte, nicht mehr überlebensfähige Stadium einer Lebererkrankung.

Karzinomgefährdung

Die Leberzirrhose stellt in den westlichen Industrieländern eine weitgehend obligate Vorbedingung und einen Risikofaktor für die Entwicklung eines Leberzellkarzinoms dar. Als besonders gefährdert gelten Patienten mit einer posthepatitischen Zirrhose.

Klinisches Bild der Leberzirrhose

Selbst im Stadium der Leberzirrhose bietet der Patient bisweilen keinerlei klinische Auffälligkeiten. Oder es stehen die Symptome der Grunderkrankung, der chronischen Hepatitis, der Alkoholabhängigkeit im Vordergrund. Es übernimmt auch ein Symptomenkomplex, etwa die portale Hypertension mit dem dramatischen Bild einer Ösophagusvarizenblutung, die Führungsrolle. Und erst in einer fortgeschrittenen Erkrankungsphase macht die Symptomenkombination – Ikterus, Pruritus, dicker gespannter Aszitesbauch, Hämatomneigung, Blutungsepisoden, nachlassende körperliche und geistige Leistungsfähigkeit – die klinische Diagnose unabweislich (Abb. 29).

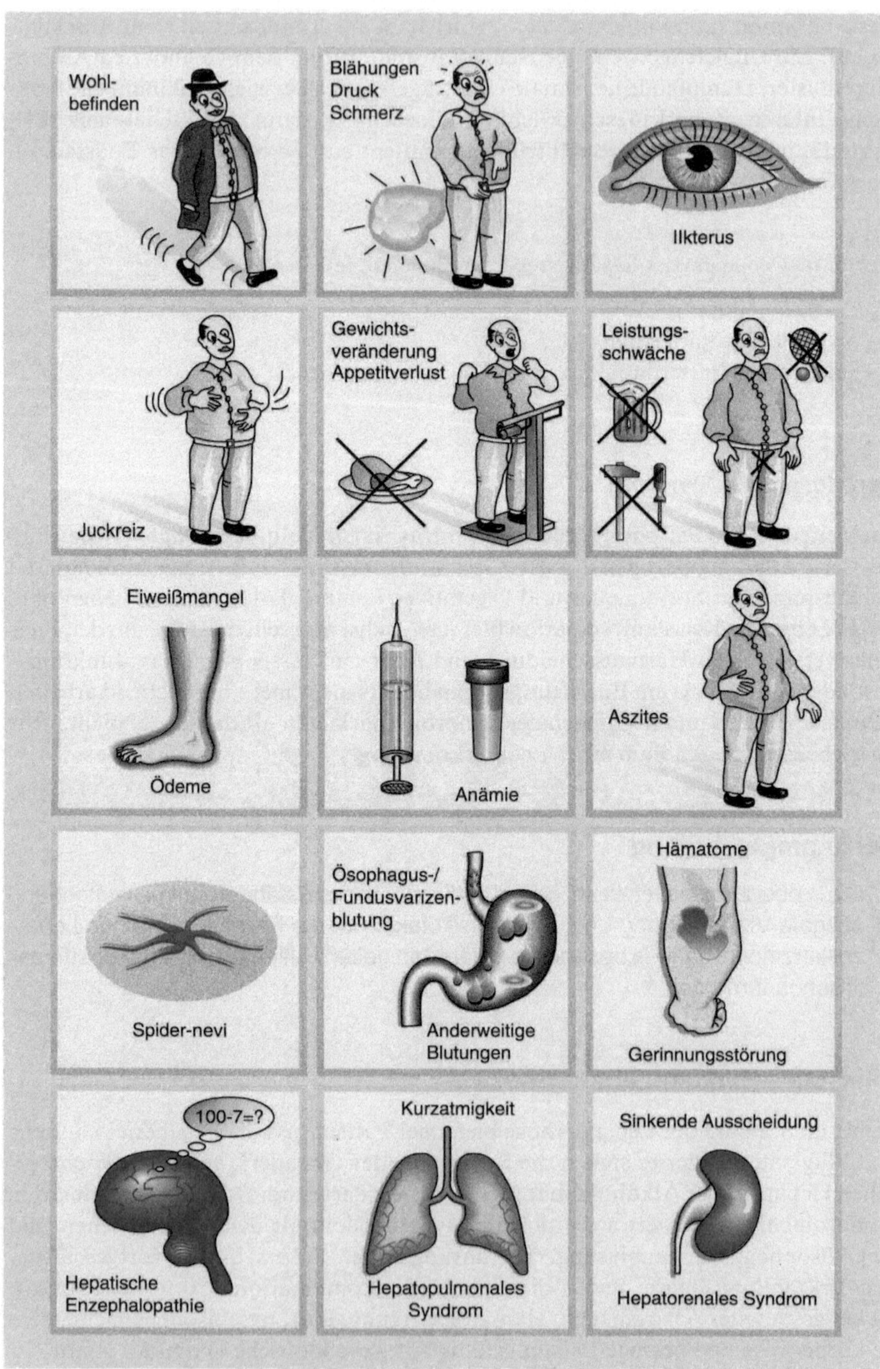

Abb. 29. Klinisches Bild der Leberzirrhose

Klinik der Leberzirrhose

- Beschwerdefreiheit,
- Leistungsschwäche,
- Abmagerung,
- Alkoholunverträglichkeit,
- portale Hypertension,
- gastrointestinale Blutungen,
- Ikterus.

Stadienzuordnung

Es wurden vielerlei Schemata vorgeschlagen, die die Symptomenvielfalt der Leberzirrhose zu einer einheitlichen Beurteilung und Festlegung des Schweregrades der Erkrankung zusammenfassen. Am besten bewährt und allgemein durchgesetzt hat sich die Klassifikation der Leberzirrhosen nach Child.

Prognosekriterien nach Child

Kriterium	Schweregrad	Punktwert
Bilirubin	< 2 mg%	1
	2–3 mg%	2
	> 3 mg%	3
Albumin	> 3,5 g%	1
	3–3,5 g%	2
	< 3 g%	3
Aszites	keiner	1
	leicht therapierbar	2
	nicht korrigierbar	3
Enzephalopathie	keine	1
	mäßig	2
	deutlich	3
Ernährungszustand	gut	1
	mäßig	2
	schlecht	3
Bewertung	A	5–7
	B	8–12
	C	13–15

Diagnostik

Längst nicht in allen Fällen erlaubt bereits das klinische Bild eine Diagnosefestlegung. Bei den Laborwerten interessieren vor allem die „Leberwerte" Bilirubin, Gammaglutamyltransferase, alkalische Phosphatase und Transaminasen als ein Maßstab für die Krankheitsaktivität, Gesamteiweiß, Elektrophorese, Cholinesterase und Gerinnungsstatus für Aussagen zur Syntheseleistung sowie Ammoniakwerte (am besten arteriell abgenommen) für die Einschätzung der Entgiftungsfunktion. Die Klärung der Ätiologie bleibt auch im Zirrhosestadium noch interessant, zumal wenn eine Lebertransplantation ansteht. Das Alpha$_1$-Fetoprotein sucht nach einem Leberzellkarzinom. Die Sonographie, leicht und wiederholt einsetzbar, beurteilt Lebergröße, -verfettung, -fibrose und knotige Struktur, Milzgröße, biliäre Krankheitskomponenten und die Ausbildung von Aszites und von Pleuraergüssen. Computertomographie und Kernspintomographie kommen zu ähnlichen Aussagen. Die Lebervenographie gibt Hinweise auf den Organumbau; die damit zu kombinierende Lebervenendruckmessung führt zu einer guten Abschätzung des portalen Drucks. Die Histologie sichert die Diagnose und klärt oftmals die Krankheitsursache (zusammen mit immunologisch-serologischen Untersuchungsmethoden). Die Laparoskopie gewährt den diagnostisch entscheidenden Einblick (falsch negative Histologie möglich) und erhält immer mehr den Vorzug gegenüber der Leberblindpunktion. Zu Erkrankungskomplikationen wie der portalhypertensiven Gastropathie oder zur Frage nach Ösophagusvarizen nimmt vor allem die Gastroskopie Stellung; die Röntgenmethoden (Ösophagusdoppelkontrastdarstellung) spielen hier eine untergeordnete Rolle. Die endoskopische retrograde Cholangiopankreatikographie sucht nach biliäre Erkrankungsursachen und biliären und pankreatischen Alternativ- oder Zusatzdiagnosen. Eine hepatische Enzephalopathie erfaßt in fortgeschrittenen Stadien der klinische Eindruck, unterstützt durch einfache „bed-side tests" (Liniennachfahrtest, Zahlenverbindungstest) oder eine aufwendige psychophysiologische Leistungsdiagnostik.

Therapie

Vitaminsubstitution

Vor allem einen Mangel an fettlöslichen Vitaminen gilt es häufig auszugleichen. Dies bessert in einigen Fällen auch die Gerinnungsverhältnisse. Folsäure fehlt vor allem bei Patienten mit einer Alkoholschädigung. Für das Vitamin B$_{12}$ stellt die Leber das wichtigste Speicherorgan dar; ein vermehrter Bedarf im Zirrhosestadium erscheint gut vorstellbar. Im Zweifel wird man auch das für das Zentralnervensystem so wichtige Vitamin B$_1$ anbieten.

Therapie des Aszites

Flüssigkeits- und Salzrestriktion stellen Basisbehandlungsmaßnahmen beim Aszites dar. Diuretika schwemmen Aszites zumindest anfangs gut aus. Aldosteronantagonisten vermeiden Kaliumverluste, bringen jedoch vielfach eine Gynäkomastie mit sich. Andere kaliumsparende Diuretika wie Triamteren stellen eine Alternative dar. Die Aszitespunktion erlebt in letzter Zeit eine Renaissance. Um allzu starke Schwankungen im Flüssigkeitshaushalt abzufangen, bieten sich Humanalbumin- und wohl auch Plasmaersatzlösungen an. Die Aszitesretransfusion gleicht den Flüssigkeitshaushalt aus, bringt aber größeren Aufwand mit sich. Sie dient auch einer Aszitesverträglichkeitsprüfung vor einer „kontinuierlichen Retransfusion" durch die Anlage eines peritoneovenösen Shunts (LeVeen-Shunt).

Basistherapie bei einer Leberzirrhose

- Vitaminsubstitution,
- Alkoholverzicht,
- Diät,
- Schonung.

Aszitestherapie

- Salzrestriktion,
- Flüssigkeitsrestriktion,
- Bettruhe,
- Diuretika,
- Aszitespunktion,
- Aszitesretransfusion,
- periteneovenöser Shunt.

Therapie und Prophylaxe von Blutungen aus Ösophagus- und Fundusvarizen und bei portalhypertensiver Gastropathie

Die Notfallsituation einer Ösophagusvarizenblutung nötigt dazu, alle Register der Intensivmedizin zu ziehen: Kreislaufstabilisierung, Ausgleich des Flüssigkeitshaushaltes, Korrektur von Blut- und Eiweißmangel, Substitution von Gerinnungskomponenten, parenterale Ernährung, Therapie und Prophylaxe eines Coma hepaticum. Für die Blutstillung kommt endoskopischen Maßnahmen erste Priorität zu: Klebung mit Fibrin- und Gewebeklebern (Enbucrilat = Histoacryl) sowie die Sklerosierung mit Polidocanol (Äthoxysklerol), dazu das „banding", die Ligatur mit einem Gummiring oder das „clipping" mit einer Metallklammer bei Varizenblutungen, bei Ulkusblutungen neben den genannten Unterspritzungen auch solche mit Adrenalin oder Noradrenalin sowie Elektrokoagulationsmethoden, selten der Laser, zunehmend häufiger die Gefäßklammer. Vasopressin und seine Abkömmlinge stellen die Gefäße des Bauchraumes eng und senken so den Pfortaderdruck. Nitroglycerin unterstützt dies und minimiert zudem kardiale Nebenwirkungen. Eine effektive Drucksenkung im portalen Stromgebiet erreichen auch (das empfindlich teuere) Somatostatin und seine Analoga. Die hohe Rezidivblutungsrate nach medikamentöser Blutstillung weist dieser eher eine Überbrückungsfunktion zu, bis endoskopische Maßnahmen zur Verfügung stehen. Auf eine ähnliche Nebenrolle sehen sich die Kompressionssonden nach Sengstaken-Blakemore (Ösophagusvari-

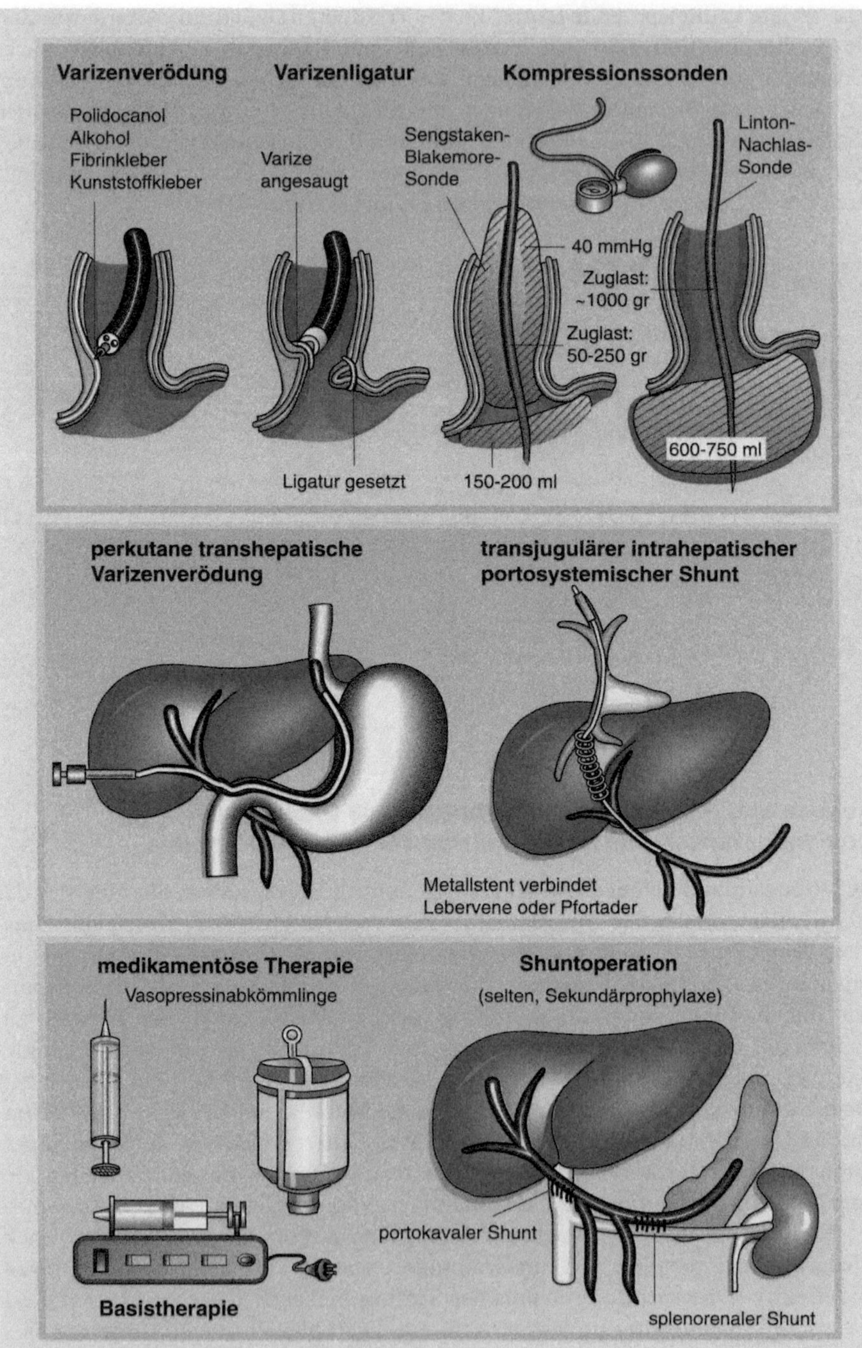

Abb. 30. Therapie bei Ösophagusvarizenblutungen

zen) und Linton-Nachlas (Fundusvarizen und Ösophagusvarizen) zurückgedrängt. Zentren unternehmen bisweilen verzweifelte Versuche, durch eine perkutan-transhepatische Punktion oder von der Jugularvene ausgehend über eine Lebervene transhepatisch einen Pfortaderast zu erreichen, mit Kathetern bis in den Blutungsbereich zu sondieren und Verödungsmittel zu applizieren. Über den transjugulären Weg läßt sich sogar ein Stent implantieren und so – minimal invasiv – ein portosystemischer Shunt anlegen zur Drucksenkung im Pfortaderkreislauf (TIPSS: transjugulärer intrahepatischer portosystemischer Shunt). Diese Methode eignet sich als Notfallmaßnahme und zur Rezidivprophylaxe. In der Langzeittherapie bemüht man sich, durch Betarezeptorenblocker den Druck im Pfortadergebiet herabzusetzen. Dies senkt das Rezidivblutungsrisiko bei Ösophagusvarizen und bei der Gastropathie. Die Zahl der Rezidivblutungen reduziert aber vor allem die Fortführung der Varizenverödungsbehandlung (Nachsklerosierung) auch im (blutungs)„freien" Intervall. Nach Shuntoperationen, operativen Verbindungen zwischen dem Einzugsbereich der Pfortader und dem der Vena cava inferior, treten kaum noch neuerliche Blutungsepisoden auf, doch kommen wegen des hohen Risikos nur Patienten mit gutem Allgemeinzustand und ausreichender Entgiftungsleistung in Betracht, fast nie Notfalleingriffe. Vor einer Shuntoperation wird man stets abwägen, ob der Patient nicht eigentlich sogar einer Lebertransplantation bedürfe (Abb. 30).

Therapie des hepatorenalen Syndroms

Das hepatorenale Syndrom im engeren Sinn gilt als nicht mehr reversibles Endstadium einer schweren Lebererkrankung. Therapeutischen Bemühungen sind eigentlich nur Vorstadien, meist Volumenmangelsituationen – akut akzentuiert durch eine Diuretikatherapie oder durch Aszitespunktionen – zugänglich. Die Volumensubstitution (auch als Aszitesretransfusion) bringt oft die Nieren wieder in Gang. Auch Vasopressin kann kurzfristig den renalen Perfusionsdruck erhöhen. Und natürlich überbrückte auch die Dialyse die Nierenschwäche kurzzeitig. Invasive Maßnahmen erscheinen jedoch nur in dieser Überbrückungsfunktion – bis zur Lebertransplantation – sinnvoll.

Therapie bei der hepatischen Enzephalopathie

Durch Laktulose, ein nichtresorbierbares milchzuckerähnliches Kohlenhydrat, oral oder als Einlauf verabfolgt, schlägt das Darmmillieu ins Sauere um. Amoniakproduzierende Darmbakterien weichen einer harmlosen Flora. Zudem behindert ein saueres Darmlumen die Ammoniakaufnahme. Die Darmflora läßt sich auch durch nichtresorbierbare Antibiotika (wie Paromomycin) korrigieren. Spezielle Aminosäuren (Ornithin-Aspartat) sollen den Harnstoffzyklus aktivieren und so den Ammoniakabbau in der Leber fördern. Aliphatische Aminosäuren gleichen die Aminosäureimbalanz wieder aus – mit wohl günstigen Wirkungen auf die Neurotransmitterimbalanz im Nervensystem – und verbessern die Eiweißversorgung der Peripherie. Direkte Einflußnahme auf das Nervensystem nimmt der Benzodiazepinantagonist Flumenazil. Es verbieten sich in einer solchen Situation Alkohol und Sedativa (Abb. 31).

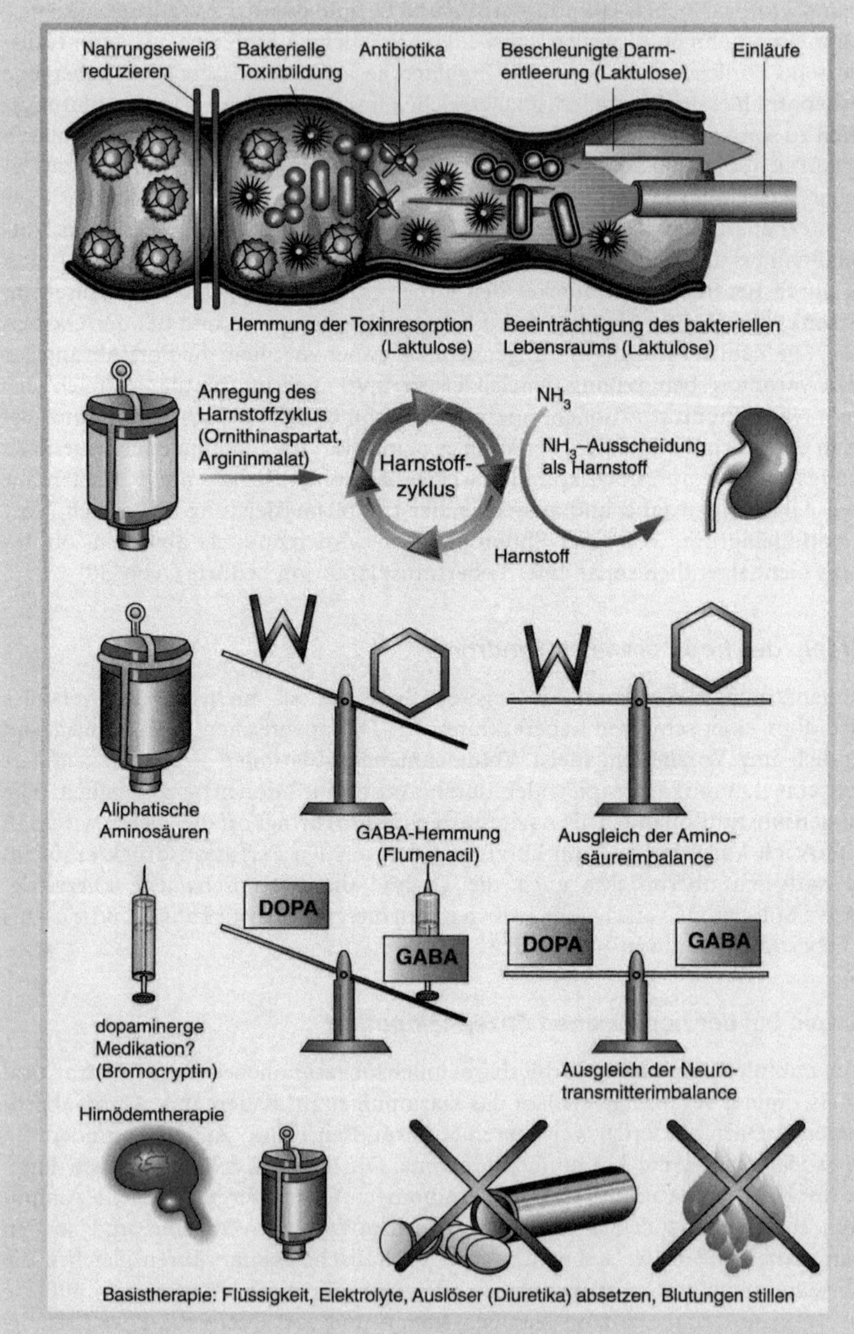

Abb. 31. Therapie der hepatischen Enzephalopathie

Therapie und Prophylaxe bei hepatischer Enzephalopathie

- kein Alkohol,
- keine Sedativa,
- Eiweißrestriktion,
- parenterale Ernährung,
- Laktulose (Bifiteral),
- Paromomycin (Humatin),
- Einläufe,
- aliphatische Aminosäuren,
- Ornithin-Aspartat
- Flumenazil (Anexate).

Diätetische und pflegerische Aspekte der Therapie

Jedem Patienten mit einer Leberzirrhose wird man vom Alkohol abraten, letzlich unabhängig von der Ursache der Erkrankung. Vitaminreiche, gehaltvolle, eiweißreiche Kost empfiehlt sich, soweit trotz der Zirrhose die Leberleistung weitgehend unbeeinträchtigt erscheint. Bei latenter oder manifester hepatischer Enzephalopathie muß der Patient auf eine Eiweißrestriktion achten. Pflanzliche Eiweißquellen bieten überwiegend die besser geeigneten aliphatischen Aminosäuren an. Schwerer wird es fallen, manchen Patienten zur Einsicht in seine nunmehr eingeschränkte Tauglichkeit im Berufsleben und im Straßenverkehr zu bringen. Die Fettverdauung läßt mit zunehmendem Ikterus nach; mittelkettige Fettsäuren und Kohlenhydrate bringen weniger Probleme mit sich. Sobald der Patient Aszites entwickelt, soll er eine streng kochsalzarme Diät einhalten und seine Flüssigkeitsaufnahme bilanzieren und schließlich einschränken. Nach Aszitespunktionen muß der Verband nachsickernde Flüssigkeit aufnehmen können. Als gut geeignet erweisen sich große Damen-Wochenbettbinden. Eine sorgfältige Hautpflege soll Druckstellen und Verletzungen, gerade an der Bauchwand (etwa bei Nabelhernien, die durch den Aszites hervortreten) vermeiden.

Allgemeine Therapiekonzepte bei einer Leberzirrhose

Auch im Zirrhosestadium darf man noch eine ursächliche Therapie anstreben – in kritischer einzelfallbezogener Abwägung gegen Nebenwirkungsrisiken bei nachlassenden Leberfunktionsreserven. Häufiger bleibt lediglich das symptomatische Reagieren auf sich anbahnende oder bereits ausgebildete Komplikationen. Stets behalte man die Lebertransplantation als therapeutische Alternative im Auge, damit der günstigste Operationszeitpunkt (mit noch ausreichend gutem Allgemeinzustand) nicht versäumt wird.

5.3.13 Akutes Leberversagen

Begriffsbestimmung und Ursachen

Unter einem akuten Leberversagen versteht man den Ausfall wichtiger Leberfunktionen, entwickelt in einem Zeitraum von wenigen Stunden bis zu wenigen Wochen. Das Ursachenspektrum reicht von der fulminanten Hepatitis über Vergiftungen, toxische Reaktionen auf chemische Belastungen und Medikamente bis zu akuten Zuspitzungen angeborener Stoffwechseldefekte.

Ursachen eines akuten Leberversagens

- Hepatitis A, B, C, D, E;
- medikamententoxisch,
- Halothan,
- Paracetamol (ben-u-ron),
- Valproinsäure,
- Isoniazid,
- toxisch,
- Amatoxin (Knollenblätterpilz),
- Budd-Chiari-Syndrom,
- Pfortaderthrombose,
- Schock,
- Morbus Wilson,
- Schwangerschaftsfettleber,
- Reye-Syndrom.

Klinisches Bild

Das akute Leberversagen faßt die Probleme einer Leberzirrhose (gewöhnlich mit Ausnahme der Varizen) zur Momentaufnahme zusammen: Synthese- und Entgiftungsleistung, Gerinnungsverhältnisse, Stoffwechsel- und Kreislaufregulation liegen darnieder. Ikterus und Aszites künden eindrucksvoll von einer Lebererkrankung. Fieber, abdominelle Schmerzen und Erbrechen treten als unspezifische Krankheitssymptome auf. Pulmonales und renales Versagen entwickeln sich oft zusätzlich. Stoffwechselentgleisungen (Hypoglykämie, Hyponatriämie und Abweichungen des Säure-Basenhaushalts) gehören zum Krankheitsbild, dem sich zudem bald bakterielle Infektionen überlagern.

Diagnose

Das klinische Bild, Labor, Sonographie, Röntgenbilder des Thorax lassen binnen kurzem keine Zweifel am Leberversagen und am bedrohlichen Verlauf. Vorgeschichte (Medikamentenanamnese!) und Labor, vor allem mit immunologischen und serologischen Methoden beigebrachte Befunde versuchen die Ursache zu klären. Für die Histologiegewinnung bietet sich meist allenfalls die transvenöse (transjuguläre) Leberpunktion an.

Therapie

Spezifische Therapie

Bei einer Paracetamolvergiftung versuchen Magenspülung und forcierte Diarrhö die Nachresorption dieses Analgetikums zu unterbinden. Acetylcystein (Fluimucil) vermag Stoffwechselprodukte des Paracetamols zu binden und zu inaktivieren – jedoch nur in der Frühphase der Intoxikation. Bei der Knollenblätterpilzvergiftung gleicht die Infusionstherapie die Verluste durch die initial das Bild dominierenden blutigen Durchfälle aus. Magenspülungen, forcierte Diarrhö, hohe Einläufe, Carbo medicinalis und die forcierte Diurese sowie besonders effektiv die Hämoperfusion bemühen sich um eine Giftstoffelimination. Silymarin (LegalonSIL) und die hochdosierte Penicillintherapie sollen die Toxinaufnahme in die Leber verhindern. Ein Leberversagen durch eine akute Schwangerschaftsfettleber erfordert eine umgehende Entbindung; erst dann besteht eine Ausicht auf Besserung. In den meisten Fällen gibt es keine spezifische Therapie des akuten Leberversagens.

Basistherapie

Patienten mit einem akuten Leberversagen bedürfen des vollständigen Repertoires der Intensivmedizin mit Herzkreislaufstützung, Flüssigkeits- und Elektrolyt- sowie Säure-Basen-Korrektur, eventuell der Beatmung und apparativer Blutreinigungsverfahren.

Therapie des Leberversagens

Die Therapieprinzipien der Substitution von Eiweißen und Gerinnungsfaktoren, der Einsatz von harnstoffzyklusstimulierenden Aminosäuren, Darmreinigung und -millieuumstimmung mit Laktulose (oder mit lokal wirksamen Antibiotika) kommen ebenso zum Einsatz wie bei einem chronischen Leberversagen. Neurotransmitter oder Neurotransmittervorstufen oder Antagonisten sedierender Überträgerstoffe wurden versucht, ebenso wie Osmodiuretika, um den häufig sich entwickelnden Hirndruck wieder zu senken.

Leberersatztherapie

Versuche einer apparativen Leberersatztherapie oder mit Blutaustauschverfahren enttäuschten. Allein die Lebertransplantation eröffnet neue Chancen für anderweitig aussichtslos erscheinende Fälle. Hier entwickeln hochspezialisierte Teams noch neue Konzepte (Leberteiltransplantationen; Belassung der Patientenleber, die sich wieder regenrieren kann u.a.m.). Damit gehört die Therapie eines akuten Leberversagens zu den Aufgaben großer Zentren.

5.3.14 Leberabszesse. Subphrenische Abszesse. Intraabdominelle Abszesse. Amöbenabszesse

Entstehungsweise

Leberabszesse entstehen durch bakterielle Streuung aus dem Pfortaderstromgebiet, bei einem Morbus Crohn oder einer Divertikulitis etwa, auch bei Malignomen, am häufigsten aber durch eine (nicht erkannte) Appendizitis und einen periappendizitischen Abszeß, aszendierend aus einer Cholangitis, durch Übergreifen eines lokalen Entzündungsherdes, meist einer Cholezystitis, durch eine Keimeinschleppung von außen – traumatisch oder auch nach diagnostischen oder therapeutischen Eingriffen (Punktionen) – und durch eine septische Streuung über die A. hepatica. In vielen Fällen läßt sich die Ursache eines Leberabszesses nicht mehr festlegen. Oftmals finden sich mehrere Abszesse in der Leber oder zusätzliche Abszedierungen anderswo im Bauchraum.

Ursachen von Leberabszessen

- Appendizitis,
- appendizitischer Abszeß,
- Divertikulitis,
- Cholangitis,
- Cholezystitis,
- traumatisch,
- postinterventionell,
- septisch,
- Amöben,
- kryptogen.

Klinisches Bild

Die Patienten leiden durchweg unter Fieber und abdominellen Schmerzen. Meist fehlt der Appetit; die Kranken erbrechen und verlieren an Gewicht. Einige entwickeln einen Ikterus, manche Aszites, andere pleurale Reizungen, oft mit Pleuraergüssen oder Lungenentzündungen. Bei längerer Krankheitsdauer besteht zumeist eine Anämie.

Diagnose

Das klinische Bild einer Fiebererkrankung wirft zunächst nur viele Fragen auf. Meist aber weichen doch die Leberlaborparameter von der Norm ab. Die Sonographie entdeckt zumeist Herdbildungen in der Leber. Die Szintigraphie – auch als Leukozytenszintigraphie – besitzt demgegenüber geringere Bedeutung. Die Computertomographie gilt als das empfindlichste Diagnostikverfahren, die Abszeßherde zu entdecken. Die Kernspintomographie wird bald vielleicht eine ähnliche Rolle spielen. Beweiskraft kommt der Punktion – für gewöhnlich ultraschallgezielt, auch computertomographisch geleitet, bisweilen unter laparoskopischer Sicht – mit der Aspiration von Abszeßmaterial zu. Dies erlaubt dann auch die mikrobiologische Austestung. Doch leitet die Punktion schon zur Therapie, zur anschließenden Drainge hin.

Therapie

Antibiotika helfen, das Krankheitsgeschehen einzudämmen. Die entscheidende Entlastung verspricht man sich aber von einer Drainage nach außen. Zumeist gelingt dies ultraschallkontrolliert oder auch computertomographisch gezielt. Um eine Operation wird man nicht herumkommen, wenn die „semi-konservative" Vorgehensweise nicht alsbald deutliche Erfolge aufweist, wenn zusätzliche abdominelle Abszesse und Streuherde angegangen werden müssen und natürlich, sofern sich die Herde als von außen schlecht zugänglich erweisen.

Subphrenischer Abszeß. Intraabdomineller Abszeß

Anders als bei den Leberabszessen dominieren hier lokale Ursachen: postoperative Abszedierungen, Cholezystitis und Appendizitis mit Perforation, Ulkusperforation, Divertikelperforation. Das klinische Bild „unklaren Fiebers" ähnelt dem beim Leberabszeß. Das diagnostische Rüstzeug entspricht ebenfalls dem des Leberabszesses. Und in der Therapie steht, neben den Antibiotika – nach Austestung – wieder die perkutane, meist ultraschallgezielte Drainage an erster Stelle, die operative Vorgehensweise als Reserve im Hintergrund.

Amöbabszeß

Bei einer Amöbiasis des Darmes, auch einer klinisch stillen, können diese Einzeller über die Pfortader verschleppt werden, sich in der Leber ansiedeln und zu Abzessen heranwachsen. Als charakteristisch gilt ein schokoladenartiger Abszeßhöhleninhalt. Amöben lassen sich im Punktat oft nicht mehr nachweisen. Doch fallen Antikörpertests gegen eine Amöbiasis stets positiv aus. Die bildgebende Diagnostik entspricht der bei anderen Leberabszessen. Die systemische Gabe von Metronidazol, von Chlorquin oder einer Kombinationstherapie, die auch Emetin mit einschließen mag, heilt den Leberbefall meist aus, die zusätzliche Gabe dieser Medikamente ins Darmlumen beseitigt meist dort etwa verbliebene Parasiten.

5.3.15 Benigne Lebertumoren

Leberzelladenome

Die Zellen dieses gutartigen Tumors ähneln normalen Leberzellen, doch fehlen zumeist Gallengänge, Pfortader- und Arterienäste in typischer Anordnung. Als wichtigsten Risikofaktor darf man die Einnahme oraler Kontrazeptiva ansehen (ebenso auch den Gebrauch von Anabolika). Thrombosen, Nekrosen, Einrisse und Blutungen im Tumor und Blutungen des Tumors in die Peritonealhöhle können zu akuten abdominellen Schmerzen führen, die Raumforderung zu einem Druckgefühl. Meist aber bleiben die Adenome symptomlos. Sonographie und Computertomographie zeigen eine Wucherung, das Szintigramm eine Aussparung. Die histologische Auswertung einer Gewebeprobeentnahme sichert die Diagnose. Wegen der Gefahr von Blutungen aus den oft gefäßreichen Tumoren erhält die laparoskopische Probengewinnung den Vorzug vor der sonographisch gezielten Punktion. Das Absetzen der Hormonpräparate bewirkt in vielen Fällen eine Größenreduktion des Adenoms. Ruptur und Blutung verlangen natürlich die umgehende Operation. Die stets drohenden Komplikationen und die mögliche Tendenz der Entartung zum Leberzellkarzinom stellen aber auch sonst wichtige Argumente gegen das Zuwarten und für die Operation dar. (Kontrazeptiva und vergleichbare Hormonpräparate verbieten sich natürlich auch nach einer Adenomresektion; die Adenomveranlagung bleibt ja bestehen.)

Fokale noduläre Hyperplasie

Diese Neubildungen ähneln einer lokalisierten inaktiven Zirrhose. Auch sie finden sich bevorzugt bei Frauen und häufig in Zusammenhang mit oralen Kontrazeptiva. Nur selten bestehen Symptome, kaum je kommt es zu Komplikationen. Auch maligne Entartungen kennt man hier nicht. Sonographie und Computertomographie können diese Strukturen entdecken. Meist speichern sie im Szintigramm die radioaktiven Marker gut. Die Histologie sichert wieder die Diagnose. Wie bei den Adenomen müssen kontrazeptive (oder anabole) Hormonpräparate natürlich abgesetzt werden. Anders als bei den Adenomen darf man zuwarten, um nur bei Beschwerden oder anhaltender Wachstumstendenz zu operieren.

Noduläre regenerative Hyperplasie

Diese seltenen knotigen Strukturen entwickeln sich bei Durchblutungsstörungen der Leber und münden schließlich in eine portale Hypertension mit meist gutartigem Verlauf. Die Therapie orientiert sich allein an den Problemen aus dem erhöhten Druck im Pfortaderstromgebiet.

Leberzysten

Leberzysten, flüssigkeitsgefüllte Hohlräume, finden sich ab und an als sonographische Nebenbefunde. Selten kommunizieren sie mit dem Gallenwegsystem (biliäre Zysten). Nur in Ausnahmefällen verursachen sie Symptome, bei Blutungen oder, wenn sie sich zu erheblicher Größe aufblähen, durch ihren Raumbedarf (Druckgefühl, Ikterus). Die Leberzysten können solitär auftreten oder als polyzystische Erkrankung, die dann in über der Hälfte der Fälle andere Organe, vornehmlich die Niere, mit einbezieht. Symptomatische Zysten lassen sich durch (sonographisch gezielte) Punktionen entleeren, laufen aber meist rasch wieder nach. Verödungsversuche (durch die Einspritzung von Sklerosierungsmitteln) kommen in Betracht, ebenso die laparoskopische Fensterung zum Peritonealraum hin, die operative Fensterung oder die Resektion.

Hydatidenzysten

Der Mensch kann als Zwischenwirt in den Vermehrungszyklus des Hundebandwurms eingeschaltet sein. Der Echinococcus-granulosus-Befall verursacht meist einzelne, oft randständig verkalkte Zysten, der aggressivere Echinococcus multilocularis (alveolaris) multiple, oft in Tochterzysten untergliederte Raumforderungen. Sonographie, Abdomenübersichtsaufnahme (Verkalkung), Computertomographie, eine Eosinophilie im Differentialblutbild können zur Diagnose hinleiten. Nicht immer fallen Antikörpernachweisreaktionen positiv aus. Die Feinnadelpunktion zur Diagnostik gilt als nicht unproblematisches (Materialaussaat, Anaphylaxie), aber aussagekräftiges diagnostisches Werkzeug. Die (sonographisch gezielte) Infiltration der Zysten mit Entwurmungsmitteln führt nicht immer zum Erfolg. Die Operation gilt als Standardtherapieverfahren.

Peliosis hepatis

Als Peliosis der Leber bezeichnet man die Entwicklung blutgefüllter Hohlräume von einem Millimeter bis zu mehreren Zentimetern Größe. Wieder besteht ein Zusammenhang mit Sexualsteroiden. Die (operative) Therapie bemüht sich um eine Schadensbehebung bei Komplikationen (Ruptur, Blutung).

Leberhämangiome

Kapilläre Hämangiome ähneln in ihrem Aufbau einer Ansammlung regelrechter dünner Gefäßchen, kavernöse Hämangiome zeigen zystische, zum Teil aufgetriebene gefäßartige Strukturen. Häufig treten die Hämangiome multipel auf. Nur sehr große Tumoren führen zu Symptomen, zu Schmerzen oder Druckgefühl. Meist handelt es sich um sonographische Zufallsentdeckungen. Computertomographie, Angiographie oder die Szintigraphie mit markierten Erythrozyten, bald wohl auch die Kernspintomographie, erlauben meist recht sicher die diagnostische Festlegung. Komplikationen – Blutungen, Rupturen – treten so selten auf, daß man sich kaum je, bei sehr großen Hämangiomen und erheblicher Wachstumstendenz, zur Operation gedrängt sehen wird.

5.3.16 Primäre Lebermalignome. Leberzellkarzinom

Histologisches Bild des Leberzellkarzinoms

Leberzellkarzinome (weniger exakt auch: „Hepatome") ähneln zytologisch und nach ihrem Aufbau als Zellverband ihrem Ausgangsgewebe und weisen unterschiedliche Entdifferenzierungsgrade auf. Sie entwickeln sich in vielen Fällen multifokal. Als Sonderform mit relativ günstiger Prognose darf man das fibrolamelläre Karzinom herausheben. Periphere cholangioläre Karzinome verhalten sich oft klinisch wie ein Hepatom. Zudem kennt man cholangiolär-hepatische Mischformen. Das Hepatoblastom erscheint wie eine entartete „Fehlentwicklung" der Leber und betrifft nahezu ausschließlich Kinder.

Stadieneinteilung

Das TNM-Schema bietet wie bei anderen Tumoren eine Hilfe, den Krankheitsfortschritt allgemein verständlich zu beschreiben. Für Therapieentscheidungen erweist sich aber meist der Gesamtzustand, festgelegt nach den Child-Kriterien, als wichtiger.

TNM-Klassifikation des Leberzellkarzinoms

Stadium	Befallskriterium
T1	< 2 cm, kein Gefäßeinbruch
T2	> 2 cm oder Gefäßeinbruch oder multifokal
T3	> 2 cm und Gefäßeinbruch oder multifokal und Gefäßeinbruch
T4	Mehr als ein Leberlappen oder Einbruch in ein großes Gefäß
N0	Lymphknoten frei
N1	Regionäre Lymphknoten
M0	Keine Fernmetastasen
M1	Fernmetastasen

Risikokonstellation

Leberzellkarzinome gehören zu den weltweit häufigsten malignen Erkrankungen, kommen aber vor allem in südlichen Regionen, in ärmeren Ländern, in Entwicklungsländern vor. Für die Industrieländer gilt, daß die Leberzellkarzinome fast immer auf dem Boden einer Leberzirrhose entstehen. Und viele Zirrhoseursachen stehen demgemäß auch für Leberzellkarzinomrisikofaktoren, allen voran die Hepatitis-B-Virus-Infektion.

Riskokonstellation für ein Leberzellkarzinom

- Hepatitis B,
- Hepatitis C?,
- Hämochromatose,
- Morbus Wilson,
- α_1-Antitrypsinmangel,
- Leberzirrhose.

Klinisches Bild

In aller Regel bestimmt die Leberzirrhose, welchen klinischen Eindruck der Patient darbietet. Doch sollte jede relativ rasch fortschreitende Verschlechterung eines vormals stabilen Zirrhosepatienten den Verdacht auf ein Leberzellkarzinom wecken.

Paraneoplastische Syndrome

Einige Patienten mit Leberzellkarzinomen entwickeln Hypoglykämien, Hyperkalkämien, eine Erythrozytose, selten eine Hypertonie. Zum Teil handelt es sich um unspezifische Stoffwechselstörungen, zum Teil gehen diese Veränderungen auf Hormone und hormonähnliche Substanzen, die das Hepatom produziert, zurück.

Diagnostik

Alle Patienten mit einer Leberzirrhose sollten im Hinblick auf die Entwicklung eines Leberzellkarzinoms überwacht werden. Das Alpha$_1$-Fetoprotein läßt sich bei vielen Hepatomträgern nachweisen. Die Sonographie stellt das wichtigste bildgebende Verfahren dar, bei einem Hepatomverdacht meist ergänzt durch die Computertomographie, bald vielleicht alternativ durch die Kernspintomographie. Die laparoskopisch, sonographisch oder computertomographisch geleitete Punktion mit histologischer Auswertung der gewonnenen Gewebeprobe sichert die Diagnose. Die Röntgenaufnahme des Thorax, Sonographie, Computertomographie und Angiographie liefern Staging-Kriterien und wichtige Aussagen zur Frage der Operabilität. Gerade für diese Problematik aber kommt der allgemeininternistischen Diagnostik (Leberfunktion, Child-Stadium) entscheidende Bedeutung zu.

Diagnostikmaßnahmen beim Leberzellkarzinom

- Alpha$_1$-Fetoprotein Sonographie,
- Computertomographie,
- (Kernspintomographie),
- Laparoskopie,
- Histologie,
- Angiographie,
- Thorax-Röntgenaufnahme

Therapie

Für operable Patienten bietet der Versuch einer Leberteilresektion noch die besten Lebenschancen. Die Lebertransplantation kommt allenfalls in ausgewählten Einzelfällen in Betracht. Eine Reihe von Hepatomen spricht auf eine Chemotherapie, auch als regionäre Chemotherapie über die A. hepatica, zeitweilig gut an. Eine gewisse Entlastung erfahren die Patienten auch durch eine Chemoembolisation, eine Verödung der versorgenden Arterie (teilweise kombiniert mit in den verschließenden Schaum eingeschlossene Chemotherapeutika) oder durch die (sonographisch gezielte) Einspritzung von Sklerosierungsmitteln (100%igem Alkohol).

Therapie beim Leberzellkarzinom

- Leberteilresektion,
- regionäre Chemotherapie,
- systemische Chemotherapie,
- Chemoembolisation,
- Sklerosierung,
- Lebertransplantation?

Hämangiosarkom der Leber

Dies seltene Lebermalignom weist eine enge Beziehung zu chemischen Belastungen (Vinylchlorid) auf, zum Teil mit sehr langer Latenzzeit. Schmerzen, Schwäche, Müdigkeit und Gewichtsverlust finden sich als unspezifische Tumorsymptome; Hepatomegalie, Ikterus und Aszites lenken die diagnostische Aufmerksamkeit zur Leber hin. In der Diagnostik kommen die gleichen bildgebenden Verfahren zur Anwendung wie beim Leberkarzinom. Von einer Punktion wird man wegen der Blutungsgefährdung eher abraten. Operation, gefäßverschließende Verfahren, Chemotherapie und Bestrahlung ändern wenig an der schlechten Prognose.

5.3.17 Lebermetastasen

Im Verlauf vieler Karzinomerkrankungen kommt es zur Metastasierung in die Leber, vor allem natürlich bei Karzinomen aus dem Bauchraum, die über das Pfortaderstromgebiet drainiert werden. Das klinische Bild reicht von der Beschwerdefreiheit über die Prägung der Symptomatik durch die Grunderkrankung bis zum Leberversagen. Erhöhte Leberwerte können auf eine Metastasierung hinweisen. Des weiteren stehen eine Reihe von Tumormarkern zur Verfügung (deren klinischen Wert man gleichwohl in Zweifel ziehen darf: denn mit Veränderungen von Laborwerten allein wird man keine eingreifende Behandlung begründen können). In der Regel stützt man sich bei den apparativen Diagnostikverfahren zunächst auf die Sonographie, in zweiter Linie auf die Computertomographie, bald vielleicht auch auf die Kernspintomograhie. Wichtige Therapieentscheidungen wird man zumeist durch die Histologie abgesichert wissen wollen. Für die Gewebeprobengewinnung bieten sich die laparoskopische, die sonographisch oder die computertomographisch gezielte Punktion an. Je nach der Grunderkrankung kommen für die Therapie in Betracht die Chemotherapie, auch als regionäre Chemotherapie, die Operation (vor allem beim kolorektalen Karzinom) oder die therapeutische Zurückhaltung.

Spezielle Labordiagnostik bei Malignomerkrankungen

Tumorlokalisation:	Tumormarker:
Nasenrachenraum	SCC, CEA, TPA, TPS
Bronchien, Lunge	NSE, CYFRA, TPA, CEA, SCC, TPS
Ösophagus	CA 19–9, CEA, SCC, TA4
Magen	CA 72–4, CA 19–9, CA 50, CEA, TATI
Pankreas	CA 19–9, CA 125, CEA, TATI, CA 50
Gallenwege	CA 19–9, CEA, CA 50
Leber	AFP
Kolon, Rectum	CEA, CA 19–9, TPA, TPS
Niere	Prorenin, Renin, PTH-rP
Harnblase	TPA, TPS, CEA
Prostata	PSA, PAP
Hoden, Seminom, Keimzellen	SCC, HCG, NSE, AFP
Ovarien	CA 19–9, CA 125, CA 72–4, TATI, CEA
Uteruskorpus	CEA, TATI, CA 125, HCG
Uteruszervix	SCC, TA 4
Blasenmole	HCG; AFP
Mamma	CA 15–3, CEA, MCA, MSA, TPA, TPS
Schilddrüse	Thyreoglobulin, Kalzitonin, CEA, NSE
Nerven, Nebenniere	NSE, HVS, VMS, Dopamin, Noradrenalin, Adrenalin, Metanephrine
Lymphom	Thymidinkinase, β_2-Mikroglobulin

5.3.18 Der Patient nach einer Leberoperation

Leberoperationen werden erstaunlich gut vertragen. Bei gesunder Restleber (also etwa bei einer traumabedingt notwendigen Leberresektion) kann über die Hälfte der Lebermasse entfernt werden. Im Laufe eines Jahres oder eher erholt sich die Leber zumeist wieder. Bis dahin gelten – abhängig vom Grad der hepatischen Funktionseinschränkung – therapeutische Vorgaben wie bei anderen schweren Leberschädigungen.

5.3.19 Der Patient nach einer Lebertransplantation

Nach einer Lebertransplantation bedarf der Patient einer Dauertherapie mit Immunsuppressiva, um eine Organabstoßung zu verhindern. Zur Überwachung dieser Patienten gehören Laborkontrollen, sonographische Kontrollen, regelmäßige histologische Nachuntersuchungen (Leberblindpunktion) und Kontrollen der Medikamentenspiegel. Die möglichen Komplikationen einer immunmodulierenden Therapie (onkogene Potenz, Knochenmarksschädigung, Abwehrschwäche, renale Insuffizienz, arterielle Hypertonie, Leberschädigung) verlangen vom Überwachungsteam einen „gesamt-internistischen“ Blick.

6 Darm

6.1 Bauplan und Funktion

6.1.1 Abschnitte

Duodenum

An den Magen schließt sich der Zwölffingerdarm an, mit seinem frei beweglich aufgehängten Bulbus, den nur an der Vorderfläche von Peritoneum bedeckten absteigenden, horizontalen und aufsteigenden Anteilen und schließlich dem Übergang ins Jejunum an der Flexura duodenojejunalis.

Jejunum

Das Jejunum leistet die Hauptresorptionsarbeit des Darmes. In langen Windungen füllt es einen großen Teil des Bauchraumes aus, recht beweglich aufgehängt am Mesenterium.

Ileum

Ohne daß sich eine klare Abgrenzung vornehmen ließe, bezeichnet man die unteren, ebenfalls am Mesenterium beweglich fixierten Dünndarmabschnitte als Ileum. Im rechten Unterbauch, an der Bauhin-Klappe, mündet der Dünndarm in den Dickdarm ein.

> Die hohe Bewegungsaktivität des Dünndarmes und seine Aufhängung „am langen Zügel" geben leider auch Anlaß zu schweren „Motilitätsfehlern" mit hochaktuen klinischen Krankheitsbildern: Einklemmung des Darmes in Peritonealaussackungen (Hernien), Verdrehungen des Darmes (Volvulus) oder Einstülpungen eines Darmabschnittes in eine Nachbardarmregion (Invagination).

Kolon

Unterhalb der Bauhin-Klappe hängt das meist mit der hinteren Bauchwand verwachsene Zäkum als Blindsack, als „Blinddarm" im anatomischen Sinne herab. Eine noch recht frei bewegliche (vom Mesenteriolum gehaltene) dünnlumige

Appendix vermiformis (der „Blinddarm" der Umgangssprache) schließt sich nach medial und unten hin an. Das dorsal fixierte Colon ascendens steigt zur rechten Flexur hin auf und geht in das Colon transversum über, dem sein Mesokolon transversum eine gewisse Lagevariabilität auf seinem Weg zum linken Oberbauch hin erlaubt. Die linke Flexur leitet über zum – wieder positionsstabilen, nur vorn von Peritoneum überzogenen – Colon descendens, das in der linken Flanke nach unten zieht. Das Colon sigmoideum wiederum, unterschiedlich lang, unterschiedlich stark gewunden, erlangt Bewegungsfreiheit durch sein Mesocolon sigmoideum. Das Rektum liegt fest dem Kreuzbein und dem Steißbein an, vorn und seitlich vom Peritoneum bedeckt und im untersten Abschnitt sogar extraperitoneal. Das komplizierte Muskel- und Gefäßsystem des Anus regelt die Darmentleerung und die Kontinenz.

6.1.2 Lagebeziehungen

Lagebeziehungen des Dünndarms

Das Duodenum umgreift den Pankreaskopf und berührt die Leber, die Gallenblase, die rechte Niere. Ileum und Jejunum können mit ihrer großen Beweglichkeit letztlich mit allen Bauchraumorganen in Kontakt geraten, vor allem auch mit den (weiblichen) Unterleibsorganen und mit der Blase.

Lagebeziehungen der Appendix

Der im rechten Unterbauch liegende Wurmfortsatz weist vielerlei Lagevariationen und -anomalien auf. Er überkreuzt die Harnleiterregion, kann die Blase erreichen, Eierstöcke und Eileiter oder sogar bis zur Gallenblasenregion hochschlagen.

Die freie Aufhängung der Appendix und ihre damit vorgegebene Lagevariabilität erklären einige der Diagnoseschwierigkeiten bei einer akuten Appendizitis.

Lagebeziehungen des Dickdarms. Omentum majus

Das Zäkum liegt gewöhnlich im rechten Unterbauch. Das Colon ascendens führt über den rechten Harnleiter und die rechte Niere hinweg. Die rechte Flexur erreicht die Leber (Flexura hepatica). Das Transversum tritt in Kontakt mit der Leber, mit der Gallenblase, dem Magen, überquert alle Bauchorgane, hängt oft bis ins kleine Becken durch, um dann an der linken Flexur (Flexura lienalis) wieder bis zur Milz hochzuziehen. Das Colon descendens überlagert die linke Niere. Das Sigma überkreuzt den linken Ureter und kommt mit allen Unterleibsorganen in Berührung. Das Rektum liegt hinten knöchernen Strukturen (Kreuzbein, Steißbein) auf und grenzt vorn an den Uterus und die Vagina, bzw. an die Blase und die Prostata. Von der großen Magenkurvatur aus zieht das Ligamentum gastrocolicum mit dem Mesokolon transversum verklebend zum queren Dickdarm. Von da ab hängt das Omentum majus vor den Darmschlingen herab.

Die engen Lagebeziehungen des Darmes zu den Unterleibsorganen machen das häufige wechselseitige Übergreifen von Krebsgeschwülsten in das jeweils andere Organsystem verständlich.

6.1.3 Feingeweblicher Aufbau

Mukosa

Um seinen Resorptionsaufgaben nachkommen zu können, benötigt der Dünndarm eine außerordentlich große Oberfläche. Dazu trägt die erhebliche Länge dieses Organs bei, mehr aber noch die Gestaltung seiner inneren Oberfläche mit Falten (Plicae), Einsenkungen (Krypten) und Auszipfelungen (Zotten). Und die Epithelzellen selbst tragen zur Vergrößerung der Resorptionsfläche einen „Bürstensaum" (Mikrovilli). Der Dickdarm fällt dagegen vergleichsweise „flach" aus. Becherzellen produzieren schützenden Schleim.

Muskularis

Die glatte Dünndarmmuskulatur hält sich an das Darmbaumuster mit Ring- und Längsmuskelschicht. Das Zusammenspiel dieser „Darmbeweger" sichert die Peristaltik, stellt eine Durchmischung des Speisebreies mit den Verdauungssäften, eine ausreichend lange Kontaktzeit mit den resorbierenden Flächen und letztendlich das oroanal gerichtete Vorwärtswandern des Darminhaltes sicher. Starke Ringmuskelbündel unterteilen das Kolon in Haustren, in Dickdarmnischen. Die Längsmuskelschicht ordnet sich zu drei kraftvoll vorantreibenden Tänien.

Zwischen den mächtigen Muskelbündeln können Darmwandausbuchtungen, Divertikel, herausgequetscht werden und sich vorwölben. Diese reinigen sich schlecht und geben Anlaß zu Entzündungen: Divertikulitis.

Serosa

Die umhüllende Gleitschicht der Serosa besitzt für das Bewegungsorgan Darm natürlich besondere Bedeutung.

6.1.4 Verdauungsleistungen des Dünndarms

Dünndarmmotilität

Die Bewegungsaktivität des Dünndarms setzt die Zerkleinerungsarbeit der Kauwerkzeuge und des Magens fort. Langsame Bewegungen und Bewegungspausen gewähren Zeit genug für die Resorption; die Peristaltik zwischen den Mahlzeiten reinigt den Dünndarm und beugt einer bakteriellen Überwucherung vor. Das vegetative Nervensystem des Darms, das zentrale vegative Nervensystem und gastrointestinale Hormone stimmen die Darmbewegungen aufeinander ab.

Sekretion

Namentlich die Zellen der Krypten verdünnen durch ihre Sekretionsleistung den Speisebrei und verflüssigen ihn und vergrößern so seine Oberfläche für einen leichteren Zugriff der eigentlichen Verdauungsarbeit.

Digestion und Resorption von Kohlenhydraten

Die Kohlenhydratverdauung beginnt bereits im Mund durch die Amylase der Mundspeicheldrüsen. Die Pankreasamylase spaltet die Kohlenhydratketten weiter auf bis zu Disacchariden, die dann Bürstensaumenzyme für die Aufnahme in die Zelle noch in Einfachzucker zerlegen.

Ein Mangel an der Disaccharidase Laktase, recht häufig, aber eher lästig als von ernstem Krankheitswert, führt zu Beschwerden nach dem Genuß von Milch und Milchprodukten (Unwohlsein, Blähungen, Durchfälle): Laktoseintoleranz.

Digestion und Resorption von Fetten

Schon die Mundspeicheldrüsen und der Magen bilden fettspaltende Enzyme. Die Hauptarbeit der Fettverdauung übernehmen jedoch die Pankreaslipasen. Gallensalze „emulgieren" die Fette, lassen sie kleinste, wasserverträgliche Bläschen, die Mizellen, bilden und schaffen so eine große Fläche für den Angriff der Fermente. Diese besorgen einen Abbau bis hin zu Fettsäuren. Das Dünndarmepithel resorbiert sie, baut sie wieder zu Triglyzeriden auf und übergibt sie, zusammen mit Proteinen zu Chylomikronen verpackt, über die Lymphflüssigkeit dem Organismus. Die Gallensalze gewinnt das Ileum wieder zurück, und das Pfortaderblut führt sie der Leber zu für die biliäre Sekretion und einen neuerlichen Verdauungszyklus (enterohepatische Gallensalzzirkulation). Mittelkettige Triglyzeride verdaut der Organismus leichter, selbst bei einem Mangel an Gallensäuren. Die Darmzelle setzt die kleinen Bruchstücke nicht mehr zusammen, sondern leitet sie über die Pfortader zur Leber hin weiter.

Digestion und Resorption von Proteinen

Der Beitrag der Pepsine des Magens zur Proteinverdauung fällt nicht ins Gewicht. Die Enteropeptidasen des Duodenums aktivieren das Trypsinogen aus dem Pankreas, dieses dann die anderen Enzymkomponenten des Proteinabbaus. Auf der Stufe von Oligopeptiden schalten sich dann zudem Peptidasen des Bürstensaums ein. Die Einzelelemente der Eiweiße bis herauf zu Tripeptiden nimmt das Dünndarmepithel auf, Dipeptide sogar schneller als Aminosäuren.

Formuladiäten bei schweren Verdauungsstörungen sollen Oligosaccharide enthalten, einen hohen Anteil an mittelkettigen Triglyzeriden und die Eiweißbausteine als Oligopeptide.

Resorption von Vitaminen und Spurenelementen

Wasserlösliche Vitamine nimmt das Jejunum problemlos auf. Allein die Folsäure erweist sich als empfindlich, z. B. gegenüber Medikamenten- und Alkoholbelastungen. Für die Vitamin-B_{12}-Resorption im Ileum bedarf es der Mitwirkung eines Kofaktors (Intrinsic-Faktor) aus dem Magen. Die fettlöslichen Vitamine benötigen für ihre Verarbeitung Gallensalze. Das Duodenum resorbiert Eisen am schnellsten. Eine ausreichende Magensäurebildung erleichtert dies. Das Vitamin D fördert die Kalziumaufnahme.

Wasser- und Elektrolytaufnahme

Der Dünndarm muß Flüssigkeit und Mineralstoffe aus der Nahrung aufnehmen. Weitaus stärker jedoch fällt die Rückgewinnung der im Verdauungsprozeß sezernierten Elektrolytlösung ins Gewicht. Als wichtigster Mechanismus läßt sich eine gekoppelte Aufnahme von Glukose oder Aminosäuren und von Natrium herausstellen. Wasser folgt dem Natriumstrom nach. Im Jejunum überwiegt in der Summe die Sekretionsleistung, im Ileum die Resorption.

Glukosesalzlösungen eignen sich zur oralen Rehydratation bei Durchfallserkrankungen.

6.1.5 Aufgaben und Funktionsweise des Dickdarms

Stuhleindickung

Der Dickdarm sezerniert zwar auch noch Flüssigkeit, und Gallensalze, die in das Kolon gelangen, regen dies weiter an, doch überwiegt natürlich die Rückgewinnung von Natrium, Chlorid und Wasser, die hier nicht mehr mit einer Nährstoffaufnahme gekoppelt ist.

Kurzkettige Fettsäuren

Darmbakterien verarbeiten unverdaute Kohlenhydrate (aus Schlackenstoffen) und es entstehen kurzkettige Fettsäuren. Diese können von den Darmwandzellen zur Energiegewinnung genutzt werden. Sie üben eine Schutzfunktion für die Zellen aus. Durch die Aktivität der Darmbakterien und ihre Stoffwechselleistungen am Speisebrei entstehen die Darmgase.

Dickdarmmotilität

Der Darminhalt wandert im Kolon weitaus langsamer voran als im Dünndarm. Pausen und rückwärts orientierte Bewegungsphasen verschaffen der Schleimhaut Zeit genug für die Stuhleindickung.

Kontinenz und Defäkation

Der Sphincter ani externus umgreift den Analring wie eine Zwinge. Als quergestreifter Muskel unterliegt er einer Willkürinnervation. Etwas höher hinauf reicht der glattmuskuläre, vegetativ innervierte Sphincter ani internus. Der Zug der Beckenbodenmuskulatur sorgt für eine Abknickung des Analkanals gegenüber dem darüberliegenden Speicherraum Ampulla recti und dichtet zusätzlich nach unten hin ab. Die Feinabstimmung besorgt das Polster der arteriell gespeisten Hämorrhoidalgefäße, die einen Schwellkörper im Analkanal bilden. Füllt sich die Ampulla recti mit Stuhl, so erzeugt dies ein Spannungsgefühl, es erschlaffen der innere Sphinkter, nach bewußter Freigabe auch der der äußere und die Beckenbodenmuskulatur und es kommt zur Defäkation. Peristaltikwellen schieben Stuhl von oben nach. Die Anspannung der Bauchmuskulatur erhöht den Druck im Bauchraum (Bauchpresse) und trägt zur Entleerung bei. Verschließt die willentliche Aktivität der perianalen Muskulatur den Analkanal, so geben die glatten Muskelfasern der Ampulle nach und passen sich dem Füllungszustand an; der Sphincter internus tonisiert sich wieder; die Defäkation ist verschoben.

6.1.6 Abwehrleistung

Schutzmechanismen müssen dafür sorgen, daß sich das „Umweltorgan“ Verdauungstrakt nicht als permanente Eintrittspforte für Krankheitserreger entpuppt: Die Schleimhaut sezerniert spezielle Immunglobuline (der Klasse IgA). Lymphatische Formationen, Follikel und Lymphknoten, finden sich in das Verdauungssystem eingestreut. Magensäure und pankreatobiliäre Sekretion besitzen antibakterielle Eigenschaften. Der hohe Zellumsatz beseitigt der Schleimhaut anhaftende Bakterien. Die Darmmotilität befreit – auch von (potentiellen) Erregern. Im Dickdarm bildet sich eine nichtaggressive Bakterienflora aus. Stoffwechselprodukte dieser vorwiegend anaeroben Keime supprimieren pathogene Bakterien und erhalten ein Gleichgewicht der friedlichen Koexistenz mit dem Wirtsorganismus.

Jede Antibiotikatherapie kann das Keimgleichgewicht stören und Durchfälle nach sich ziehen. Darmbakterien erweisen sich oft als multiresistent gegen Antibiotika und können Resistenzeigenschaften sogar weitergeben.

6.2 Diagnostik bei Erkrankungen

6.2.1 Klinische Hinweise auf Darmerkrankungen

Leitsymptome

Änderungen der Stuhlgewohnheiten gelten als wichtigster klinischer Fingerzeig für Darmerkrankungen. Die Obstipation begegnet uns sehr häufig, nur selten als Signal einer Darmstenose oder eines Darmverschlusses, zumeist als bedrückende, eher harmlose Funktionsstörung. Diarrhöen lassen sich weitaus eher auf eine organische Verursachung zurückführen. Abdominelle Schmerzen, Übelkeit und Erbrechen, wenig spezifische Symptome, begleiten oft Darmerkrankungen. Blutbeimengungen zum Stuhl erregen stets Aufmerksamkeit und verlangen eine gründliche, vollständige Untersuchung des Darmes, teilweise auch anderer Abschnitte des Verdauungssystems. Gewichtsverlust und Blutarmut, wieder unspezifisch, aber bedenklich, ziehen ebenfalls vielfach Darmuntersuchungen nach sich.

Leitsymptome bei Darmerkrankungen

- Diarrhö,
- Obstipation,
- Wechsel des Stuhlverhaltens,
- Schmerz,
- Blutbeimengung zum Stuhl.

6.2.2 Röntgendiagnostik

Röntgenaufnahme des Thorax. Abdomenübersicht

Die Röntgendarstellung der Thoraxorgane gehört zur Erfassung des Allgemeinzustandes und als einfachste Röntgenmethode in der Metastasensuche oft mit zum Diagnostikprogramm, auch bei „Darmpatienten". Sie zeigt aber auch bisweilen eindrucksvoll überblähte Darmschlingen oder gar „freie" Luft (außerhalb von Hohlorganen), bei Perforationen. Die Abdomenübersichtsaufnahme, früher meist im Stehen angefertigt, wird heute standardmäßig als Untersuchung im Liegen und in linker Seitenlage durchgeführt. Neben Verkalkungen, Konkrementen oder Blähungen, auch Luftansammlungen im Dünndarm, stellt sie bisweilen Flüssigkeitsspiegel im Darm dar oder freie Luft. Sie bietet also Hinweise auf einen Ileus oder auf eine Perforation.

Ösophagusmagenduodenalpassage. Hypotone Duodenographie

Die Standardröntgendiagnostik des „Magens" -- in Doppelkontrasttechnik - erlaubt bereits Aussagen zum Duodenum. Schiebt man eine Sonde bis ins Duodenum und gibt darüber Kontrastmittel und Luft (für einen Doppelkontrasteffekt) - gewöhnlich bei medikamentöser Relaxation der glatten Muskulatur -, so erhält man eine vom Magen nicht überlagerte Dünndarmdarstellung.

Dünndarmdarstellung nach Pansdorf

Trinkt der Patient, am besten in rechter Seitenlage, fraktioniert reichlich Kontrastmittel, so färbt sich schließlich der gesamte Dünndarm an. Metoclopramid (Paspertin) oder ein anderes Propulsivum beschleunigen die Passage, Butylscopolamin (Buscopan) oder Glukagon erschlaffen nach Bedarf den Darm für eine problemlose Röntgendokumentation bis zum Übergang in den Dickdarm.

Dünndarmdoppelkontrastdarstellung nach Sellink

Die Kontrastmittelgabe erfolgt rasch mit Druck über eine Sonde, die unter Durchleuchtungskontrolle über die Flexura duodenojejunalis hinaus eingebracht wurde. Auf gleichem Wege schließt sich eine Methylzelluloselösung an, die das Kontrastmittel verdünnt und einen Transparenzeffekt erzeugt für eine Feinbeurteilung. Eine vollständige Anfärbung bis zum Kolon gelingt schneller als mit der konventionellen Methode.

Vorbereitung zur Dünndarmröntgendiagnostik und Nachsorge

Der Patient kommt nüchtern zur Untersuchung. Büstenhalter und Schmuck sind abgelegt. Am besten trägt der Patient unempfindliche Krankenhauswäsche. Eine volle Blase hebt den Dünndarm aus dem kleinen Becken heraus und macht ihn so der Diagnostik und der ihr dienenden durchleuchtungskontrollierten Palpation leichter zugänglich. Nach der Untersuchung will der Patient sicher zuerst die Toilette aufsuchen. Manche Patienten plagt Übelkeit. Es bewährt sich daher ein langsames Heranführen an die Nahrungsaufnahme (beginnend mit Tee und Zwieback). Häufig stellt sich nach der Untersuchung Durchfall ein, vor allem bei der Doppelkontrastmethode. Namentlich ältere Patienten aber erfahren durch das Kontrastmittel (dies gilt vornehmlich für die konventionelle Methode) eine hartnäckige Verstopfung. Sie müssen reichlich trinken und benötigen oft für einige Tage ein Laxans. Die lange Verweildauer oral verabfolgten Kontrastmittels blockiert oft weitere Untersuchungen, vor allem Röntgenuntersuchungen, für geraume Zeit. Dies muß die Diagnostikplanung berücksichtigen.

Dickdarmröntgendarstellung durch orale Kontrastmittelgabe

Natürlich kann man die Dünndarmkontrastmittelpassage weiterverfolgen und auch die Dickdarmanfärbung noch beobachten und so etwa Dickdarmdivertikel feststellen. Eine differenzierte Aussage erlaubt diese Vorgehensweise aber nicht.

Kolonkontrasteinlauf in Prallfüllung

Einst Standardmethode der Dickdarmdiagnostik, dient der Kontrastmitteleinlauf heute nur noch der orientierenden Notfalldiagnostik. Meist verwendet man nicht eine Bariumaufschwemmung als Kontrastmittel, sondern eine wasserlösliche Präparation wie Gastrographin, die sich leichter wieder entleert und die bei einer eventuell bestehenden Perforation weniger Probleme aufgibt.

Kolondoppelkontrastdarstellung

Über ein Darmrohr erhält der Patient unter Durchleuchtungskontrolle einen Einlauf mit Bariumkontrastmittel, gefolgt von einer Luftinsufflation über das Darmrohr. Dies erzeugt einen Transparenzeffekt und einen Schleimhautfeinbeschlag. Zusätzlich verhilft die medikamentöse Darmerschlaffung mit Buthylscopolamin (Buscopan) oder mit Glukagon zu einer vollständigen Darmentfaltung. Oft tritt sogar etwas Kontrastmittel in das Ileum über, das dann mitbeurteilt werden kann.

Vorbereitung zur Röntgendarstellung des Dickdarms. Nachsorge nach der Untersuchung

Notfalluntersuchungen müssen oft ohne Vorbereitung oder allenfalls nach einem Einlauf durchgeführt werden. Eigentlich aber läßt nur ein leerer Darm sich röntgenologisch aussagekräftig untersuchen. Am besten eignen sich zur Darmreinigung starke Abführmittel wie eine Kombination aus Bisacodyl und Natriumhydrogenphosphaten (Prepacol) oder Sennaalkaloide (X-Prep), zusammen mit reichlich Flüssigkeit am Abend vor der Untersuchung gegeben, bei Patienten mit einer Neigung zur Verstopfung bei flüssiger Kost und Reinigungseinläufen am Vortag. Reinigungseinläufe am Untersuchungstag entleeren die Patienten oft nicht mehr vollständig. Verbliebene Flüssigkeit beeinträchtigt den Kontrastmittelbeschlag. Daher setzt sich auch nicht wie vor einer Koloskopie die antegrade Darmlavage durch. Nach der Untersuchung will der Patient zunächst meist nochmals auf die Toilette. Falls nötig, erleichtert ein ins Rektum eingeführtes Darmrohr das Ablassen der insufflierten Luft. Oft benötigen die Patienten Hilfe beim Waschen, da sich die diagnostische Maßnahme kaum je schmutzfrei abwickeln läßt. Essen und Trinken kann der Patient nach den Vorgaben des Untersuchers oder sonst nach seinem eigenen Empfinden.

Computertomographie

Der Computertomographie kommt besondere Bedeutung zu in der Stagingdiagnostik bei Tumorerkrankungen des Darmes. Hier tritt inzwischen die Kernspintomographie als Konkurrenzmethode an, die sich ihren festen Platz erst noch erobern muß.

Angiographie

Die Gefäßdarstellung des Bauchraumes benötigt man vor allem bei anderweitig nicht lokalisierbaren gastrointestinalen Blutungen.

6.2.3 Nuklearmedizinische Diagnostik

Diagnostik bei Blutungen

Die Untersuchung mit radioaktiv markierten Erythrozyten oder Kolloiden hilft bei der Lokalisationsdiagnostik gastrointestinaler Blutungen. Die räumliche Auflösung kann mit der Angiographie natürlich nicht mithalten, doch werden sacht sickernde Blutungen eher erfaßt als angiographisch.

Nachweis von Mangeschleimhaut

Magenschleimhaut rafft radioaktives Technetium. Es lassen sich so ektope Magenschleimhautinseln (zumeist in einem Meckel-Divertikel) nachweisen.

Leukozytenszintigraphie

Radioaktiv markierte Leukozyten reichern sich in Entzündungsregionen an. Dies kann man heranziehen, um z. B. die Aktivität und die Ausdehnung einer Colitis ulcerosa oder eines Morbus Crohn zu erfassen.

Funktionsszintigraphie

Mit einem radioaktiv markierten Testmahl lassen sich Passagezeiten feststellen. Der Schilling-Test untersucht die Funktion des Ileums am Beispiel der Vitamin-B_{12}-Resorption. Nach der oralen Aufnahme einer markierten Trioleinspeise erscheint das radioaktive Kohlenstoffisotop ^{14}C, abhängig von der Fettverarbeitung, nuklearmedizinisch leicht meßbar, im Kohlendioxid der Ausatemluft. Markiert man Xylose mit ^{14}C, so lassen hohe Aktivitätswerte in der Ausatemluft auf eine bakterielle Dünndarmbesiedlung schließen. Ebenfalls des ^{14}C-Nachweises in der Ausatemluft bedient sich der Glykocholattest: Bei einer bakteriellen Dünndarmbesiedlung oder bei ungenügender Gallensalzrückresorption im Ileum steigen die Werte an. Der Se-HCAT-Test arbeitet mit markierten Gallensäuren und erlaubt Aussagen zur Gallensalzrückresorptionsleistung des Ileums, ab und an von Bedeutung bei Erkrankungen mit Durchfällen. Intravenös gegebene markierte Eiweiße oder eiweißähnliche Partikelchen bewirken bei intestinalen Eiweißverlusten einen erhöhten Aktivitätsnachweis im Stuhl.

6.2.4 Labordiagnostik des Stuhls

Leukozyten

Hohe Leukozytenzahlen im Stuhl lassen an infektiöse oder parasitäre Erkrankungen denken.

Stuhl-pH-Wert

Die Bestimmung der Säureverhältnisse des Stuhls wird wenig genutzt. Saure Stühle entstehen z. B. bei unvollständiger Kohlenhydratverdauung.

Stuhlfett

Die orientierende Stuhlfettsuche mit einer Einzelprobe genügt den klinischen Ansprüchen oftmals nicht. Für eine quantitative Stuhlfettbestimmung bedarf es einer Stuhlsammlung über 72 Stunden und der Analyse einer gemischten Probe. Dies belästigt alle Beteiligten erheblich.

Nachweis okkulten Blutes

Zumeist weisen die handelsüblichen Tests (Hämokkult) die „eisentragende Zentrale“ des Hämoglobins, die Hämgruppe, oder auch eingesickertes Albumin nach. Wegen der hervorragenden Resorptionsleistung des Dünndarms erfassen die Tests hochsitzende Blutungsquellen oft nicht. Als Suchmethode für Kolonkarzinome gehören diese Methoden zum allgemeinen Standard der Vorsorgemedizin.

6.2.5 Mikrobiologische Diagnostik

Die mikrobiologische Diagnostik umfaßt den Erregernachweis aus dem Stuhl, aus Gewebeproben, zum Teil aus Körperflüssigkeiten (Urin, Blutkultur) sowie serologische Methoden, also die Suche nach Antikörpern. Als Erreger sind zu berücksichtigen Viren, Bakterien, Pilze, tierische Einzeller und mehrzellige Parasiten (Würmer).

6.2.6 Funktionstests

Laktosetoleranztest

Ein Trunk mit dem Zweifachzucker Laktose führt beim Gesunden zu einem deutlichen Blutzuckeranstieg nach einer halben, nach einer und nach zwei Stunden (vergleichbar einem – als Gegenprobe durchführbaren – Glukosetoleranztest). Bei einer Laktoseintoleranz fehlt die Zuckerschwankung weitgehend; der Patient klagt über abdominelle Beschwerden, oft über Durchfälle.

Xylosetoleranztest

Xylose (aus einem Testtrunk) resorbiert der gesunde Dünndarm ohne Hilfe der Bauchspeicheldrüse. Die Xyloseausscheidung während einer fünfstündigen Urinsammelperiode und/oder Serumspiegel nach einer und nach zwei Stunden bieten ein Maß für intestinale Resorptionsschwächen.

H_2-Atemtest

Erscheint nach einer kohlenhydratreichen Mahlzeit vermehrt Wasserstoffgas in der Ausatemluft, so spricht dies für eine bakterielle Dünndarmbesiedlung. Bei einer Laktoseintoleranz steigt nach der Gabe einer Laktoselösung ebenfalls die Wasserstoffabatmung an. Der Zusatz von Pankreasenzymen normalisert die Werte nur bei einer Pankreasinsuffizienz.

Vitamin-A-Test

Nach einer Vitamin-A-Testmahlzeit weist ein ungenügender Anstieg des Serumspiegels dieses fettlöslichen Vitamins auf eine beeinträchtigte Fettverdauung hin. Der Test unterscheidet nicht zwischen dünndarm- und pankreas- oder biliär bedingten Störungen. Der Trioleintest wurde als nuklearmedizinsche Methode bereits erwähnt.

Pankreasfunktionstests

Bei vielen Patienten mit einem Verdacht auf Dünndarmfunktionsstörungen wird man aus differentialdiagnostischen Gründen auch die Pankreasverdauungsleistung überprüfen, etwa mit dem Pankreolauryl-Test.

6.2.7 Motilitätsuntersuchungen

Spezielle Sonden lassen sich weit in den Dünndarm einbringen und zeichnen die Druckschwankungen (Manometrie) oder die elektrischen Potentiale der glatten Muskelzellen (Elektromyographie) auf. Ähnliche Messungen kann man im Kolon vornehmen. Besondere Bedeutung besitzen diese Methoden für die Erfassung der Schließmuskelregion.

6.2.8 Sonographie in der Darmdiagnostik

Die Sonographie kann Meteorismus objektivieren, eine Flüssigkeitsüberfüllung des Darmes darstellen, die Bewegungsaktivität des Darmes erfassen und natürlich Probleme und Komplikationen von Darmerkrankungen zeigen: Aszites (etwa bei einer Peritonealkarzinose), Lebermetastasen, Abszeßhöhlen, große Raumforderungen. Der „Kontrastsonographie“ nach einem voluminösen hohen Dickdarmeinlauf gelingen sehr präzise Darstellungen, selbst feinsinnige Darmwandbeurteilungen (etwa beim Morbus Crohn).

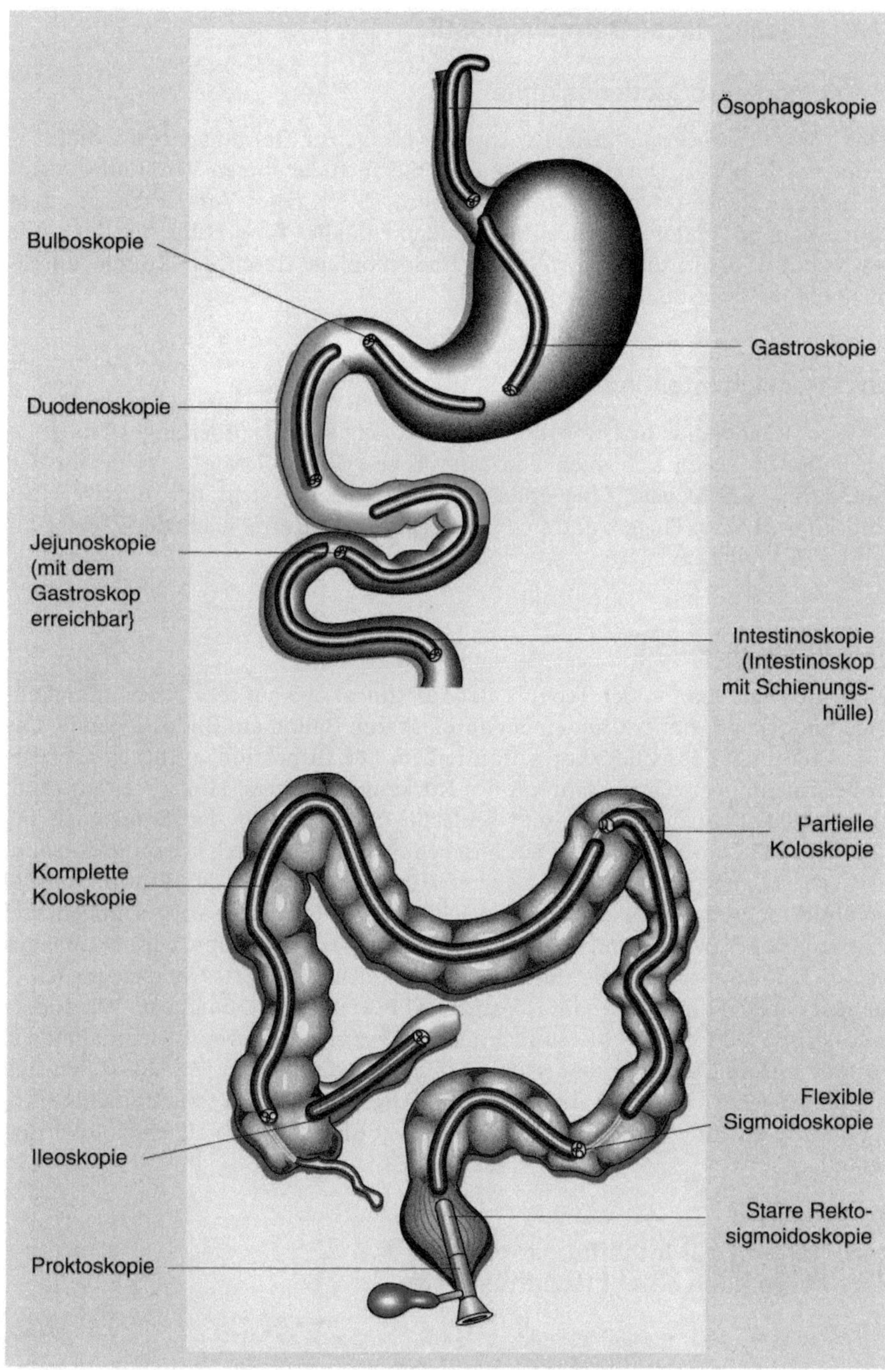

Abb. 32. Endoskopie von Speiseröhre, Magen, Dünn- und Dickdarm

6.2.9 Endoskopische Darmdiagnostik

Ösophagogastroduodenoskopie

Bereits die „Gastroskopie“ leistet wichtige Beiträge zur Darmdiagnostik, differentialdiagnostisch, bei „Darmerkrankungen“, die auch die oberen Verdauungsregionen miteinbeziehen (etwa der Morbus Crohn), durch tiefes Vorspiegeln mit dem Gastroskop bis hinter die Flexura duodenojejunalis. Eine Hilfe für die „tiefe Gastroskopie“ kann die Kontrolle der Endoskoplage durch die Röntgendurchleuchtung bieten (Abb. 32).

Kurzstreckige Intestinoskopie

Für eine orientierende Intestinoskopie benützt man vielfach (überlange) Kindergastroskope. Es lassen sich auch Duodenoskope (ERCP-Geräte) sehr tief in den Dünndarm vorschieben. Eine andere Ausweichlösung stellt der Einsatz eines Koloskops dar: Das längere und steifere Einführungsteil ermöglicht den Zugang bis weit ins Jejunum.

Tiefe Intestinoskopie

Zunächst setzte man in der Technik der Intestinoskope auf sehr lange, dünnkalibrige Endoskope, zumeist mit einem aufblasbaren Ballon am Endoskopende. Die Peristaltik mußte das Endoskop vorantreiben. Die Inspektion, eventuell auch die Probeentnahme, erfolgten während des Rückzugsmanövers. Hoher Zeitaufwand, erhebliche Patientenbelastung und schlechte Steuerbarkeit der Endoskope beschränkten diese Methoden auf ein Nischendasein. Heute stehen vollflexible und dirigierbare lange Intestinoskope zur Verfügung. Ein über das Einführungsteil gestülpter Schaft wird nach dem Erreichen des Duodenums vorgeschoben und fixiert nun einen weitgehend begradigten Verlauf des Endoskops (vom Ösophagus bis zum Duodenum). Dies garantiert dem Untersucher eine gute Übersetzung seiner Manöver und erlaubt ein elegantes Vorgehen bis weit in den Dünndarm. Wie andere endoskopische Methoden bietet auch hier die gezielte Gewebeprobeentnahme die Vorteile histologisch untermauerter diagnostischer Aussagen. Zudem lassen sich mit diesem neuen Gerätetyp auch therapeutische Maßnahmen, etwa Blutstillungen, durchführen. Leider verhindert der hohe Preis bisher noch die allgemeine Verfügbarkeit.

Vorbereitung zur Intestinoskopie. Nachsorge nach einer Intestinoskopie

Der Patient erscheint nüchtern zur Untersuchung (wie bei anderen Endoskopien auch). Die Nachsorge orientiert sich vor allem auch an der für die Endoskopie gegebenen sedierenden Medikation. Luftfüllung und Dehnung des Dünndarms führen oft zu verstärkter Darmmotilität und zu Übelkeit und Erbrechen. So wird man den Patienten recht vorsichtig (über Stunden hin) wieder an orale Belastungen gewöhnen.

Intraoperative Intestinoskopie

Während eines abdominellen Eingriffs kann der Operateur das Endoskop schienen und so ein besonders tiefes Eindringen eines Gastroskops (oder oral eingeführten Koloskops) sicherstellen. Bisweilen eröffnet er gar den Darm und ermöglicht die endoskopische Inspektion sonst nicht zu erreichender Darmabschnitte über diese „Abkürzung". Diese Methoden benötigt man selten, zum Beispiel bei der Suche nach versteckten gastrointestinalen Blutungsquellen.

Proktoskopie

Ein sehr kurzes starres Darmrohr erlaubt eine eingehende Betrachtung der Analregion. Da das Untersuchungsgerät vorn offen bleibt, kann die Schleimhaut in das Endoskop hinein vorfallen, und so lassen sich Abweichungen vom Normalen besonders gut erfassen. Um die Proktoskopie herum entwickelten sich eine Reihe von Interventionen: Hämorrhoidentherapien mit Sklerosierungsmitteln, mit Kältesonden, Wärmesonden, Ligaturen, Analdehnungen, Fremdkörperentfernungen, Ätzungen, Thrombusentleerungen, die „kleine Analchirurgie" mit Hilfe spezieller Analspreizer.

Vorbereitung für die Proktoskopie

Meist bedarf es für die Proktoskopie keiner besonderen Vorbereitungen. Nur bei starker Stuhlverschmutzung muß zunächst ein Klistier den anusnahen Darm reinigen. Meist genügt es, mit einem Tupfer während der Untersuchung den Stuhl beiseite zu schieben und abzuhalten.

Rektoskopie

Starre Rektoskope erfassen das Rektum und die rektosigmoidale Übergangsregion. Fast alle Darmerkrankungen können auch zu Veränderungen in diesem unteren Darmabschnitt führen. Der geringe technische Aufwand und die einfache Durchführbarkeit werden der Methode ihre Berechtigung erhalten. Manche diagnostischen und therapeutischen Eingriffe wie Blutstillungsmaßnahmen, Gewebeprobeentnahmen oder Polypektomien gelingen mit diesem übersichtlichen Intrumentarium besonders gut.

Vorbereitung zur Rektoskopie

Vor der Rektoskopie sollte ein Klistier die unteren Darmregionen reinigen. Der Patient muß nicht nüchtern zur Untersuchung erscheinen, ebensowenig wie zur Proktoskopie.

Flexible Sigmoidoskopie

Die Sigmoidoskope erschließen das Rektum, das Sigma, oft sogar das Deszendens dem endoskopischen Blick. Untersuchungstechnik, Instrumentarium (Endoskop mit Glasfiberoptik, Insufflationskanal, Spülkanal, Instrumentierkanal, Zusatzinstrumente: Zangen, Schlingen, Koagulationssonden u. a. m.) – und Preis! – erinnern eher schon an die Koloskopie – die man dann häufig eben doch vorziehen wird.

Vorbereitung zur Sigmoidoskopie

Ein hoher Einlauf schafft zumeist ausreichende Sicht vom Rektum oft bis zur linken Flexur.

Inkomplette Koloskopie

Eine unvollständige Koloskopie genügt bisweilen für punktuelle Fragestellungen (etwa für eine postoperative Anastomosenkontrolle). Oft stellt sie eine diagnostische Verlegenheitslösung bei schlecht passierbarem Kolon dar. Die Vorbereitung orientiert sich eher an den Erfordernissen für eine komplette Koloskopie; selten kann sich der Untersucher mit einer Darmreinigung durch Einläufe begnügen.

Vollständige Koloskopie

Die komplette Koloskopie bis zum Zäkalpol allein bietet für viele Fragestellungen die ausreichende endoskopische Aussagesicherheit.

Ileokoloskopie

In der Regel wird man sogar die Inspektion des terminalen Ileums anstreben. So lassen sich entzündliche und neoplastische Darmerkrankungen erfassen und beurteilen, biopsieren und histologisch bestätigen – und oftmals auch behandeln: Blutstillungsverfahren, Polypektomien, Schlingenabtragungen initialer Karzinome, der Lasereinsatz (in der Tumortherapie), Dilatationsbehandlungen gehören zum Repertoire des Koloskopikers. Die Röntgendurchleuchtung erweist sich in der Regel als entbehrlich, doch kann sie in schwierigen Fällen die Orientierung und die Darmpassage erleichtern.

Vorbereitung zur Koloskopie und zur Ileokoloskopie

Eine gründliche Darmreinigung erweist sich als Voraussetzung einer aussagekräftigen und leicht durchzuführenden (Ileo)Koloskopie. Als Standardmethode gilt die „saline lavage": Der Patient trinkt möglichst eine in ihren Elektrolyten ausgewogene Salzwasserlösung (Klean-Prep), etwa drei Liter am Nachmittag vor der Untersuchung, zwei Liter am Morgen des Untersuchungstages. Geschmackskorrigenzien dürfen zugesetzt werden. Alternativ kommen hyperosmolare Lösungen nicht resorbierbarer Zuckerstoffe wie Mannitol (chemisch streng genommen ein Alkohol) („sweet lavage") in Betracht. Es kann die Darmreinigung auch erst am Endoskopietag vorgenommen werden. Die Kombination mit starken Abführmitteln (Prepacol) ermöglicht es bisweilen, die zu trinkende Flüssigkeitsmenge zu reduzieren. Am Tag vor der Untersuchung nimmt der Patient nur noch flüssige Kost zu sich; am Untersuchungstag bleibt er nüchtern, doch darf er Getränke (auch Kaffee) nach Belieben zu sich nehmen.

Nachsorge nach einer (Ileo)Koloskopie

Sedativa und Analgetika zeigen nach einem Eingriff oft noch eine erhebliche Nachwirkung, und der Patient bedarf einer Überwachung namentlich hinsichtlich seiner Kreislauf- und Atemfunktion. Oft besteht für den ganzen Tag, trotz scheinbar völlig abgeklungenen Medikamenteneffektes, eine Erinnerungslücke. Oft möchte der Patient nach der Untersuchung die Toilette aufsuchen und benötigt dabei Hilfe. Unterstützung braucht er meist auch noch, wenn er sich reinigen will oder verschmutzte Wäsche wechseln muß. Verletzung, Blutungen, Perforationen können durchaus erst verspätet auffallen oder auftreten. Je nach dem Verlauf des Eingriffs wird der Untersucher die orale Zufuhr (zumeist umgehend) freigeben.

6.2.10 Dünndarmsaugbiopsie

Für die Dünndarmsaugbiopsie schluckt der Patient eine flexible Sonde. Die Peristaltik treibt sie tief in den Dünndarm vor. Die Röntgendurchleuchtung kontrolliert ihre Position. Durch einen Sog-Schneidemechanismus lassen sich Gewebeproben gewinnen und in einer Kapsel an der Sondenspitze auffangen und bergen. Die Endoskopie löst diese alte Diagnostikmethode weitgehend ab.

6.2.11 Endosonographie

Die Endosonographie des Dünndarms erfaßt bisher allenfalls Duodenumerkrankungen und eroberte noch keinen festen Sitz im diagnostischen Kabinett. Der Kolonsonographie hingegen kommt zunehmend Bedeutung zu, etwa in der

Beurteilung entzündlicher Darmerkrankungen sowie vor allem auch in der Wertung von Tumorbefunden. Die technische Ausstattung ähnelt der, die die „obere Endosonographie" erfordert. Ein Endoskop, stets mit einer prograden Optik an der Spitze, trägt einen Schallkopf, in der Regel für eine zirkuläre Schallabstrahlung konzipiert. Ein weiter Spülkanal sorgt für eine schalltransparente Darmfüllung; ein wassergefüllter Ballon sichert einen guten „Echokontakt" mit der zu untersuchenden Umgebung. Vorbereitung und Nachsorge entsprechen in etwa der für eine Koloskopie. Die Handhabung des Echoendoskops erweist sich aber doch als schwieriger als die eines Koloskops. Namentlich die Rektumsonographie gehört heute durchaus zum wünschenswerten diagnostischen Standardrepertoire gastroenterologischer Abteilungen. Die Beschränkung auf das Rektum erlaubt eine einfachere Gerätekonzeption, oft den Verzicht auf eine Optik sowie den Einsatz starrer Echosonden - und damit erschwingliche Preise.

6.3 Erkrankungen

6.3.1 Akute Enteritiden, Darminfektionen, Durchfallserkrankungen

Klinisches Krankheitsspektrum

Durchfallserkrankungen gehören zu den häufigsten Gesundheitsbeeinträchtigungen überhaupt. Von der kleinen Unpäßlichkeit bis zum lebensbedrohenden Darniederliegen schreiben wir eine breite Vielfalt von Krankheitserscheinungen dem Darm zu und subsumieren sie unter dem Betriff der Enteritis, Gastroenteritis oder Gastroenterokolitis (Abb. 33).

Ursachen für Enteritiden und Durchfallerkrankungen

Viren gehören zu den häufigen Verursachern von akuten Durchfällen, Pilze oder tierische Einzeller (Protozoen) zu den seltenen. Bakterien können direkt die Krankheitssymptome auslösen oder über ihre im Darm oder schon außerhalb (in kontaminierten Nahrungsmitteln) produzierten Toxine. Toxisch können aber auch Medikamente oder Lebensmittel(zusatzstoffe) wirken, zumeist direkt, teils aber auch über den Weg der Allergie. Vor allem bei einer Antibiotikatherapie fürchtet man Durchfälle als Nebenwirkungen, meist über den Weg einer Keimselektionierung und Überwucherung mit resistenten pathogenen Bakterien. Aber auch chronische Diarrhöen, der Morbus Crohn, die Colitis ulcerosa, meist dem autoimmunen Formenkreis zugerechnet, oder Durchblutungsstörungen und Resorptionsstörungen, hepatobiliäre Erkrankungen oder die chronische Pankreatitis können sich in Phasen akuter Zuspitzungen zu den akuten Durchfallerkrankungen „verirren".

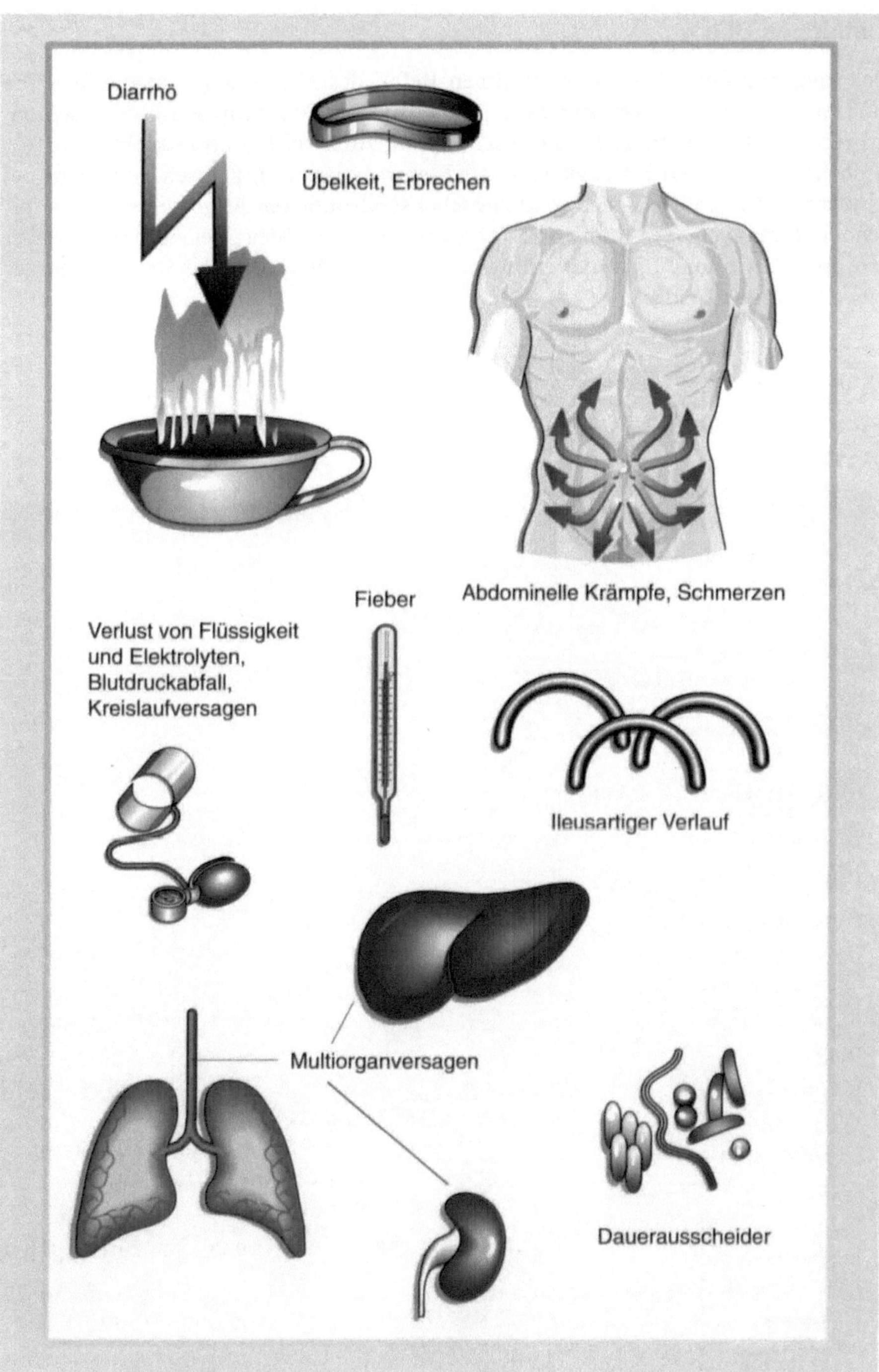

Abb. 33. Klinisches Bild einer Gastroenteritis

Klinisches Bild

Das klinische Bild reicht vom stummen Befall des Verdauungssystems über die kurzzeitige Unpäßlichkeit oder das typische Bild der Darmgrippe mit Durchfällen, Erbrechen, oft schmerzhaften Darmkrämpfen, zur Kreislaufbeeinträchtigung (toxisch und durch den Flüssigkeits- und Elektrolytverlust), kritisch vor allem bei Kindern und alten Menschen, und zur lebensbedrohlichen Allgemeinreaktion mit Schock, Organversagen und Koma (typhöser Verlauf). Meist heilen diese Enteritiden probelmlos aus. Bisweilen gibt es protrahierte Verläufe und Bakterienträger bzw. Dauerausscheider.

Klinisches Bild der Gastroenterokolitis

- Stumm/unbeachtet,
- Diarrhö,
- Übelkeit,
- Erbrechen,
- Magendarmkrämpfe,
- Schmerzen,
- Exsikkose,
- Schock,
- Multiorganversagen,
- Dauerausscheider.

Akute Durchfallerkrankungen

Ursache:	*Mechanismus:*	*Besonderheiten:*
Viren		
Rotaviren, Echoviren, Coxsackieviren, Norwalkagent, Grippeviren, Adenoviren	*Vermehrte Sekretion*	Gastroenteritis, wäßrige Stühle, kaum Fieber, Atemwegsinfekt
Bakterien		
Staphylokokken,	*bakterielle Toxine*	Enteritis, Durchfälle
Clostridium perfringens,	(liegen in der Nahrung vor)	Enteritis, Durchfälle
Clostridium botulinum		Enteritis, Durchfälle Nervenlähmungen
Vibrio cholerae	*Enterotoxine* (werden im	Enteritis, Durchfälle
Escherichia coli	Darm produziert)	Enteritis, Durchfälle
Chlostridium difficile	*Zytotoxine,*	Pseudomembranöse
Escherichia coli	Zellzerstörung	Kolitis, Hämorrhagie
Shigellen, Salmonellen,	*Darmwandinvasion:*	Enteritis, Enterokolitis
Campylobacter, Escherichia coli, Yersinien	*Entzündungsmediatoren*	Enteritis, Enterokolitis Enteritis, Enterokolitis

Ursache:	*Mechanismus:*	*Besonderheiten:*
Escherichia coli	*Darmwandadhärenz, Absorptionsbehinderung*	(Entero)Kolitis
Pilze		
Candida	Selten, nach Antibiotika bei vorbestehender Immunsuppression	Durchfälle, Symptome der Grundkrankheit
Protozoen		
Entamoeba histolytica und ähnliche Lamblien	*Zellzerstörung Resorptionsstörung*	Blutige Kolitis, stumme Formen, Abszesse, Durchfälle
Cryptosporidium Isospora	Geringe Entzündung, AIDS-assoziiert	Durchfälle, Symptome der Grunderkrankung
Allergien		
Nahrungsmittel u. a. m.	*Entzündungsmediatoren*	Enteritis
Medikamente		
Antibiotika	*Überwucherung*	(Entero)Kolitis
Gefäßerkrankungen		
Arteriosklerose, Arteriitis, Bestrahlung	*Mangeldurchblutung*	Schmerz, Hämorrhagie, Durchfall

Diagnostik

In den meisten Fällen läßt das klinische Bild keinen Zweifel am „Enteritissyndrom". Bei gutartigen, selbstlimitierten Verläufen erscheinen die Patienten gar nicht beim Arzt. Aus epidemiologischen Gründen, um eine weitere Krankheitsausbreitung einzudämmen und bei kritisch sich entwickelnden Erkrankungen wird man versuchen, deren Ursache ausfindig zu machen. Stuhluntersuchungen auf pathogene Keime und die serologische Diagnostik (Suche nach Antikörpern) klären oft die Ätiologie. In Zweifelsfällen benötigt man auch die Endoskopie als Rektoskopie oder als Ileokoloskopie. Die Röntgenabdomenübersicht und die Sonographie gehören oft zur abdominellen Differentialdiagnostik. Manchmal benötigt man eine chirurgische Stellungnahme, auch um ein „akutes Abdomen" auszuschließen.

Therapie der Enteritis

Die Therapie orientiert sich zumeist an der Symptomatik. Flüssigkeits- und Elektrolytverluste ersetzen ein ausgewogenes Infusionsprogramm (bei oraler Nulldiät) oder – in weniger schweren Fällen – speziell adaptierte Mineralstoffzuckerlösungen. Vital bedrohlich Erkrankte bedürfen natürlich der Intensivbehandlung. Antiemetika lindern bei Bedarf den Brechreiz. Antidiarrhoika helfen bei qualvollen Durchfällen, verlangsamen aber auch die Darmreinigung und können bei unglücklicher Konstellation den Umschlag in eine Darmlähmung und in ein toxisches Megakolon bewirken. Eher noch kann man mit Laktulose oder Laktitol, nichtresorbierbaren Zuckerstoffen, die Darmentleerung und die Elimination von Toxinen und Erregern beschleunigen. Einer antibiotischen Therapie sollte die Klärung der Ursache vorausgehen. Die Antibiotikagabe darf sich auf schwere oder langwierige Fälle beschränken. Mit der klinischen Besserung beginnt der allmähliche Kostaufbau.

Therapie bei einer Enteritis

- orale Nulldiät,
- Infusionen,
- Zuckersalzlösungen,
- Antiemetika,
- Laktulose (Bifiteral),
- Laktitol (Importal),
- gezielte Antibiotikatherapie.

Hygieneregeln

Patienten mit einer Enteritis sollen den engen Kontakt zu anderen Kranken und zu Angehörigen meiden. Eine strenge Isolation verlangt man heute für banale Enteritiden, selbst für infektiöse, nicht mehr. Doch muß für die Patienten die Benutzung einer separaten Toilette und einer eigenen Waschgelegenheit gesichert sein. Natürlich sind „Nahrungstauschgeschäfte" nicht erlaubt. Ein strenges Verbot besteht für Erregerausscheider, in lebensmittelverarbeitenden Berufen zu arbeiten.

Hygienerechtsvorschriften für Enteritiden

Erkrankung:	*Meldepflicht:*	*Isolation:*
Cholera	Verdacht, Erkrankung, Tod, Ausscheidung	Verdächtige, Erkrankte (muß)
Shigellenruhr	Verdacht, Erkrankung, Tod, Ausscheidung	Verdächtige, Erkrankte (soll)
Typhus	Verdacht, Erkrankung, Tod, Ausscheidung	Verdächtige, Erkrankte (soll)
Paratyphus	Verdacht, Erkrankung, Tod, Ausscheidung	Verdächtige, Erkrankte (soll)
Salmonellose	Verdacht, Erkrankung, Tod, Ausscheidung	Nicht notwendig stat. (soll)
Botulismus	Verdacht, Erkrankung, Tod	Keine
Koliinfektion	Verdacht, Erkrankung, Tod	Sollvorschrift
Mikrob. Enterit.	Verdacht, Erkrankung, Tod	Keine
Lambliasis	Keine	Lebensm./Wasser, Schulen

Diätetische und pflegerische Hinweise

Viele Patienten erweisen sich als überraschend kreislauflabil und bedürfen der Unterstützung bei der Stuhl- und Urinentleerung. Ein Leibstuhl oder eine Bettpfanne stehen für unkontrollierbaren Stuhldrang bereit, eine Nierenschale für den Fall des Erbrechens. Die Patienten beschmutzen sich leicht an Körper und Wäsche und benötigen Hilfe bei der Säuberung und beim Umkleiden. Krankenhauskittel erhalten daher anfangs oft den Vorzug. Warme Leibwickel empfinden Patienten mit Darmkrämpfen zumeist als wohltuend. Schwerkranke halten anfangs eine orale Nulldiät ein. Bald wird man Elektrolytlösungen oder Tee erlauben können. Cola wird - nach Entfernen der Kohlensäure! - erstaunlich gut vertragen. Zwieback oder Salzstangen eignen sich für den allmählichen Kostaufbau. Geriebener Apfel wirkt eher stopfend. Milchspeisen provozieren oft neuerlich Durchfälle. Schließlich führt der wachsende Appetit wieder zum normalen Leben zurück.

6.3.2 Spezielle Enteritiden

Escherichia-coli-Enteritis

Escherichia coli gehören zur normalen Darmflora. Namentlich in warmen, südlichen Ländern begegnet man enterotoxinproduzierenden Kolistämmen, den Hauptverursachern der „Reisediarrhö". Sie verursachen glimpflich verlaufende Durchfallepisoden bis hin zu massiven, bedrohlichen, choleraähnlichen Diarrhöen. Kolibakterien, die in die Darmwand eindringen, zeichnen für sehr ernste Durchfallserkrankungen verantwortlich. Selbst hämorrhagische Diarrhöen sind in einzelnen Fällen Escherichia-coli-Stämmen (meist von Weidetieren übertragen) zuzuschreiben. In der Therapie steht zunächst die Sorge um die symptomatische Stabilisierung, den Ausgleich der Wasser- und Elektrolytverluste im Vordergrund. Oft sprechen die Infektionen auf Antibiotika an. Bei wäßrigen Diarrhöen dürfen auch Antidiarrhoika gegeben werden. Eine kurzzeitige Prophylaxe mit Antibiotika oder Wismuthpräparaten erscheint vertretbar. Größere Bedeutung kommt dem Hinweis zu, in gefährdeten Regionen nur gekochtes Wasser oder in Flaschen abgefülltes Mineralwasser zu trinken, keinen Eiszusatz zu Getränken zu akzeptieren und nur gut und frisch gekochte Speisen zu sich zu nehmen. (Peel it, boil it, cook it or forget it – Schälen, kochen oder gleich vergessen.)

Therapie bei einer Kolienteritis	
- Expositionsprophylaxe, - Elektrolytglukose-Trinklösungen, - Infusionstherapie.	
Wismuthsalizylat	Jatrox
Doxycyclin	Vibramycin
Cotrimazol	Eusaprim
Trimethoprim	Trimono
Norfloxacin	Barazan
Ciprofloxacin	Ciprobay
Ofloxacin	Tarivid
Loperamid	Imodium

Salmonellose

Salmonellen werden meist über Nahrungsmittel (in denen sie sich gut vermehren können) übertragen: durch Milch und Milchprodukte (Speiseeis), durch Fleisch, namentlich Geflügel und durch Eier, ebenfalls durch Schalentiere (Muscheln), selten durch direkten Kontakt von Mensch zu Mensch. Die Erkrankung entwickelt sich innerhalb von ein bis zwei Tagen. Salmonellen gehören zu den invasiven Enter(okol)itiserregern. Das klinische Spektrum der Salmonellosen umfaßt daher harmlose Durchfallserkrankungen, aber auch schlimme Enteritiden, kurzzeitige Bakteriämien, schwerste septische Verläufe und einen sekundären Organbefall (hämatogene Osteomyelitis). Arthritiden kommen als Begleitreaktionen vor oder bei septischer Streuung. Der Salmonellennachweis in der Stuhlkultur (bisweilen in der Blutkultur) sichert die Diagnose. Die Therapie darf sich zumeist auf den symptomatischen Ausgleich der Flüssigkeits- und Elektrolytverluste beschränken, oral oder durch Infusionen. Schwer Erkrankte, Patienten mit Begleiterkrankungen, mit Implantaten (Gelenke, Herzklappen), mit Immunschwächen (AIDS), mit protrahierten Verläufen (Carrier) ziehen Nutzen aus einer Antibiotikatherapie. Meist heilt die Erkrankung innerhalb einer Woche aus. Bakterienträger (Carrier) beherbergen die Salmonellen über viele Monate (im Dünndarm und in der Gallenblase), meist ohne subjektive Beeinträchtigung – aber bedeutsam als mögliche Streuquellen. Meist gelingt eine antibiotische Sanierung. Kaum je sieht man sich noch zur Cholezystektomie genötigt.

Therapie bei einer Salmonellose	
- Trinklösungen, - Infusionstherapie,	
Cotrimazol?	Eusaprim?
Ampicillin??	Binotal??
Norfloxacin (nur Darmbefall!)	Barazan
Ciprofloxacin	Ciprobay
Ofloxacin	Traivid

Typhus

Salmonellen der Typhus- oder Paratyphusuntergruppe gehen den gleichen peroralen Infektionsweg wie andere Salmonellen, dringen über die Darmwand in den Organismus ein und überschwemmen ihn hämatogen. Selten steht am Beginn der Erkrankung ein akuter Brechdurchfall. Häufiger tritt zunächst ein uncharakteristisches Krankheitsgefühl mit Schwächezuständen auf, gefolgt von stufenförmig ansteigendem, dann kontinuierlichem Fieber mit relativer Bradykardie. Die Patienten wirken benommen, unruhig, verwirrt, klagen über Kopfschmerzen. Trotz gurrender Peristaltik bei Meteorismus sind die Patienten eher obstipiert. Nach wenigen Tagen läßt sich eine Milzschwellung nachweisen. Oft entwickelt sich eine Bronchititis oder eine Pneumonie. Schließlich sieht man linsengroße, rosafarbene Fleckchen, die Roseolen, vornehmlich auf der Bauchhaut. Nach zwei bis drei Wochen wandelt sich das kontinuierliche Fieber zu intermittierenden Temperaturanstiegen. Erbsbreiartige Durchfälle zeigen das Organstadium der Erkrankung mit Befall der Peyer-Lymphplaques der Darmwand an. Es drohen vielfältige Komplikationen: Kreislaufversagen, Myokarditis, Hirnödem, Meningitis, Cholangitis, Cholezystitis, Hepatitis, Osteomyelitis, Spondylitis, Darmblutung, Dünndarmperforation, Appendizitis, Salpingitis, Abszesse, Peritonitis, Thrombosen. Die relative Leukopenie „will nicht zum Fieber passen", der Nachweis unreifer Granulozyten im Differentialblutbild wohl. In der Frühphase fehlen die Eosinophilen. Der Erregernachweis gelingt im Stuhl oder im Urin, gelegentlich im Sputum oder in der Blutkultur. Antikörper lassen sich erst nach mehr als einer Woche des Krankseins erfassen (Reaktion nach Gruber-Widal). Meist bessert sich der Zustand nach drei bis vier Wochen, bisweilen erst nach drei Monaten. In dieser Zeit entwickelt sich oft ein Haarausfall. Leider muß man mit Rezidiven (etwa zwei Wochen nach der vermeintlichen Heilung und manchmal ernster als der erste Krankheitsschub) rechnen. Die Patienten benötigen das Überwachungs- und Therapierüstzeug der Intensivmedizin. Gegen gut verträgliche Antibiotika bestehen oftmals Resistenzen. Daher greift man immer wieder auf das Chloramphenicol zurück, trotz der Gefahr einer Agranulozytose. Schließlich sollte die Krankheit gut ausheilen. Dauerausscheider freilich kommen vor wie bei anderen Salmonellosen und müssen antibiotisch, unter Umständen auch durch die Cholezystektomie, saniert werden. – Für Reisende in gefährdete Länder steht ein Impfstoff zur Verfügung.

Typhussymptome

Inkubation: 1–4 Wochen
Stufenförmiger Fieberanstieg: Allgemeinschwäche
Kontinua: Bradykardie, Delir, Meteorismus, Roseolen
Intermittierend abfallendes Fieber: Durchfälle
Komplikationen: Kreislaufversagen, Multiorganversagen, Myokarditis, Darmblutung, Darmperforation.

Typhustherapie	
Infusionen, Kreislaufstabilisierung, Intensivbetreuung	
Ampicillin?	Binotal??
Cotrimoxazol?	Eusaprim
Ciprofloxacin	Ciprobay
Ofloxacin	Tarivid
Cefotaxim	Claforan
Ceftriaxon	Rocephin
Chloramphenicol?	Paraxin
Orale Impfprophylaxe (nur S. typhi!)	Typhoral

Shigellenruhr

Shigellen werden mit dem Stuhl ausgeschieden und gelangen über das Trinkwasser, aber auch über Erde zurück zu einem neuen Infektionszyklus. Nach einer Inkubationszeit von einem bis zu drei Tagen greifen Shigellen vorwiegend das Kolon an. Sie vermehren sich in den Epithelzellen, zerstören die Mukosa und produzieren Enterotoxine. Anfangs bestehen wäßrige, später blutige und schleimige Diarrhöen, häufig auch Fieber und kolikartige abdominelle Schmerzen. Fulminante Verläufe mit septischer Streuung, mit Hämolysen, Urämie, Kolonperforationen, Hypoglykämien, Enzephalopathie, Pneumonie sieht man vornehmlich bei unterernährten und immunsupprimierten Patienten. Meist klingen die Beschwerden nach wenigen Tagen wieder ab. Nacherkrankungen wie das Reiter-Syndrom oder eine Glomerulonephritis gehen auf zirkulierende Immunkomplexe zurück. Bisweilen scheiden die Patienten noch über Monate hinweg Shigellen aus, nur selten länger als ein Jahr. Die Koloskopie (Rektoskopie) zeigt eine ödematöse, gerötete Schleimhaut, oft auch Ulzerationen. Im Stuhl finden sich reichlich Leukozyten. Aus der Stuhlkultur sollte der Erregernachweis gelingen. Die Behandlung strebt wieder vornehmlich eine symptomatische Hilfe an, mit Infusionen zumeist. Für alle Risikopatienten (Kinder, Alte, Mangelernährte, Immunschwache) empfiehlt sich eine Antibiotikagabe.

Therapie bei der Shigellenruhr	
Flüssigkeits- und Elektrolytausgleich	
Ampicillin??	Binotal??
Cotrimoxazol?	Bactrim?
Ofloxacin	Tarivid
Ciprofloxacin	Ciprobay

Cholera

Schon wenige Stunden nach der oralen Bakterienaufnahme (am ehesten über Getränke, auch über Speisen, selten direkt von einem Infizierten), wenigstens aber innerhalb von drei Tagen ruft der Erreger Vibrio cholerae, beheimatet vorwiegend in südlichen Ländern, „reiswasserartige" Durchfälle sowie auch Erbrechen hervor. In kurzer Zeit kommt es zu einer schweren Exsikkose mit Muskelkrämpfen, Schock, Azidose, Nierenversagen. Symptomarme Verläufe oder erscheinungsfreie Infektionen können (da nicht isoliert) eine rasche Ausbreitung begünstigen. Für die Stuhlkultur benötigt man ein alkalisches gallesalzhaltiges Medium; d. h. eine Routinetestung „auf pathogene Keime" erfaßt den Erreger oft nicht. Antikörper erscheinen ab dem fünften Krankheitstag und steigen zwischen dem zehnten und dem zwanzigsten Tag mächtig an, um dann innerhalb von zwei Monaten wieder deutlich abzufallen. Stark geschwächten Patienten wird zunächst nur die Infusionstherapie wieder aufhelfen. Stets jedoch strebe man (zusätzlich) eine orale Rehydration an mit Glukose-Salz-Bikarbonat-Kaliumlösungen. Zunehmend gewinnt man gute Erfahrungen mit komplexeren Kohlehydraten, namentlich mit Reis (anstelle der Glukose). Die Kohlenhydratspaltung und die Glukose-Kochsalzresorption bleiben nämlich trotz der massiven toxisch induzierten Dünndarmsekretion erhalten. Antibiotika verkürzen den Krankheitsverlauf. Die potentiell nebenwirkungsreiche intradermale Impfung gewährt keinen sicheren Schutz und wird derzeit nicht mehr empfohlen.

Therapie der Cholera

Infusionstherapie
Oral: Glukose-Kochsalz-Bikarbonat-Kaliumlösungen, Reiswasserdiät.

Doxycyclin	Vibramycin
Erythromycin	Erycinum
Cotrimazol	Bactrim

Campylobacterenteritis

Campylobacter jejuni, aufgenommen mit durch menschlichen oder tierischen Stuhl (Stalltiere, Haustiere) kontaminierten Flüssigkeiten und Speisen, dringt in die Darmwand ein und führt zu einer ödematösen bis feinulkerösen Dünn- und Dickdarmentzündung mit der Hauptmanifestation im Ileum. Der endoskopische Aspekt kann daher einem Morbus Crohn ähneln. Das klinische Bild reicht von einer milden Durchfallserkrankung bis zu einem ernsten Krankheitsbild mit Fieber und Allgmeinschwäche. (Beim Campylobacter fetus, der namenlich Immunschwache befällt, steht das Bild einer Sepsis sogar ganz und gar im Vordergrund.) Ein toxisches Megakolon oder eine hämorrhagische, pseudomembranöse Kolitis entwickeln sich als Rarität. Eher schon können Bauchschmerzen und eine Lymphadenitis des Mesenteriums eine Appendizitis immitieren. Meist erholen sich die Patienten bald. Die protrahierten Verläufe können wiederum Anlaß zur Fehldiagnose eines Morbus Crohn geben. Als Spätkomplikationen sieht man sehr selten eine Arthritis, eine Hämolyse mit Urämie, ein Guillain-Barré-Syndrom. Im Stuhl finden sich reichlich Leukozyten. Manchmal kann man die Keime im Stuhlnativpräparat im Phasenkontrastmikroskop vermuten. Die Stuhlkultur erfordert eine konstante Kohlendioxidspannung. Neben symptomatischen Hilfen kommt die Antibiotikagabe in Betracht, bei länger anhaltender Keimausscheidung, bei protrahierten Verläufen, bei Abwehrschwachen.

Therapie der Campylobacterenteritis	
Symptomatische Therapie	
Erythromycin	Erycinum
Norfloxacin	Barazan
Ciprofloxacin	Ciprobay
Ofloxacin	Tarivid

Yersiniose

Die Infektion wird auf oralem Weg übertragen, durch stuhlkontaminierte Speisen, selten durch Wasser, durchaus aber durch direkten zwischenmenschlichen Kontakt. Yersinia enterocolitica oder Yersinia pseudotuberculosis führen zu einer Darmwandinvasion mit einer teils ulkerösen Entzündung, manchmal auch mit Granulomen, vor allem im Ileum, im Zäkum, im Colon ascendens (Differentialdiagnose: Morbus Crohn) mit (teils sogar blutigen) Durchfällen, Übelkeit, Erbrechen, Fieber und Schmerzen im rechten Unterbauch (Differentialdiagnose: Appendizitis). Komplikationen wie das toxische Megakolon, ein Ileus, eine Perforation, eine Mesenterialvenenthrombose treten glücklicherweise kaum je auf, ebenso selten Pharyngitiden, Lymphadenitiden, subkutane Entzündungen, Abszesse und septische Verläufe. Als postinfektiöse immunologische Nacherkrankungen kennt man Arthritiden (Reiter-Syndrom), das Erythema nodosum, eine Glomerulonephritis, eine Myokarditis. Stuhlkulturen und Blutkulturen führen meist zur Diagnosesicherung. Nur sehr ernste Verläufe bedürfen einer antibiotischen Abdeckung.

Therapie der Yersinose	
Symptomatische Therapie	
Doxycyclin	Vibramycin
Cotrimazol	Bactrim
Gentamycin	Refobacin

Antibiotikaassoziierte Kolitis
Pseudomembranöse Kolitis. Clostridium-difficile-Befall

Jede Antibiotikatherapie kann das fein abgestimmte Gleichgewicht der Darmbakterienflora stören und Durchfälle verursachen. Als besonders gefährlich gilt die Selektion von Clostridium difficile oder die Neuinfektion „antibiotisch vorbereiteten" Darmes mit diesem Erreger. Eine Gefährdung besteht zudem für Patienten in der Rückbildungsphase einer chronischen Darmentzündung (Morbus Crohn, Colitis ulcerosa) und für Kranke unter dem Einfluß von Zytostatika oder Immunsuppressiva. Das rektosigmoidoskopische/koloskopische Bild zeigt eine ödematöse Schleimhaut, charakteristischerweise mit aufgelagerten Pseudomembranen, nach deren Abstoßung aber auch mit zum Teil großflächigen Erosionen und Ulzerationen, mit oft unregelmäßig verteiltem Kolonbefall, selten mit einer Einbeziehung des Dünndarms. Klinisch entsprechen dem leichtere, nur lästige Durchfälle oder schwere hämorrhagische Diarrhöen mit hohem Fieber, abdominellen Schmerzen und Kreislaufdekompensation. Es drohen dann toxisches Megakolon, Peritonitis und Ileus. Die Stuhlkultur kann durchaus negativ ausfallen. Ein Latextest für einen Toxinnachweis läßt sich leicht durchführen, erweist sich aber nicht immer als zuverlässig. Ein Bioassay bewertet die zellzerstörende Wirkung des Toxins, muß aber am Abnahmetag bereits durchgeführt werden oder erfordert es, Proben gefroren zu versenden. Die Polymerasekettenreaktion wird wohl bald als hochempfindliches Nachweisverfahren zur Verfügung stehen. Natürlich wird man stets versuchen, das auslösende Antbiotikum abzusetzen und möglichst keine Antibiotikaalternative zu beginnen - sofern die Grunderkrankung dies erlaubt. Symptomatische Hilfen, die Darmentlastung, eine Infusionstherapie, die Sondenernährung mit schlackenfreier Kost stehen, angepaßt an die Schwere des Krankheitsbildes, zur Verfügung. Die Clostridien erweisen sich als empfindlich gegen Vancomycin, das aber oral verabfolgt werden muß, und gegen Metronidazol, das bis zu einer vorläufigen Stabilisierung auch parenteral gegeben werden kann. Austauscherharze wie Cholestyramin binden das Toxin und verstärken seine Ausscheidung. Gewarnt sei eindringlich vor Antidiarrhoika, die die Erkrankung entscheidend verschlimmern können. Bei fulminanten Verläufen bleibt nur die chirurgische Intervention, die Kolektomie, als letzter verzweifelter Rettungsversuch.

Therapie der antibiotikaassoziierten, pseudomembranösen Clostridium-difficile-Kolitis	
Absetzen von Antibiotika	
Symptomatische Therapie	
Metronidazol	Clont
Vancomycin	Vancomycin Lilly
Cholestyamin	Quantalan

Botulismus

Es handelt sich bei dieser Erkrankung um eine Vergiftung mit einem Toxin des Clostridium botulinum. Es wird in schlecht konservierten Nahrungsmitteln unter anaeroben Bedingungen gebildet und mit der Nahrung aufgenommen. Selten entwickelt sich der Botulismus aus Wundinfektionen. Das Toxin verhindert die Azethylcholinfreisetzung an den Nervenendigungen. Einen halben Tag bis zwei Tage nach der Aufnahme der verdorbenen Lebensmittel beginnt die Erkrankung, oft mit Übelkeit und Erbrechen, kaum je mit Durchfällen. Alsbald (oder bis zu zwei Wochen verspätet!) schließen sich Lähmungen, zuerst der Augenmuskeln, dann weiterer Muskeln einschließlich der Atemmuskulatur an. Das Toxin läßt sich im Blut, im Erbrochenen, im Stuhl, in Nahrungsmittelresten nachweisen, der Keim aus dem Stuhl oder aus Nahrungsmittelresten anzüchten. Die Therapie mit Antikörperseren gilt als umstritten. Auch das Antidot Guanidinhydrochlorid scheint den Verlauf wenig zu beeinflussen. Wiederholte Magenspülungen und Abführmaßnahmen entfernen oft noch eine gehörige Giftmenge aus dem Körper. So muß man vor allem auf die Intensivmedizin bauen: Kreislaufstützung, Intubation, Beatmung, künstliche Ernährung, Intensivpflege.

Clostridium-perfringens-Enteritis

Die resistenten Sporen dieses Erregers überstehen selbst das Kochen von Speisen. Wird die Mahlzeit nicht unmittelbar danach verzehrt, so vermehrt sich der Keim und kann eine heftige Durchfallerkrankung auslösen. Die Stuhlkultur weist den Erreger nach. Die Erkrankung klingt unter symptomatischer Hilfe bald spontan ab.

Enteritiden durch Bakterientoxine

Staphylokokkentoxine aus verdorbenen Lebensmitteln rufen Übelkeit, Erbrechen und Durchfälle hervor. Toxine von Bacillus cereus führen ebenfalls zu Übelkeit und Erbrechen, oft zu abdominellen Schmerzen, weniger häufig zu Durchfällen. Spezielle Therapien erübrigen sich.

Virale Enteritiden

Ob nun Rotaviren, Adenoviren, das Norwalkvirus oder ähnliche Viren den Organismus infizieren, durch direkten Kontakt oder über das Trinkwasser, es entsteht durchwegs ein klinisch typisches Enteritisbild mit Übelkeit, Erbrechen und Durchfällen. Die Immunelektronenmikroskopie entdeckt oft die Erreger im Stuhl. Die Polymerasekettenreaktion erweist sich als unvergleichlich empfindlicher. Etwas weniger kostspielig lassen sich Enzymimmunoassays oder Radioimmunoassays durchführen. Antikörperbestimmungen, soweit nicht gut dokumentierte Verläufe mit typischen Titerbewegungen vorliegen, erweisen sich als vieldeutig. Oftmals benötigt man den exakten Erregernachweis gar nicht, da die Therapie allein auf symptomatische Hilfestellungen baut.

Amöbiasis. Amöbenruhr

Die Amöbiasis gilt als typische Erkrankung warmer Länder. In unseren Breiten betrachtet man Urlaubsrückkehrer und homosexuelle Männer als eventuell gefährdet. Zu Zysten abgekapselt überlebt Entamoeba histolytica, ein tierischer Einzeller, lange außerhalb des Darms und gelangt über infizierte Speisen und Getränke in einen neuen Wirtsorganismus. Im Dünndarm werden aus den Zysten Trophozoiten freigesetzt. Diese „Minutaformen" haften im Kolon der Schleimhaut fest an und wandeln sich schließlich wieder in Dauerformen (Zysten) um – oder in aggressive „Magnaformen", die Darmzellen zerstören. Es entstehen multiple, oft recht große Ulzerationen. Bisweilen entwickeln die Patienten keine Symptome (scheiden aber Zysten aus). Im typischen Fall bringen die Schleimhautdestruktionen blutige Durchfälle mit sich. Bei langwierigem Verlauf gleicht die Erkrankung einer Colitis ulcerosa. Fisteln, das toxische Megakolon , Perforation, Kolongangrän, massive Blutungen, Amöbome (entzündlich-fibrotische, ulkerierende Tumoren) fürchtet man als Komplikationen. Durch einen Gefäßeinbruch streuen die Amöben auch systemisch in die Lunge, in die Nieren, ins Gehirn, in erster Linie aber in die Leber und bilden dort Abszesse aus. Für den Erregernachweis sollen drei Stuhlproben untersucht werden – mit wenigstens einer Woche Abstand zur Anwendung von Adsorbenzien, Laxanzien, Tetrazyklinen, sulphonamidähnlichen Medikamenten, Protozoenmitteln, Abführmitteln, Einläufen. Eine frische Stuhlprobe liefert eigentlich die beste Aussage, doch wird man häufiger auf die Beurteilung einer fixierten Probe durch einen Experten zurückgreifen, können sich doch wenigstens fünf weitere Amöbenarten – wohl ohne pathogene Bedeutung – im Stuhl finden. Das endoskopische Bild (Rektoskopie, Koloskopie) ähnelt – wie die Klinik – einer Colitis ulcerosa, das röntgenologische – mit unregelmäßigen zäkumbetonten Lumeneinengungen – eher einem Morbus Crohn. Doch lassen sich in den Gewebeproben dann meist doch die Amöben erkennen. Antikörpernachweise stützen die Diagnose, bleiben aber auch nach einer Ausheilung lange positiv. Metronidazol erweist sich als das am besten wirksame Medikament bei einer Amöbiasis. Ausweichpräparate stehen zur Verfügung. Chirurgische Interventionen sollten nie vor einer ausreichend langen medikamentösen Abdeckung erfolgen!

Therapie der Amöbiasis	
Metronidazol	1. Wahl, Darm- und Organbefall
Tinidazol	Darm- und Organbefall
Diiodohydroxyquin	Sequenztherapie nach Metronidazol
Diloxanidfuroat	Metronidazolresistenz
Tetrazyklin	Metronidazolresisitenz
Paromomycin	Metronidazolresistenz
Dehydroemetin	Metronidazolresistenz
Chloroquin	Wirkt nicht auf den Darmbefall!

Lambliasis

Für Giardia lamblia gilt wie für viele andere Darminfektionen ein anooraler Übertragungsweg. Oft werden diese tierischen Einzeller über infiziertes Trinkwasser aufgenommen. Auslandsreisende und Homosexuelle bilden Risikogruppen. Lamblien befallen den Dünndarm. Seine Schleimhaut bleibt normal, zeigt entzündliche Veränderungen oder gar eine Zottenatrophie. Das klinische Bild reicht entsprechend vom Wohlbefinden über abdominelles Unwohlsein bis zu Durchfällen mit Fettstühlen, Milchintoleranz und Gewichtsverlust. Die Stuhluntersuchung kann den Erreger nachweisen, bleibt aber oft negativ. Die Endoskopie mit Gewebeprobeentnahme sollte die Diagnose sichern. Metronidazol vermag meist den Erreger zu eliminieren.

Therapie der Lambliasis	
Metronidazol	Clont
Tinidazol	Simplotan

Candidainfektionen

Diabetiker, Immunsupprimierte, Patienten unter einer Kortikoid- oder Antibiotikatherapie, Anwenderinnen von oralen Kontrazeptiva, Personen mit häufig wechselnden Geschlechtspartnern, Windelträger entwickeln gern Mykosen der Anogenitalregion. Besonders im Analbereich hält sich die Infektion gern, oft begünstigt durch ein Hämorrhoidalleiden oder einen Schleimhautprolaps. Eine Candidabesiedlung des Darmes bleibt meist symptomlos. Krankheitserscheinungen bis hin zu blutigen Durchfällen kommen aber vor. Meist läßt sich der Erreger im Abstrichmaterial oder in einer Biopsie nachweisen. Antikörperbestimmungen erweisen sich oft als vieldeutig, gewinnen aber durch eine Titerverlaufsbeobachtung und Subtypisierung an Aussagekraft. Zusätzlich zu lokalen Antimykotika benötigen Risikopatienten systemisch wirksame Präparate.

Therapie der intestinalen Kandidose		
Nystatin	Candido-Hermal	Mundhöhle und
Amphotericin B	Ampho-Moronal	Speiseröhre
Clotrimazol	Canesten	Hautlokaltherapie
Fluconazol	Diflucan	Systemische Therapie
Ketoconazol	Nizoral	

Fischvergiftung

Über Fischgerichte können natürlich vielerlei Durchfallerkrankungen übertragen werden. Als „fischtypisch“ gelten jedoch Vergiftungen mit histaminartigen Toxinen die sich unter Bakterieneinfluß in verdorbenem Fisch anreichern. Schon zehn

Minuten nach der Mahlzeit können Hautrötung und Kopfschmerzen auftreten, periorale Ödeme, Schwächegefühl, Juckreiz, Bronchokonstriktion, schließlich Übelkeit, Erbrechen, abdominelle Schmerzen und Durchfälle. Für die Therapie eignen sich, kombinert angewandt, H_1- und H_2-Rezeptorenblocker. Andere Toxine gehen auf Algen zurück, die pflanzenfressende Fische zu sich genommen haben. Sie führen innerhalb von Minuten bis Stunden zu Übelkeit, Erbrechen, abdominellen Krämpfen und Diarrhö, Müdigkeit, Schwitzen, Juckreiz, Sehstörungen oder Hirnnervenbeeinträchtigungen oder gar Atemmuskellähmungen, Bradykardie und Blutdruckabfall. Mannitolinfusionen können symptomatische Maßnahmen unterstützen.

6.3.3 Abdominelle Tuberkulose

Erreger

Zum typischen Tuberkuloseerreger Mycobacterium tuberculosis kommen heute eine Reihe atypischer Erreger. Die häufige Vergesellschaftung mit der AIDS-Erkrankung stellt vor schwere Probleme.

Erkrankungswege

Eine primäre Darmtuberkulose sah man früher durch die Infektion über Milch und Milchprodukte aus nicht tuberkulosefreien Viehbeständen. Von seltenen Ausnahmen abgesehen ging die abdominelle Tuberkulose dann auf eine systemische Streuung einer primären Lungentuberkulose zurück – oder, gerade beim Darmbefall, auf das Verschlucken erregerhaltigen Sputums. Nach einem Lungenbefall und nach weiteren Organmanifestationen, vor allem an den Nieren und am Knochen, wird man bei einer abdominellen Tuberkulose also suchen müssen. Die Peritonealtuberkulose entsteht wieder durch hämatogene Streuung, aus einer abdominellen Organtuberkulose heraus, durch die Ruptur mesenterialer Lymphknoten oder bei der Urogenitaltuberkulose der Frau über die Tuben. Atypische Mykobakterien und AIDS ändern die Krankheitsentwicklung wohl wieder.

Abdominelle Manifestation

Das Krankheitsgeschehen bezieht gelegentlich ein Pankreas, Gallengänge, Leber, Milz, sogar Magen und Duodenum, Dünndarm und Kolon, typischerweise aber die ileozäkale Übegangsregion und das Peritoneum.

Pathologisches und klinisches Bild der Darmtuberkulose

Die Bakterien dringen bis in die Submukosa ein. Die Abwehr versucht sie in Granulomen abzukapseln. Die Darmwand verdickt, das Darmlumen schwindet. Die Schleimhaut bricht geschwürig auf. Die mesenterialen Lymphknoten werden in das Geschehen einbezogen, infiziert und aufgetrieben. Dies kann den Lymphabfluß stören und die Resorptionsleistung beeinträchtigen. Es entwickeln sich Durchfälle. Hauptsächlich aber belasten die Patienten abdominelle Schmerzen und schließlich, durch die entzündliche Raumforderung, eine (Sub)Ileussymptomatik. Selten entwickeln sich Fisteln.

Diagnose und Differentialdiagnose der Darmtuberkulose

Endoskopisch zeigen sich Ulzerationen und oft bizarre Lumeneinengungen. Vielfach denkt man an einen Morbus Crohn. Die Biopsie mit histologischer und mikrobiologischer Auswertung sollte die Diagnose klären. Die Darmveränderungen lassen sich im Röntgenbild oft noch schwerer beurteilen und erinnern vielleicht sogar an ein Karzinom.

Therapie der Darmtuberkulose

Meist sprechen die Patienten auf herkömmliche Tuberkulostatika gut an, oft schon auf eine Zweierkombination. Schwere mechanische Passagebeeinträchtigungen verlangen natürlich nach einer Resektion.

Pathologisches und klinisches Bild der Peritonealtuberkulose

Multiple Knötchen auf dem Peritoneum und dem großen Netz enthalten Granulome mit Mykobakterien. Meist schwitzt der Entzündungsprozeß massiv Aszites aus („feuchte Tuberkulose"). Selten überwiegen die Vernarbungen („trockene Peritonitis"). Krankheitsgefühl, Schwäche, Fieber, Gewichtsverlust lassen sich zunächst wenig zuordnen. Schließlich fällt der Aszites auf. Je stärker sich die Vernarbungen und Verwachsungen ausbilden, umso mehr dominieren Schmerzen und Zeichen einer Passagebehinderung bis zum Ileus.

Diagnose

Das klinische Bild wird meist sonographisch weiter abgeklärt. Diese Methode entdeckt bereits geringe Aszitesmengen. Die Aszitesprobepunktion zeigt eine eiweiß- und zellreiche, lymphozytenreiche Flüssigkeit. Computertomographie und Kernspintomographie tragen meist keine über die Sonographie hinausgehenden Informationen bei. Die Laparoskopie stellt in der Regel die Diagnose durch den endoskopischen Aspekt und die gezielte Probeentnahme für die histologische und die mikrobiologische Auswertung.

Tuberkulostatika

1. Wahl
- Isoniazid,
- Rifampizin,
- Ethambutol,
- Streptomycin,
- Protionamid,
- Pyrazinamid,

Reserve:
- Capreomycin,
- Ofloxacin,
- Ciprofloxacin.

Therapie der Peritonealtuberkulose

Die tuberkulostatische Therapie gleicht der einer Lungentuberkulose.

6.3.4 Aids-Enteropathie

Erkrankungsmechanismus

Wahrscheinlich vermag bereits das AIDS-Virus die Darmzellen zu schädigen und Durchfälle hervorzurufen. Hauptsächlich aber beeinträchtigt die AIDS-Infektion das Darmabwehrsystem; die Ig-A-Produktion und andere Resistenzmechanismen werden geschwächt. Die unterschiedlichsten Erreger können sich niederlassen, eine Entzündung unterhalten und schließlich eine Zottenatrophie und eine verminderte Resorptionsleistung herbeiführen.

Klinisches Bild

Durchfälle, Gewichtsverlust und abdominelle Schmerzen treten recht uniform auf, eigentlich unabhängig vom Erreger.

Erreger

Kryptosporidien, tierische Einzeller, befallen den Dünndarm und verursachen eine überschießende Darmsekretion und so Durchfälle. Oozysten finden sich im Stuhl oder in der Dünndarmbiopsie. Es gibt keine spezifische Therapie. Mikrosporidien bewirken eine Zottenatrophie und eine Resorptionsschwäche. Die Elektronenmirkoskopie kann diese Protozoen identifizieren. Wieder fehlt eine kurative Therapie. Der Einzeller Isospora belli löst beim Immunkompetenten Durchfallserkrankungen aus, die nach zwei Wochen wieder abklingen, bei AIDS-Patienten aber ein chronisches Malabsorptionssyndrom. Cotrimoxazol wird als Therapeutikum empfohlen. Ein Amöbenbefall oder eine Lambliasis rufen beim AIDS-Kranken ein besonders schweres Krankheitsbild hervor. Auch bakterielle intestinale Infektionen verlaufen bei Immunschwachen komplikationsreich und verlangen eine gezielte Diagnostik und aktive Therapie. Tuberkuloseartige Darmentzündungen gehen häufig auf das atypische Mycobacterium avium intracellulare zurück. Die Behandlung erfolgt hier am besten nach Resistenztestung. Auch für eine Darmkandidose besteht eine höhere Empfänglichkeit. Neben den „üblichen" Enteritisviren muß man beim AIDS-Patienten vor allem an das Herpes-simplex-Virus und an das Cytomegalievirus als Auslöser von Diarrhöen denken. Beim Cytomegalienachweis in der Mukosa kommt eine Therapie mit Ganciclovir in Betracht.

Allgemeine Therapiehinweise

In den meisten Fällen wird man sich auf symptomatische Maßnahmen beschränken müssen. Meist erwachsen aus dem Einsatz opiatartiger Antidiarrhoika (Loperamid) keine Komplikationen. Der Ernährungszustand läßt sich manchmal durch zusätzliche Flüssigkost, als Trinknahrung oder über Sonden bessern. Den geringsten Anspruch an die Verdauungsleistung melden niedermolekulare Kostformen an.

6.3.5 Wurmerkrankungen (Helmithosen)

Therapie einheimischer Wurmerkrankungen

Erreger:	Therapie:	Alternative:
Taenia saginata, solium	Niclosamid	Praziquantel
Diphyllobotrium latum	Niclosamid	Praziquantel
Echinococcus cyst., alv.	Mebendazol	Albendazol (Operation)
Ascaris lumbricoides	Pyrantel	Mebendazol
Oxyuris vermicularis	Pyrantel	Mebendazol
Trichinella spiralis	Mebendazol	Tiabendazol (Kortikoide)
Trichuris trichiura	Mebendazol	Tiabendazol
Fasciola hepatica	Emetin	Chloroquin

Rinderbandwurm. Taenia saginata

Am häufigsten erfolgt die Infektion durch den Genuß von rohem Rinderhackfleisch. Der Wurm wächst im Jejunum heran. Es entwickelt sich ein vielgestaltiges Beschwerdebild mit Bauchschmerzen, oft genug als „psychiatrisch" abgetan. Im Stuhl finden sich Proglottiden, abgerissene Wurmteile, und Wurmeier. Als therapeutisch besonders wirksam erweist sich Niclosamid.

Schweinebandwurm. Taenia solium

Seit der Einführung der Fleischbeschau besitzt die Erkrankung Seltenheitswert. Die infektiösen Finnen in der Muskulatur des Schweins fallen besser auf als die kleineren des Rinderbandwurms. Vom Beschwerdebild her unterscheiden sich Rinder- und Schweinebandwurmerkrankung nicht. Die Diagnose ergibt sich wieder aus der Suche nach Wurmeiern, vor allem aber Proglottiden im Stuhl. Niclosamid stellt wieder ein brauchbares Therapeutikum dar. Schwerste Komplikationen drohen, wenn der Mensch (durch Selbstinfektion aus dem Stuhl oder aus Erbrochenem oder über „naturgedüngtes" Gemüse) zum Zwischenwirt wird, also raumfordernde Finnen etwa in der Haut, in der Muskulatur, im Gehirn oder im Auge heranwachsen. Hier benötigt man therapeutische Einzelfallentscheidungen in Absprache mit dem Chirurgen. Medikamentös versucht man Praziquantel.

Fischbandwurm. Diphyllobothrium latum

Die Erkrankung kommt vor allem in seenreichen Regionen vor. Durch den Genuß rohen oder ungenügend erhitzten Fisches kommt es zur Infektion. Der bis zu zwölf Meter lange Parasit lebt im Ileum, gelegentlich auch im Jejunum oder im Kolon, oft ohne Symptome zu verursachen. Oder es bestehen abdominelle Schmerzen, Appetitlosigkeit, Gewichtsverlust, bei hohem Wurmsitz auch eine Vitamin-B_{12}-Mangelanämie. Im Stuhl finden sich Eier und Proglottiden. Therapeutisch kommen Niclosamid oder Praziquantel in Betracht.

Hundebandwurm. Echinococcus cysticus. Echinococcus alveolaris (multilocularis)

Für den Hundebandwurm fungiert der Mensch als Zwischenwirt, trägt also die Finnen, als große zumeist in der Leber lokalisierte Zysten, die oft einer operativen Therapie bedürfen (vgl. S. 219).

Spulwurm. Ascaris lumbricoides

Das Askaridenei setzt im Dünndarm eine Larve frei, die über Lymph- und Blutwege die Lunge erreicht. Nach dem Heraufwandern durch die Trachea wird sie erneut verschluckt und setzt sich nun im Jejunum fest. Bei der Lungenwanderung entsteht ein Infiltrat, klinisch erscheinungsfrei oder mit einem Pneumoniebild bei erheblicher Eosinophilie im Differentialblutbild. Nur bei starker Verwurmung des Intestinaltrakts entstehen Bauchschmerzen, Appetitlosigkeit, Übelkeit, Durchfälle, eventuell sogar ein Ileus. Wanderungen der Würmer in Magen, Ösophagus, Mund, Nase, Gallen- und Pankreasgänge sind möglich. Dermatosen, Bindehautentzündungen, Schnupfensymptome gehen auf Allergiereaktionen zurück. Wurmeier im Stuhl lassen sich nicht immer nachweisen. Nach Kontrastmittelgabe erkennt man die Würmer manchmal als Aussparung, vor allem aber auf Spätaufnahmen, weil sie das Kontrastmittel in ihrem Körper länger zurückhalten. Pyrantel oder Mebendazol sanieren vom Darmbefall. Tiabendazol besitzt ein breiteres Spektrum (bei unsicherer Zuordnung). Abgegangene Würmer müssen verbrannt werden und gehören nicht in die Toilette!

Madenwürmer. Oxyuris (enterobius) vermicularis

Die Infektion erfolgt durch Schmierinfektion. Kinder sind häufiger betroffen als Erwachsene. Der Wurm hält sich im unteren Dünndarm oder im Zäkum auf. Die Weibchen wandern zur Eiablage in die Analspalte heraus. Im Verlaufe von etwa drei Monaten endet ohne Reinfektion, die wegen des perianalen Juckreizes aber leicht vorkommt, der Wurmbefall. Ernste Probleme (Ulzerationen, Genitalbefall) entstehen nur selten. An einem Zellophanklebestreifen, in die Rima ani eingedrückt, haften die Wurmeier fest und lassen sich mikroskopisch nachweisen. Allgemeine Hygienemaßnahmen stellen eine Voraussetzung für die Sanierung dar: Wäsche kochen, bügeln, Händewaschen, Fingernägelreinigung, Analwaschungen, Waschzeug auskochen. Medikamentös helfen Mebendazol, Pyrantel oder Pyrviniumpamoat.

Trichinen. Trichinella spiralis

Nach dem Genuß infizierten rohen Fleisches vermehren sich die Würmer im Darm. Ihre Larven gelangen über Blut- und Lymphbahnen in den Organismus und kapseln sich in der Muskulatur ab. Dies ruft Fieber, Schmerzen, Schwächezustände hervor, Schluck- und Atembeschwerden, Kreislaufprobleme, Blutungen, Thrombosen, Embolien. Selbst ein cerebraler Befall kommt vor. Eine Eosinophilie und erhöhte Muskelenzyme könnten einen Fingerzeig geben. Hauttests und Antikörpernachweismethoden bieten eine spezifische Information. Tiabendazol reduziert die Trichinenzahl. Kortikoide benötigt man bei überschießenden Allergiereaktionen.

Peitschenwurm. Trichuris trichiura

Die Erkrankung tritt bevorzugt in feuchtwarmen Regionen auf. Der Wurm lebt im Dickdarm. Das Krankheitsbild ähnelt bei massivem Befall einer – allerdings schmerzhaften – Colitis ulcerosa; sonst bleiben die Beschwerden uncharakteristisch, und die Patienten sind eher obstipiert. Die Diagnose ergibt sich durch den Einachweis im Stuhl, manchmal durch den Parasitennachweis bei einer Koloskopie. Mebendazol oder Tiabenazol eignen sich für die Therapie.

Leberegel. Fasciola hepatica

Der große Leberegel wird nach einem Zwischenstadium in Schnecken über Wasserpflanzen aufgenommen. Sie bohren sich durch die Darmwand und wandern von der Bauchhöhle her in die Leber ein. Sie verursachen Fieber, Schmerzen, Husten, Ikterus und eine Leber- und Milzvergrößerung. Emetin oder Chloroquin beheben den Wurmbefall.

Wurmerkrankungen fremder Länder

Viele Wurmerkrankungen bleiben auf südliche, tropische Regionen begrenzt. Zumeist benötigen sie für ihre Entwicklungszyklen die Umweltbedingungen oder Wirtsorganismen warmer, feuchter Länder. Weltweit gesehen handelt es sich dabei keineswegs um seltene Erkrankungen, vielmehr geht es hier um die großen Probleme des Gesundheitswesens. In den Industrieländern konfrontiert uns die weltweite Mobilität immer häufiger mit diesen „exotischen" Erkrankungen.

Fremdländische Wurmerkrankungen

Name:	Fachname:	Infektion:	Klinik:
Zwerg-bandwurm	Hymenolopsis nana	anooral	Schmerzen, Durchfälle
Hakenwurm	Ankylostoma duod., brasil. Necator americ.	Kontakt-infektion	Dermatitis, Diarrhö, Obstipation, Anämie, Husten, Pneumonie
Filarien	Wucheria bancrofti	Mücken	„Elefantiasis", Fieber, Lymphadenitis, Lymphangitis, Extremitätenschwellung
	Loa-Loa	Fliegen	Orchitis
	Onchocerca volvulus	Mücken	Beulenbildungen, Konjunktivitis, Juckreiz, Augenentzündung
Zwergfaden-wurm	Strongyloides stercoralis	Eindringen in die Haut	Juckreiz, Pneumonie, Pleuritis, Enterokolitis
Drachenwurm	Dracunculus medinensis	Flohkrebs (Wasser)	Urtikaria, Juckreiz, Asthma, Abszeß, Ulzeration
Schistosomen	Schistosoma haem.,	Schnecken (Wasser)	Hämaturie
	mansoni, japonicum, intercalatum		Blutige Stühle und portale Hypertension mit Splenomegalie
Leberegel	Clonorchis sinensis	Fische	Fieber, Ikterus, Schmerzen, Anämie
	Opisthorchis felineus, viverini	Fische	Biliäre Entzündung, Ikterus, Zirrhose
Darmegel	Faschiolopsis buski	Wassernuß	Schmerzen, Erbrechen, Durchfälle, Aszites, Ikterus
Lungenegel	Paragonius westermani	Schnecken	Hämoptoe, Kavernen, Luftnot, Fieber

6.3.6 Zöliakie. Einheimische Sprue. Glutensensitive Enteropathie

Erkrankungsmechanismus

Im Weizen findet sich das Protein Gluten mit den beiden Komponenten Glutenin und Gliadin (gliadinähnliche Proteinanteile im Roggen, in der Gerste und im Hafer). Durch eine genetische Prädisposition kommt es bei den Zöliakiepatienten zu einer aggressiven Immunreaktion, namentlich lymphozytenvermittelt, gegen das Gliadin. Dies führt zu einer Ausreifungsstörung der Dünndarmepithelzellen. Diese können ihren Resorptionsaufgaben nicht mehr nachkommen. Es resultiert ein schweres Malabsorptionssyndrom. Eine bakterielle Überwucherung des beeinträchtigten Darmes kann das klinische Bild weiter verschlechtern.

Pathologisches Bild

Entsprechend dem immunologischen Entstehungsmechanismus der Erkrankung findet sich eine vermehrte Infiltration der Dünndarmwand mit Entzündungszellen. Vor allem aber springt ein Schwund der Dünndarmzotten ins Auge, eine subtotale bis totale „Zottenatrophie". „Ausreifungsstörung" und „vermehrte Zellabschilferung" träfen den Sachverhalt freilich besser als diese traditionelle Bezeichnung, denn eine verstärkte Mitoseaktivität und eine Vergrößerung der Proliferationsregion, eine „Kryptenhypertrophie", versuchen gegen die Rarefizierung leistungsfähiger Zellen anzugehen. In der Folge dieser Prozesse kommt es schließlich zu kollagenähnlichen subepithelialen Ablagerungen, zur „kollagenen Sprue" (die dann nur noch schlecht auf therapeutische Bemühungen reagiert). Heute erlauben es histochemische Methoden, nicht nur die Verkleinerung der resorbierenden Oberfläche, sondern auch den Enzymmangel im defekten Epithel darzustellen. Die Erkrankung bildet sich am deutlichsten im Duodenum und im Jejunum aus; das Ileum kann unauffällig bleiben.

Klinisches Bild

Die Erkrankung beginnt zumeist bereits im Kleinkindalter, wenn erstmals Getreideprodukte zugeführt werden. Dann aber vertragen die Patienten ein normale Ernährung oftmals wieder über viele Jahre hinweg, um als Erwachsene erneut Symptome zu entwickeln. Allgemeinschwäche, Unruhe, Nervosität, neuropathische Schmerzen (Vitaminmangel) leiten diagnostisch eher in die Irre. Der Gewichtsverlust gemahnt an eine ernstzunehmende Erkrankung. Durchfälle kaschieren ein aktives Ileum und Kolon über einige Zeit. Dann aber stehen sie klinisch im Vordergrund: breiig bis flüssig, schaumig, fettig, übel riechend. Die Resorptionsstörungen beeinträchtigen nun den gesamten Organismus: Der Eiweißmangel zieht Ödeme oder gar Aszites nach sich. Vitamin-D-Mangel und verschlechterte Kalziumresorption führen zur Osteomalazie oder zu tetanischen Anfällen, begünstigt durch einen Magnesiummangel und einen Kaliummangel. Die beeinträchtigte Vitamin-K-Resorption bringt Gerinnungsstörungen mit sich. Die Patienten entwickeln eine Anämie, durch einen Mangel an Eisen, Eiweiß,

Vitamin B_{12} und Folsäure. Hormonstörungen, im Rahmen der Kachexie, bewirken eine Infertilität und Zyklusstörungen oder Amenorrhoe. Die Patienten leiden unter Blähungen. Eine Pankreasinsuffizienz (Eiweißmangel und ungenügende Stimulation durch Dünndarmhormone) und bakterielle Dünndarmüberwucherungen überlagern sich oft dem Krankheitsbild. Schließlich bilden sich Dünndarmulzerationen aus, die bluten, stenosierend vernarben oder gar perforieren können.

Symptome einer Sprue

- Schwäche,
- Gewichtsverlust,
- Durchfälle,
- Fettstühle,
- Osteomalazie,
- Gerinnungsstörungen,
- Zyklusstörungen,
- Amenorrhö,
- Eiweißmangel,
- Hypokaliämie,
- Hypomagnesämie.

Malignomgefährdung

Verschlechtert sich der Zustand eines Zoeliakiepatienten unerwartet, entwickelt er eine Splenomegalie oder treten abdominelle Schmerzen auf, die nicht zum typischen Bild einer Sprue gehören, so könnte er - als Risikopatient für diese Tumorerkrankung - ein intestinales Lymphom entwickelt haben. Eine überdurchschnittliche Gefährdung wird auch für das Ösophaguskarzinom vermutet.

Diagnose

Das klinische Bild der Sprue mit chronischen Durchfällen und Gewichtsverlust kann allenfalls einen Krankheitsverdacht wecken. Der qualitative Nachweis einer Steatorrhö gelingt leicht, ihre Quantifizierung bereitet Probleme. Serumcarotinspiegel orientieren über die Fettverdauungsleistung. Die Folsäurespiegel informieren über die Resorption wasserlöslicher Vitamine. Der Xylosetoleranztest prüft die Dünndarmresorptionsleistung unabhängig von der Pankreasfunktion. Natürlich mangelt es am Bürstensaumenzym Laktase und der Lactosetoleranztest fällt pathologisch aus. Bei der Röntgenuntersuchung des Dünndarms fällt eine verlängerte Passagezeit auf. Das Jejunum wirkt erweitert und strukturarm. Oft verklumpt der Kontrastmittelbariumbrei. Der Nachweis von Antikörpern spielt bei dieser immunvermittelten Krankheit natürlich eine große Rolle: gegen Gliadin, gegen Retikulin (aus der Basalmembran des Darms), gegen Endomysium (glatte Muskulatur). Diese Reaktionen eignen sich sogar als Verlaufsparameter und für die Überwachung der Diätcompliance. Entscheidende Bedeutung kommt natürlich der Dünndarmbiopsie, heute kaum noch als blinde Saugbiopsie, sondern eigentlich immer im Rahmen einer Endoskopie durchgeführt, und ihrer histologischen und histochemischen Auswertung zu. Bei aller Sorgfalt bleibt eine gewisse Restunsicherheit, die dann das gute Ansprechen auf die glutenfreie Diät beseitigt. Die klinische Erholung schreitet rasch voran; die „mikroskopische" läßt oft ein halbes Jahr und länger auf sich warten. Den früher geforderten Reexpositionsversuch gegenüber Gliadin (über ein bis zwei Monate!) mit Nachbiopsien wird man heute wenigen Ausnahmefällen vorbehalten.

Differentialdiagnose

Man wird sich bemühen, andere Ursachen für Diarrhöen und Resorptionsstörungen auszuschließen, vor allem eine chronische Pankreatitis, durch den Pankreolauryltest, die Sonographie und oft auch die ERCP, sowie einen Morbus Crohn und damit auch eine Colitis ulcerosa durch eine Ileokoloskopie. Beim Verdacht auf ein (sprueassoziiertes) intestinales Lymphom kommen weitere Maßnahmen hinzu, etwa Differentialblutbild, Immunelektrophorese, Beckenkammpunktion, Computertomographie. Diese Zusatzerkrankung bleibt trotzdem schwer zu erfassen.

Therapie bei einer Sprue

Diätetik

Unter einer glutenfreien Therapie bessern sich Befinden und objektive Ernährungsparameter „zusehends". Die histologische Normalisierung einer Schleimhautbiopsie läßt länger auf sich warten und wird bei fortgeschrittenen Fällen nicht mehr völlig erreicht. Nach einigen Monaten tolerieren die Patienten kleinere Diätfehler subjektiv oft recht gut. Für Spruepatienten liefern spezialisierte Hersteller Gerichte aller Art vom Brot bis zu Süßspeisen. Mehl aus Reis, Mais oder Soja steht für die „Selbstversorgung" zur Verfügung. Handelsübliche Haushaltsware wird oft mit Mehlzusätzen „gestreckt" und gerade Büchsennahrung darf nicht als glutenfrei angesehen werden. Die die voll ausgebildete Erkrankung stets begleitende Laktoseintoleranz bedarf in den meisten Fällen allenfalls anfangs der diätetischen Beachtung; nur in wenigen Fällen erholt sich die Laktasesynthese nicht. Mittelkettige Triglyzeride anstelle üblicher langkettiger Fette in der Diät sind zu Beginn einer Behandlung sinnvoll. Alsbald stellen herkömmliche Fette einen wichtigen Energieträger dar; der Patient soll ja Gewicht zunehmen. Alkoholika vertragen mangelernährte Patienten zumeist schlecht. Alkoholika aus Getreide („Korn") könnten noch Gliadin enthalten, das die Malzherstellung (Bier) aber wohl zerstört. Zumindest Wein sollte nach der körperlichen Stabilisierung keine Sprueprobleme aufgeben.

Patienten und Angehörige benötigen eine gute Schulung und Anleitung in der Diätetik und in der „neuen Kochkunst". Kontakt zu Selbsthilfegruppen gibt meist seelischen Auftrieb und verschafft dem Patienten viele Informationen und Hilfestellungen.

Therapie bei einer Sprue

- Glutenfreie Diät,
- Eisen,
- Folsäure,
- Vitamin B12,
- Kalzium,
- Vitamin D,
- Vitamin K,
- Elektrolyte,
- Kortikoide.

Ergänzende Therapie. Medikamentöse Therapie

Einige Mangelsituationen sollten besser umgehend beseitigt werden: Oft benötigen die Patienten eine Therapie mit Eisenpräparaten, meist eine Folsäuresubstitution, bisweilen Vitamin-B_{12}-Präparate, vielfach eine Zulage von Kalzium und von Vitamin D. Auch Vitamin-K-abhängige Gerinnungsstörungen lassen sich leicht beheben. Und natürlich bedürfen die Kalium- und Magnesiumdefizite eines Ausgleichs.– Bessern sich Spruepatienten trotz konsequenter Diät nicht ausreichend, so könnte man wegen der Anfälligkeit für bakterielle Darmüberwucherungen Antibiotika versuchen. Vor allem aber sprechen einige diätrefraktäre Spruepatienten auf Glukokortikoide gut an.

6.3.7 Tropische Sprue

Die tropische Sprue als eine Erkrankung warmer südlicher Länder begegnet uns nur bei Personen, die längere Zeit im Ausland verbracht haben. Man faßt sie als bakteriell verursacht auf, obwohl eine eindeutige Keimzuordnung bisher fehlt. Die bakterielle Dünndarmbesiedlung konkurriert mit dem Körper um die Nährstoffnutzung. Bakterielle Toxine schädigen die Schleimhaut, die einen erheblichen Zottenverlust und damit eine Leistungseinbuße hinnehmen muß. Es resultiert, manchmal nach einem akut-enteritischen Vorstadium, ein Malabsorptionssyndrom ähnlich dem einer einheimischen Sprue, immer mit einem besonders ausgeprägten Folsäuremangel. Auch histologisch ähneln sich die Erkrankungen. Doch fehlen bei der tropischen Sprue die immunologischen Veränderungen, also die Gliadinantikörper. Bessere Ernährungs-, Lebens- und Hygienebedingungen und eine hochdosierte Folsäure- und/oder Vitamin-B_{12}-Substitution führen oft schon auf den Weg der Besserung. (Eine glutenfreie Kost hingegen bewirkt keine langfristige Änderung.) Eine Ausheilung erreicht man zuverlässig durch eine Antibiotikatherapie. Die Betroffenen bleiben gefährdet, bei neuerlichen Tropenaufenthalten nochmals eine „bakterielle Sprue“ zu erwerben.

Therapie bei einer tropischen Sprue	
Oxytetracyclin	Duratetracyclin
Tetracyclin	Achromycin
Ofloxacyclin	Tarivid
Ciprofloxacin	Ciprobay
Folsäure, Vitamin B12	
symptomorientierte Substitution	

6.3.8 Morbus Whipple. Intestinale Lipodystrophie

Erkrankungsbegriff. Erkrankungstherorie

Bei der Whipple-Erkrankung handelt es sich um eine generalisierte Schädigung des Organismus mit der Einlagerung von Glykoproteinen in Makrophagen. Für gewöhnlich manifestiert sich dies schwerpunktmäßig im Dünndarm. Man schuldigt Bakterien als Krankheitsursache an und identifizierte einen neuen Keim: Tropheryma whippelii. Die Anhäufung der überfüllten Makrophagen behindert den Lymphabfluß aus der Darmwand und damit die Fettverdauung. Letztlich resultiert ein Malabsorptionssyndrom mit Mangelerscheinungen und Problemen wie etwa auch bei einer Sprue. Da das „Makrophagenproblem“ auch andere Organe einbezieht, Gelenke und Nervensystem etwa, resultiert eine „bunte“ Symptomatik.

Pathologisches Bild

Die Dünndarmzotten wirken verplumpt und aufgetrieben. Auch die abdominellen Lymphknoten schwellen an, bis zu mehreren Zentimetern im Durchmesser, so daß man ein Lymphom vermuten könnte. Als charakteristisch gelten Makrophagenansammlungen mit eingelagertem PAS-positivem Glykogenmaterial.

Klinisches Bild

Wechselnde Gelenkbeschwerden und Gelenkentzündungen, die nicht zu Deformierungen führen, gehen der Diagnosestellung oft um Jahre voran. Selbst zerebrale Erscheinungen, Neurasthenie, Müdigkeit, Polydipsie, treten in Einzelfällen ohne typische Darmsymptome auf. Zu den möglichen extraintestinalen Erscheinungen gehören gelegentlich auch Aszites, Pleura- und Perikardergüsse sowie eine Aorteninsuffizienz. Durchfälle, Fettstühle, Gewichtsverlust und abdominelle Schmerzen, bisweilen Fieber, sehr selten Blutungen aus Dünndarmulzerationen führen dann zur Darmdiagnostik.

Symptome beim Morbus Whipple

- Arthropathie,
- Diarrhö,
- Fettstühle,
- abdominelle Schmerzen,
- Gewichtsverlust,
- Mangelerscheinungen,
- neurologische Störungen.

Diagnose und Differentialdiagnose

Die Malabsorptionsdiagnostik zeigt und quantifiziert (orientierend) die Fettstühle und belegt eventuell mit dem Xylosetest die Dünndarmstörung. Der Laktosetoleranztest bleibt meist normal. Oft schon die Sonographie, eher noch die Computertomographie zeigen die Lymphknotenschwellungen und eventuell Aszites oder Pleuraergüsse. Bei der Kontrastmitteldarstellung des Dünndarms fällt das vergröberte Faltenrelief auf. Dies erfaßt oft auch der Endoskopiker. Die wichtigste Information steuert natürlich die Auswertung einer (in der Regel endoskopisch gewonnenen) Dünndarmgewebeprobeentnahme bei. (PAS-positive Makrophagen finden sich im Rektum und im Kolon durchaus auch ohne einen Morbus Whipple.) Es bleibt vor allem eine AIDS-Erkrankung auszuschließen. (Mycobacterium avi intracellulare immitiert das Whipplebild!). Eher noch als bei einer Sprue wird man bei dieser mit abdominellen Schmerzen verbundenen Erkrankung an einen Morbus Crohn, bei Blutungen vielleicht auch an eine Colitis ulcerosa denken und entsprechend abklären. Bei den extraintestinalen Manifestationen wird die Gelenksdiagnostik wenig zur Diagnosefindung beitragen. Eine kardiale Bestandsaufnahme gehört mit zum Programm. Gehirnveränderungen erfaßt am besten die Kernspintomographie. PAS-positive Makrophagen können sich auch im Liquorpunktat finden und natürlich in einer Gehirnbiopsie, sicher eine ultima ratio der neurologischen Diagostik.

Therapie bei Morbus Whipple

Symptomatische therapeutische Bemühungen gelten der subjektiven Beschwerdelinderung und der Korrektur von Mangelsymptomen. Antibiotika, zum Teil über lange Zeiträume hinweg (bis zu einem Jahr), heilen in den meisten Fällen die Krankheit aus. Rezidive, auch nichtdarmbezogene, sprechen meist auf eine neuerliche Antibiotikakur gut an. Kortikosteroide beschleunigen die subjektive Besserung, ändern aber nicht das Erscheinungsbild des Darmes und sollten nur in Kombination mit Antibiotika gegeben werden.

Therapie beim Morbus Whipple

- Substitutionstherapie,
- Penizillin + Streptomycin (initial),
- Tetrazykline,
- Ampicillin,
- Amoxycillin,
- Kortikoid + Antibiotika

6.3.9 Seltene Malabsorptionssyndrome und Durchfallserkrankungen

Bakterielle Dünndarmüberwucherung

Dieses Problem ergibt sich oft in der Folge prädisponierender Veränderungen am Verdauungssystem: nach Magenoperationen (Bilroth-II), bei einer autonomen diabetischen Neuropathie (die bereits für sich allein zu Durchfällen führen kann), bei Vorschädigungen der Dünndarmschleimhaut (Sprue). Durch Antibiotika lassen sich oft wenigstens einstweilige Erfolge erzielen.

Inaktivitätsatrophie

Durch längere Hungerperioden oder unter einer parenteralen Ernährung nimmt die Enzymaktivität im Dünndarm ab bis hin zu einer passageren Glutenempfindlichkeit. Jeder orale Kostaufbau bei solchen Patienten muß daher recht langsam erfolgen.

Medikamentös bedingte Malabsorption

Cholestyramin und Colestipol binden Gallensalze und können die Fettverdauung beeinträchtigen. Neomycin tritt in Wechselwirkung mit den Dünndarmzellen, mit Gallensalzen und mit Pankreasenzymen und verschlechtert so die Resorptionsbedingungen. Auch unter Colchicin kann die Fettausscheidung ansteigen. Das orale Antidiabetikum Metformin beeinträchtigt die Kohlenhydratresorption und führt oft zu Blähungen. Guar verlangsamt die Kohlenhydratanflutung, bindet aber auch Gallensäuren. Der Glukosidasehemmer Akarbose behindert die Stärkespaltung; Kohlenhydrate gelangen ins Kolon; es resultiert ein erheblicher Meteorismus. Unter Diphenylhydantoin kann sich ein Folsäuremangel ausbilden.

Wirkungen des Alkohols

Durchfälle in Zusammenhang mit Alkoholkonsum gehen meist auf eine chronische Pankreatitis zurück. Alkohol kann aber auch Dünndarmenzyme beeinträchtigen. Diese Komponente bildet sich nach dem Absetzen des Alkohols wieder zurück.

Sklerodermie

Die Sklerodermie verschlechtert den Lymphtransport in der Darmwand. Probleme entstehen aber weitaus eher durch die häufige Bakterienbesiedlung des hypomotilen Dünndarms.

Amyloidose

Die Einlagerung der pathologischen Proteine in die Darmwand und um die Gefäße herum vermindert die Resorptionsleistungen des Darmes und prädisponiert zur bakteriellen Dünndarmbesiedlung.

Bestrahlungsfolgen. Chemotherapie

Bestrahlungen bewirken Entzündungsreaktionen und Gefäßveränderungen. Die mitosereiche Darmschleimhaut reagiert besonders empfindlich, naürlich auch auf Chemotherapeutika.

Paraneoplastische Syndrome

Durchfälle können Tumorerkrankungen begleiten, auch solche, die nicht im Verdauungstrakt entstehen. Manchmal lassen sich den Verdauungsstörungen pathologische Hormonproduktionen (Serotonin, Gastrin, Peptidhormone) zuordnen.

Schilddrüsenfunktionsstörungen

Durchfälle gehören zu den Leitsymptomen einer Hyperthyreose. Bei Hypothyreose nimmt die Darmmotilität ab.

Abetalipoproteinämie

Bei dieser seltenen angeborenen Stoffwechselstörung fehlt ein Fettransportprotein. Die Fette blockieren die Dünndarmmukosa. Durchfälle, Fettstühle, deformierte Erythrozyten (Akanthosis), Muskelschwäche, Ataxie und eine Entzündung der Regenbogenhaut mit Erblindung (Retinitis pigmentosa) gehören zum klinischen Bild. Eine fettarme Diät mit mittelkettigen Triglyzeriden bessern leider nur die darmbezogenen Beschwerden.

6.3.10 Morbus Crohn

Erkrankungsmechanismus

Für die Entwicklung eines Morbus Crohn wirken genetische Veranlagung, Umweltfaktoren, ein externer Schleimhautaggressor, ein infektiöses Agens, bakteriell oder viral, oder aber ein chemischer Reiz, und eine pathologische Immunantwort mit destruierender und vernarbender Entzündungsaktivität zusammen. Eine in sich geschlossene, einheitliche Theorie des Morbus Crohn steht bisher noch aus.

Befallsmuster

Der Morbus Crohn kann alle Abschnitte des Verdauungstrakts befallen. Als Enteritis regionalis beschränkt er sich auf den Dünndarm, als terminale Ileitis auf die Ileum-Zäkum-Übergangsregion, als Colitis Crohn auf den Dickdarm. Gemischte Befallsmuster gelten als typisch. Oft wechseln entzündete und als unbeeinträchtigt imponierende Areale ab, selbst auf engem Raum. Vielfach schwellen regionäre Lymphknoten an.

Pathologisches Bild

Die Schleimhautdefekte umfassen oberflächliche Epithelläsionen, Erosionen, längsgestellte Ulzera, oft über Lymphfollikeln, Aphthen und tiefe Fissuren. Becherzellen bleiben meist erhalten. Die Entzündungsreaktion erfaßt unterschiedlich deutlich alle Schichten der Darmwand. Diese verdickt; das Darmlumen engt sich ein. Granulome, kugelig angeordnete Entzündungsnester gelten als typisch für die Crohnerkrankung, lassen sich aber bei weitem nicht bei allen Patienten erfassen.

Klinisches Bild

Eine milde und uncharakteristische Symptomatik in Frühstadien verzögert die Diagnosestellung. Durchfälle setzen sich umso zwingender ins Bild, je näher die Läsionen an das Rektum heranreichen. Ja manchmal beklagen sich die Patienten über eine Obstipation, vor allem, wenn sich Stenosen ausbilden. Blutbeimengungen zum Stuhl finden sich häufiger bei rektumnahem Befall. Abdominelle Schmerzen können sogar Anlaß zur Verwechslung mit einer Appendizitis geben. Oft weisen sie auf eine beginnende Obstruktion hin. Die langwierige Erkrankung führt schließlich zu einem Gewichtsverlust, zur Anämie, zum Eiweißmangel. Der Befall des Ileums gefährdet vor allem die Vitamin-B_{12}-Resorption. Oft besteht auch ein Folsäuremangel. Eine ungenügende Gallensalzrückresorption im Ileum steigert durch ihre Reizwirkung auf das Kolon die Durchfälle. Fieber begleitet heftige Akzentuierungen der Entzündungsaktivität, weckt aber auch den Verdacht auf Abszesse. Schübe und spontane (partielle) Remissionen kennzeichnen den Verlauf (Abb. 34).

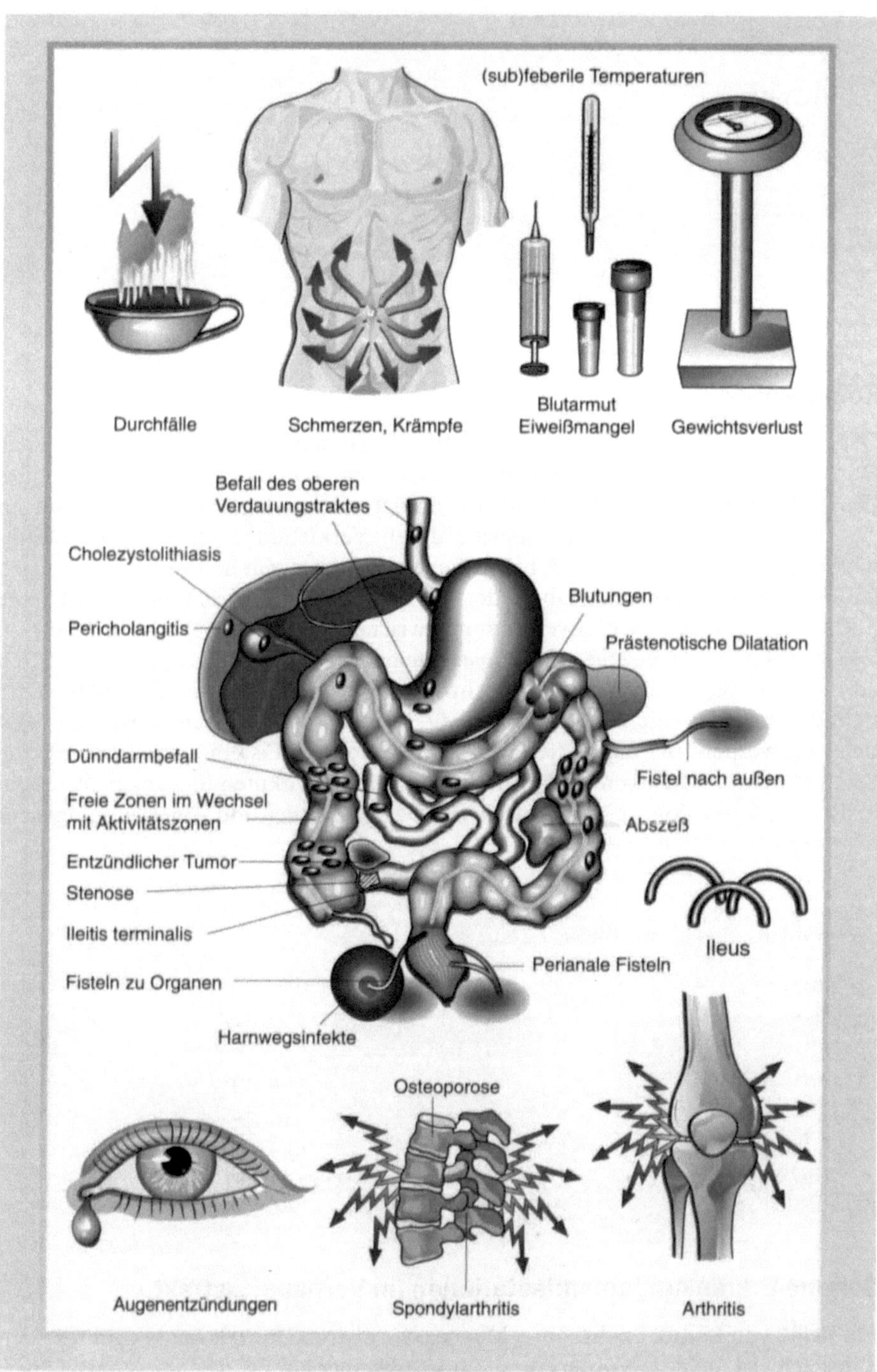

Abb. 34. Klinisches Bild des Morbus Crohn

Symptome beim Morbus Crohn

- Diarrhö,
- Schmerzen,
- Gewichtsverlust,
- Anämie,
- Eiweißmangel,
- Fieber,
- schubweiser Verlauf.

Komplikationen

Der chronische Entzündungsprozeß mit Wandverdickung und Vernarbung engt das Darmlumen ein. Es entstehen kritische Stenosen, schließlich das Vollbild eines Ileus. Ulzerationen und tiefgreifende Fissuren durchwandern mit feinen Öffnungen die Darmwand. Selbsheilungsversuche durch Verklebungen fixieren die Darmschlingen und erschweren wieder den Vorschub des Darminhaltes. Es kapseln sich im Fissurbereich Abszesse ab. Oder der Entzündungsprozeß bohrt sich eine Entlastung, eine Kurzschlußverbindung zwischen verschiedenen Darmschlingen. Dies verstärkt meist die Durchfälle. Die Fistelgänge brechen auch nach außen durch oder auch ins Skrotum, in die Scheide, in innere Organe, etwa in die Harnblase. Dies zieht Entzündungen der umgebenden Haut, genitale Infekte, Harnwegsinfekte nach sich. Schwerpunktmäßig betreffen Hautreaktionen, Fisteln und Fissuren die Perianalregion. Selten kommt es durch die Läsionen zu akuten Blutungen. Auch ein toxisches Megakolon , eine entzündliche Darmlähmung und -überdehnung sieht man selten.

Komplikationen beim Morbus Crohn

- Stenose,
- Ileus,
- Perianalprobleme,
- Verwachsungen,
- Strikturen,
- Abszeß,
- Fisteln zum Darm, zu Organen, nach außen,
- Blutung.

Seltene Erkrankungsmanifestationen im Verdauungstrakt

Ein Befall von Mund, Speiseröhre, Magen oder oberen Dünndarmabschnitten steht klinisch meist nicht im Vordergrund, findet sich aber häufig, wenn man nur danach sucht. Leberschäden kommen vor, meist im Sinne einer Verfettung, eigentlich nie schwerwiegend. Als bedrohlich hingegen muß man Leberabszesse ansehen, die sich in der Folge der Entzündungen und Abszedierungen im Bauchraum entwickeln. Bisweilen sieht man eine Pericholangitis, wohl ein Frühstadium der primär sklerosierenden Cholangitis, die sich aber noch häufiger mit der Colitis ulcerosa vergesellschaftet. Der Gallensalzverlust beim Ileumbefall verändert die Zusammensetzung der Galleflüssigkeit, und es können sich leichter Gallensteine bilden. Pankreatitiden kommen als Medikamentennebenwirkungen vor (z. B. Azathioprin, 5-Aminosalizylsäure) oder ausgelöst durch die Gallensteine, aber auch durch einen Duodenumbefall mit Einbeziehung der Sphincter-Oddi-Region.

Erkrankungserscheinungen außerhalb des Verdauungstrakts

Entzündliche Massen können den Harnleiter komprimieren und zu einem dumpf schmerzhaften Harnaufstau führen. Fisteln zur Blase verursachen Harnwegsinfekte und Schmerzen. Eine Steatorrhö (durch ungenügende Gallensalzrückresorption im terminalen Ileum) bindet Kalzium und erleichtert die Oxalatresorption. Dies macht die Niere anfällig für Oxalatsteine. Geringes Flüssigkeitsangebot und Bikarbonatverluste (durch die Diarrhöen) sowie Harnwegsinfekte begünstigen die Uratsteinbildung in der Niere. Seronegative Spondylarthritiden suchen gern Morbus-Crohn-Patienten heim. Osteoporosen und Osteonekrosen hingegen kommen immer wieder vor, als Folge des schlechten Ernährungszustands und vor allem durch eine Kortikoidtherapie. Bindehautentzündungen gelten als lästig und nichtssagend. Eine Iritis und Uveitis aber bereitet Schmerzen, schränkt die Sehkraft ein und kann zu Erblindung führen. Oft begleiten Hauterkrankungen den Morbus Crohn, etwa das Erythema nodosum oder das Pyoderma gangraenosum und natürlich – unter Therapie – die Steroidakne. Bronchitiden, Bronchiektasen, verschlechterte Lungenfunktion begleiten gelgentlich einen Morbus Crohn. Zum Teil finden sich Granulome und weisen auf den generalisierten Charakter dieser Erkrankung hin. Selten trifft man bei Crohnpatienten auf Vaskulitiden. Bei akuten Krankheitsschüben betrachte man die Patienten als thrombosegefährdet. Oft steigen die Thrombozytenzahlen (als Akute-Phasereaktion) massiv an. Hinzu kommen der Flüssigkeitsverlust und die Allgemeinschwäche, die den Patienten im Bett hält.

Zusätzliche Gesundheitsprobleme bei einem Morbus Crohn

- Befall von Mund, Ösophagus, Magen, oberem Dünndarm.
- Leberschaden,
- Leberabszeß,
- Pericholangitis,
- Cholelithiasis,
- Pankreatitis,
- Harnaufstau,
- Harnwegsinfekte,
- Urolithiasis,
- Gelenkbeschwerden,
- Osteoporose,

- Iritis,
- Uveitis,
- Hauterkrankungen,
- bronchopulmonale Erkrankungen,
- Thrombosegefährdung.

Karzinomgefährdung

Bei langjährigem ausgedehnten Kolonbefall besteht ein erhöhtes Risiko für Kolonkarzinome (wenn auch geringer als bei einer Colitis ulcerosa).

Diagnose

Das klinische Bild erlaubt oft eine Verdachtsdiagnose. Die Labordiagnostik zeigt unspezifisch erhöhte Entzündungsparameter und beschreibt die Mangelsituation. Die Ileokoloskopie mit Gewebeprobeentnahme führt meist zur diagostischen Festlegung. Die „obere Endoskopie" erfaßt oft atypische Manifestationen. Die Röntgen-Dünndarmdarstellung, nach Sellink oder nach Pansdorf deckt dann den endoskopisch noch etwas „blinden Fleck" Jejunum und Ileum ab. Die Röntgendiagnostik, einschließlich der Kolondoppelkontrastdarstellung unter Einschluß des terminalen Ileums erleichtert die Orientierung, wichtig vor allem, wenn ein operatives Vorgehen zur Planung ansteht. Fistulographien dokumentieren die oft fuchsbauartig komplizierten Gangsysteme. Die Röntgen-Abdomenübersichtsaufnahme in Rückenlage und in linker Seitenlage gehört zur Notfalldiagnostik, auch beim Morbus Crohn. Häufig wird man in Problemfällen die Computertomographie heranziehen. Die abdominelle Sonographie kann auf eine Subileussituation aufmerksam machen oder entzündliche Tumormassen oder Abszeßregionen darstellen. Als Kontrastsonographie nach einem hohen Einlauf kann sie sogar für eine Beurteilung der Darmwandstruktur herangezogen werden. Noch differenziertere Bilder liefert die Endosonographie. Die Nuklearmedizin trägt mit der Leukozytenszintigraphie zur Aktivitätsbeurteilung bei. Gallensalzstudien (wie der Se-HCAT-Test) erfassen eine Gallesalzresorptionsstörung. Der Schilling-Test dokumentiert Vitamin-B_{12}-Resorptionsstörungen. Atypische Schauplätze des Krankheitsgeschehens verlangen nach den ihnen entsprechenden Diagnostikmethoden und oft nach einer konsiliarischen Mitbetreuung. Die große Vielfalt der diagnostischen Optionen will einzelfallgerecht zugeschnitten werden.

Aktivitätsdiagnostik

Vielerlei Vorschläge wurden erarbeitet, die Krankheitsaktivität zu messen. Blutsenkungsgeschwindigkeit und C-reaktives Protein bieten sich als einfache Parameter an. Den höchsten Bekanntheitsgrad erlangte der Crohn's Disease Activity Index (CDAI). Wenn auch unbefriedigend, so bindet er doch den Patienten in die Krankheitsbeobachtung und damit in die Therapieplanung ein, was oft seine beste Nebenwirkung ist.

Crohn's Disease Activity Index

Stuhlfrequenz in der letzten Woche	________	×2 =	________
Grad der Schmerzen	________	×5 =	________
Allgemeinbefinden (Wochensumme)	________	×7 =	________

Iritis, Uveitis	Erythema nodosum	Pyoderma gangraen.	Stomatitis aphthosa	Gelenk-schmerzen
☐	☐	☐	☐	☐

Analfis., -fistel, -abszeß	andere Fisteln	Temperaturen >37 °C	höchster Wert	________
☐	☐	☐		

Anzahl der zutreffenden Punkte	________	×20 =	________
Symptomat. Durchfallsbehandlung	wenn ja:	1×30 =	________
Resistenz im Abdomen	nein = 0	fraglich = 2	sicher = 5
	________	×10 =	________
Hämatokrit ____ Frauen: 42-Hkt	= ________	×6 =	________
Hämatokrit ____ Männer: 47-Hkt	= ________	×6 =	________
Gewicht ____ kg Sollgewicht ____ kg	(1 – Gew./Soll ×100 (Überg. abziehen) =		________
Aktivitätsindex (Gesamtsumme)			________

Wochenbericht

Datum	Mo ___	Di ___	Mi ___	Do ___	Fr ___	Sa ___	So ___
weiche Stühle (Zahl)	Mo ___	Di ___	Mi ___	Do ___	Fr ___	Sa ___	So ___
Bauchschmerzen	keine = 0	leicht = 1	mäßig = 2	stark = 3			
Schmerzwert	Mo ___	Di ___	Mi ___	Do ___	Fr ___	Sa ___	So ___
Allgemeinbefinden	gut = 0	nicht gut = 1	schlecht = 2	sehr schlecht = 3	unerträglich = 4		
Befindenswert	Mo ___	Di ___	Mi ___	Do ___	Fr ___	Sa ___	So ___

Differentialdiagnose

Der Morbus Crohn immitiert eine Reihe von Darmerkrankungen, vor allem Yersinien- und Campylobacterinfektionen sowie, wenngleich heute selten, die Tuberkulose. Aber auch andere Enteritiden, Malabsorptionssyndrome oder eine chronische Pankreatitis wird man erwägen. Unvermittelt einsetzende Schübe sind leicht mit einer akuten Appendizitis zu verwechseln. Oft gelingt, trotz aller Sorgfalt, nicht die eindeutige Abgrenzung zwischen einer Kolitis Crohn und einer Colitis ulcerosa. In vielen Fällen erweist es sich daher als sinnvoll, nach einem halben Jahr die Diagnosefragen neu aufzuwerfen.

Therapie

Hinweise zur Diätetik

Während der Remissionsphasen versucht eine eiweiß- und vitaminreiche Kost, Defizite wieder aufzufüllen. Ohne zweifelsfreie Absicherung wird immer wieder empfohlen, raffinierten Zucker zu vermeiden. Bei einer Steatorrhö wird man herkömmliche Fette in der Diät reduzieren und auf mittelkettige Triglyzeride zurückgreifen. Stenosen und Strikturen verlangen eine schlackenarme Kost, um Schmerzen zu vermeiden und um keinen Ileus zu provozieren. Am besten werden noch Kartoffeln vertragen. Der Diätplan muß manchmal gar auf (niedermolekulare) ballaststoffreie Formuladiäten zurückgreifen. Nikotingenuß beeinflußt den Krankheitsverlauf ungünstig; man wird also unbedingt davon abraten.

Pflegerische, krankengymnastische, psychische und soziale Aspekte der Therapie

Die oft stark geschwächten Patienten benötigen Hilfe schon bei Alltagsverrichtungen, vor allem aber, wie andere Durchfallpatienten auch, für die Stuhlentleerung (eventuell Nachtstuhl) und für die Körperpflege. Dem Wasser dürfen allenfalls milde Seifen zugesetzt sein. Öle zur Reinigung oder nach der Säuberung angewandte Salben sorgen für eine Rückfettung der Haut. Fistelpatienten mit unkontrollierbarer Absonderung von Darminhalt benützen Stomabeutel oder legen saugfähige Kompressen oder Damen-Wochenbettbinden über die Fistelmündungen. Die Krankengymnastik bemüht sich in der Erholungsphase um einen erneuten Muskelaufbau und versucht, Kortikoidschäden am Skelett vorzubeugen. Crohnpatienten erweisen sich oft als „schwierige" Persönlichkeiten. Freundliche Zuwendung schafft Vertrauen. Die Bestimmung des Aktivitätsindexes, die gemeinsame Diätplanung, die Krankengymnastik und die Anleitung zur Selbstversorgung (etwa der Fisteln) bezieht sie in ihre Krankheit mit ein. Selbsthilfegruppen bieten eine dauerhafte Unterstützung. Bei schwerem Leidensdruck und psychischer Überlagerung bedarf der Patient psychotherapeutischer Hilfe. Viele Patienten benötigen eine arbeits- und sozialmedizinische Beratung. (Die Arbeit muß Stuhlgangpausen ermöglichen.)

Allgemeine Maßnahmen

Mangelsituationen gilt es gezielt zu beheben: Elektrolyte, Flüssigkeit, Vitamine, vor allem Vitamin B_{12} intramuskulär, Eisen, bisweilen auch das Spurenelement Zink. Läßt sich ein schlechter Ernährungszustand durch eine angemessene Diät nicht beheben, so springt die künstliche Ernährung (als alleinige oder als ergänzende Alimentation) ein, heute nur noch ausnahmsweise als parenterale Ernährung, eher mittels enteraler (am besten niedermolekularer) ballaststoffreier Formuladiäten, gegeben als Trinknahrung, über nasogastrale/duodenale oder über perkutan-endoskopische Gastrostomie-/Jejunostomiesonden. Diese Darmentlastung bessert häufig bereits die subjektive Symptomatik und trägt zur Fistelheilung bei.

Medikamentöse Therapie

Als am wenigsten von Nebenwirkungen belastet gelten entzündungshemmende Substanzen mit der Wirkgruppe 5-Aminosalizylat. Je nach ihrem chemischen Feinbau und nach der Art ihrer Verkapselung stehen orale Präparationen in verschieden Darmabschnitten als therapeutisches Agens zur Verfügung. Suppositorien erreichen im wesentlichen einen Rektumbefall. Einläufe lassen sich bis zur linken Flexur hochschaukeln (linke Seitenlage, Kopftieflage, Bauchlage). Glukokortikoide entfalten weitaus zuverlässiger als Aminosalizylate heilsame Wirkungen. Lokal als Schaum oder als Einlauf appliziert bewirken sie eine Atrophie der rektoanalen Haut und Schleimhaut, bringen aber weniger systemische Nebeneffekte mit sich. Oralsystemisch beeinflussen sie entzündungs-, proliferations- und vernarbungshemmend den ganzen Darm. Schlechtresorbierbare Kortikoide, lokal wirksam ohne nennenswerte systemische Effekte, stehen wohl kurz vor der Marktreife. Schwerstkranke benögten die intravenöse Wirkstoffgabe. Metronidazol dient als Reservemedikament vor allem bei Fistelpatienten. Es beeinflußt bakterielle Überlagerungen und wirkt wohl auch antientzündlich. Immunsuppressiva wie Azathioprin oder 6-Mercaptopurin kommen bei dauerhaft kortikoidpflichtigen Patienten in Betracht, um die Kortikoiddosis reduzieren zu können. Knochenmarksdepression und Kanzerogenität als potentielle Nebenwirkungen beschränken den Einsatz dieser Medikamente. Ähnlich kritisch muß man dem Methotrexat gegenüberstehen, wenngleich ermutigende Therapieberichte vorliegen. Auch auf Zyklosporin hin erlebt man oft dramatische Besserungen anderweitig therapierefraktärer Patienten. Hier steht die Nephrotoxizität im Vordergrund.

Medikamentöse palliative Therapie

Spasmolytika lindern bisweilen Darmverkrampfungen. Schmerzen rühren meist von Stenosen oder Abszessen und hohen Entzündungsaktivitäten her. Analgetika, gar Opiate, verschleiern das Krankheitsbild und eignen sich sicher nicht zur Dauertherapie. Antidiarrhoika können in den Ileus führen. Bei manchen Patienten (z. B. mit einem Kurzdarmsyndrom nach einer Operation) erscheinen sie unvermeidlich. Chologene Diarrhöen bessern sich oft, wenn Komplexbildner wie Cholestyramin die Kolonreizung durch die im entzündeten Ileum oder nach Ileumresektionen ungenügend resorbierten Gallensalze unterbinden. Manchmal steigt dadurch jedoch die Fettausscheidung an.

Therapie beim Morbus Crohn

Basistherapie
Diät, Darmentlastung, Pflege, Beseitigung von Mangelsituationen

Glucocorticoide
Decortin Prednison Colifoam Hydrocortison Betnesol Betametason

Entzündungshemmung			
Pentasa	5-Aminosalicylsäure	kontinuierlich freigesetzt	Dünndarm
Salofalk, Claversal	5-Aminosalicylsäure	pH-abhängig freigesetzt	Ileum
Asacolitin	5-Aminosalicylsäure	pH-abhängig freigesetzt	Ileum, Colon
Dipentum	5-ASA-Doppelmolekül	bakteriell freigesetzt	Colon
Azulfidine, Colopleon	5-ASA-Sulfonamid	bakteriell freigesetzt	Colon
Antibiotika			
Clont		Metronidazol	
Immunsuppressiva			
Imurek	Azathioprin	Farmitrexat	Methotrexat
6-(1H)-Purinthion	Merkaptopurin	Sandimmun	Cyclosporin
Symptomatika			
Buscopan	Butylscopolamin	Immodium?	Loperamid?
Therapie der chologenen Diarrhoe			
Quantalan	Cholestyramin	Cholestabyl	Colestipol

interventionelle Therapie
Fistelklebung, Stenosendilatation

operative Therapie
bei Stenose, Striktur, Ileus, Abszeß, Perforation, Fistel

Interventionelle Therapie

Fistelklebungen mit Fibrinklebern wurden immer wieder versucht, zum Teil mit guten Ergebnissen. Stenosen lassen sich manchmal mit Bougies oder Ballondilatatoren aufdehnen.

Operative Therapie

Operationen sollen unter einem ausreichenden medikamentösen Schutz durchgeführt werden. Kortikoide muß man präoperativ nicht absetzen. (Eher benötigen die Patienten eine Höherdosierung.) Operationen heilen die Krankheit nicht. Sie dienen der Behebung von Krankheitskomplikationen und stehen am Ende der Suche nach einem therapeutischen Ausweg. Der Eingriff wird knapp gehalten, nicht mit dem Ziel der „Resektion im Gesunden". Als wichtigste Indikationen gelten: Ileus, Stenose, Striktur, Perforation, Abszeß, Fisteln. Fisteloperationen stellen den Chirurgen vor schwerste Probleme. Im Operationsgebiet können sich neue Fisteln entwickeln. Die perioperative Betreuung stellt sich immer als interdisziplinäre Aufgabe.

6.3.11 Colitis ulcerosa

Entstehungsmechanismus

Am meist langwährenden Entzündungsprozeß einer Colitis ulcerosa beteiligen sich immunologische, autoaggressive Mechanismen. (Antikörper gegen Kolonschleimhaut wurden bei Erkrankten nachgewiesen.) Die Erkrankung setzt wohl eine entsprechende genetische Disposition voraus. Ein Anstoß durch äußere Faktoren bleibt zu vermuten – und noch nachzweisen.

Befallsmuster

Die Colitis ulcerosa tritt auf als Proctitis ulcerosa, als Rektosigmoiditis, als „Linkskolitis" mit entzündlichen Veränderungen bis zur linken Flexur, als ausgedehnte Kolitis bis zur rechten Flexur oder als Pankolitis, die das gesamte Kolon betrifft. Teilweise erfaßt die Entzündung noch das angrenzende Ileum (back-wash ileitis). Die Erkrankung hält dabei einen kontinuierlichen vom Rektum nach oral aufsteigenden Ausbreitungsmodus ein.

Pathologisches Bild

Die Colitis ulcerosa betrifft im wesentlichen nur die Dickdarmschleimhaut. Leichte Formen imponieren als ödematös mit vulnerabler Oberfläche und Kontaktblutung. Es fällt eine Rarefizierung der Becherzellen auf. Krypten-Mikroabszesse treten auf. Schließlich finden sich Erosionen und Ulzera.

Klinisches Bild

Bei sehr milden Verläufen besteht nur eine unbedeutende Neigung zum Durchfall, sogar eine Obstipation. Doch fallen gelegentliche Blutbeimengungen auf. Vielleicht bestehen bisweilen abdominelle Verkrampfungen, aber keine ernsten Schmerzen. Schließlich sind die Durchfälle, wäßrig bis blutig, nicht mehr zu verleugnen, treten sogar nachts auf oder imponieren als gelegentliche Inkontinenz. Tenesmen belasten den Patienten. Fieber und reduziertes Allgmeinbefinden, Appetitlosigkeit, Gewichtsverlust, Eiweißmangel und Anämie weisen auf eine nunmehr sehr ernste Erkrankung hin. Sehr selten heilt sie nach dem ersten Schub aus. Manche Patienten verschlechtern sich kontinuierlich mit sich überlagernden Schüben, bei anderen liegen die Attacken weiter auseinander (Abb. 35).

Klinisches Bild der Colitis ulcerosa

- Durchfälle,
- Blutige Stühle,
- Tenesmus,
- Gewichtsverlust,
- Anämie.

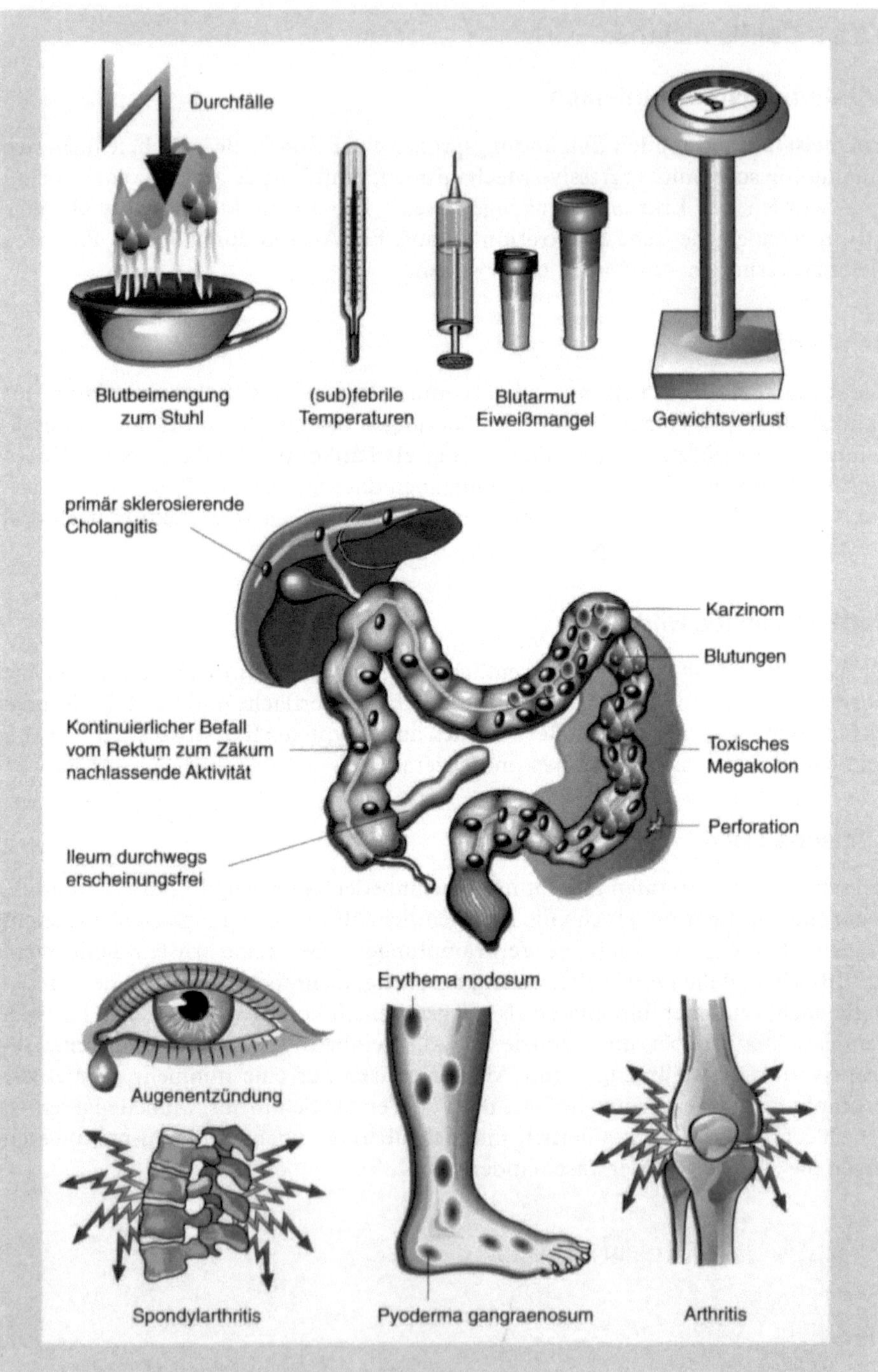

Abb. 35. Klinisches Bild der Colitis ulcerosa

Komplikationen

Das toxische Megakolon entspricht einem fulminanten Verlauf einer Colitis ulcerosa mit hochfebrilen Temperaturen, ausgeprägter Leukozytose, schwer reduziertem Allgemeinzustand, zunehmender Kreislaufschwäche, sistierenden Durchfällen, dafür aber bedenklicher und schließlich stark schmerzhafter Auftreibung des Leibes. Die Entzündung wühlt sich dabei rasch zu tieferen Schichten hin durch. Es besteht Perforationsgefahr. Eine Perforation könnte auch außerhalb eines typischen Megakolons entstehen. Sie bietet das Bild eines akuten Abdomens. Blutungen können durchaus ein akut bedrohliches Ausmaß annehmen. Strikturen entwickeln sich bei einer Colitis ulcerosa nur sehr selten. Fissuren und Analekzeme kommen vor, nicht aber Fisteln.

Komplikationen bei der Colitis ulcerosa
- fulminanter Verlauf,
- toxisches Megakolon,
- Fieber,
- Perforation,
- Blutung.

Begleiterkrankungen

Die möglichen Begleiterkrankungen ähneln denen beim Morbus Crohn, doch fehlt die Ausbreitung über den gesamten Verdauungstrakt. So finden sich die seronegativen Entzündungen der Gelenke und der Wirbelgelenke, Hauterkrankungen wie das Erythema nodosum und das Pyoderma gangraenosum, Augenentzündungen wie Uveitis und Iritis, auch die Stomatitis aphthosa. Selten sieht man autoimmunhämolytische Anämien. Unspezifische Leberverfettungen entsprechen wieder denen des Morbus Crohn. Mit der primär sklerosierenden Cholangitis besteht sogar eine besonders enge Verknüpfung. Die Thromboseneigung erklärt sich wieder leicht aus der entzündungsbegleitenden Thrombosebereitschaft und aus dem Flüssigkeitsverlust. Amyloidosen gehören zu den sehr raren Problemen.

Begleiterkrankungen bei einer Colitis ulcerosa
- Arthritis,
- Spondylitis,
- Erythema nodosum,
- Pyoderma gangraenosum,
- Uveitis,
- Iritis,
- Stomatitis aphthosa,
- Hämolyse,
- primär sklerosierende Cholangitis,
- Thrombosen.

Karzinomgefährdung

Eine Gefährdung, ein Kolonkarzinom zu entwickeln, besteht vor allem bei ausgedehnter Kolitis und bei langjährigem Verlauf. Den üblichen Weg über das Polypenvorstadium hält die Wucherung hier nicht ein. Sie entwickelt sich vielmehr aus flachen Dysplasien, nur über koloskopisch vielfach entnommene Biopsien aus allen Kolonabschnitten zu erfassen. Über die primär sklerosierende Cholangitis besteht sogar eine Verknüpfung mit dem cholangiolären Karzinom.

Diagnose

Die Klinik mit durchfälligem, blutvermischtem Stuhl gibt Anlaß zu weiterführenden Untersuchungen. Das Labor zeigt eine Akute-Phase-Reaktion mit erhöhtem C-reaktivem Protein, Leukozytose, Eosinophilie, Thrombozytose, Anämie und Eiweißmangel – bleibt also uncharakteristisch. Bereits die Rektosigmoidoscopie mit Gewebeprobeentnahme erlaubt (wegen der obligaten Rektumbeteiligung am Entzündungsprozeß) eine Diagnosefestlegung. Die komplette (Ileo)Koloskopie bietet einen vollständigen Überblick über die Erkrankungsausdehnung. Die Kolondoppelkontrastdarstellung benötigt man nach kompletter Koloskopie heute kaum noch. Die Notfallröntgendiagnostik, Abdomenübersichtsaufnahmen in zwei Ebenen, selten der Einlauf mit einem wasserlöslichen Kontrastmittel, bleibt natürlich in kritischen Situationen unerläßlich. Die abdominelle Sonographie gehört bei Abdomenprozessen zum Routineprogramm. Als Kontrastsonographie nach einem Einlauf erlaubt sie eine Darmwandbeurteilung, sicher keine unverzichtbare Methode. Dies gilt auch für Endosonographie mit ihrer hohen Detailauflösung. Unterschiedlich schätzt man auch die Wertigkeit der Leukozytenszintigraphie, einer nuklearmedizinischen Aktivitätsdiagnostik, ein. Konsiliarischer Unterstützung wird man sich bei nichtinternistischen Begleiterscheinungen (z. B. Uveitis, Iritis) versichern. Fulminante Verläufe, akute Verschlechterungen, therapieresistente Fälle beurteilen mit Vorteil Internist und Chirurg gemeinsam.

Differentialdiagnose

Bei einem transrektalen Blutabgang wird man sich nicht mit der banalen Aussage „Hämorrhoiden" zufriedengeben und ein Karzinom ausschließen. Im Hinblick auf das Leitsymptom Durchfall geht es vor allem um das Erfassen infektiöser Enteritiden, durch entsprechende Stuhl- und Gewebeprobenuntersuchungen und durch Toxinnachweise. Als fatal könnte sich das Verkennen einer Amöbenkolitis erweisen, die sich unter Kortikoiden dramatisch verschlechtern kann. Die Unterscheidung einer Colitis ulcerosa von einer Kolitis Crohn kristallisiert sich in einem nicht unerheblichen Teil der Fälle erst nach Jahren der Beobachtung heraus. (Glücklicherweise sind meist parallele Therapieschienen zu befahren.)

Therapie

Diät

Fulminante Krankheitsverläufe (toxisches Megakolon) verlangen sehr selten eine absolute Nulldiät bei parenteraler Ernährung. Formuladiäten, als Trinknahrung oder über nasogastrale Sonden oder eine perkutan-endoskopische Gastrostomie verabfolgt, überbrücken die Anorexie, die schwere Krankheitsschübe begleitet. Ansonsten empfiehlt sich eine schlackenarme Diät. Fruktose und Sorbit in Gemüsen und Früchten provozieren oft Diarrhöen. Gern vergesellschaften sich auch eine Laktoseintoleranz oder eine (laktoseunabhängige) Milchintoleranz mit einer Colitis ulcerosa. Diesbezügliche diätetische Restriktionen wären einzelfallbezogen aufzuerlegen. Rauchen wirkt sich auf den Krankheitsverlauf nicht ungünstig aus. Ja, es wurden sogar Therapieversuche mit Nikotinpflastern unternommen.

Pflegerische, psychische und soziale Unterstützung

Die Patienten benötigen Hilfen zur leichteren Erledigung des oft unverhaltbar dranghaft einsetzenden Stuhlgangs (eigene Toilette, Nachtstuhl, Bettschüssel). Den Hygienebedürfnissen will Genüge getan sein. Papier und allenfalls Wasser, oft besser noch „Babyöle", eignen sich zur häufig nötigen Reinigung. Salben sorgen für eine Rückfettung der perianalen Haut. Langwierige, schwere Erkrankungen zermürben die Patienten. Die Krankengymnastik fördert den allgemeinkörperlichen Aufbau und Leistungszuwachs in der Erholungsphase. Zuwendung und Zuspruch helfen. Manchmal aber bedarf es auch der Unterstützung durch psychosomatisch oder psychiatrisch ausgebildete Fachkräfte.
Sozial- und Arbeitsmediziner können bei der Berufs- und Arbeitsplanung helfen.

Allgemeine Maßnahmen

Zunächst gilt es, Flüssigkeits- und Elektrolytverluste auszugleichen. Eine Folsäuresubstitution erscheint vor allem bei einer Sulfasalazintherapie (die die Folsäureverwertung stört) sinnvoll. Eine Eisentherapie schlägt oft erst mit Behebung der Entzündungsreaktion (mit Eisenverwertungsstörung) an. Schwere Anämien bedürfen in wenigen Fällen einer Bluttransfusion. Nichtsteroidale Antiphlogistika und Azethylsalizylsäure können zu deutlichen Verschlechterungen bei entzündlichen Darmerkrankungen führen und sollen nicht gegeben werden.

Medikamentöse antikolitische Therapie

Als Standardtherapie haben sich 5-Aminosalizylsäurepräparate durchgesetzt. Als Suppositorien erreichen sie das Rektum, als Einläufe das Kolon bis zur linken

Flexur. Die chemische Feinstruktur oder eine Verkapselung müssen dafür sorgen, daß diese nur lokal effektive Wirksubstanz im Kolon freigesetzt wird. Glukokortikoide führen bei sehr ernsten Krankheitsschüben eine oft dramatische Besserung herbei. Die intravenöse Gabe bleibt fulminanten Fällen vorbehalten. Die Freisetzung körpereigener Steroide mit Adrenokortikotropin (ACTH) setzte sich in Deutschland nicht durch (und bietet wohl auch keine Vorteile). Systemische Glukokortikoide beeinflussen auch viele extrakolische Krankheitsmanifestationen (etwa die Arthritis, nicht aber die primär sklerosierende Cholangitis) gut. Lokal angewandte Kortikoide (Schäume und Einläufe) erfassen, mit nur geringen systemischen Effekten, gut die Proctitis ulkerosa und die linksseitige Kolitis. Immunsuppressiva erscheinen angesichts der Nebenwirkungen und der operativen Möglichkeiten bei der Colitis ulcerosa sehr problematisch. Eine Reihe von medikamentösen Therapieansätzen muß als noch wenig erprobt betrachtet werden: Fischöle reduzieren wohl die Bildung von Entzündungsmediatoren. Chromoglyzinsäure stabilisiert Mastzellen gegen die Freisetzung von Vermittlern von Allergiereaktionen. Kurzkettige Fettsäuren, als Klysmen applizierbar, verbessern die Ernährungssituation von Dickdarmzellen.

Medikamentöse symptomatische Hilfen

Antidiarrhoika reduzieren die ohnedies bereits herabgesetzte Darmmotilität. Sie können ein toxisches Megakolon auslösen. Manche Patienten erreichen anders keine „alltagstaugliche" Stuhlfrequenz. Quellstoffe (Samenschalen) weichen verhärteten Stuhl auf, verleihen flüssigem Stuhl jedoch Konsistenz und tragen so zur symptomatischen Besserung von Durchfallpatienten bei.

Operative Therapie

Notfallsituationen wie die fulminante Kolitis, das toxische Megakolon, bringen stets den Chirurgen ins Spiel, ebenso langwierige, gänzlich oder weitgehend therapierefraktäre oder dauernd kortikoidabhängige Verläufe, vor allem bei Patienten mit einer ausgedehnten (pankolitischen) Krankheitsmanifestation, mit einer (durch Dysplasien angezeigten) drohenden Karzinomentwicklung oder mit schwerwiegenden extracolischen Gesundheitsbeeinträchtigungen. Denn die Kolektomie vermag die Krankheit zu heilen! Allerdings um den hohen Preis eines Lebens ohne Dickdarm. Früher bedeutete die operative Therapie obligat die Anlage eines künstlichen Ausgangs, einer Ileostomie, mit häufigen, unkontrollierbaren Stuhlentleerungen. Die Chirurgen jedoch entwickelten kontinente, durch Spülungen zu entleerende Ileostomien. Sie beließen kurze Rektumreste und damit den natürlichen Ausgang, konstruierten aus dem Ileum ein Depot- und Kontinenzorgan (Ileumpouch) und verfeinerten die Operationstechnik zur Mukosektomie, zur kompletten Kolektomie mit Rektumschleimhautentfernung unter Belassung des Schließmuskelapparates. Die Therapiealternative Operation sollte also im Krankheitsverlauf immer wieder erwogen und rechtzeitig eingesetzt werden. (Viele Nebenmanifestationen bessern sich nach der Kolektomie, nicht aber die primär sklerosierende Cholangitis.)

Therapie bei einer Colitis ulcerosa	
Allgemeintherapie	
Ernährung, Eisen, Folsäure, Blut, Eiweiß	
5-Aminosalizylate:	
5-Aminosalizylsäure	Salofalk Klysmen
5-Aminosalizylsäure	Asacolitin
5-ASA-Doppelmolekül	Dipentum
5-ASA-Sulfonamid	Azulfidine,Colopleon
Glukokortikoide:	
Prednison	Decortin
Hydrokortison	Colifoam (Rektalschaum)
Betametason	Betnesol (Klysmen)
Selten genutzte Therapieprinzipien:	
Immunsuppressiva	
Fischöle	
Kurzkettige Fettsäuren	
Chromoglyzinsäure	Colimune
Symptomatika:	
Butylscopolamin	Buscopan
Loperamid?	Immodium
Samenschalen	Mucofalk
Operative Therapie:	
Kolektomie mit Ileostomie	
Kolektomie mit Ileumpouch, mit Musektomie	

6.3.12 Strahlenschäden am Darm

Erkrankungsmechanismus

Den Darm zeichnet eine hohe Zellumsatzrate aus. Dies macht ihn empfindlich gegenüber Therapiemaßnahmen, die eigentlich gezielt malignes Wachstum hemmen wollen. Darmschlingen im Strahlenfeld schilfern ihre Zellen schneller ab und können sie nicht mehr ausreichend ersetzen. Zur direkten Mukosaschädigung addieren sich die Folgen einer Entzündungsreaktion, speziell an den feinsten Gefäßaufzweigungen im Sinne einer Endarteriitis ausgeprägt. Es resultieren Durchblutungsstörungen mit weiteren Schleimhautdefekten, schließlich Vernarbungen und Schrumpfungsprozesse.

Bestrahlungsreaktionen des Dünndarms

Bei der akuten Strahlenenteritis stehen Übelkeit, Erbrechen und Durchfälle im Vordergrund. Selten spitzt sich das Krankheitsbild dramatisch zu mit Blutungen oder einer Peritonitis (bei einer Perforation). Akute Strahlenreaktionen klingen im Laufe weniger Wochen wieder ab. Chronische Strahlenenteritiden bilden sich schwerpunktmäßig am relativ fest fixierten Ileum aus. Gallensalze werden ungenügend rückresorbiert. Dies führt zu Durchfällen durch die Kolonreizung, bisweilen sogar zu einem Gallensalzmangel mit eingeschränkter Fettverdauung. Dünndarmstrikturen prädestinieren zur bakteriellen Besiedlung und auf diesem Weg zu Diarrhöen, selten zum Ileus.

Bestrahlungsreaktionen des Kolons

Bestrahlungsfolgen konzentrieren sich auf das Rektosigmoid. Die akute Strahlenkolitis ähnelt einer Colitis ulcerosa mit Darmverkrampfungen, Stuhldrang und oft blutigen Durchfällen. Eine chronische Strahlenkolitis entwickelt sich nicht vor dem Ablauf eines Jahres, häufig nach einem weitaus längeren Zeitintervall. Es kennzeichnen sie klinische Erscheinungen wie bei einem Morbus Crohn mit Schmerzen, Stuhldrang, Durchfällen (bisweilen blutig). Fisteln, Stenosesymptomatik mit (Sub)Ileuszuständen; selbst Perforationen kommen vor.

Umgebungsreaktionen

Häufig betreffen die Strahlenfolgen gleichzeitig andere Organe, vor allem die Harnwege (Zystitis, Ureterstriktur).

Diagnose der Strahlenerkrankungen des Darmes

Klinisches Bild, eine oft weit zurückgreifende Anamnese, Endoskopie mit Gewebeprobeentnahme für die histologische Auswertung und die Röntgendarstellung des Darmes, gelegentlich nuklearmedizinische Methoden (Schillingtest, Gallensalzresorptionsstudien) führen zur Diagnose.

Therapie

Die akute Strahlenenterokolitis zeigt eine Besserung ihrer Symptomatik durch Antidiarrhoika , manchmal durch Antiphlogistika wie Azethylsalizylsäure. Kortikoideinläufe bewirken meist wenig. Auch bei einer chronischen Strahlenenteritis reduzieren Antidiarrhoika die Stuhlfrequenz (bei Stenosen nicht unproblematisch). Gallensalzbinder (Cholestyramin) korrigieren eine chologene Diarrhö. Antibiotika, namentlich Tetracycline und Metronidazol kommen bei einer bakteriellen Überwucherung in Betracht. Bisweilen benötigen die Patienten Schmerzmittel. Bei Strikturen empfiehlt sich eine faserarme Diät. Die chronische Strahlenkolitis, ähnelt sie endoskopisch auch der ulzerösen oder der Colitis Crohn, reagiert wenig auf Kortikoide oder 5-Aminosalizylsäurepräparate, so daß eigentlich nur symptomatische Maßnahmen bleiben. Hartnäckig symptomatische Strikturen oder schwere Blutungen bedürfen der operativen Versorgung. Leider können auch nach vielen Jahren immer wieder neue Krankheitsschübe auftreten.

6.3.13 Kollagene und lymphozytische Kolitis

Bei dieser seltenen Erkrankung leiden die Patienten unter wäßrigen Durchfällen. In der makroskopisch unauffälligen Schleimhaut finden sich mikroskopisch reichlich Lymphozyten (lymphozytische Kolitis) sowie Ablagerungen von Kollagenfasern (kollagene Kolitis). Nichtsteroidale Antirheumatika lösen in einigen Fällen solche Erkrankungen wohl aus und müssen abgesetzt werden. Antidiarrhoika genügen gewöhnlich zur Behebung der Durchfälle. Einige Patienten reagieren günstig auf Sulfasalzin. Kortikoide sollte man sich als Reservemedikamente vorbehalten.

6.3.14 Diversionskolitis

Werden Kolonabschnitte aus dem normalen Strom des Stuhles ausgeschaltet, so ermangelt es ihnen für ihre Ernährung der kurzkettigen Fettsäuren, die aus dem Abbau von unverdaulichen faserigen Ballaststoffen durch die bakterielle Darmflora entstehen. Auch bei erfaßbaren Schleimhautveränderungen entstehen nicht unbedingt klinische Symptome oder oft nur lästige Schleimabgänge, manchmal aber auch bedenkliche Blutungen. Kann man die Darmkontinuität wieder herstellen, so bessern sich die Symptome. Kommt dies nicht in Betracht, so verschaffen Einläufe mit kurzkettigen Fettsäuren den Patienten oft über lange Zeit hinweg Beschwerdefreiheit.

6.3.15 Morbus Behçet

Den Morbus Behçet charakterisieren Entzündungen der Augen (mit möglicher Erblindung), der Haut, Ulzera im Mund, genital und im Verdauungssystem – mit einem Entzündungsbild, das einem Morbus Crohn ähnelt. Die gastroenterologische Therapie lehnt sich denn auch an die des Morbus Crohn an.

6.3.16 Dickdarmdivertikel und Divertikulitis

Feingewebliches Erscheinungsbild

Bei einem Kolondivertikel stülpt sich die Schleimhaut, nur noch von Serosa bedeckt, zwischen Lücken der glatten Darmmuskulatur nach außen vor, vorzugsweise an Gefäßdurchtrittsstellen.

Erkrankungsmechanismus

Ein erhöhter Druck im Darmlumen und verstärkte Kontraktionen der glatten Darmmuskulatur begünstigen das Hervorquellen der Mukosa zwischen den Lücken der Muskularisschicht. Schlackenarme, faserarme Kost, die ein geringeres Stuhlvolumen mit sich bringt, begünstigt eine Divertikelkrankheit. Eine genetische

Disposition (Bindegewebsschwäche) trägt sicher mit zur Entstehung der Divertikulose bei. Eine Stuhlretention im Divertikel leitet hin zur Divertikelentzündung mit erheblicher Umgebungsreaktion.

Verteilungsmuster

Im typischen Fall finden sich die Divertikel schwerpunktmäßig im Sigma. (Durch die zunehmende Stuhleindickung während der Stuhlpassage entstehen hier die größten mechanischen Probleme.) Bei einer generalisierten, den gesamten Darm recht gleichmäßig erfassenden Divertikulose spielt oft die Veranlagungskomponente eine herausragende Rolle. Dies gilt auch für eine vorwiegend rechtsseitige Divertikulose, beheimatet vor allem in asiatischen Ländern. Riesendivertikel treten selten auf, ebenso solitäre Divertikel, bei denen sich dann auch oft die Muskelschicht mit vorwölbt.

Klinisches Bild der Divertikulose

Kolondivertikel finden sich oft als Zufallsbefund bei Dickdarmuntersuchungen, mit höherem Lebensalter immer häufiger. Unterbauchschmerzen oder Krämpfe, Verstopfung und harter Stuhl, manchmal wechselnd mit kurzen Druchfallsepisoden. Das Beschwerdebild ähnelt also funktionellen Darmstörungen.

Klinisches Bild der Divertikulitis

Schmerzen, meist in den linken Unterbauch („Linksappendizitis") lokalisiert, kaum je in den rechten, manchmal ins „Kreuz" oder in die Schambeinregion, Übelkeit, Erbrechen und Fieber sowie eine Leukozytose charakterisieren eine Divertikulitis. Divertikulosebeschwerden gehen oft voran.

Symptome einer Kolondivertikelkrankheit

- Symptomfreiheit,
- Schmerzen,
- Obstipation,
- Diarrhö,
- Fieber.

Komplikationen

Eine Serosareaktion, sogar kleine Perforationen, sogleich vom großen Netz wieder abgedeckt, und lokal eng umschriebene Abszedierungen gehören zur Divertikulitis. Freie Perforationen mit einer generalisierten Peritonitis gelten als Rarität. Größere Abszesse können jedoch ein septisches Krankheitsbild hervorrufen. Bisweilen entwickeln sich Fisteln zu anderen Darmabschnitten, zur Scheide, zum Uterus, zur

Harnblase, nach außen. Wiederholte Krankheitsschübe, selten bereits die erste Divertikulitis, führen schließlich zu einer narbigen Verziehung und Stenosierung des Darmes. Unabhängig vom Bild der akuten Entzündung kann es zu schweren Blutungen aus Divertikeln (die sich gern an Gefäßdurchtrittsstellen ausbilden) kommen.

Komplikationen einer Kolondivertikelkrankheit

- Perforation,
- Peritonitis,
- Abszeß,
- Fistel,
- Stenose,
- Blutung.

Diagnose

Das klinische Bild der Divertikulose führt meist zur Koloskopie, oft unter dem vagen Verdacht auf ein Kolonkarzinom. Die Divertikulitis läßt sich klinisch vermuten. Die orientierende röntgenologische Kolondarstellung mit einem wasserlöslichen Kontrastmittel (dies stört den Chirurgen nicht bei einer etwa nachfolgenden Operation) erlaubt oft die Diagnoseformulierung. Die Darstellung mit einem Bariumeinlauf in der Doppelkontrasttechnik gehört eher in die postakute Phase – in Konkurrenz zur Koloskopie. Je ernster sich das Krankheitsbild darstellt, umso eher wird man sich zur Computertomographie entschließen, die Abszesse besonders gut abgrenzen kann. Die Sonographie, an sich ebenso geeignet, wird leider oft durch Darmgasüberlagerungen behindert. Die Lokalisation einer Blutungsquelle bereitet oft erhebliche Schwierigkeiten. Die Koloskopie zeigt zwar die Divertikel, hinterläßt aber oft genug Unsicherheit, ob sie denn als Blutungsquelle anzuschuldigen sind. Die konventionelle Röntgenologie führt in dieser Situation nicht weiter. Die Szintigraphie ortet aktive gastrointestinale Blutungsquellen immerhin orientierend. Die Angiographie benötigt sogar eine höhere Blutungsaktivität, besitzt aber eine bessere Detailauflösung. In die klinische Bewertung schaltet sich bei kritischen Verläufen der Chirurg ein.

Pflegerische und diätetische Maßnahmen

Schwer kranke Patienten beliben, zumal bei unklarer Diagnose, zunächst nüchtern und erhalten eine Infusionsherapie. Meist läßt sich nach und nach ein Kostaufbau mit leichter, schlackenarmer Kost beginnen. In der Stabilisierungsphase nach einer Entzündung und bei der unproblematischen Divertikulose empfiehlt sich eine schlackenreiche, faserreiche Kost. Bei akuten Beschwerden werden warme Leibwickel oft als wohltuend empfunden. Klistiere und Einläufe erleichtern die Darmentleerung für die meist obstipierten Patienten. Körperliche Aktivität fördert auch die Darmmotilität.

Therapie bei Divertikulose und Divertikulitis

Diätetische Maßnahmen und Ratschläge zur Lebensführung stehen bei der „reinen" Divertikulose im Vordergrund. Weizenkleie zusammen mit reichlich Flüssigkeit, Gleitmittel oder Laktulose erleichtern die Darmentleerung. Bei Verkrampfungen kommen Spasmolytika in Betracht. Diese Hilfen gehören auch zur Therapie der unkomplizierten Divertikulitis – als Ergänzung zur Antibiotikatherapie. Abszesse lassen sich bisweilen sonographisch oder cumputertomographisch gezielt punktieren und drainieren. Blutungen kommen durch Ruhigstellung des Darmes oft konservativ zum Stillstand. Interventionelle Röntgenologen versuchen auch Verödungsmaßnahmen über Angiographiekatheter. Bei kritischen Verläufen, bei klinischer Verschlechterung, bei anhaltender Blutung, bei nicht sanierbaren Abszessen, bei Fisteln, bei sehr engen Stenosen wird man sich aber doch zur Operation entschließen.

Therapie bei einer Divertikelkrankheit

- stadiengerechte Diät,
- Schlackenzusatz (Weizenkleie),
- Gleitmittel,
- osmotische Laxanzien,
- Spasmolytika,
- Operation.

6.3.17 Dünndarmdivertikel

Bei Dünndarmdivertikeln handelt es sich häufig um angeborene Normabweichungen des Darmes. Sie verursachen meist keinerlei Beschwerden, können jedoch selten sogar bluten oder (durch Fehlbewegungen des Darms in ihrer Region) Anlaß zu einem Ileus geben. Am häufigsten noch leiden die Patienten unter einer bakteriellen Besiedlung dieser schlecht sich reinigenden Taschen. Dies kann Durchfälle nach sich ziehen. Man wird sicher eine Antibiotikatherapie versuchen.

6.3.18 Meckel-Divertikel

Das Meckel-Divertikel stellt den Rest einer embryonalen Darmausstülpung in den Dottersack dar. Es findet sich meist etwas (oder bis zu zwei Metern!) oberhalb der Bauhin-Klappe in Ileum. In der Regel bleibt es asymptomatisch. Es kann jedoch wie andere Dünndarmdivertikel auch einen Ileus verursachen. Oder es enthält ektope Mukosa vorzugsweise Magenschleimhaut. Dann entwickeln sich gern Ulzera mit schlimmen Bauchschmerzen, bisweilen Blutungen, vielleicht gar eine Perforation mit Peritonitis. Da die ektope Schleimhaut Technetium rafft, könnte eine nuklearmedizinische Darstellung versucht werden. Bei dramatischem Verlauf stellt man die Diagnose zumeist intraoperativ. Das Meckel-Divertikel wird entfernt. Dies könnte oft auch laparoskopsich geschehen. Divertikelkomplikationen (Ileus, Perforation) verlangen natürlich ein aufwendigeres chirurgisches Bemühen.

6.3.19 Pneumatosis cystoides intestinalis

Bei dieser sehr seltenen Störung finden sich gasgefüllte Zysten in der Wand des Dünndarms und/oder Dickdarms. Über die Ursache herrscht noch keine rechte Klarheit. Die Zysten können serosaseitig platzen und ein Pneumoperitoneum verursachen. Harmlose Ausprägungen überraschen als Zufallsbefund bei einer – mit anderer Indikation durchgeführten – abdominellen Röntgendiagnostik oder auch intraoperativ. Durchfälle, Verstopfung, Blutungen, Perforationen kommen sehr selten vor. Fulminante Verläufe stehen gewöhnlich in einem engen Zusammenhang mit nekrotisierenden Darmentzündungen. Meist benötigt man keine Therapie. Antibiotika sanieren oft eine ungewöhnliche Bakterienflora. Elementardiäten können den Darm entlasten. Bedrohliche Komplikationen bearbeitet der Chirurg.

6.3.20 Colitis cystica profunda

Auch bei dieser Rarität finden sich Darmwandauftreibungen in der Mukosa, beschränkt auf das Kolon und flüssigkeitsgefüllt. Man findet sie in der Heilungsphase entzündlicher Darmerkrankungen oder als wohl angeborene Fehlbildungen. Durchfälle, Schmerzen, Eiweißmangel und Kaliummangel werden beobachtet. Meist genügen symptomatische Therapiemaßnahmen. Falls große Zysten jedoch zu Stenoseerscheinungen führen, muß der Chirurg den betroffenen Darmabschnitt resezieren.

6.3.21 Appendizitis

Erkrankungsmechanismus

Die Appendix vermiformis, dieses englumige Anhangsgebilde des Zäkums, wird leicht durch Kotsteine oder Schwellungen des hier reichlich ausgebildeten lymphatischen Gewebes verschlossen. Durch die ungenügende Selbstreinigung kommt es zu einer bakteriellen Infektion und einer Abwehrreaktion. Unmittelbar bakterielle Entzündungen des Wurmfortsatzes gehen am ehesten auf Yersinien zurück. Selten wird eine Appendizitis durch einen Parasitenbefall, eine Wurmerkrankung verursacht, am ehesten noch in südlichen Ländern. Auch Viren können den Anstoß zu einer Appendizitis geben, am häufigsten bei AIDS-Patienten.

Klinisches Bild

Die Schmerzen beginnen zumeist im mittleren Oberbauch oder in der Nabelregion und wandern dann bald in den rechten Unterbauch. Übelkeit und Erbrechen kommen vor. Meist sind die Patienten obstipiert. Der Schmerz verstärkt sich beim Husten, beim Hervordrücken der Bauchdecken, beim Gehen, bei der Wärmeapplikation, bei der Abtastung bis zur festen Abwehrspannung. Manchmal strahlt er ins Genitale aus, wird als „Nierenkolik“ angegeben oder als Blasenschmerzen. Lageanomalien können das Bild atypisch gestalten. Vielleicht verstärkt dann die rektaldigitale Austastung den Schmerz. Meist entwickeln sich erhöhte Temperaturen, kaum je Fieber über 39°C. Die Labordiagnostik zeigt Zeichen der akuten Entzündung, eine Leukozytose, ein erhöhtes C-reaktives Protein. Sehr „still" können „Blinddarmentzündungen" bei alten Menschen verlaufen, schwierig zu diagnostizieren und daher komplikationsträchtig.

Symptome bei einer Appendizitis

- Schmerzen (Oberbauch, Nabel, „McBurney"),
- „Loslaßschmerz",
- Abwehrspannung,
- (mäßiges) Fieber,
- Leukozytose,
- Perforation,
- Abszeß.

"Chronische Appendizitis"

Der Pathologe findet manchmal Fibrosierungen und Vernarbungen, die sich zusammen mit entsprechenden Schmerzangaben als chronische Appendizitis interpretieren lassen, ein Begriff, den nicht alle Kliniker akzeptieren. Selten bleibt eine Appendektomie unvollständig; es könnte so zu einer rezidiverenden Appendizitis kommen.

Komplikationen

Eine zu spät erkannte und operierte Appendizitis wird zumeist perforieren. Es kommt zu einem Abszeß im rechten Unterbauch mit Schmerzen, Fieber, Obstruktion des Darmes. Bisweilen streut der Enzündungsprozeß und es finden sich Abszeßabsiedlungen in der Leber.

Diagnose

Die Diagnose legen intraoperativer Befund und histologische Auswertung des Appendektomiepräparates fest. Über die vorläufige Diagnoseformulierung und über die Stellung der Indikation zur Operation entscheidet vornehmlich die Klinik. Die Sonographie stellt oft eine aufgetriebene Appendix dar, der sich leicht eine erhebliche Schmerzempfindlichekit zuordnen läßt.

Differentialdiagnose

Harnleiterkoliken, Gallesteinleiden, Enteritiden, ein Morbus Crohn, Mesenteriallymphknotenentzündungen, Entzündungen der weiblichen Unterleibsorgane (Adnexitis), eine stielgedrehte Ovarialzyste, ein stielgedrehtes Myom, eine Extrauteringravidität, Hernien, ein Ileus, Durchblutungsstörungen im Bauchraum, selbst eine Ulkuskrankheit oder eine Pankreatitis, letztlich die gesamte große Diagnosepalette des „akuten" und des „unklaren Abdomens" – all diese Möglichkeiten stehen in Konkurrenz zur Appendizitis zur Diskussion – und umgekehrt: Bei jeder unsicheren Abdomendiagnose wird man sich fragen müssen: Könnte es sich nicht doch um eine akute Appendizitis handeln?

Therapie

Antibiotiotika und eine Eisblase auf die Appendixregion heilen eine Appendizitis manchmal aus oder gewinnen in Extremsituationen (Schiffsreise) Zeit bis zu einer Operation. Antibiotika helfen wohl auch, perioperative Infektionsprobleme zu vermeiden oder herabzumildern. Abszesse können auch sonographisch (computertomographisch) gezielt drainiert werden. Das Standardtherapieverfahren stellt natürlich die Appendektomie dar sowie die chirurgische Abszeßversorgung. Die konventionelle Appendektomie weist gute Ergebnisse auf. Die Laparoskopie beginnt, sich auch dieses Organs zu bemächtigen. Ihr Vorteil könnte im diagnostischen Gewinn beim „unklaren chirugischen Abdomen" liegen. Die Appendektomie gelingt sogar über einen vaginalen Zugang, bisweilen als Zusatzeingriff bei gynäkologischen Operationen durchgeführt.

Therapie bei einer Appendizitis

- Operation (auch laparoskopisch),
- Antibiotika,
- Abszeßdrainage.

6.3.22 Durchblutungsstörungen des Darmes. Angina abdominalis. Ischämische Kolitis. Akuter abdomineller Gefäßverschluß

Mangeldurchblutung im Bauchraum

Die Erkrankungen der Blutgefäße – Entzündungen (bei Erkrankungen des rheumatischen Formenkreises, bei der Periarteriitis nodosa oder der Purpura Schoenlein-Henoch) und vor allem die Arteriosklerose – manifestieren sich im Bauchraum ebenso wie in anderen Regionen. Vasospasmen, durchaus auch medikamentös ausgelöst (etwa durch Digitalispräparate oder Vasokonstriktiva), können vorbestehende Gefäßverengungen kritisch akzentuieren. Embolien (meist vom Herzen ausgehend, etwa bei Vorhofflimmern oder bei Herzwandaneurysmen) verirren sich womöglich in abdominelle Gefäße und verlegen die Strombahn. Thrombosen pfropfen sich auf (arteriosklerotische) Gefäßwandveränderungen auf und führen zum vollständigen Gefäßverschluß. Thrombosen betreffen natürlich vor allem die Venen des Bauchraumes. Chronische Beeinträchtigungen des

Blutflusses kompensieren präformierte, erweiterungsfähige Kollateralen oft zumindest teilweise; akute Verschlüsse rufen meist ein dramatisches Krankheitsbild hervor.

Klinisches Bild der chronischen abdominellen Durchblutungsstörung

Die chronische Mangeldurchblutung des Dünndarms führt oft zum klinischen Bild der Angina abdominalis: zu Schmerzen nach der Nahrungsaufnahme. Die Patienten schränken ihre Nahrungszufuhr ein (die Verdauungsschwäche mit Durchfällen tritt daher gar nicht in Erscheinung) und nehmen an Gewicht ab. Betrifft die schlechte Blutversorgung vorwiegend das Kolon, so dominieren endoskopisch (oder röngenologisch) faßbare Darmwandläsionen, die sich im Dünndarm weniger ausbilden, Ulzera, Blutungen, Vernarbungen, crohnartige Verläufe: die ischämische Kolitis mit schwerpunktmäßigem Befall im Rektosigmoid und an der linken Flexur.

Klinisches Bild des akuten abdominellen Gefäßverschlusses

Der akute abdominelle Gefäßverschluß, meist durch einen Embolus, führt zu unvermittelt einsetzenden heftigsten Bauchschmerzen. Sie beginnen oft in der Nabelgegend und erfassen dann den gesamten Bauchraum. Die Abwehrspannung baut sich erst nach und nach auf. Der mangelernährte Darm wird nekrotisch. Die Patienten setzen blutigen Stuhl ab. Sie erbrechen, manchmal auch blutig. Es entwickeln sich ein Ileus und eine generalisierte Peritonitis. Der Kreislauf liegt alsbald darnieder, anfangs im Sinne eines peritonealen, reflektorischen Schockgeschehens, das sich verlängert in eine Sepsis mit Fieber und Multiorganversagen. Venöse Gefäßverschlüsse ziehen oft einen langsameren, zunächst weniger alarmierenden Krankheitsverlauf nach sich, teilweise mit einem beschwerdearmen Intervall zwischen Verschluß und Peritonitis.

Diagnose und differentialdiagnostische Erwägungen

Die vieldeutige Symptomatik der Angina abdominalis erschwert die Diagnosestellung. Die Angiographie zeigt die Arterienverengungen zuverlässig genug, doch bleiben dem Kliniker oft Zweifel hinsichtlich ihrer Wertigkeit. Die ischämische Kolitis liefert natürlich ein oft eindruckvolles endoskopisches oder (seltener genutzt) röntgenologisches Bild, doch fällt die Abgrenzung gegen andere Darmentzündungen, den Morbus Crohn vor allem, nicht immer leicht. Akute Ischämien bieten die Klinik des akuten oder des unklaren Abdomens. Die Abdomenübersichtsaufnahme bleibt zunächst unauffällig und zeigt später das Bild eines Ileus, schließlich freie Luft im Abomen. Sonographisch finden sich Meteorismus, Ileuszeichen und freie Flüssigkeit. Mehr und mehr schaltet man die Computertomographie in die Diagnostik des „chirurgischen Bauches" ein. Eine Aussage zur Ursache erlaubt wieder nur die Angiographie, für die das akute Krankheitsbild nicht immer Zeit genug läßt.

Therapie

Bei den oft multimorbiden Patienten mit einer Angina abdominalis wird man sich oft auf symptomatische Hilfestellungen beschränken müssen: viele kleine Mahlzeiten leicht verdaulicher Kost, Spasmolytika. Patienten mit einer ischämischen Kolitis benötigen vielleicht für einige Zeit eine Darmentlastung durch eine Elementardiät oder eine parenterale Ernährung und danach eine ähnliche Therapie wie Patienten mit ischämischen Bauchschmerzen. In geeigneten Fällen gelingt dem interventionellen Radiologen eine Angioplastie. Bei gutem Allgemeinzustand und günstiger Stenoselokalisation kommt auch eine operative Gefäßrekonstruktion in Betracht. Die ischämische Kolitis nötigt bisweilen gar zur Resektion eines Darmsegmentes. Bei der Angina abdominalis besteht eher die Aussicht auf eine Gefäßsanierung. Die operative Wiederherstellung der Strombahnkontinuität kann auch bei akutem Gefäßverschluß versucht werden zusammen mit der Resektion ischämischer, unwiederbringlich verlorener Darmabschnitte. Die Schockbehandlung und die antibiotische Abdeckung gehören als Begleitmaßnahmen obligat zur Therapie; die Splanchnikusblockade oder die Periduralanästhesie, der Einsatz von Dextranen oder Hydroxäthylstärke, vielleicht von Vasodilatatoren läßt sich diskutieren. Bei venösen Thrombosen und bei Embolien aus dem Herzen schließt sich postoperativ oft eine Antikoagulation an.

Therapie ischämischer Darmerkrankungen

- „Schonkost",
- Spasmolytika,
- Angioplastie (angiographisch, operativ)
- Operation.

6.3.23 Angiodysplasien

Starke Darmkontraktionen schnüren kurzzeitig Darmvenen, nicht aber Ateriolen ab. Die präkapillären Sphinkteren werden geschwächt. Schließlich sacken die Kapillaren aus. Es entstehen so arteriovenöse Kurzschlußverbindungen, oft koloskopisch erkennbare rote Flecken und Gefäßsternchen, die asymptomatisch bleiben, zu einem chronischen Blutverlust führen oder für schwere akute Blutungen verantwortlich zeichnen. Die Läsionen finden sich bevorzugt in den rechtsseitigen Kolonabschnitten. Sie nehmen mit höherem Lebensalter an Häufigkeit zu. Zur Diagnose führen Koloskopie oder Angiographie. Die üblichen Koagulationsmethoden können auch endoskopisch versucht werden. In kritischen Fällen muß der Chirurg die angiodysplasietragenden Darmabschnitte entfernen. Chronische Blutverluste sprechen oft auf eine Therapie mit Östrogenen und Gestagenen an.

6.3.24 Allergien im Verdauungstrakt

Allergien gegen Milchproteine beschäftigen vorwiegend den Kinderarzt, der Erbrechen, Schmerzen und Durchfälle abzuklären hat. Es kommen Allergien gegen alle möglichen Nahrungsmittel vor, Milch, Eier, Soja, Fisch, Muscheln, Nüsse, Schoklade, Tomaten, Fleisch, vor allem Schweinefleisch. Über das Immunglobolin E kommt es zu Allgemeinreaktionen: Hautausschläge, Schnupfen, Asthma, Ohrenentzündungen können auf Nahrungsmittelallergien zurückgehen. Übelkeit, Erbrechen, abdominelle Schmerzen und Diarrhöen, allein oder zusätzlich auftretend, leiten die diagnostischen Überlegungen schon eher in diese Richtung. Weniger allgemeine, eher spezifische IgE-Erhöhungen (RAST = radioallergosorbent test) und Hautteste geben eine hohe Diagnosewahrscheinlichkeit. Eine spezielle Diät versucht, die Allergene aus der Ernährung zu eliminieren.

6.3.25 Funktionelle Darmerkrankungen

Klinische Bedeutung

Funktionelle Darmerkrankungen gehören zu den häufigsten gastroenterologischen Leiden überhaupt, namentlich im ambulanten Bereich, in der Gastroenterologie des Hausarztes.

Obstipation

Von einer Obstipation spricht man bei drei Darmentleerungen pro Woche oder weniger und/oder der Notwendigkeit, bei mehr als einem Viertel der Stuhlgänge besonders energisch zu pressen. Ein Patient leidet (unabhängig von dieser Definition) an Verstopfung bei einer – subjektiv – niedrigen Stuhlgangfrequenz, bei einer als zu gering angesehenen Stuhlmenge, bei hartem Stuhl, bei als anstrengend empfundenem Stuhlabsetzen, beim Eindruck einer unvollständigen Entleerung.

Mechanismen

Eine verlängerte Transitzeit im gesamten Kolon oder schwerpunktmäßig im Kolon descendens führt zu zunehmender Stuhleindickung. Eine ungenügende Rektumerschlaffung verhindert eine ordentliche Rektumfüllung. Schwache Rektumkontraktionen beeinträchtigen die Entleerung, ebenso Verkrampfungen der Beckenbodenmuskulatur und eine unzulängliche Erschlaffung des Analsphinkters. Fehlt der gastrokolische Reflex, so löst die Nahrungsaufnahme keinen Vorschub der Stuhlsäule aus. Beim idiopathischen Megakolon und Megarektum (mit erhaltenen, aber funktionsgestörten Darmnervenplexus) finden sich weite Rektum- und Kolonausackungen, die den Stuhl „konservieren".

Ursachen einer Obstipation

- habituelle Obstipation (Bewegungsmangel, schlackenarme Kost, Flüssigkeitsmangel),
- Fehlbildungen (Dolichokolon, Sigma elongatum),
- Stoffwechselstörungen (Hypokaliämie, Hypothyreose, Diabetes mellitus),
- Neurologische Erkrankungen (Hirn- und Rückenmarksläsionen, apoplektischer Insult, zerebrovaskuläre Insuffizienz, Depression),
- Medikamentennebenwirkungen (Laxanziendarm, Spasmolytika, Antazida, Sedativa, Psychopharmaka, Analgetika (Opiate), Cholestyramin),
- abdominelle Erkrankungen (akute und chronische Entzündungen, Stenosen, Strikturen, Hernien, Raumforderungen).

Klinische Erscheinungen

Zum klinischen Bild der Obstipation gehören neben der unmittelbar geklagten „Verstopfung" auch abdominelle Schmerzen, Völlegefühl, Blähungen und häufig eine depressive oder „gestreßte" Persönlichkeit. Der Stuhlverhalt vermag gar als Ileus zu imponieren. Vor allem bei alten Menschen kann sich eine Obstipation sogar durch „Durchfälle" kundtun! – wenn eingedickte Stuhlmassen nur noch den Durchtritt bakteriell verflüssigten Kotes erlauben.

Symptome einer Obstipation

- seltener Stuhlgang,
- Stuhlverhärtung,
- Stuhlschmieren,
- Völlegefühl,
- Meteorismus,
- Schmerz.

Diagnostik

Bewegungs- und Aktivitätsmuster von Sigma, Rektum, Anus und Beckenbodenmuskulatur werden mit speziellen Sonden und Elektroden, die zum Teil endoskopisch eingeführt werden müssen, durch Elektromyographen und Druckmonitore aufgezeichnet. Mit eigens angedicktem Kontrastbrei gelingen Röntgendarstellungen des Defäkationsaktes. Die Austreibung eines ins Rektum eingeführten, mit bis zum 60 ml Wasser zu füllenden Ballons eignet sich ebenfalls zur Funktionsdiagnostik. Nuklearmedizinische Methoden erfassen die Transitzeit von Testmahlzeiten und erlauben es, den Ort der Verzögerung zu lokalisieren. Die Endoskopie und die Röntgendiagnostik müssen organische Passagehindernisse ausschließen. Eine umfassende internistische Diagnostik soll der Obstipation etwa zugrundeliegende Erkrankungen herausfiltern. Oft erweist sich die Obstipation auch als

Medikamentennebenwirkung. Und natürlich gilt es, Ernährungs- und Trinkgewohnheiten zu erfragen.

Therapie

Basistherapie

Der Obstipierte benötigt psychologische Führung, beruhigende Information über die Bandbreite der normalen Entleerungsfunktion bis hin zu seiner Darmträgheit, vielleicht eine Anleitung zu einem günstigeren Stuhlgangritus (Vermeidung des Stuhlverhalts, Zeit, Entspannung, kein Erfolgszwang). Selten bedarf eine sehr unglückliche Persönlichkeitsentwicklung psychiatrischer Bemühungen. Die Diätetik und die Lebensweise, reichliche Flüssigkeitszufuhr und schlackenreiche, faserreiche Kost, eine überwiegend pflanzliche Ernährung bei regelmäßiger körperlicher Aktivität stellen Schlüssel zur Therapie dar. Der Zusatz von Schlackenstoffen wie Weizenkleie (immer mit reichlich Flüssigkeit einzunehmen, um Verklumpungen zu vermeiden) zur Ernährung intensiviert diesen Ansatz. Stuhlverhärtungen lassen sich mit Klistieren und Einläufen (Glyzerin, „Koloskopietrinklösungen", Milch!) wieder auflösen. Umgehend befreit die digitale Ausräumung von quälenden Kotmassen im Rektum und bereitet eine praktikable Dauerbehandlung vor. Die Darmreinigung muß „von unten nach oben" erfolgen! Drastische Abführmaßnahmen bei alten, harten, klebrigen Stuhlmassen können schwerste Koliken, ein akutes Abdomen, einen Ileus hervorrufen.

Medikamentöse Therapie

Quellmittel ahmen die natürlichen Schlackenstoffe nach. Gleitmittel erleichtern die Stuhlpassage. Laktulose, ein nicht resorbierbarer Zucker, bindet Wasser im Darm und sorgt für einen weicheren Stuhl. Darmwandwirksame Abführmittel behindern die Wasserrückresorption im Kolon oder im Dünndarm und aktivieren die Darmmotilität. Auf „sanfte Weise" stimulieren Cisaprid (und wohl auch Domperidon) die Darmbewegungen. Bei einigen Patienten bleibt, trotz aller Bedenken, nur die überwachte Laxanzientherapie.

Interventionelle Therapie

Spezielle Sonden und Sensoren können durch ihre Signale dem Patienten eine bewußte Kontrolle über die Mechanismen seiner Darmentleerung vermitteln, so daß er lernt, diesen Akt willentlich zu unterstützen („Biofeedback"). Diese Methoden benötigt man sehr selten bei schweren analen Verkrampfungen und gestörten Defäkationsreflexen. In schlimmen Fällen gelingt eine Ausräumung verhärteter Stuhlmassen erst nach einer Analdehnung in lokaler oder allgemeiner Anästhesie oder – bei hohem Sitz – durch endoskopisch geleitete Spülungen.

Operative Therapie

Bei schwersten Fällen von Darmimmobilität müssen sehr selten perianale Myotomien, selbst partielle, ja gar totale Kolektomien durchgeführt werden.

Therapie der Obstipation

Allgemeinmaßnahmen:
- Flüssigkeitszufuhr,
- Schlackenreiche Kost,
- Körperliche Aktivität.

Ballaststoffe, Quellmittel:

Samenschalen	Mucofalk
Weizenkleie	Kleie 2000
Karayagummi	Puraya

Gleitmittel:

Paraffinöl	Obstinol mild
Glyzerol	Glycilax

Osmotische Abführmittel:

Laktulose	Bifiteral

Stimulierende Abführmittel:

Rizinusöl	Laxopol
Bisacodyl	Dulcolax
Phenolphthalein	Agarol
Natriumpicosulfat	Laxoberal
Anthrachinone	X-Prep
Cisaprid	Propulsin
Domperidon	Motilium

Mechanische Darmreinigung:
- Klistier, Einlauf,
- Darmausräumung (rektal digital, in Anästhesie mit Analdehnung, endoskopisch)

Biofeedback
Operative Therapie.

Laxanziendarm und Laxanzienschäden

Chronischer Gebrauch von Laxanzien bringt einen Kaliumverlust mit sich. Dies führt zu einer Herzrhythmuslabilität, zu einer Allgemeinschwäche und – zur Darmträgheit. Endoskopisch fällt oft eine tiefdunkle, braune bis schwarze Schleimhautverfärbung, die Pseudomelanosis coli auf. Der Dickdarm wandelt sich um in ein schlaffes, haustrenarmes Rohr mit degeneriertem Nervenplexus; die Obstipation wird damit organisch festgeschrieben. Bisweilen steckt ein Laxanzienmißbrauch hinter einer „unheilbaren Diarrhö". Manche Patienten entwickeln eine Laxanzienabhägigkeit, eine psychische Fixierung auf derlei Medikamente.

Meteorismus

Die Gasproduktion des Darmes hängt im wesentlichen ab von der individuell unterschiedlichen Bakterienflora des Darmes und von den Ernährungsgewohnheiten. Empfindliche Menschen erleben einen normalen Darmgasgehalt als unangenehm. Diagnostische Maßnahmen werden sich vor allem bemühen, Resorptionsstörungen als Ursachen für einen Meteorismus auszuschließen. Körperliche Aktivität an der frischen Luft nimmt dem Problem der Blähungen die sozial peinliche Note. Eiweißarme Kost reduziert Geruchsbelästigungen. Schlackenarme Kost setzt die Produktion von Darmgasen herab. Versuchsweise können nacheinander einzelne pflanzliche Komponenten aus der Ernährung fortgelassen werden, beginnend mit Hülsenfrüchten (Bohnen). Am besten vertragen von Meteorismus Geplagte noch Reis und Speisen aus Reismehl. Von Medikamenten braucht man sich keine Hilfe, lediglich Plazeboeffekte zu erwarten.

Syndrom des empfindlichen Darmes. Colon irritabile

Erkrankungsmechanismus

Das Fehlen einer organischen Veränderung charakterisiert diese Befindensstörung. Als Normabweichung faßbar sind allenfalls Störungen im Bewegungsmuster des Dickdarms und auch des Dünndarms (wenn auch die gebräuchliche Bezeichnung „Colon irritabile“ nur auf die tieferen Abschnitte des Verdauungssystems Bezug nimmt).

Klinische Erscheinungen

Die Betroffenen leiden unter häufigen, schlecht lokalisierbaren abdominellen Schmerzen. Die Beschwerden stellen sich gern zusammen mit einer vermehrten Darmaktivität oder mit Durchfall (der jedoch kaum je die Nachtruhe stört) ein; andere Patienten klagen eher über Verstopfung oder über wechselnde Entleerungsmuster; vielfach lassen die Schmerzen nach dem Stuhlgang nach – oder es setzt sofort erneuter (ineffektiver) Stuhldrang ein. Schleimbeimengungen zum Stuhl gelten als charakteristisch. Oft treten schmerzhafte Funktionsstörungen auch an anderen Organsystemen, an den Unterleibsorganen und vorwiegend an den Harnwegen auf. Die sorgfältige Exploration deckt in vielen Fällen psychische Probleme und Konfliktsituationen auf.

Diagnostik

Bei dem uncharakteristischen Beschwerdebild bleiben dem Patienten oft umfangreiche und eingreifende Diagnostikmaßnahmen nicht erspart. Meist sieht man sich veranlaßt zu einer Koloskopie, vielleicht zu Röntgenaufnahmen des Darmes, oft zur Magen-, bisweilen zur Pankeasdiagnostik. Besonders wichtig erscheint die Suche nach einer Laktoseintoleranz, nach einer Fruktose- und Sorbitunverträglichkeit, eventuell nach Nahrungsmittelallergien. Aufwendige elektrophysiologische Motilitätsstudien des Darmes benötigt man selten.

Diätetik

Stehen Schmerzen und Verstopfung im Vordergrund, so erweist sich eine faserreiche Kost, zusammen mit gesteigerter Flüssigkeitszufuhr, als günstig. Durchfallspatienten müssen Schlackenstoffe, also Gemüse und Obst, anfangs auch gekocht, vermeiden. Versuche, einzelne Nahrungsmittel aus der Diät zu verbannen, zeitigen immer wieder überraschende Erfolge. Diätberatung und menschlicher Kontakt erreichen mehr als stumm verordnete Faserstoffe und Medikamente. Bisweilen benötigt man fachkundige psychologische und psychiatrische Hilfe zur psychischen Stabilisierung.

Medikamentöse Therapie

Antidiarrhoika stoppen schlimme Durchfälle. Ballaststoffe korrigieren eine Verstopfung zumeist ausreichend. Cisaprid oder Domperidon fördern die Peristaltik. Aggressive Laxanzien wird man kaum je einsetzen. Spasmolytika erleichtern kolikartige abdominelle Beschwerden. Psychopharmaka, Sedativa und Antidepressiva schirmen für einige Zeit gegen psychische Überlagerungen ab – bei nicht unerheblichem Nebenwirkungspotential. Skepsis gegenüber der medikamentösen Therapie ist angebracht. Guten Anfangserfolgen – bei hohem Plazeboeffekt – folgen oft genug ernüchternde Rückschläge.

Intestinale Pseudoobstruktion

Schwere Grunderkrankungen, häufig maligne oder neurologische Störungen, Medikamentennebenwirkungen oder eine besondere Veranlagung können zu einer Überdehnung des Dünndarms führen. Schmerzen, Übelkeit und Erbrechen sowie häufiger Durchfälle als eine Verstopfung gehören zum klinischen Bild. Prokinetika wie Metoclopramid oder Cisaprid oder Erythromycin (ein Antibiotikum mit sekretinartiger „Nebenwirkung"), eventuell die Periduralanästhesie bringen den Darm wieder in Gang. Eine Infusionstherapie überbrückt die Phase der notwendigen Darmentlastung durch eine orale Nulldiät.

Pseudoobstruktion des Kolons

Vor allem alte, multimorbide Patienten sind gefährdet, eine Pseudoobstruktion des Kolons, zum Teil mit grotesker, schmerzhafter meteoristischer Überblähung des Dickdarms, hauptsächlich im Zäkumbereich zu entwickeln. Medikamente, die dieses Syndrom auslösen oder unterhalten könnten, müssen abgesetzt werden. Prokinetika und Periduralanästhesie, bei Nulldiät und parenteraler Ernährung, bessern den Befund zumeist. Eine zunehmende Darmüberdehnung, dokumentiert durch Abdomenübersichtsaufnahmen, nötigt vielleicht zur koloskopischen Darmdekompression durch Absaugen oder zum endoskopischen Einbringen einer Entlastungssonde. Auch „Minikolostomien“, z. B. durch die koloskopisch dirigierte Punktion mit einem Katheterset (wie man es sonst für die Anlage einer perkutanendoskopischen Gastrostomie verwendet) kommen in Betracht. Eine Operation stellt für diese Patienten ein erhebliches Risiko dar – eine Kolonperforation, also eine versäumte oder verspätete Operation, überleben diese Schwerkranken zumeist nicht.

6.3.26 Funktionelle Analerkrankungen

Proctalgia fugax

Blitzartig einschießende, für Sekunden bis Minuten anhaltende Schmerzen in der Rektumregion bezeichnet man als Proctalgia fugax. Eine gesicherte Therapie existiert nicht. Der blutdrucksenkende funktionelle vegetative Blocker Clonidin wurde als Prophylaktikum versucht.

Levatorsyndrom

Schmerzhafte Verkrampfungen der Beckenbodenmuskulatur sprechen zeitweilig auf Analgetika, auf Muskelrelaxanzien, auf Dehnungsversuche und auf eine Elektrostimulationstherapie an.

Kokzygodynie

Diese Patienten erfahren bei der Abtastung des Steißbeins eine erhebliche Schmerzverstärkung. In einigen Fällen gingen dem Schmerzsyndrom Steißbeintraumen voraus. Manchmal erweisen sich die vorgebrachten Klagen als Symptom einer Depression. Die Therapie ähnelt der des Levatorsyndroms.

Pruritus ani

Juckreiz in der Analregion findet sich bei vielerlei Erkrankungen, bei Hauterkrankungen, beim Hämorrhoidalleiden, bei einer Pilzbesiedlung, bei sexuell übertragenen Krankheiten, bei Diabetes mellitus und ohne faßbare Ursache. Die Patienten benötigen eine Therapie ihrer Grunderkrankung und eine sorgfältige Unterweisung in der rechten Analhygiene: Waschen und Abtrocknen nach jedem Stuhlgang, Verzicht auf hautreizende Seifen und agressive „Feuchttücher“, eventuell die Benützung von trocknenden Pudern oder von rückfettenden Salben. Lokal applizierte Kortikoide verstärken in der Langzeitanwendung die Hautempfindlichkeit, trotz immer wieder beeindruckender Anfangserfolge.

Stuhlinkontinenz

Durchfallserkrankungen, Störungen der Sphinkterfunktion, der Beckenbodenmuskulatur, der Rektumreflexe, kolorektale Tumoren und Erkrankungen des Nervensystems können die Kontrolle über die Stuhlentleerung beeinträchtigen, nur gelegentlich und zumeist bei weichem Stuhl (partielle Inkontinenz) oder für gewöhnlich (komplette Inkontinenz). Oft genug treten Stuhlinkontinenz und Harninkontinenz gemeinsam auf. Bei alten Menschen geht die Stuhlinkontinenz meist auf vielerlei Ursachen zugleich zurück, am häufigsten jedoch auf eine Obstipation! – auf verhärtete, im Rektum verklumpte Stuhlmassen, an denen nur noch durch Bakterien sekundär verflüssigter Darminhalt unkontrolliert vorbeifließt. Diese Patienten benötigen also eine gründliche Darmreinigung, durch Klistiere, durch die digitale Ausräumung, durch Abführmittel. Antidiarrhoika gegen eine Inkontinenz muß man bei diesen „falschen Diarrhöen" natürlich als kontraindiziert ansehen. Sie versprechen lediglich bei dünnen, flüssigen Stühlen (die sich ursächlich nicht behandeln lassen) eine gewisse Symptomlinderung. Jüngere Patienten lernen eventuell durch Biofeedbackmethoden, durch elektrische Reizungen bei beginnender Stuhlentleerung, über andere Muskelgruppen und neu erworbene Reflexmechanismen die Ausscheidung wieder zu kontrollieren. Operative Methoden, Beckenbodenraffungen, Rektopexien, Sphincterplastiken, Glutäus- oder Grazilisplastiken kommen in wenigen Fällen in Betracht.

6.3.27 Erkrankungen des Rektums und des Analkanals

Hämorrhoiden

Gefäßschwellkörper im Analkanal unterstützen den Verschluß- und Kontinenzmechanismus. Aussackungen dieser Gefäßpolster innerhalb der Linea anodentata bezeichnet man als (schleimhautüberzogene) innere, hautbedeckte, außerhalb dieser Grenzline als äußere Hämorrhoiden. Anale Verschlußschwächen, Vorwölbungen der Hämorroiden (mit Verschmutzung der Wäsche), Nässen, Jucken, schmerzhafte Thrombosen oder Blutungen, sporadisch hellrot, dem Stuhlgang aufliegend oder an der Verfärbung des Toilettenpapiers erkennbar, bis akut beängstigend. Dies alles bildet den Symptomenkomplex des Hämorrhoidalleidens. Die Sorge für einen weichen Stuhlgang, sorgfältige Analhygiene, anästhesierende Salben und Suppositorien, eventuell die zeitlich begrenzte Anwendung von Kortikoidsalben, Wärmepackungen, lindern für viele Patienten die Beschwerden ausreichend. Diese Maßnahmen genügen oft auch bei perianalen Thrombosen. Doch empfinden hier die Patienten in den ersten Stunden eher Kälteanwendungen als wohltuend. Eine Einritzung mit dem Skalpell erlaubt es, die Thromben zu exprimieren. Eine Injektionstherapie mit Phenolmandelöl oder vergleichbaren Reizstoffen erzeugt eine Schleimhautentzündung und fixiert die zum Prolabieren neigenden Hämorrhoiden. Gummiligaturen schnüren Hämorrhoiden ab und hinterlassen Ulzera, die nach und nach vernarbend abheilen. Die Infrarotphotokoagulation verödet die Hämorrhoiden. Für Elektrokoagulation wurden spezielle Sonden entwickelt. Wie diese Wärmemethoden führt aber die Anwendung extremer

Kälte – bei der Kryotherapie – zu einer Hämorrhoidenverödung, über einen langwierigen Heilungsprozeß. Die Analdilatation (in Narkose), gefolgt von Selbstbehandlungen mit einem Analdehner reduziert die Notwendigkeit heftigen Pressens beim Stuhlgang (was eben auch die Hämorrhoiden herausdrückt). Nachhaltiger senkt eine Sphincterotomie den Analtonus. Die Hämorrhoidektomie gilt als Referenzmethode vor allem bei einer schweren Hämorrhoidalerkrankung.

Schweregradeinteilung der Hämorrhoiden

I nur in das Protoskop vorfallend
II nur beim Pressen außen sichtbar
III dauernd vorfallend, reponierbar
IV nicht reponierbar

Symptome des Hämorrhoidalleidens

- Vorwölbung,
- Verschmutzung,
- Sphinkterschwäche,
- Nässen,
- Jucken,
- Blutung.

Therapie beim Hämorrhoidalleiden

- Stuhlregulierung,
- Analhygiene,
- Lokalanästhesiesalben,
- Lokalanästhesiesuppositorien,
- Thrombusexprimation nach Spaltung,
- Sklerosierung,
- Koagulation,
- Ligatur,
- Analdilatation,
- Sphinkterotomie,
- Hämorrhoidektomie.

Analfissur

Namentlich bei einem rigiden Analsphinkter kann beim Durchtritt harter Stuhlbrocken die Haut der Analregion längs etwas einreißen. Diese Fissur führt zu leichten Blutbeimengungen zum Stuhl, vor allem aber zu heftigsten Schmerzen bei Stuhlgang, die auch danach noch für geraume Zeit anhalten können. Nach Lokalanästhetikasalben wird eine Proktoskopie meist toleriert. Die Fissur ist leicht zu erkennen. Lokalanästhetikagele lindern die Schmerzen. Weizenkleie und ähnliche Schlackenstoffe mit reichlich Flüssigkeit oder leichte Abführmittel halten den Stuhl weich. Warme Sitzbäder lindern die Beschwerden. Kortikoidsalben reduzieren die begleitende Entzündungsreaktion. Selten muß man auf die Injektion einer Mischung eines Sklerosierungsmittels mit einem Lokalanästhetikum zurückgreifen. Bei chronischen oder in rascher Folge wiederkehrenden Fissuren kann man eine Analdehnung in entsprechender Anästhesieabschirmung versuchen. Die Exzision einer Fissur beeinträchtigt im ungünstigen Fall den Schließmuskel dauerhaft. Auch Spincterotomien erscheinen in dieser Hinsicht problematisch.

Anorektale Abszesse

Anorektale Abszesse gehen von Infektionen der perianalen Drüsen aus. Sie dehnen sich in das umgebende Gewebe aus, führen zu einer perianalen Schwellung und Rötung und zu schlimmen Schmerzen. Die Haut über dem Abszeß kann spontan einreißen. Dies führt zur Ausheilung oder zur Ausbildung von Fisteln. Schwierigkeiten kann die Diagnose von Abszessen bereiten, die sich zum Becken hin (nach innen) entwickelt haben. Tastung und transrectale Sonographie helfen oft weiter. Abszesse bedürfen der chirurgischen Drainage.

Perianale Fisteln

Perianale Fisteln entstehen aus perforierten Abszessen. Die äußere Fistelöffnung entleert Sekret und Eiter; die innere läßt sich - auch mit röntgenologischer Hilfe (Fistulographie) - nicht immer darstellen. Die Operation (Fistulotomie) erweist sich als problematisch: Sphincterschwächen können zurückbleiben. Gelingt es einen Faden durch die Fistel zu führen und ihn allmählich immer enger zu knüpfen, so heilt auch dies die Fistel aus; langwierig doch sphinkterschonend. Perianale Fisteln lassen stets an einen Morbus Crohn denken. Hier steht die Therapie der Grunderkrankung im Vordergrund.

Rektumprolaps

Bei häufigen Durchfallerkrankungen, bei neurologischen Störungen, bei Bindegewebsschwächen, angeboren oder im Alterungsprozeß kann es zu einem Vorfall der Schleimhaut (partieller Prolaps) oder der vollständigen Wand (kompletter Prolaps) des Rektums durch den Anus kommen. Der Patient bemerkt Blut und Schleim an der Wäsche, ein Nässen, klagt über (ineffektiven) Stuhldrang, über ein Gefühl der unvollständigen Entleerung, über eine Inkontinenz. Zumeist kommt es nur beim Pressen zum Vorfall. Sorgt man für einen geregelten weichen Stuhlgang, so bessert sich die Symptomatik. Bisweilen trägt der Chirurg überschüssige Schleimhaut ab. In schwierigen Fällen benötigen die Patienten eine operative Rektumfixierung (Rektopexie).

Rektumulkus

Ein Rektumgeschwür kann auf einen Rektumprolaps zurückgehen. Geschwüre finden sich auch auf Hämorrhoidenkuppen. Sie rühren letztlich von Schleimhautischämien bei hohen Rektumdrücken her. Manchmal begegnet man diesen Ulzera als Zufallsbefunden bei der Endoskopie. Oder sie führen zu Stuhlgangbeschwerden und zu Blut- und Schleimabgängen. Therapeutisch empfiehlt sich eine schlackenreiche Kost. Bei einem ausgeprägten Prolaps kommt natürlich wieder die Rektopexie in Betracht.

Durch Sexualgewohnheiten bedingte perianale Erkrankungen

Das Einführen von Fremdkörpern in den Analkanal kann schwere Verletzungen nach sich ziehen. Die Fremdkörper können auch in den Darm hineingleiten und lassen sich oft nicht leicht entfernen, zum Teil erst in Vollnarkose mit vollständiger Muskelrelaxation. Durch den Analverkehr entstehen oft perianale Läsionen: Ulzera, Fissuren, Fisteln und Abszesse. Alle venerischen Infektionen bilden sich auch perianal aus. Chlamydia trachomatis ruft crohnähnliche Veränderungen hervor. Die Anzüchtung von Chlamydien gelingt oft nicht. steigende Antikörpertiter passen zur Diagnose. Doxycyclin oder Erythromycin eignen sich zur Therapie. Die rektoanale Gonorrhö zeigt das Bild einer Proktitis. Meist lassen sich die Neisserien (gewöhnlich Neisseria gonorrhoeae, selten Neisseria meningitidis) anzüchten. Die Resistenzlage der Erreger mag wechseln. Ceftriaxon, auch als intramuskuläre Einmaltherapie, sollte die Infektion ausheilen. Der syphillitische Primäraffekt (Lues I) erscheint wie eine harmlose Fissur. Bisweilen bestehen heftige Schmerzen. Im Generalisationsstadium (Lues II) entwickelt sich gelegentlich eine Protosigmoiditis. Meist erweisen sich Penizilline, Erythromycin oder Tetracycline als wirksam. Haemophilus ducrei führt zur Ulzeration. Cetriaxon oder Erythromycin sollte die Krankheit ausheilen. Calymmatobacterium granulomatis, in tropischen Regionen beheimatet, bewirkt Papeln und Ulzera, eine fortschreitende Entzündung, auf deren Boden gar Karzinome entstehen können. In einer Biopsie finden sich Donovansche Einschlußkörperchen. Viele Antibiotika erweisen sich als wirksam. Am einfachsten wählt man Tetracycline oder Cotrimoxazol. Bläschenbildung, Aphthen und Ulzera kennzeichnen eine Herpesvirusinfektion. Aciclovir dämpft den Krankheitsverlauf ab. Papillomaviren bewirken Kondylome, kleine warzenähnliche Erhabenheiten. Sie verursachen Juckreiz. Eine enge Assoziation besteht mit dem Analkarzinom. Lokal angewandte Podophyllintikturen, Dichloressigsäure oder Fluorouracil bringen die Papeln zum Verschwinden. Kältesonden (mit flüssigem Stickstoff), die Elektrokoagulation, die Lasertherapie, in fortgeschrittenen Fällen selbst die chirurgische Intervention kommen mit dem Ziel einer vollkommenen Sanierung in Betracht.

6.3.28 Anomalien und seltene Darmerkrankungen

Dolichokolon. Sigma elongatum

Als Dolichokolon bezeichnet man einen überlangen Darm; beschränkt sich die „Überschußstrecke" auf das Sigma, so nennt man es elongiert. Teilweise klagen diese Patienten über eine Obstipation. Dem Röntgenologen fällt die überlagerungsfreie Darstellung des Darmes schwer; und natürlich hat der Endoskopiker seine liebe Not, einen solchen Darm komplett auszuspiegeln. Schlackenreiche Kost sollte Stuhlgangsprobleme bessern.

Lageanomalien

Während der embryonalen Entwicklung verlängern sich die zunächst in der Mittellinie angelegten Verdauungsstrukturen und drehen sich dabei „zur besseren Raumausnutzung". Drehungsfehler, Malrotationen, bringen Lageanomalien und oft fehlende Kolonfixierungen mit sich. Dies kann diagnostische Schwierigkeiten aufwerfen (etwa bei der Appendizitis). Und natürlich ergeben sich Probleme bei einer Röntgendarstellung oder einer Koloskopie. Auch neigen diese Patienten eher zur Entwicklung eines Ileus. Weitere angeborene Fehlentwicklungen beschäftigen vorwiegend den Pädiater.

Megakolon

Fehlen in einem (rektumnahen) Kolonsegment intramurale Nervengeflechte, so beeinträchtigt dies erheblich den Stuhlvorschub in diesem Abschnitt. Dies überdehnt die oralwärts gelegenen Kolonanteile. Selten manifestiert sich eine solche Störung erst im Erwachsenenalter. Der Chirurg muß das aganglionäre Segment resezieren. In der Erwachsenenmedizin kennt man das Megakolon , die Kolonüberdehnung als Komplikation entzündlicher Darmerkrankungen (toxisches Megakolon), im Rahmen der „Altersobstipation" und bei Infektionen mit dem tierischen Einzeller Trypanosoma cruzi. Bei dieser tropischen Chagas-Erkrankung werden Darmnervenzellen zerstört mit der Folge einer Darmüberdehnung, und es besteht meist eine schwere Herzinsuffizienz.

6.3.29 Dünndarmtumoren

Neurofibrom. Ganglioneurom

Neurofibrome gehen von den Nervenscheiden aus. Bei der Neurofibromatose von Recklinghausen entwickeln sich solche Wucherungen in allen Körperregionen. Da die Tumoren sich zur Serosaseite hin ausdehnen, treten Symptome, Obstruktion, Schmerzen, erst sehr spät auf. Ganglioneurome, aus Nervenzellen hervorgegangen, sezernieren oft das vasoaktive intestinale Polypeptid („Vipom") und bringen dann Diarrhöen mit sich. Angiographie, Dünndarmkontrastdarstellung, Intestinoskopie oder intraoperative Endoskopie sollten die Diagnose sichern, vor der operativen Versorgung.

Leiomyom. Leiomyosarkom

Die Unterscheidung zwischen der gutartigen Wucherung der glatten Muskulatur (Leiomyom) und ihrem bösartigen Pendant (Leiomyosarkom) fällt dem Pathologen nicht leicht und ergibt sich vielleicht erst aus dem klinischen Verlauf. Bei den Symptomen stehen neben den Effekten der Raumforderung Blutungsepisoden im Vordergrund. Diagnostik und Therapie entsprechen denen anderer Dünndarmtumoren.

Hämangiom. Hämangiosarkom

Hämangiome fallen manchmal bei Abdomenübersichtsaufnahmen durch ihre Neigung zur Verkalkung auf. Sie können Stenosen, eine Ileussymptomatik und Blutungen bewirken. Die malignen Hämangiosarkome setzen Metastasen. Die Gefäßtumoren werden operiert. Als Sonderform könnte man das Kaposi-Sarkom auffassen, gefäßreiche, pilzförmige, blutungsgefährdete Tumoren. Manchmal muß man sie operativ entfernen. Sie reagieren aber auch empfindlich auf eine Strahlen- und Chemotherapie. Lymphangiome imponieren als weich und enthalten oft eine milchartige Flüssigkeit. Sie werden operiert, wenn sie erste Symptome wie Stenoseerscheinungen verursachen.

Mesotheliom

Mesotheliome entstehen aus den Serosazellen. Führen sie zur Obstruktion oder zum Volvulus, zur Darmverdrehung mit Ileus, so greift der Chirurg ein.

Adenome

Adenome finden sich im Dünndarm weitaus seltener als im Dickdarm, weisen hier aber die gleiche Entartungstendenz auf wie dort, sollen also entfernt werden, endoskopisch sofern möglich, ansonsten chirurgisch.

Peutz-Jeghers-Syndrom

Dünndarmpolypen und Pigmentierungen von Haut und Schleimhäuten gehören zum erblichen, familiär gehäuft auftretenden Peutz-Jeghers-Syndrom. Diese Hamarthome bauen sich auf aus Darmzellen, Bindegewebe und glatten Muskelzellen. Hauptsächlich betrifft die Polyposis das Jejunum und das Ileum, doch sieht man manchmal Magen, Duodenum und Kolon, gar Harnwege, Nasenhohlräume und Bronchien mit einbezogen. In diesen Polypen können sich Adenokarzinome entwickeln. Zudem finden sich gehäuft benigne und maligne Tumoren in anderen

Organen, in den Ovarien, in der Cervix, in den Hoden, den Harnwegen, dem Pankreas. Auch leiden diese Patienten gehäuft an Haut- und Skletterkrankungen, an Divertikeln und angeborenen Herzerkrankungen. Darmverschluß, Darmeinstülpung (jeweils mit Ileus und Schmerzen) und Blutungsereignisse nötigen zur Operation. Da man nicht alle entartungsgefährdeten Polypen (bzw. polypentragenden Darmabschnitte) entfernen kann, bleibt nur die endoskopische und klinische Überwachung.

Karzinoid und Karzinoidsyndrom

Karzinoide entwickeln sich im Dünndarm, vornehmlich im Bereich des Ileums, in der Appendixregion, im Rektum, im Magen, gelegentlich in anderen Teilen des Verdauungstrakts (Pankreas) sowie auch in den Bronchien oder den Ovarien, oft multipel und oft mit Kolonkarzinomen assoziiiert. Karzinoide metastasieren in die Lymphknoten, in die Leber, in andere Abdomenorgane, in die Lunge; seltener bei weniger als zwei Zentimeter Größe, seltener wenn sie im Magen, in der Appendix oder im Rektum entstehen. Karzinoide produzieren eine Vielzahl von gastrointestinalen Hormonen. Das Serotonin dient als diagnostische Leitsubstanz. Sein Abbauprodukt 5-Hydroxyindolessigsäure läßt sich im Urin nachweisen. Die Wirkstoffausschüttung kann zu Darm- und Blasenfibrosen führen, zur Endomyokardfibrose und zur pulmonalen Hypertonie. Die Botenstoffe bewirken eine Hyperperistaltik, Durchfälle und eine Flushsymptomatik, Bronchospasmen. Die systemischen Reaktionen des Karzinoidsyndroms treten nur auf, wenn die hohe Entgiftungskapazität der Leber überspielt wird, meist durch Lebermetastasen oder bei einem Anschluß an Gefäße, die nicht zur Pfortader ziehen. Die lokalen Symptome, Obstruktion, Schmerz, Ileus, selten eine Blutung, ähneln denen anderer Tumoren. Das Appendixkarzinoid ruft oft eine Appendizitis hervor.

Symptome bei Karzinoiden

- Passagebehinderung,
- Schmerz,
- Ileus,
- Blutung,
- Appendizitis,
- 5-Hydroxyindolessigsäure,
- Diarrhö,
- Flush,
- Bronchospasmen,
- Endomyokardfibrose,
- pulmonale Hypertonie,
- Herzinsuffizienz.

Diagnostik

Zum diagnostischen Repertoire gehören klinisches Bild, Sonographie, Endoskopie, Leberbiopsie (sonographisch oder laparoskopisch gezielt), oft Angiographie, Dünndarmkontrastdarstellung, Computertomographie, Echokardiographie, Röntgen-Thorax, 5-Hydroxyindolessigsäurebestimmungen im 24-Stunden-Sammelurin, eventuell nuklearmedizinische bildgebende Verfahren (die Serotoninbildner markieren).

Therapie

Für die Linderung des Karzinoidsyndroms stehen eine Reihe von Medikamenten zur Verfügung. Das Somatostatinanalogon Octreotid unterdrückt die Sekretion der wichtigsten Mediatoren und vereinfacht die sonst oft notwendige Kombinationstherapie. Die Chemotherapie weist zum Teil gute Erfolge auf. Das Interferon ist leider mit erheblichen Nebenwirkungen („Grippe") belastet. Vor allem das Appendixkarzinoid wird durch eine Operation oft definitiv saniert. Die chirurgische Tumormassenreduktion, auch als Lebermetastasenresektion oder durch die Arteria-hepatica-Portimplantation für eine regionäre Chemotherapie der Leber, lindert meist erheblich die Symptomatik. Sie besitzt daher ihren Stellenwert in der Therapie.

Therapie beim Karzinoid

- Operation mit kurativer Intention,
- regionäre Chemotherapie,
- systemische Chemotherapie,
- Interferon.

Octreotid	Sandostatin
Prednison	Decortin
Chlorpromazin	Propaphenin
Clemastin	Tavegil
Ranitidin	Sostril
Cyproheptatin	Peritol
Methysergid	Deseril

Dünndarmkarzinome

Die seltenen Adenokarzinome des Dünndarms führen zur Obstruktion, zur Perforation, zur Blutung. Die Diagnose ergibt sich endoskopisch, durch Röntgendünndarmkontrastdarstellungen, durch die Angiographie – und leider meist zu spät. Die Operation muß sich oft palliativ auf den Erhalt der Passage konzentrieren.

Dünndarmlymphome

Lymphome des Dünndarms fallen ebenfalls durch ihren raumfordernden Charakter oder durch Durchfälle auf. Die Diagnostik (einschließlich Computertomographie und Beckenkammpunktion) zielt auf ein vollständiges Lymphomstaging ab. Die Operation korrigiert Obstruktionen. Die Strahlentherapie und vor allem die Chemotherapie geht verbliebene Herde an.

Metastasen in den Dünndarm

Auch Metastasen können zu den bekannten Raumforderungsproblemen und schließlich zum Ileus führen und zur palliativen Operation nötigen.

Appendixtumoren

Als Mukozele bezeichnet man eine sekretgefüllte Appendixauftreibung, entstanden nach einer abgeheilten (nicht operierten) Appendizitis mit Lumenverklebung, durch eine hyperplastische (überaktive) Appendixmukosa, ein benignes Zystadenom oder ein malignes Zystadenokarzinom. Brechen die Schleimmassen durch, so entsteht ein Pseudomyxom des Peritoneums. Die Sonographie spielt eine diagnostische Schlüsselrolle. Die benigne Mukozele heilt die Operation. Pseudomyxome müssen oft wiederholt operativ ausgeräumt werden (da sich der zähe Schleim in vielen Fällen nicht abpunktieren läßt). Adenome und Adenokarzinome oder Karzinoide der Appendix sieht man als Raritäten, oft unter dem klinischen Bild einer Appendizitis; sie werden operiert.

6.3.30 Polypen und benigne Tumoren des Kolons

Definition

Als Polypen bezeichnet man jede Erhabenheit über die Mukosaoberfläche. Dies beinhaltet keine Aussage zur Histologie, zur Art des Polypengewebes oder zu seiner Dignität.

Histologische Einteilung der epithelialen Polypen

Entzündliche Polypen, Schleimhautinseln und Erhabenheiten in atrophischer Umgebung, bleiben als Residualstadien nach schweren Entzündungen zurück, vor allem nach einer „ausgebrannten“ Colitis ulcerosa. Hamartome bauen sich als polypöse Strukturen aus dem gleichen Gewebe auf wie die Umgebung. Sie können – selten – Adenomanteile enthalten. Hyperplastische Polypen weisen eine volldifferenzierte Schleimhaut mit allen in ihr vorkommenden Bauelementen auf. Bei Adenomen, den häufigsten Kolonpolypen, handelt sich um Drüsenwucherungen. Die Zellen weisen bereits keine vollständige Differenzierung mehr auf. Tubuläre Adenome stehen normalen Drüsen mit einfachen und verzweigten Gängen nahe;

villöse Adenome zeigen Einfaltungen; gemischte Adenome enthalten beide Elemente. Hyperplastisch-adenomatöse Polypen stellen Mischformen mit hyperplastischen und adenomatösen Anteilen dar. Die drüsigen flache Adenome wuchern nichtpolypös, nicht erhaben. Unregelmäßigkeiten im Bau der Adenomzellen, vor allem Veränderungen der Zellkerne, bezeichnet man als Dysplasien, die man als die ersten Schritte zur malignen Entartung auffaßt.

Einteilung der Kolonpolypen

epitheliale Polypen:	
entzündlich	erhabene Schleimhautinsel
hamartom	aus allen Wandelelementen
hyperplastisch	aus allen Mukosaelementen
hyperplastisch-adenomatös	hyperplastisch mit Adenom
Adenom	Drüsenwucherung
- tubulär	- von tubulär nach villös
- tubulovillös	- zunehmende Entartungstendenz
- villös	
nichtepitheliale Polypen:	
lymphatische Hyperplasie	Lymphgewebevergrößerung
Lipom	Fettgewebsgeschwulst
Neurofibrom	Nervenscheidentumor
Ganglioneurom	Nerventumor
Hämangiom	Gefäßwucherung

Polypen und Karzinome

Hyperplastische Polypen neigen selbst nicht zur malignen Transformation. Doch finden sich bei diesen „nichtneoplastischen" Wucherungen häufig zusätzlich Adenome. Für hyperplastisch-adenomatöse Mischpolypen bestimmt der Adenomanteil das Karzinomrisiko. Dies gilt auch für „adenomatöse" Hamartome. Adenome sieht man als Karzinomvorläufer an. Karzinome finden sich in diesen Polypen häufiger mit zunehmender Größe und eher in (vorwiegend) villösen als in rein tubulären Strukturen. Dysplasien, vom Pathologen meist in drei Schweregraden abgestuft, markieren den Übergang zum Karzinom. Die Polypektomie stellt eine effektive präventive Karzinomtherapie dar.

Klinisches Bild

Meist bleiben die Polypen klinisch erscheinungsfrei. Sie finden sich etwa bei einer Vorsorgerektosigmoidoskopie. In einigen Fällen jedoch bluten sie auch, klinisch offensichtlich oder erfaßbar mit einem Test auf okkultes Blut im Stuhl. Selten verursachen Adenome, namentlich villöse, Durchfälle und Flüssigkeits- und Elektrolytverluste.

Diagnose

Die Koloskopie gilt als diagnostische Standardmethode beim Verdacht auf Kolonpolypen. Rektosigmoidoskopie und Röntgen-Kolondoppelkontrastdarstellung sehen sich in eine Reserverolle gedrängt, vorbehalten für die Patienten, bei denen eine Koloskopie nicht gelingt oder die sie ablehnen.

Therapie

Wegen der Adenomkarzinomsequenz sollen Polypen vollständig abgetragen werden, mit dem geringsten Aufwand im Rahmen einer Koloskopie. Nur das vollständige Polypenpräparat, nicht bereits eine Probeentnahme mit der Biopsiezange erlaubt eine histologische Einstufung und eine Aussage zur Frage der malignen Entartung des Polypen. Breitbasige Polypen, flache oder sehr große, eignen sich oft nicht für die koloskopische Polypektomie und werden dann dem Chirurgen zur Operation zugeführt.

Nichtepitheliale Tumoren und Polypen

Lymphatische Hyperplasien finden sich nicht nur im Ileum, sondern, durchwegs harmlos auch im Kolon, im Rektum vor allem. Lipome verursachen nur selten Obstruktionen oder Blutungen und müssen kaum je reseziert werden. Neurofibrome und Ganglioneurome gehören zu den sehr seltenen Operationsindikationen. Hämangiome kommen ausnahmsweise als Ursache von chronischen Eisenmangelanämien oder von akuten Blutungen in Betracht und müssen dann operiert werden.

6.3.31 Polypensyndrome

Juvenile Polypen

Große Schleimzysten kennzeichnen diese Hamartome, die meist schon im Kindesalter auffallen. Sie treten etwa in der Hälfte der Fälle vereinzelt im Rektum oder multipel über den ganzen Dickdarm, manchmal auch im Dünndarm und im Magen verstreut auf. Diarrhöen oder chronische Blutverluste, selten Schmerzen oder gar Stenoseerscheinungen, machen auf die Veränderungen aufmerksam. Gemischten Polypen mit juvenilem Charakter und Adenomanteilen wohnt ein Karzinomrisiko inne. Einzelne Polypen lassen sich meist endoskopisch abtragen. Bei einer Polyposis muß man die Kolektomie erwägen.

Peutz-Jeghers-Syndrom

Die Peutz-Jeghers-Hamartome betreffen neben dem Hauptmanifestatsort Dünndarm und seltenen Lokalisationen auch das Kolon. Es können sich aus ihnen Karzinome entwickeln.

Cowden-Syndrom

Hier treten Hamartome des Darmes, ja des Verdauungstrakts insgesamt, gemeinsam mit Hautpapillomen, fibrozystischen Brustdrüsenvergrößerungen und Strumen auf.

Cronkhite-Canada-Syndrom

Im Verdauungstrakt findet sich eine Polyposis nach Art der juvenilen Polypen, die kaum je entarten. Hinzukommen Hautpigmentationen, Haarausfall und Nagelwachstumsstörungen. Es entwickeln sich Durchfälle und Resorptionsstörungen. Die künstliche Unterstützung der Ernährung hilft den Kranken symptomatisch.

Adenomatose (Polypose)

Unzählige Polypen entstehen im Kolon und entwickeln sich fort zum Malignom. Deutlich über einhundert Polypen sprechen für einen dominanten Erbgang, weniger für eine rezessive Vererbung. Die dominant vererbte Erkrankung bezieht Magen und Dünndarm mit ein. Es kommen auch sporadische, nichtfamiliär gehäufte Polyposisfälle vor. Beim Gardner-Syndrom treten subkutane und kutane Tumoren und Osteome hinzu, beim Turcot-Syndrom Tumoren des Zentralnervensystems. Auch Schilddrüsenkarzinome, urogenitale Tumoren und Lebertumoren finden sich mit der Polyposis vergesellschaftet. Die ersten Polypen sieht man schon in der Kindheit, spätestens aber bis zum vierzigsten Lebensjahr. Durchfälle, Anämien, Blutabgänge oder Obstruktionen können die Aufmerksamkeit erregen. Doch diagnostiziert man die multiplen Polypen auch erst bei einer bereits fortgeschrittenen, oft multilokulär entwickelten Karzinomerkrankung. Die Röntgendiagnostik zeigt natürlich die Polypenrasen, doch wird man auf die Koloskopie und Histologie typischer Repräsentanten der multiplen Polypen nicht verzichten. Die koloskopische Überwachung, ab dem zehnten Lebensjahr wenigstens alle zwei Jahre, bezieht alle Familienangehörigen ersten Grades ein. Die genetische Diagnostik hilft bei der Risikoabschätzung, die Beratung bei der verantworteten Familienplanung. Allein die Operation verspricht dem Betroffenen Hilfe. Sie muß der unabweislich zu erwartenden karzinomatösen Entartung, die meist nicht vor dem zwanzigsten Lebensjahr eintritt, zuvorkommen. Die Proktokolektomie mit Ileostomie entfernt den Dickdarm vollständig. Beschränkt man sich beim Rektum auf die Mukosektomie und bildet aus dem Ileum einen „Pouch“, einen „Vorratsbehälter“, so kann man den naürlichen Ausgang erhalten. Funktionell liefert die Rektumerhaltung, die Ileorektostomie, die besten Ergebnisse, zu diskutieren nach vollständiger endoskopischer Abtragung der Rektumpolypen und an eine halbjährliche endoskopische Überwachung gebunden, jedoch belastet durch häufig trotzdem entstehende Karzinome im Restdickdarm. Unter einer Dauertherapie mit dem Antirheumatikum Sulindac verschwinden wohl häufig die Darmpolypen. Über Langzeiterfolge läßt sich noch wenig sagen. Die koloskopische Überwachung bleibt unverzichtbar.

Syndrom der erblichen flachen Adenome nach Muto

Es finden sich zahlreiche flache Adenome vorwiegend oral der linken Flexur, durchwegs deutlich weniger als einhundert. Es besteht eine erhebliche Gefährung, schon in jungen Jahren ein Kolonkarzinom zu entwickeln.

Lynch-Syndrom

Durch eine genetische Veranlagung, mithin familiär gehäuft, entwickeln sich aus zahlreichen (das Bild des „Polypenrasens", wie es die familiäre Poylpose bietet, wird indes nie erreicht), oft atypischen Adenomen Kolonkarzinome, gleichzeitig oder aufeinanderfolgend, und deutlich vor der siebten Lebensdekade, dem typischen Karzinomalter. Finden sich allein Kolonkarzinome, so spricht man vom Lynch-I-Syndrom, entstehen zudem Tumoren des Pankreas, der Gallenwege, des Duodenums, der Brustdrüse, der Harnwege, des Gehirns und vor allem der Ovarien und des Endometriums, spricht man von einem Lynch-II-Syndrom.

6.3.32 Kolorektale Karzinome

Pathologie. Sonderstellung der kolorektalen Karzinome

Die kolorektalen Karzinome gehören zu den Adenokarzinomen. Sie wachsen zumeist langsam. Sie entwickeln sich aus Adenomen und Dysplasien, manchmal gar an mehreren Stellen zugleich. Die Lymphbahnen und damit die Metastasierungswege dieser Region reichen nur bis in die Submukosa hinauf. Man spricht daher bei „Karzinom"zellverbänden oberhalb der Muskularis mukosae von „hochgradiger Dysplasie" und erst bei entarteten Zellen in der Submukosa vom malignen Polypen und vom invasiven Karzinom.

Kolonpolypen mit malignen Anteilen		
Hochgradige Dysplasie	Nichtinvasives Karzinom	„Karzinomzellverbände" oberhalb der Muscularis mucosae
Maligner Polyp	Invasives Karzinom	„Karzinomzellverbände" unterhalb der Muscularis mucosae

Stadieneinteilung

Eine orientierende Einteilung ergibt sich aus der Abstufung Adenom, hochgradige Dysplasie, maligner Polyp, ausgedehntes Karzinom. Präzise erfaßt das TNM-Schema den Schweregrad der Erkrankung. Große Bedeutung kommt auch der Festlegung der histologischen „Aggressivität" zu (hoch, mäßig, schlecht differenziert, undifferenziert).

TNM-Klassifikation des kolorektalen Karzinoms

Stadium:	Befallskriterium:
T1	Submukosa
T2	Muskularis
T3	Serosa, Adventitia
T4	Peritonealhöhle, Nachbarorgane
N0	Lymphknoten frei
N1	1–3 regionäre Lymphknoten
N2	> 3 regionäre Lymphknoten
N3	Lymphknoten am Gefäßstrang
M0	Keine Fernmetastasen
M1	Fernmetastasen

Risikokonstellation für die Entwicklung von Kolonkarzinomen

Adenome gelten als Karzinomvorläufer und begleiten häufig auch Kolonkarzinome. Nach einer Polypektomie oder nach einer Kolonkarzinomoperation bleibt die Adenom- und Karzinomveranlagung natürlich weiter bestehen. Kolonkarzinome treten familiär gehäuft auf. Eine besondere Karzinomgefährdung gehört zu allen Polypensyndromen. Bei einer Colitis ulcerosa und, wenn auch wohl weniger häufig, bei einem Morbus Crohn können Karzinome ohne den „Umweg“ über ein Adenom direkt über Schleimhautdysplasien entstehen. Fleischkost (Rind-, Schaf-, Schweinefleisch), cholesterinreich, schlackenarm und vitaminarm begünstigt wohl die Ausbildung kolorektaler Karzinome. Auch Rauchen, Alkoholkonsum und Belastungen durch Umweltgifte werden im gleichen Sinne angeschuldigt. Gallesteinpatienten (vor allem nach einer Cholezystektomie?) kommt wohl auch ein etwas erhöhtes Kolonkarzinomrisiko zu.

Risikokonstellation für die Entstehung von Kolonkarzinomen

- Adenom,
- nach Polypektomie,
- kolorektales Karzinom,
- nach kolorektaler Karzinomoperation,
- familiäre Kolonkarzinombelastung,
- Adenomatose (Polypose),
- Flache Adenomatose (Muto),
- juvenile Polypen,
- Peutz-Jeghers-Syndrom,
- Lynch-Syndrom I und II,
- Colitis ulcerosa, Morbus Crohn,
- Diät: fleischreich, cholesterinreich, schlackenarm, vitaminarm,
- Rauchen, Alkohol, Umweltgifte,
- Cholezystolithiasis, Cholezystektomie.

Überwachung von Risikopatienten

Die Koloskopie überwacht Risikopatienten mit der besten Aussagekraft (und der Möglichkeit der karzinompräventiven endoskopischen Polypektomie). In Programme der Vorsorgekoloskopie schließt man ein: Adenom- und Kolonkarzinompatienten und ihre Angehörigen ersten Grades (beginnend fünf bis zehn Jahre vor der Erstmanifestation in der Familie), Patienten mit Polypensyndromen und deren nahe (blutsverwandte) Angehörige, Patienten mit einer ausgedehnten Colitis ulcerosa mit langjährigem Verlauf und vergleichbare Crohnpatienten.

Vorsorgediagnostik

Die Stuhluntersuchung auf okkultes Blut und die Rektosigmoidoskopie, am besten mit einem flexiblen Instrument, das ein weites Vorspiegeln erlaubt, in jährlichen Abständen durchzuführen, konnten sich in der Vorsorgemedizin etablieren. Vorsorgekoloskopien, mit weiteren Zeitintervallen anzusetzen, brächten eine höhere Aussagesicherheit – bei höherem Aufwand und höheren Kosten.

Klinische Symptome

Wegen der zunehmenden Stuhleindickung im Kolonverlauf führen „links gelegene" Kolonkarzinome eher zu klinischen Erscheinungen als „rechtsseitige". Die Patienten klagen über eine Obstipation, aber auch über Durchfälle, zum Teil im Wechsel auftretend, oder einfach über eine Änderung ihrer Stuhlgewohnheiten. Blutabgänge beim Stuhlgang werden leider oft über lange Zeit hin als „Hämorrhoidenblutung" verharmlost. Schmerzen im Abdomen gehören zu den vieldeutigen Symptomen, Blutarmut und Gewichtsverlust zu bedenklichen, aber wieder uncharakteristischen Befunden. Rektumkarzinome lassen sich oft bei rectal-digitalen Austastung erfühlen (Abb. 36)

Symptome beim kolorektalen Karzinom

- Obstipation,
- Durchfall,
- Wechsel des Stuhlverhaltens,
- Blutabgang,
- Schmerzen,
- Anämie,
- Gewichtsverlust.

Komplikationen

Die zunehmende Lumeneinengung durch ein Kolonkarzinom bleibt manchmal verborgen, bis der Patient schließlich einen Ileus entwickelt. Der Raumforderungscharakter kann sich auch durch eine Beeinträchtigung, Einengung, Infiltration von

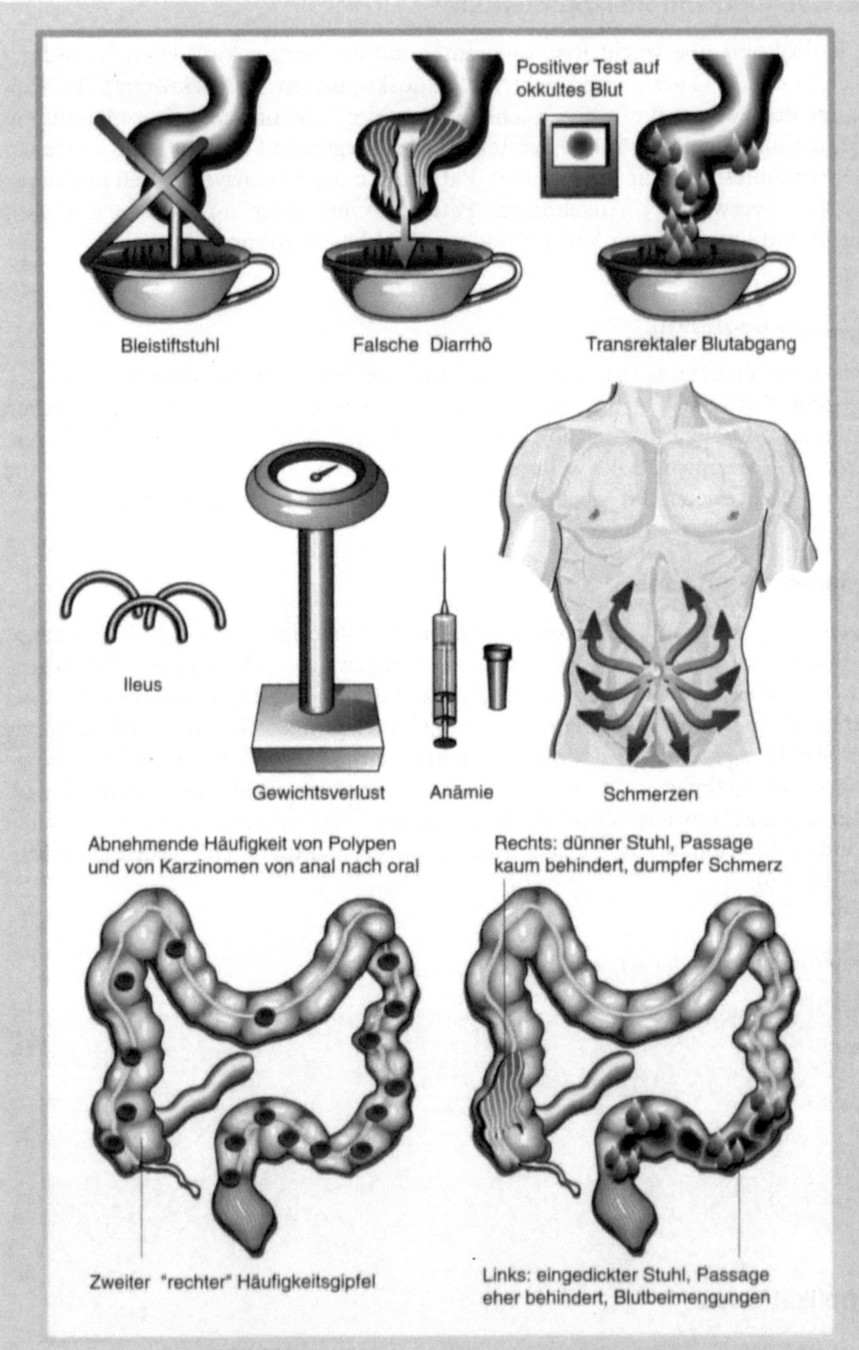

Abb. 36. Symptome beim Kolonkarzinom

Nachbarorganen kundtun, etwa durch einen Harnstau bei einer (meist linksseitigen) Ureteraffektion. Nur selten bluten Kolonkarzinome so massiv, daß eine akute Notfallsituation daraus entstünde. Entzündungs- und Zerfallsprozesse im Karzinom können Fieber, Abszedierungen, gar Perforationen mit sich bringen.

Metastasierung

Die Metastasierung erfolgt zunächst in die zugeordneten Lymphknoten, dann in die Leber, schließlich in andere Organe. Tiefsitzende Rektumkarzinome lassen bei ihrer Streuung, da nicht über das Pfortaderstromgebiet, sondern über die V. cava drainiert vielleicht das Leberfilter aus. Kolorektale Karzinome breiten sich aber auch durch lokale Infiltration in ihre Umgebung aus. Erst in Spätstadien entwickelt sich eine Peritonealkarzinose.

Metastasierung kolorektaler Karzinome

- Lymphknoten,
- Leber,
- Lunge,
- Peritoneal.

Primärdiagnostik

Das klinische Bild, vor allem Stuhlunregelmäßigkeiten, eine Anämie, auffällige Befunde bei Vorsorgeuntersuchungen, das Überwachungsprotokoll für Risikogruppen führt zumeist zur Koloskopie. Der endoskopische Befund sichert die Arbeitsdiagnose. Aus Biopsiepartikelchen leitet der Pathologe oft nicht mehr als die Aussage „Adenom“ ab, aus Polypenabtragungen natürlich fundierte Aussagen. Die Koloskopie bleibt sinnvoll, auch bei rektoskopisch bereits gesicherter Diagnose, um Zweitkarzinome oder synchrone Polypen auszuschließen. Selten nur wird der Umweg über den Kolonkontrasteinlauf beschritten, den der Chirurg gleichwohl als Ergänzung – wegen der leichteren räumlichen Zuordnung des Prozesses – oft begrüßt.

Stagingdiagnostik

Die Röntgenthoraxaufnahme gehört zur Basisdiagnostik zum Ausschluß von Lungenmetastasen. Die Sonographie sucht nach Lebermetastasen oder nach Harnstauungszeichen. Selten kann sie den Tumorbefund direkt darstellen, am ehesten noch als Kontrastsonographie nach massiven (vom Patienten einzuhaltenden Darmeinläufen). Die Computertomographie erkennt ebenfalls gut Metastasierungen und die lokale Ausbreitung, von besonderer Bedeutung beim Rektumkarzinom. Gerade beim Rektumkarzinom liefert auch die Endosonographie wertvolle Aussagen zur lokalen Ausbreitung. Die intraoperative Sonographie kann Lebermetastasierungen besonders gut erkennen.– Das carcinoembryonale Antigen, bei Kolonkarzinomen oft erhöht gefunden, bietet sich (in den positiven Fällen) als Verlaufsparameter an.

Allgemeininternistische Diagnostik und präoperative Therapie

Wegen des drohenden Ileus wird man (mit Ausnahme des auch recht gut palliativ strahlentherapeutisch angehbaren Rektumkarzinoms) in aller Regel operieren. Vordiagnostik und Vortherapie aber wollen ansonsten die Startbedingungen für eine Operation verbessern.

Therapie

Maßnahmen vorläufigen Charakters. Maßnahmen mit palliativer Intention

Bei sehr schlechtem Allgemeinzustand oder bei einem fortgeschrittenen (metastasierten) Karzinom bleibt oft nur die Darmentlastung durch einen Anus praeternaturalis, eventuell eine Tumorumgehungsanastomose, als einzig sinnvolle Lösung. (Manchmal kann nach einer Erholungsphase dann doch noch die Tumorresektion, vielleicht auch die Anusrückverlagerung erfolgen.) Für eine Darmentleerung und Darmreinigung kann aber auch eine endoskopisch über eine Stenose vorgeschobene Kolondekompressionssonde sorgen, um für eine nachfolgende Operation bessere Startbedingungen zu schaffen. Die Lasertherapie eignet sich als Palliativmaßnahme zur Lumeneröffnung, teilweise in Konkurrenz zu anderen Methoden der endoskopischen Tumormassenreduktion oder zu Stentimplantationen. Die Bestrahlungsbehandlung, meist kombiniert mit einer Chemotherapie, hat vor allem bei Rektumkarzinomen gute Erfolge aufzuweisen und ermöglicht immer wieder doch noch die kurative Operation. Lebermetastasen, selbst isolierte Lungenmetastasen, können in geeigneten Fällen reseziert werden (in kurativer Absicht, oft eher mit palliativem Effekt). Die lokale Chemotherapie (über implantierte Hepatikakatheter) werden in einigen Zentren eingesetzt. Eine Reihe von Patienten erfährt durch eine systemische Chemotherapie eine erhebliche Reduktion ihrer (Metastasen-)Tumormasse. Lokale Rezidive stellen vor ähnliche Entscheidungssituationen wie Primärtumoren, doch erweisen sich die Therapiemaßnahmen oft als palliativ.

Maßnahmen mit kurativer Intention

Minimal invasive Therapiemaßnahmen mit kurativer Intention bieten sich für frühe Tumorstadien an: die endoskopische Abtragung maligner Polypen (ohne Lymphbahn- oder Gefäßeinbruch), die Tumorexzision über Operationsrektoskope oder Analspreizer, die Laserabtragung von Tumorgewebe. Die Standardtherapie für die meisten Kolonkarzinome bleibt natürlich die am Gefäßverlauf orientierte Kolonteilsektion beziehungsweise die Rektumresektion unter Mitnahme der zuzuordnenden Lymphknoten. Neue Nahttechniken erlauben es heute oft, selbst bei tiefsitzenden Tumoren die Anlage eines Anus praeter zu umgehen. Bei Patienten mit lokal ausgedehnten Karzinomen verbessert eine adjuvante Chemotherapie die Prognose möglicherweise, bei Patienten mit Lymphknotenbefall sehr wahrscheinlich. Die adjuvante (intraoperative) Strahlentherapie gehört sicher noch nicht zum Standardrepertoire der Kolononkologie. Rektumkarzinome hingegen schmelzen durch eine Radiochemotherapie immer wieder ein – bis zur Operabilität.

Therapiemaßnahmen beim kolorektalen Karzinom

Vorläufige oder palliative Therapie:
- Kolondekompressionssonde,
- Lasertherapie,
- endoskopische Tumorreduktion,
- Stentimplantation,
- Radio(chemo)therapie,
- (doppelläufiger) Anus praeternaturalis
- Tumorumgehungsanastomose,
- Metastasenresektion (Leber, Lunge),
- regionäre Chemotherapie,
- systemische Chemotherapie.

Maßnahmen mit kurativer Intention:
- endoskopische Polypektomie,
- Lasertherapie,
- lokale Tumorexzision,
- Kolonteilresektion,
- Rektumresektion, kontinenzerhaltend oder mit endständigem Anus praeter,
- adjuvante Chemotherapie,
- adjuvante Strahlentherapie?

Hinweise zur psychischen Betreuung, zur Pflege und zur Ernährung

Patienten mit kolorektalen Karzinomen fühlen sich durch ihre Diagnose meist in besonderer Weise niedergeworfen und bedrückt, oft weniger durch die Gesamtprognose als durch die Bedrohung ihres Selbstbildes durch einen Anus praeter. Der Kontakt zu stabilisierten Betroffenen, zu Selbsthilfegruppen, zu Angehörigen, Ärzten und Pflegekräften, die Zuversicht in die Meisterung der Probleme vermitteln, hilft ihnen weiter. Reichliche Flüssigkeitszufuhr, Abführmittel von der Art der Laktulose oder Gleitmittel müssen bis zum Abschluß der Therapievorbereitungen für eine regelmäßige Darmentleerung sorgen. Die Kost bleibt präoperativ schlackenarm. Bei kritischen Stenosen soll eine künstliche Ernährung, parenteral, besser enteral mit schlackenfreien Formuladiäten, auch über Sonden, den Ernährungszustand erhalten oder verbessern. Nach einer kurativen Therapie wird man, um den perioperativen Gewichtsverlust wettzumachen, eine kalorienreiche Kost anstreben, auf lange Sicht aber zu einer schlackenreichen, pflanzenreichen Kost raten. Postoperativ bedürfen die Patienten der Zuwendung und der Anleitung , den Umgang mit einem künstlichen Ausgang zu lernen. Auch ohne diese Belastung müssen sie erst nach und nach wieder Vertrauen in ihr neu gewonnenes Leben aufbauen.

6.3.33 Karzinome der Analregion

Pathologie

Tiefsitzende Rektumkarzinome können in die Analregion einbrechen. Eigenständig im Analbereich entstehen, entsprechend dem Übergangscharakter dieser Region, Adenokarzinome, Plattenepithelkarzinome, mukoepidermoide Karzinome, basalzellähnliche und anaplastische. Als kaum je invasive Variante des Platttenepithelkarzinoms läßt sich der Morbus Bowen herausheben, als wenig aggressives Adenokarzinom der Morbus Paget. Auch das maligne Melanom (mit einer sehr schlechten Prognose) kann sich perianal entwickeln.

Klinisches Bild und Diagnostik

Schmerzen, Blutungen und eine tastbare Masse führen den Patienten zum Arzt. Zur Diagnostik gehören die Inspektion, die rektal-digitale Tastung, die Rektoproktoskopie, die Koloskopie (beim Adenokarzinom zur Suche nach höher gelegenen Adenom-Karzinom-Manifestationen), die transabdominelle und die transrectale Sonographie sowie die Computertomographie.

Therapie

Die ausgedehnte abdominoperineale Resektion repräsentiert die klassische Behandlungweise. Für die nicht (noch nicht) invasiven Varianten (Morbus Bowen, Morbus Paget) genügen oft lokale Resektionen. Auch sonst aber versucht man, von der radikalen Vorgehensweise abzukommen und kombiniert die externe Bestrahlungsbehandlung, die Implantation radioaktiver Strahler (Iridium), die Chemotherapie und eventuell die begrenzte Resektion.

6.3.34 Der operierte Dünndarm (Kurzdarmsyndrom)

Klinisches Bild

Schwere Erkrankungen oder Verletzungen nötigen in seltenen Fällen zu ausgedehnten Dünndarmresektionen. Trotz einer erstaunlichen Anpassungsfähigkeit des Organismus bleiben nach Jejunumresektionen oft eine Laktoseintoleranz und eine Fettunverträglichkeit bestehen. Fettverluste gehen meist auch mit einem Mangel an fettlöslichen Vitaminen einher. Durchfälle bringen einen Elektrolyt- und Wasserverlust mit sich. Zu den möglichen Normabweichungen gehören auch Kalzium- und Magnesiummangel mit Tetanien, Zinkmangel mit Hauterkrankungen, Laktatazidosen mit neurologisch-psychiatrischen Erscheinungen. Während das Ileum Jejunumaufgaben „lernen“ und übernehmen kann, bleiben Ileumverluste unkompensiert: Die Vitamin-B_{12}-Resorption übernimmt das Jejunum nicht, und auch die ungenügende Gallensalzresorption mit Diarrhöen, durch die Kolonreizung und Fettresorptionsstörungen durch die Gallensalzverluste lassen sich (trotz gesteigerter Gallensalzproduktion) nicht immer kompensieren.

Therapie

(Drohende) Vitaminmangelzustände verhindern oder korrigieren parenterale Vitamingaben (vor allem: A, D, E, K, B_{12}). Ähnliches gilt für den Flüssigkeits- und Mineralstoffhaushalt. Cholestyramin reduziert die gallensalzbedingte Kolonreizung, kann aber Fettresorptionsstörungen begünstigen. Antidiarrhoika reduzieren die Zahl der Stuhlgänge. Histaminrezeptorantagonisten fangen eine oft begleitende übermäßige Magensäureproduktion ab.

Pflege- und Diäthinweise

Ein langsamer Kostaufbau gewährt Zeit für Anpassungsvorgänge. Laktose- und Fettbelastungen versucht die Diät zu vermeiden. Mittelkettige Triglyzeride bedürfen für ihre Resorption nicht der Gallensalze. In schweren Fällen erreicht man durch eine Ernährung mit einer niedermolekularen Formuladiät, am besten kontinuierlich über eine Sonde zugeführt, noch eine ausreichende Kalorien- und Nährstoffzufuhr. Ansonsten muß die parenterale Ernährung, als Überbrückungshilfe ohnedies unverzichtbar, als Dauermaßnahme beibehalten werden. Bei entsprechender Patientenschulung und ambulanter Nachbetreuung kann die enterale Ernährung, aber durchaus auch die parenterale Ernährung vom Patienten (und seinen Angehörigen) durchgeführt und in sein Leben integriert werden.

6.3.35 Der operierte Dickdarm. Anus praeternaturalis

Eine Dickdarmverkürzung wird meist gut toleriert. Je weniger Restdarm verblieb, umso eher leidet der Patient unter Durchfällen. Antidiarrhoika helfen oft recht gut. Die perianale Hygiene und die Anwendung rückfettender Salben beugen einer Anitis und Hautreizung vor (Abb. 37).

Anuspraeterbetreuung

Patienten mit einem Anus praeter bedürfen der psychischen Unterstützung und der Anleitung und Schulung, mit dem künstlichen Ausgang recht umzugehen, ihn zu pflegen, zu reinigen, zu entleeren. All dies hängt im einzelnen von der angewandten Operationstechnik ab. So müssen etwa kontinente Anuskonstruktionen durch Spülungen entleert werden. Der Kontakt mit gut angepaßten, erfahrenen, findigen Betroffenen, der Anschluß an eine Selbsthilfegruppe, die Vermittlung und Vertiefung von Kenntnissen im Rahmen einer Anschlußheilbehandlung, der Aufbau von Anuspraeterarbeitsgruppen in einer Klinik - all dies hilft den Operierten, mit der objektiven Behinderung und Belastung und mit den psychischen und sozialen Folgen besser zurechtzukommen.

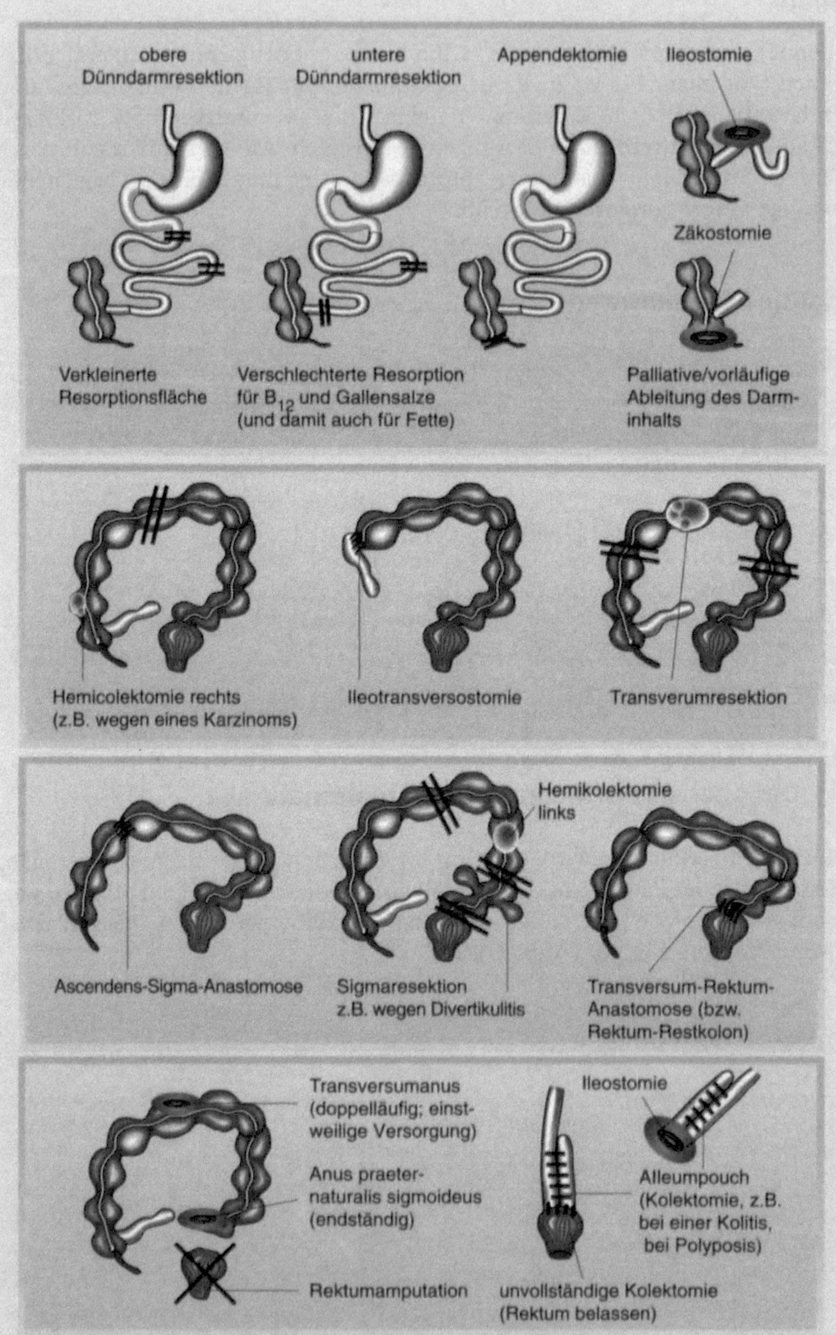

Abb. 37. Darmoperationen

7 Gastroenterologische Notfallsituationen

7.1 Akutes Abdomen. Unklares Abdomen

7.1.1 Das akute Abdomen erkennen und reagieren

Syndrom des akuten und des unklaren Abdomens

Unter dem Begriff „akutes Abdomen" versteht man schwere, sich rasch zuspitzende Erkrankungen mit einer kritischen abdominellen Symptomatik, in der Regel mit heftigen abdominellen Schmerzen und zunehmender, bedrohlicher allgemeiner Beeinträchtigung (nach dem Muster des Schockgeschehens). Oft bedarf es einer umgehenden chirurgischen Intervention. Chirurg und gastroenterologisch versierter Internist, oft auch der intensivmedizinisch wohlbeschlagene Anästhesist betreuen den Patienten gemeinsam – unter der Federführung des Chirurgen, solange die dringliche Operation im Raume steht, in internistisch-gastroenterologischer Verantwortung, sofern Diagnostik oder dann konservative oder endoskopische Therapieverfahren vordringlich geboten erscheinen. Die Einschätzung als „nicht-chirurgisch akutes Abdomen" findet auch in der Titulierung als „unklares Abdomen" ihren Ausdruck.

Klinisches Bild

Schwere, rasch einsetzende abdominelle Schmerzen bestimmen das klinische Bild akut bedrohlicher Baucherkrankungen. Oft erbrechen die Patienten auch. Meist setzen sie keinen Stuhl mehr ab. Häufig bekommen die Patienten Fieber, wenn auch nicht notwendig schon zu Beginn der Symptomatik. Langsame Beschwerdeentwicklung und eine ähnliche, wieder gebesserte Symptomatik in der Vergangenheit sprechen häufig für konservativ angehbare Erkrankungen. Unruhe und Bewegungsdrang erlauben eher eine abwartende, diagnostisch zu nutzende Haltung. Das „internistische Abdomen" bleibt bei der Untersuchung meist noch eindrückbar. Die Empfindlichkeit verstärkt sich vielleicht noch zur elastischen Abwehrspannung. Der helle, brennende Schmerz, der Hustenschmerz, der sehr feste Palpationswiderstand signalisieren eine peritonitische Reizung und damit eine „chirurgische" Erkrankung. Die lokalisierte Peritonitis, die lokal betonte Schmerzhaftigkeit und Abwehr, bedeutet eine (derzeit noch) geringere Gefährdung als die generalisierte peritonitische Abwehrspannung, der „brettharte Bauch". Zum kurzfristig vitalbedrohlichen Krankheitsbild gehören auch der sich umgehend verschlechternde

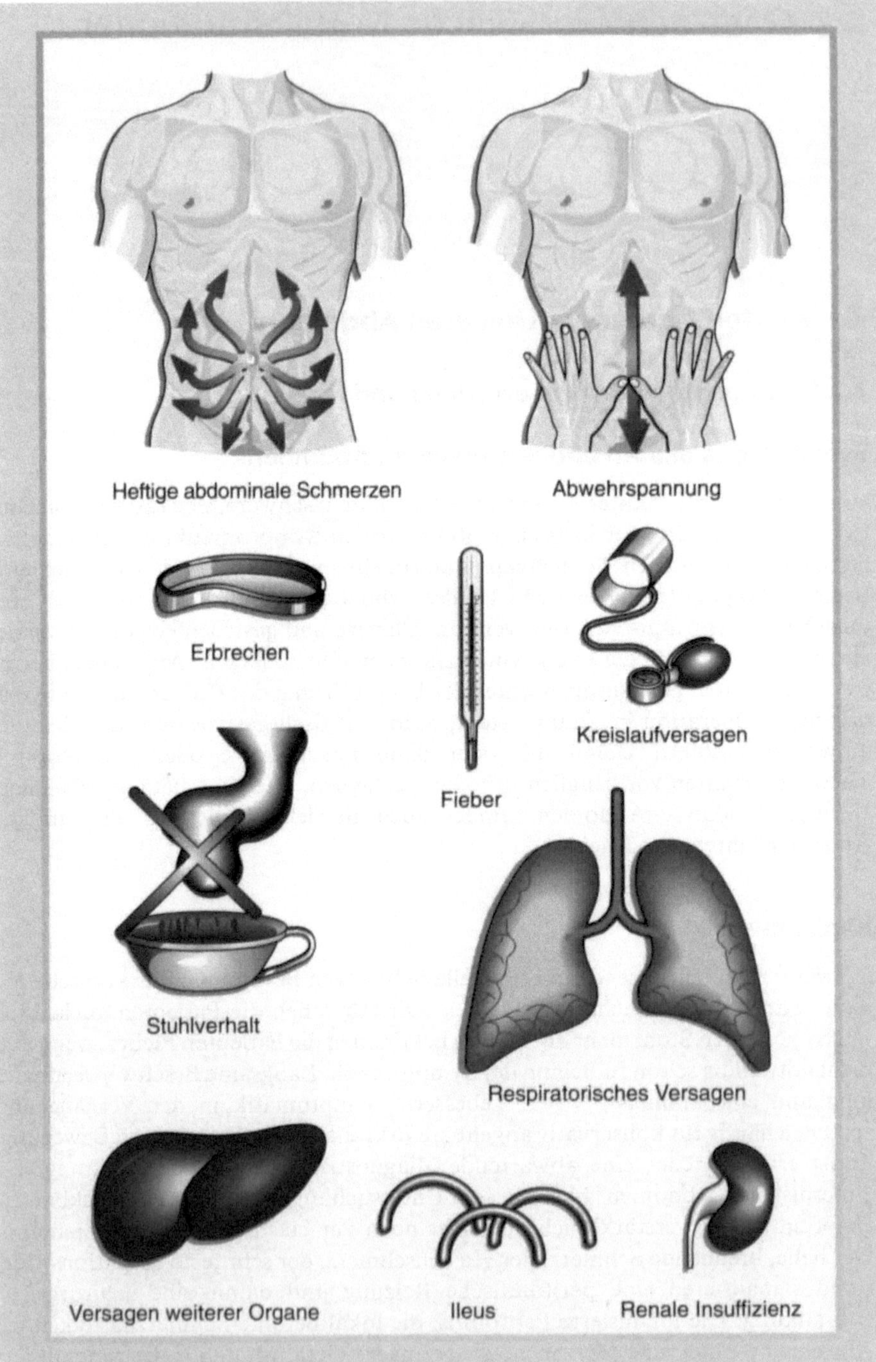

Abb. 38. Symptome beim „akuten Abdomen“

Allgemeinzustand, das alsbald dominierende Kreislaufversagen und die sich verschlechternde respiratorische Funktion. Gerade bei alten Menschen präsentiert sich das akute Abdomen immer wieder als undramatisch, uncharakteristisch, beschwerdearm, als Nahrungsverweigerung, als Kreislaufschwäche, als unklarer Temperaturanstieg, als stiller Verfall (Abb. 38).

Symptome beim „akuten Abdomen"

- abdominelle Schmerzen,
- Abwehrspannung,
- Erbrechen,
- Stuhlverhalt,
- Temperaturanstieg,
- reduzierter Allgemeinzustand,
- Kreislaufversagen,
- Multiorganversagen.

Diagnosespektrum

Stets wird man eine Reihe möglicher Erkrankungen im Auge haben, die Beschwerden bestimmten Diagnosegruppen zuordnen, und danach seine Vorgehensweise ausrichten.

Diagnostik

Anamnese und klinische Untersuchung, einschließlich der rektalen Untersuchung (Stuhl in der Ampulle? Teerstuhl? Blut? Tumor?) sollten es erlauben, einen Patienten als akut gefährdet zu erkennen und mit der Einstufung als „akutes Adomen" den dringlichen Handlungsbedarf festzuschreiben. Eine zentrale Rolle zum Beginn der Diagnostik und in der Überwachung nimmt natürlich die Erfassung der Vitalparameter (Puls, Blutdruck, eventuell Zentralvenendruck, respiratorische Funktion nach dem Gesamteindruck und mit der Pulsoxymetrie, Urinausscheidung) ein. Laborparameter der „Akute-Phasereaktion" (Leukozyten, C-reaktives Protein) in der Labordiagnostik unterstreichen diese Zuordnung. Blutbild, Blutgerinnungsparameter, Blutgasanalyse, Laktat, Elektrolyte, Retentionswerte und Blutzucker erweisen sich als wichtige Verlaufsparameter und eventuell als „Eckdaten" für den Narkosearzt. (Ja, eine schwere Zuckerstoffwechselentgleisung kann sogar als Pseudoperitonitis diabetica imponieren.) Beim „Verdacht auf Operation" sollte man die Blutgruppe bestimmen. Das Elektrokardiogramm gehört ebenfalls zum klinischen akuten (präoperativen) Basisstatus. Zusammen mit den „Herzenzymen" (CPK, GOT, LDH) nehmen sie zu einer wichtigen Differentialdiagnose (Myokardinfarkt?) Stellung. Die Röntgenthoraxaufnahme besitzt eine ähnliche Doppelbedeutung als Basisdiagnostikmaßnahme und als differentialdiagnostisches Instrument (Pneumonie, Pleuritis). Blutbild, Lipase (Amylase), Bilirubin, alkalische Phosphatase sowie der Urinstatus und Schwangerschaftstests prüfen bereits eine mögliche Organzuordnung. Die Röntgenabdomenübersichtsaufnahme, routinemäßig in Rückenlage und in linker Seitenlage (früher im Stehen), gibt Hinweise auf eine Perforation („freie Luft") oder einen Ileus („Spiegel"). Die Magenablaufsonde entlastet nicht nur bei manifestem oder drohendem Ileus und vor einer Notfallintubation, sie gibt auch Diagnosehinweise (Miserere? frisches Blut? Koagel? Hämatin? „provozierte freie Luft" auf Abdomenaufnahmen nach Luftinsufflation über die Magensonde?). Die Sonographie liefert unverzichtbare Aussagen: Ileuszeichen, deutliche oder aufgehobene Peristaltik, Gallenblasensteine, Cholestasezeichen, freie Flüssigkeit, Pleuraergüsse, Perikarderguß, Abszesse, Harnstauungszeichen, Appendizitiskokarde, Raumforderungen, zystische und tumoröse oder schwangerschaftsbedingte Veränderungen an den Unterleibsorganen. Die erweiterte Akutdiagnostik bezieht auch die Computertomographie, die Röntgendiagnostik mit Kontrastmitteln, meist wasserlöslichen, für den oberen oder unteren Verdauungstrakt, eventuell die Notfallgastroskopie, die Notfall-ERCP, die dringliche Koloskopie mit ein. Wesentlich bereichert wird die Notfalldiagnostik in jüngerer Zeit vor allem durch die Laparoskopie. Sie erlaubt etwa eine sonst kaum mögliche akute „Dünndarmdiagnostik" (Dünndarmileus, drohende Gangrän). Sie verdrängt teilweise die dennoch nicht immer unverzichtbare explorative Laparotomie. Das akute Abdomen führt als interdisziplinäres Anliegen nicht nur Internisten und Chirurgen zusammen; ebenso sind Gynäkologen und Urologen mit einzubeziehen. Die Diagnostik des akuten Abdomens gilt erst mit dem (guten oder bösen) Ende der aktuell bedrohlichen Erkrankungssituation als abgeschlossen. Das heißt, Verlaufskontrollen, Überwachung, Zusatzuntersuchungen und die Bereitschaft, gefaßte Meinungen, Diagnosen, Therapiekonzepte auch wieder aufzugeben und zu revidieren, gehören ganz wesentlich zur Betreuung dieser Patienten.

Arbeitsdiagnose „akutes Abdomen" und mögliche Grunderkrankungen

Peritonitis
Perforation: Ulcus duodeni, Ulcus ventriculi; Ösophagus (Boerhaave); Gallenblase; Kolondivertikel; instrumentell.
Akute Appendizitis: perforiert; Abszeß; intraabdomineller Abszeß.
Ileus
biliäre Kolik: Cholezystitis, Cholelithiasis, Gallenblasenempyem; Cholangitis
Hepatopathie
Pankreatitis
Ulkuskrankheit
Enteritis; Morbus Crohn
Divertikulitis
Hernien; Inkarzeration
Gefäßprozesse: Angina abdominalis; Mesenterialarterienverschluß; Mesenterialvenenthrombose; Vaskulitis.
Aortenaneurysma, ruptierend
„Gynäkologisch": Salpingitis, stielgedrehter Eileiter; Extrauteringravidität – mit Ruptur; stielgedrehte Ovarialzyste, Ovarialzysteneinblutung, Ovarialzystenruptur, stielgedrehtes Uterusmyom, Uterusruptur.

„Urologisch“: Zystitis, Pyelonephritis, Urolithiasis mit Kolik, Einblutung in die Harnwege, Epididymitis, Hodentorsion
"freie Luft“ nach Operation oder Laparoskopie oder perkutanendoskopischer Gastrostomie (PEG)
Myokardinfarkt
Lungenembolie, Pneumonie, Pleuritis
diabetische Pseudoperitonitis
Vaskulitis, Porphyrie, Bleiintoxikation

Therapie

Die Behandlung des akuten Abdomens beginnt keineswegs erst nach der Sicherung der Diagnose. Die Schaffung eines Venenzugangs, der Ausgleich von Flüssigkeits- und Elektrolytverlusten oder von kritischen Blut- und Eiweißmangelzuständen, die Stabilisierung der Kreislaufverhältnisse, Korrekturen von Entgleisungen des Säure-Basenhaushalts oder des Glukosestoffwechsels, die Sicherung der respiratorischen Funktion gehen der Diagnostik voran oder begleiten sie. Spasmolytika verwirren manchmal in der Ileusdiagnostik, verwischen aber nicht Peritonitiszeichen. Diese Gefahr besteht bei Opiaten, die nach dem Entschluß zur Operation oder nach dem Ausschluß einer „chirurgischen“ Erkrankung die wohl beste Linderung für Organschmerzen bieten. Periphere Analgetika vom Typ des Metamizols (Novalgin) (nicht aber die gerinnungshemmende Azethylsalizylsäure!) stellen in vielen Fällen einen praktikablen Kompromiß dar. Alle Analgetika können die labile Kreislaufsituation dramatisch demaskieren und den Blutdruck stark senken. Patienten mit einem akuten Abdomen benötigen oft eine Magensonde zur Magendarmentlastung, zur Aspirationsprophylaxe vor Intubationen und aus diagnostischen Gründen. Bis zur Klärung der (vorläufigen) Diagnose bleiben Patienten mit einem akuten oder unklaren Abdomen nüchtern. Spezifische Therapiemaßnahmen und Operationsmethoden, meist auch der Einsatz von Antibiotika, hängen von der (Arbeits-)-Diagnose ab.

7.1.2 Hohlorganperforation

Klinisches Bild

Ein Einriß eines Hohlorgans überfällt den Patienten zumeist als heftiger, plötzlich einsetzender oder sich vehement verstärkender abdomineller Schmerz, häufig begleitet von einer akuten Kreislaufschwäche (peritonealer Schock), trotz des niedrigen Blutdrucks durchaus auch bei bradykarder Herzaktion (Vagusreizung). Diesem Blitzschlag der freien Perforation steht die allmählich sich steigernde Symptomatik der gedeckten Perforation gegenüber. Der Patient entwickelt eine harte Abwehrspannung, bei der freien Perforation das gesamte Abdomen, bei der gedeckten eher eine umschriebene Region betreffend.

Ursachen einer Perforation

Bei schweren Erkrankungen können sich Perforationen an allen abdominellen Hohlorganen ereignen. Am häufigsten sieht man Ulkusperforationen des Magens oder Duodenums, dann Perforationen bei schweren Entzündungen (der Gallenblase, der Appendix, der Kolondivertikel). In der Ära der aggressiven, oft interventionellen Endoskopie muß man auch mit iatrogenen Perforationen rechnen, vor allem bei der Koloskopie.

Diagnostik

Die Beschwerdeschilderung und das klinische Bild lassen an die Diagnose denken. Die röntgenologische Abdomenübersichtsdarstellung zeigt meist freie Luft im Abdomen, und sei es nach einem „Provokationsversuch“ durch Luftinsufflation über eine Magensonde, sowie bald auch Ileuszeichen. Die Sonographie findet bisweilen freie Flüssigkeit im Abdomen (die sich auch diagnostisch punktieren läßt), begleitend nach einiger Zeit einen Pleuraerguß. Auch Abszesse, wie sie sich nach gedeckten, sich abkapselnden Perforationen entwickeln, zeigen sich bei der sonographischen Untersuchung. Die sonographisch gezielte Punktion sichert hier die Diagnose. Der Computertomographie kommt für solche Fragen der Vorteil zugute, durch einen Meteorismus nicht beeinträchtigt zu werden. Manchmal wünscht der Chirurg eine Lokalisation einer Leckstelle durch eine Röntgenuntersuchung der angeschuldigten Organe mit wasserlöslichem Kontrastmittel oder er benötigt die notfallmäßige, eventuell intraoperative Endoskopie.

Therapie

Die Operation stellt die übliche Behandlungsmaßnahme dar. Magenperforationen heilen unter antibiotischer Abdeckung, Magenabsaugung, Säureblockade, Analgesie (Periduralkatheter), sonographisch gezielter Peritonealdrainage (bei Inoperabilität) eventuell auch konservativ ab. Auch bei iatrogenen Perforationen erscheinen nichtoperative Behandlungsversuche vertretbar (da die verletzten Organe für die Untersuchung ja sicherlich „gesäubert“ waren). Gedeckte Perforationen (bei einer Sigmadivertikulitis etwa) bedürfen oft keiner Operation oder lassen sich häufig konservativ behandeln oder zumindest in eine Stabilisierungsphase bringen – für eine Operation mit geringerem Risiko. Für intraabdominelle Abszesse genügen in vielen Fällen Allgemeinmaßnahmen und sonographisch (oder computertomographisch) gezielt angelegte Drainagen.

7.1.3 Ileus

Erkrankungsmechanismus

Schwere Reizzustände in der Peritonealhöhle und in Nachbarbezirken führen zu einer Motilitätshemmung des Darmes und über aktivierte α- (und gering auch β)-

Rezeptoren zu einer Engstellung der Sphinkteren. Es entsteht ein paralytischer Ileus. Die Motilitätsstörung behindert die Resorption, auch die Rückresorption der Darmsekrete. Dies überdehnt die Darmwand, beeinträchtigt ihre Durchblutung, führt zum Darmwandödem, bringt den Verlust von Flüssigkeit, von Elektrolyten (Kalium), von Basen (selten bei einer „Magenatonie" oder einem sehr hochsitzenden mechanischen Ileus auch von Säuren), von Eiweiß mit sich. Toxine und Bakterien können die nunmehr geschwächte Darmbarriere überwinden und verstärken die Allgemeinreaktion („der Darm als Schockorgan"). Nicht überwindbare Passagehindernisse lösen einen mechanischen Ileus (Obturationsileus) aus. Eine (schmerzhafte) Hyperperistaltik versucht, gegen das Hindernis anzugehen, bis die Darmerschöpfung und die Darmüberdehnung schließlich auch hier in die Darmparalyse und in die beschriebene Ileuskrankheit einmünden (Abb. 39).

Ursachen eines Ileus

paralytischer Ileus:
- postoperativ,
- Pankreatitis,
- Cholezystitis,
- Appendizitis,
- Abszeß,
- Peritonitis,
- Enteritis („typhöser" Verlauf),
- Harnleiterkolik,
- Psychopharmaka,
- Analgetika (Opiate),
- Antitussiva,
- Spasmolytika,
- Pseudoobstruktion,
- Mesenterialgefäßverschluß,
- mechanischer Ileus.

mechanischer Ileus:
- Skyballa,
- Tumor,
- Peritonealkarzinose,
- Peritonealtuberkulose,
- Stenose, Striktur (Morbus Crohn, Divertikulitis),
- Briden,
- Hernie (inkarzeriert),
- Volvulus,
- Invagination.

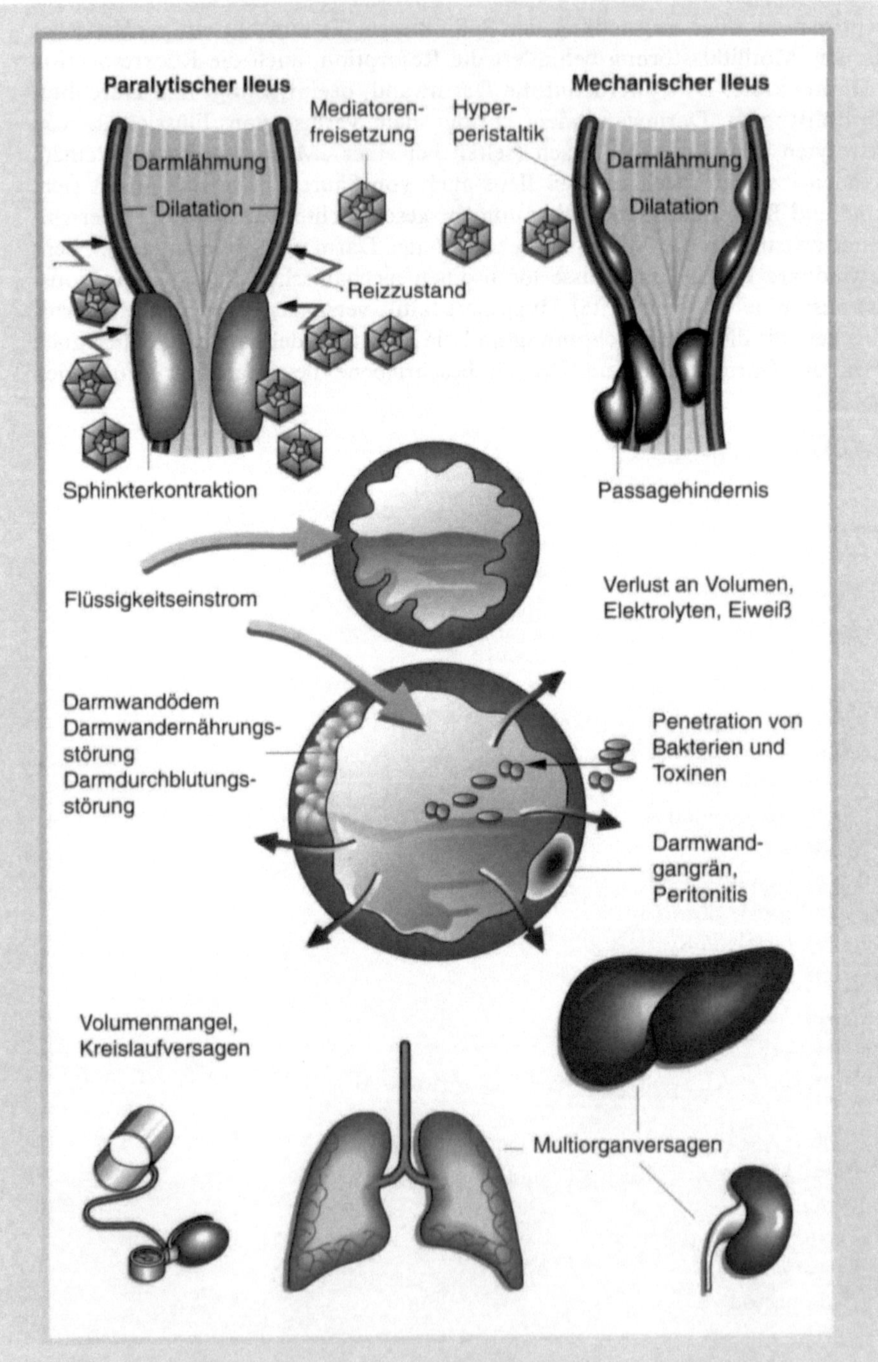

Abb. 39. Ileus - Erkrankungsbild

Klinisches Bild

Stuhlverhalt, geblähtes Abdomen, „Grabesstille“ bei der Auskultation des Bauches (oder die Fortleitung von Atemgeräuschen), schließlich das Erbrechen von Speiseresten, Magensaft, Gallesaft, dann von Darminhalt („Miserere“) kennzeichnen einen paralytischen Ileus. Beim mechanischen Ileus herrscht anfangs noch eine „klingende“ Hyperperistaltik vor, mit heftigen wellenförmig sich verstärkenden Schmerzen, und es kann durchaus noch Stuhl abgesetzt werden (obwohl der Patient bereits erbricht), bis auch diese Ileusform in ein paralytisches Bild einmündet. Die verschlechterte Ernährungssituation für die überdehnte Darmwand leitet über zur deletären Situation der Darmgangrän mit Peritonitis. Allgemeinsymptome, Kreislaufversagen und Schock sowie die respiratorische Beeinträchtigung (hochgedrängtes Zwerchfell) treten mehr und mehr in den Vordergrund und trüben vielleicht den Blick für die auslösende Ursache.

Symptome beim Ileus

- Stuhlverhalt,
- Erbrechen,
- Schmerzen,
- Hyperperistaltik,
- stilles Abdomen,
- zirkulatorisch-respiratorisches Versagen.

Diagnostik

Abhängig von der Grunderkrankung steht der Ileus, zumal der paralytische, klinisch unterschiedlich deutlich im Vordergrund. Ein tiefsitzender Darmverschluß mit großer vorgeschalteter „Pufferzone“ offenbart sich erst spät. Auch der hochsitzende Ileus, bei dem sich die Hohlorganüberfüllung durch Erbrechen entleert, wird gern verkannt. Die Röntgen-Abdomenübersicht (in Rückenlage und in Linksseitenlage, nach der alten Tradition im Stehen) zeigt Flüssigkeitsspiegel und darüber Luft im Darm. Die Sonographie demonstriert ebenfalls die gestauten, überfüllten Darmschlingen, dazu noch die erhaltene, übermäßige oder aufgehobene Darmmotilität. Die Röntgendarstellung des oberen Verdauungstraktes mit einem wasserlöslichen Kontrastmittel führt beim Ileus kaum je zu einer sinnvollen Aussage. Der Dickdarmkontrasteinlauf hingegen lokalisiert einen Kolonverschluß durchaus zutreffend. Die „obere“ Notfallendoskopie erreicht das Passagehindernis nur selten. Die notfallmäßige Koloskopie beschreibt eine Dickdarmstenose zuverlässig und erlaubt makroskopische und durch Gewebeprobeentnahmen auch histologisch fundierte Aussagen zur Dignität.

Therapie

Die Korrektur der Flüssigkeits-, Elektrolyt- und Eiweißverluste und der Ausgleich des Säure-Basenhaushalts stabilisiert den Gesamtzustand. Eine Magensonde oder eine Dünndarmsonde entlasten den Darm. Reinigungseinläufe regen die Peristaltik an, weichen Stuhlverhärtungen auf oder bereiten spezielle Diagnostikmaßnahmen vor. Niedermolekulare Dextrane mit Sorbit verbessern die Mikrozirkulation und schwemmen das Darmwandödem aus. Alphablocker und Betablocker, noch nachhaltiger die Periduralanästhesie lösen die Motilitätshemmung; Peristaltika stimulieren die Darmbewegung. Die medikamentöse „Ileustherapie" nützt natürlich nur beim Überwiegen paralytischer Elemente in der Ileusgenese. Beim mechanischen Ileus benötigt der Patient eher Spasmolytika und Analgetika zur subjektiven Linderung bis zur mechanischen Entlastung. Die Endoskopie hilft hier nicht nur durch das Einbringen von Dünndarmsonden, sondern auch durch die koloskopische Darmabsaugung (wichtig bei der Pseudoobstruktion) oder durch koloskopisch über Stenosen hinweg vorgebrachte Dekompressionssonden. Endoskopische Bougierungen oder Lasertherapien kommen erst nach der Beherrschung der Akutsituation in Betracht. Für eine rasche und dauerhafte Behebung mechanischer Ileusursachen bedarf es in der Regel natürlich eines operativen Eingriffs.

7.1.4 Hernien

Definition

Durch Schwachstellen der Bauchwand (= Bruchpforte) stülpt sich eine Peritonealaussackung (= Bruchsack) vor, die Eingeweide(teile), vornehmlich Darmschlingen oder Netzanteile, aufnimmt (= Bruchsackinhalt).

Hernien

indirekte Hernia inguinalis	indirekter Leistenbruch	folgt dem Leistenkanal
direkte Hernia inguinalis	direkter Leistenbruch	neben der Symphyse
Hernia femoralis	Schenkelbruch	unterhalb des Leistenbandes
Hernia umbilicalis	Nabelbruch	oberhalb des Nabels (Erwachsener)
Hernia epigastrica	Oberbauchbruch	zwischen den geraden Bauchmuskeln
Hernia cicatricea	Narbenbruch	nach Operationen
Hernia retrocoecalis, Hernia retroduodenalis	innere Hernien	in Peritonealtaschen
Spiegel-Hernie, lumbale Hernie		an Schwachstellen der Bauchwand

Klinik

Oft gleitet der Bruchsackinhalt, abhängig vom Druckniveau im Bauchraum, von Körperpositionen, von besonderen Bewegungen zwischen dem „Bruch" und dem Bauchraum hin und her. Zumindest läßt sich der Inhalt der Hernie meist in den Bauchraum zurückschieben, oft vom Patienten selbst. Fixierte Hernien sind nicht mehr reponierbar. Es entstehen immer wieder Schmerzen wechselnder Intensität und Dauer. Weite Bruchpforten und imponierend große Brüche bergen oft weniger Gefahren in sich als enge Bruchlücken. Die Einklemmung (Inkarzeration) der Eingeweide nämlich behindert womöglich die Passage des Nahrungsbreies mit der Folge eines Ileus. Vor allem unterbindet die Strangulation die Blutströmung, zunächst venös, dann auch arteriell, und es entwickelt sich eine Gangrän mit heftigsten Schmerzen und schließlich dem dramatischen Vollbild eines akuten Abdomens.

Diagnostik

Bruchsack und Inhalt lassen sich tasten oder werden vom Patienten als Vorwölbung beobachtet; zumindest die Bauchwandlücke, die Bruchpforte wird zumeist vom tastenden Finger erfühlt. Die Sonographie weist Darmanteile im „Bruch" nach. Aufwendigerer Diagnostikmethoden bedarf es zumeist nicht.

Therapie

Bisweilen bringen Spasmolytika eine gute subjektive Linderung, die Schmerzsymptomatik bessert sich, die Natur findet im Grunde selbst einen Weg aus der Einklemmung heraus. Rechtzeitig angewandt verspricht auch die Hernienreposition einen Weg aus der akuten Krise. Bruchbänder verschließen mit ihrem Gegendruck behelfsmäßig die äußere Bruchpforte. In der kritischen Situation eines akuten Abdomens und im Hinblick auf eine tragfähige Dauerlösung kommt nur die operative Therapie in Betracht. Außerhalb der Notfallsituation gewinnt auch in der Hernienchirurgie die laparoskopische Vergehensweise an Boden.

7.1.5 Peritonitis

Entstehung. Ursachen

Mechanische (Verletzung, Eröffnung der Peritonealhöhle), chemische (etwa Bariumkontrastmittelbrei) oder bakterielle Reize (Darmbakterien) verursachen eine Bauchfellentzündung, lokalisiert oder diffus. Die primäre, spontane Peritonitis durch eine hämatogene bakterielle Streuung gehört zu den raren Ereignissen, ebenso die spontane Aszitesinfektion (über die Darmwand) bei portaler Hypertension. Für gewöhnlich sieht man sich mit einer sekundären Peritonitis konfrontiert, einer fatalen Komplikation abdomineller Erkrankungen, direkt aus dem Grundleiden erwachsend oder in der Folge unglücklicher, meist chirurgischer oder auch endoskopischer Therapieversuche (bzw. Diagnostikbemühungen) (postoperative, postinterventionelle Peritonitis).

Erkrankungsmechanismus

Der entzündliche Reiz führt zu einer zunächst lokalisierten Entzündungsreaktion. Entzündungszellen und Fibrinausschwitzung sollen das Ereignis lokal begrenzt halten, verhindern die generalisierte peritonitische Reaktion aber nicht immer. Aus der abdominellen Erkrankung entwickelt sich ein Ileus. Dies bedeutet Flüssigkeits- und Elektrolytverluste und Säure-Basenstörungen. Die Entzündungsabläufe bewirken zudem einen Flüssigkeitsverlust in ein peritoneales Ödem. Die Rückresorptionsfähigkeit des Peritoneums nimmt ab. So geht zusätzlich Flüssigkeit in die Bauchhöhle verloren. Die Peritonitisprozesse setzen Mediatoren frei, die die Gefäße in der Peripherie dilatieren, das Endothel angreifen, die Kapillarpermeabilität herabsetzen und so Flüssigkeits- und Eiweißverluste fördern und den Kreislauf weiter beeinträchtigen. Im Bauchraum selbst erlaubt das Nachlassen der Schrankenfunktion den Durchtritt von Bakterien und Toxinen aus dem Darm in den Peritonealraum und in die systemische Zirkulation. Die bakteriellen Wirkstoffe und die der Entzündungsreaktion beeinflussen neben den Gefäßen auch die Blutgerinnung: Disseminierte intravasale Gerinnungsvorgänge beeinträchtigen die Mirkozirkulation weiter und münden in einen Faktorenverbrauch. Es kommt schließlich zum Multiorganversagen. Besonders gefährdet erscheint die respiratorische Funktion, die, bedingt durch die Schonatmung bei abdominellen Schmerzen, frühzeitig darniederliegt.

Klinisches Bild

Schmerzen, Fieber, Kreislaufzusammenbruch, schließlich ein Multiorganversagen machen das klinische Bild der Peritonitis und der peritonealen Sepsis aus. Gerade postoperativ lassen sich Frühphasen nicht immer leicht erkennen.

Diagnostik

Die klinische Intuition und postoperativ eine kritische Einstellung zum Operationsergebnis gelten als Schlüssel zur Diagnose. Bei der postoperativen Peritonitis kennt man ja das anstehende Grundproblem (etwa: Nahtinsuffizienz). Ansonsten muß das gleiche Untersuchungsrüstzeug genutzt werden wie beim akuten Abdomen. Doch erfordert die Dringlichkeit der Situation oft eine Abkürzung des diagnostischen Weges: baldige Computertomographie, umgehende explorative (und therapeutische) Laparotomie (oder Relaparotomie). Und natürlich kommt der Vitaldiagnostik und der intensivmedizinischen Überwachung eine Schlüsselrolle zu.

Therapie

Dem Endoskopiker bieten sich wohl nur selten Möglichkeiten, in die Peritonitistherapie einzugreifen (vielleicht zur endoskopischen Entlastung und Schienung der Gallenwege bei einer biliären Peritonitis). Eher noch könnte die interventionelle Sonographie mit gezielten Punktionen und Drainagen gefragt sein. Als Dreh- und Angelpunkt der Therapie gilt die chirurgische Herdsanierung (z. B. Verschluß einer Perforationsstelle). Damit verbindet sich oft die intraoperative Peritonealtoilette und Peritoneallavage. Letztere läßt sich postoperativ fortsetzen (eigentlich eine spezielle Form der Peritonealdialyse), erstere durch wiederholte Eingriffe (bei provisorischem Bauchverschluß) „nachbessern". Die systemische Antibiotikatherapie, eventuell der Einsatz von Immunglobulinen, unterstützen die lokaltherapeutischen Bemühungen. Und natürlich fordern diese Erkrankungen das gesamte Repertoire der Intensivmedizin einschließlich der führzeitigen künstlichen Beatmung und der Nierenersatztherapie (Dialyse und verwandte Methoden).

Pflege

Diese Schwerstkranken bedürfen besonderer pflegerischer Bemühungen. Regelmäßiges Lagern, Hautpflege, Lungenklopfmassagen, Absaugen, der Einsatz von Spezialbetten, die Pflege der Zugänge, Drainagen, Sonden, Ablaufsysteme tragen entscheidend zum Gesamtergebnis des therapeutischen Bemühens bei.

7.2 Verätzungen mit Säuren und Laugen

Schädigungsmechanismus und Schädigungsmuster

Säuren und Laugen greifen die Gewebestrukturen aggressiv an, zerstören und bewirken durch heftige chemische Reaktionen Nekrosen. Dabei werden sie neutralisiert; die Eindringtiefe bleibt trotz des gesetzten schweren Schadens begrenzt. Säuren entziehen dem Gewebe Wasser und bilden Schorfe; Laugen verflüssigen und verquellen die benetzten Oberflächen. Säuren schädigen vorwiegend den Magen; Laugen werden hier neutralisiert und verrichten ihre Zersetzungsarbeit bereits in der Speiseröhre.

Schweregrad der Verätzung

Der gesetzte Schaden reicht von einer oberflächlichen Reizung über Epitheldefekte bis hin zu tiefen, gar transmuralen Nekrosen.

Schweregrad von Verätzungen

1	oberflächlich	Schwellung, Rötung
2	tief	Epitheldefekt, Ulkus
3	transmural	Perforation

Verlauf der Verätzungsreaktion

Die Schädigungsphase währt nur wenige Sekunden. Der Organismus reagiert mit einer Entzündungsreaktion, auf die (im günstigen Falle) die Heilung folgt, oft jedoch als Defektheilung mit Narben, Strikturen, Stenosen. In der Spätphase, nach vielen Jahren erst kann sich (über Fehlregenerationen) sogar ein Karzinom entwickeln.

Systemische Wirkungen

Systemische Reaktionen hängen vor allem von der Lipidlöslichkeit der aufgenommenen Substanz ab (betreffen also vor allem organische Säuren) und umfassen Azidose (bei Säuren), Alkalose (bei Laugen), Hämolyse, Leberschäden und Nierenschäden.

Klinisches Bild

Initiales Erbrechen tritt als unspezifische Abwehrreaktion auf, oft im Verein mit Speichelfluß, Schluckbeschwerden und Schluckauf. Säuren verursachen oft derbe, brüchige Ätzflächen und Schorfe, Laugen weiche, glasige, gallertige, blutende Oberflächen. Quälende, brennende Schmerzen verspürt der Patient nach einer Säure-, weniger nach einer Laugeningestion.

Symptome einer Verätzung

- Erbrechen,
- Dysphagie,
- Schorf,
- Blutung,
- Schmerz,
- Perforation,
- Penetration,
- Mediastinitis,
- Peritonitis,
- Kreislaufversagen,
- Multiorganversagen.

Komplikationen

Schwere Verätzungen führen zu einer Kreislaufdekompensation, zu Schock, Aspiration oder Schadstoffinhalation, in die respiratorische Insuffizienz; schließlich entwickelt sich ein Multiorganversagen. Mediastinitis, Penetration, Perforation und Seropneumothorax sowie eine Peritonitis drohen als lokale Komplikationen. Narbenbildung, Stenosierung, vielleicht die Induktion eines Karzinoms werfen als Spätkomplikationen Probleme auf.

Weitere Verätzungsmanifestationen

Stets müssen anderweitige Verätzungslokalisationen mit berücksichtigt werden: Hautverätzungen, die ähnlich wie eine Verbrennung zu beurteilen sind, Verätzungen des Gesichts, vor allem der Augen (mit der Gefahr der Erblindung!).

Diagnostik

Die Vitaldiagnostik und die intensivmedizinische Überwachung stehen zunächst im Vordergrund. Natürlich wird man stets versuchen, das aufgenommene Gift zu asservieren, um es genau identifizieren zu lassen. Meist lohnt sich eine Rückfrage in einer Vergiftungszentrale, um Expertenrat oder Literaturauskünfte rasch einzuholen. Die Röntgenabdomenübersichtsaufnahme und die Röntgenthoraxaufnahme informieren über eine vielleicht bereits eingetretene Perforation oder Ergußbildung. Die Sonographie weist freie Flüssigkeit im Abdomen oder im Pleuraspalt noch empfindlicher nach. Eventuell kann man eine (sonographisch gezielte) Probepunktion durchführen. Im Zweifel muß die Notfalllaparoskopie oder die explorative Laparotomie die Situation klären. Die frühzeitige Ösophagogastroduodenoskopie definiert den Grad der Verätzung, ihre Ausdehnung und Lokalisation. Sie muß bei schweren Verätzungen wegen der Perforationsgefahr abgebrochen werden. Die Röntgendarstellung mit (wasserlöslichen) Kontrastmitteln bringt weniger Informationen und vielleicht weniger Probleme.

Therapie

Allgemeine Maßnahmen

Der Erhaltung und der Stabilisierung von Vitalfunktionen kommt die erste Priorität zu. Kortikoide als Aerosol, eventuell systemisch, dazu Antihistaminika sollen einem Larynxödem vorbeugen. Bei einer Atemwegsbeteiligung muß rechtzeitig der Entschluß zur Beatmung getroffen werden. Eine gezielte Infusionstherapie verbessert die Kreislaufverhältnisse und gleicht Elektroyt- und Säure-Basenstörungen aus. Analgetika bemühen sich um eine symptomatische Hilfestellung, können aber das Krankheitsbild verschleiern.

Elimination des Ätzmittels

Erbrechen soll nicht medikamentös induziert, vielmehr unterdrückt werden: Eine zweite Passage könnte die Verätzung verstärken; es besteht die Gefahr der Aspiration und die Möglichkeit, einen Schock durch vagale Reflexe zu vertiefen. Ähnliche Bedenken lassen sich gegen eine Magenspülung vorbringen. Es eignen sind allenfalls sehr weiche Magensonden, am besten endoskopisch zu legen. Erlaubt scheint das Trinken von Milch oder besser Wasser als Sofortmaßnahme (Selbsthilfe). Die modernen Antazida eignen sich zum Schleimhautschutz bei Säure- und Laugenschädigungen.

Besondere Maßnahmen

Meist wird eine Antibiotikaprophylaxe empfohlen. Kortikoide wirken sich, frühzeitig und hochdosiert gegeben, möglicherweise günstig auf die Narbenbildung bei leicht- bis mittelgradigen Verätzungen aus. Die baldige Bougierung will Narbenstenosen schon im Entstehen korrigieren, sollte aber (im Hinblick auf die Perforationsgefahr) nicht schon in der ersten Woche erfolgen. Bei schweren, transmuralen Verätzungen rettet allein vielleicht noch die Operation den Patienten.

7.3 Fremdkörper

Das Verschlucken von Fremdkörpern stellt immer wieder vor schwierige Probleme. Nicht immer vermag der Betroffene präzise und nachvollziehbar den Gegenstand und den Hergang des Unglücks zu beschreiben. Die Röntgendiagnostik läßt im Stich: viele Fremdkörper erweisen sich als nicht röntgendicht. Darstellungen mit Hilfe wäßriger Kontrastmittel lassen sich oft schwer deuten. Mundnah hängengebliebene Fremdkörper findet und entfernt oft besser der Halsnasenohrenarzt mit seinem speziellen Instrumentarium. Ansonsten schafft die Endoskopie Klarheit – soweit nicht Nahrungsreste ihren Blick trüben. Meist wird man versuchen, Fremdkörper, zumal spitze oder potentiell hochtoxische (Batterien) endoskopisch zu entfernen, mit Hilfe von Biopsiezangen, Fremdkörperfaßzangen, Magnetsonden, Dormiakörchen oder Polypektomieschlingen. Spezielle auf das Endoskop zu montierende Schutztrichter sollen Ösophagusverletzungen beim Rückzug verhindern. Als spezielle „Fremdkörper" könnte man auch Tablettenkonglomerate (nach Suizidversuchen) auffassen. Sie lassen sich unter endoskopischer Sicht womöglich mit Spüllösungen auflösen und absaugen. Das Verschlucken als gefährlich und bedrohlich einzustufender Fremdkörper nötigt vielleicht gar zur Operation, am besten noch ehe bereits Komplikationen durch Lumenverlegungen, Verletzungen oder Verätzungen (die dann einen Eingriff erzwingen) eingetreten sind. (Die langwierige Stuhl- und Durchleuchtungsüberwachung bis zum spontanen Abgang von Fremdkörpern stellen ja auch eine Belastung dar, zumindest eine psychische.)

Fremdkörper im Rektum

Fremdkörper im Rektum (etwa zur sexuellen Stimulation gebraucht) rufen Schmerzen, Verletzungen, Blutungen, Stuhlgangsbehinderungen hervor. Endoskopisch (proktoskopische/rektoskopische) Extraktionsversuche in dieser schmierigen und schmutzigen Umgebung gelingen nicht ohne weiteres, ja die Fremdkörper gleiten leicht in höhere Darmregionen fort. Das Arbeiten mit Analspreizern (meist vom Chirurgen eingesetzt) und in Vollnarkose besitzt oft größere Erfolgsaussichten. Manchmal läßt sich ein großer operativer Eingriff nicht vermeiden.

Gewarnt sei ausdrücklich vor der voreiligen Anwendung von „Hausmitteln": Getränke, namentlich Milch, um einen Fremdkörper aus Speiseröhre und Magen herauszuwaschen, oder die Zufuhr fester Speisen (Sauerkraut), die Fremdkörper durch den Verdauungstrakt hindurchziehen sollen, können Maßnahmen wie die Röntgendiagnostik und vor allem die Endoskopie erheblich behindern oder eine vielleicht notwendige Narkoseeinleitung verzögern oder risikoreich gestalten. Ebenso erscheinen Klistiere für Fremdkörper im Rektum nicht unbedenklich: Die Manipulation könnte Verletzungen setzen oder vorhandene verschlimmern. Und zudem verhelfen sie dem Fremdmaterial womöglich zu solcher Glitschigkeit, daß es sich bei Extraktionsversuchen nicht mehr festhalten läßt. Das Arbeiten, auch das Reinigen unter endoskopischer Sicht, erhält den Vorzug.

7.4 Gastrointestinale Blutungen

Klinisches Bild

Gastrointestinale Blutungen tun sich kund durch das Erbrechen von Blut, von Koageln, von Hämatin und/oder durch das Absetzen von Blut oder von Teerstühlen sowie durch die Folgen eines Volumenmangels bis hin zum hämorrhagischen Schock. Bluterbrechen gehört zur oberen gastrointestinalen Blutung, blutige Stühle finden sich bei oberen und bei tieferen Blutungsquellen. Oberbauchschmerzen können eine Ulkusblutung begleiten. Bei Patienten mit Ösophagusvarizenblutungen finden sich oft auch klinische Hinweise auf eine Leberzirrhose (Abb. 40).

Symptome einer gastrointestinalen Blutung

- Hämatemesis,
- „Kaffeesatz"-Erbrechen,
- Hämatochezie,
- Teerstühle,
- Anämie,
- Kreislaufschwäche.

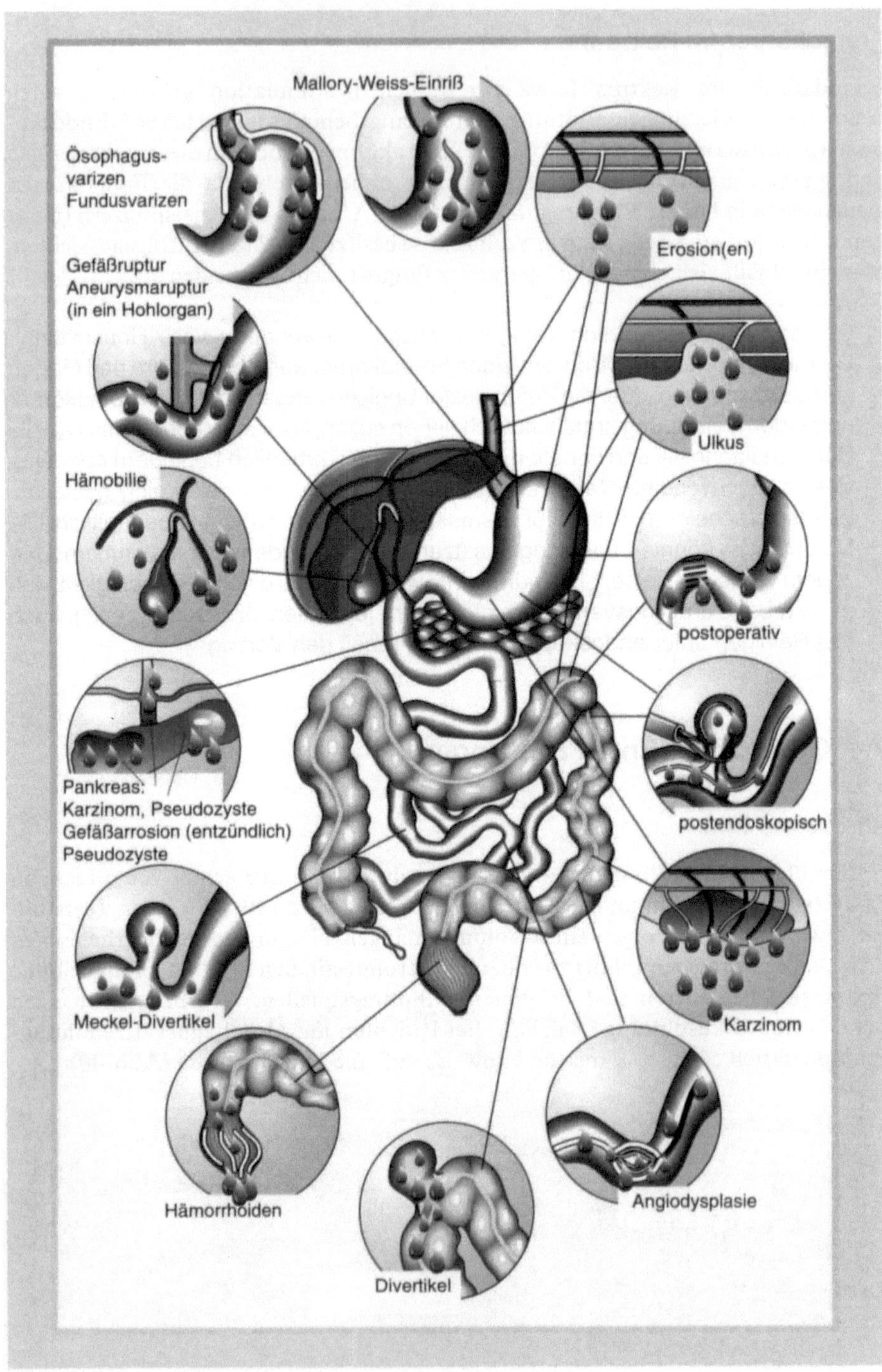

Abb. 40. Gastrointestinale Blutungen - Blutungsquellen

Labordiagnostik

Zu den Standardanforderungen gehören Blutbild, Blutgerinnung, Blutgruppe und Kreuzblut, natürlich auch Elektrolyte, Retentionswerte, Blutzucker, eventuell die Blutgasanalyse (Azidose im Schock?), oft representative Parameter des Leberlabors (Bilirubin, Ammoniak).

Lokalisations- und Aktivitätsdiagnostik

Bereits das klinische Bild erlaubt in der Regel eine Lokalisationszuordnung und eine Einschätzung der Dringlichkeit der Situation. Die Inspektion des Stuhls und des Erbrochenen erweist sich als unverzichtbar, eventuell die Kontrolle der Entleerung mit einem Test auf okkultes Blut. Die rektale digitale Tastung und das Legen und Anspülen einer Magensonde klären manche Zweifelsfragen. Die notfallmäßige Ösophagogastroduodenoskopie klärt zumeist die Frage nach der Blutungsquelle und nach der Blutungsaktivität und stellt die therapeutischen Weichen. Über das Endoskop einzubringende Dopplersonden erfassen feinfühlig rezidivblutungsgefährdete Gefäße. Proktoskopie, Rektoskopie, Ileokoloskopie und Intestinoskopie fahnden nach selteneren unteren gastrointestinalen Blutungsquellen (aboral des Duodenums). Manche Blutungsquellen (wie Angiodysplasien) zeigt die Angiographie besonders gut. Um den aktuellen Blutaustritt zu dokumentieren, muß eine erhebliche Blutungsaktivität vorliegen. Die Nuklearmedizin (Szintigraphie) erfaßt auch mäßig aktive Blutungen bei allerdings schlechter Detailauflösung. Nur in Ausnahmefällen wird man auf die explorative Laparotomie (eventuell mit intraoperativer Endoskopie) zurückgreifen.

Klassifizierung der gastrointestinalen Blutungen nach Forrest

Ia	aktive Blutung	arteriell
Ib		sickernd
IIa	stattgehabte Blutung	sichtbarer Gefäßstumpf (dopplerpositiv)
IIb		kein Gefäßstumpf (dopplernegativ), aufliegendes Koagel
IIc		kein Gefäßstumpf (dopplernegativ), kein Koagel, „schwarzer" Ulkusgrund
III	klinische Blutungszeichen	potentielle Blutungsquelle, „weißer" Ulkusgrund

Gastrointestinale Blutungsquellen

- Ösophagusvarizen,
- Fundusvarizen,
- Ösophagitis,
- Ulcus oesophagi,
- Ösophaguskarzinom,
- Mallory-Weiss-Syndrom,

- Ulcus ventriculi,
- Ulcus duodeni,
- Ulcus jejuni (nach Magenoperation),
- Anastomosenulkus (nach Magenoperation),
- erosive Gastritis,
- Magenkarzinom,
- Hämobilie,
- Meckel-Divertikel,
- Dünndarmtumoren,
- Angiodysplasie (Dünndarm, Dickdarm),
- Kolondivertikel,
- Kolitis,
- Polypen,
- Kolonkarzinom,
- Hämorrhoiden,
- postendoskopisch (z. B. Polypektomie, Papilotomie),
- postoperativ.

Vitaldiagnostik und Überwachung

Die Überwachung legt Wert auf die Kontrolle der Kreislaufverhältnisse, der Organfunktionen (Niere, Lunge: Aspiration nach einer Notfallendoskopie?), der Gerinnungsverhältnisse. Blutbildkontrollen, Stuhlbeobachtung, selten nur noch die diagnostische Langzeitmagensonde, dafür großzügig eingesetzte endoskopische Verlaufskontrollen, überprüfen die Wirksamkeit der Therapie.

Therapie

Basistherapie

Noch vor der aktiven Diagnostik steht die Stabilisierung der Kreislaufverhältnisse, die Schocktherapie durch Volumensubstitution, Azidosekorrektur, Elektrolytausgleich, Bluttransfusion. Die Infusionstherapie, je nach dem zu vermutenden Verlauf die parenterale Ernährung bei oraler Nulldiät, zieht sich meist über eine Reihe von Tagen hin. Natürlich müssen Gerinnungsstörungen behoben werden, um einen lokalen Blutungsstillstand zu gewährleisten. Blutungsfördernde Medikamente (Antikoagulanzien, nichtsteroidale Antiphlogistika, Thrombozytenaggregationshemmer) können, zunächst zumindest, nicht weitergeführt werden.

Endoskopische Therapie

Die Endoskopie verfolgt bei der gastrointestinalen Blutung zugleich diagnostische und therapeutische Anliegen. Als Alternativen stehen Injektionsverfahren mit Vasokonstriktiva, Sklerosierungsmitteln, Klebern, mechanische Blutstillungsversuche mit Clips oder Gummibändern (für Ösophagusvarizen) oder konsequentes langanhaltendes „Fesseln“ eines Polypenstumpfes mit einer Polypektomieschlinge (ohne neuen, abtragenden Stromeinsatz!) sowie Elektro- und Laserkoagulationsmethoden zur Verfügung.

Interventionell-röntgenologische Therapie

Im Rahmen einer Angiographie kann der Röntgenologe blutende Gefäße über den Gefäßkatheter veröden. Für anderweitig therapierefraktäre Varizenblutungen kommt das notfallmäßige Anlegen eines transjugulären intrahepatischen portosystemischen Shunts (TIPSS) in Betracht.

Operative Therapie

Protrahierter Schock, Blutungsrezidive, konservativ bzw. endoskopisch nicht stillbare oder nicht zugängliche Blutungen, drohende oder bestehende Komplikationen sowie ein hohes Lebensalter (harte, nicht retraktionsfähige Gefäße) legen eine operative Vorgehensweise nahe.

Konservative Therapie

In günstigen Fällen reichen konservative, medikamentöse Therapiemaßnahmen aus, eine Blutungsepisode zu kontrollieren. Es stehen hochwirksame Ulkustherapeutika zur Verfügung. Vasokonstriktiva (Vasopressin und seine Abkömmlinge) überbrücken bisweilen kritische Situationen, vornehmlich bei Ösophagusvarizenblutungen. Gestagene und Östrogene besitzen vielleicht einen gewissen Wert bei Angiodysplasieblutungen (Abb. 41).

Therapie gastrointestinaler Blutungen

Allgemeintherapie:
- medikamentös (Säurehemmung; Vasopressinanaloga),
- herkömmlich (Kompressionssonde, Magenablaufsonde),
- endoskopisch (Sklerosierung, Klebung, Unterspritzung mit Vasokonstriktiva, Elektrokoagulation, Laser, Polypektomie, Clipping, Banding, Hämorrhoidenligatur),
- röntgeologisch-interventionell (Gefäßthrombosierung; transjugulärer intrahepatischer porto-systemischer Shunt),
- operativ (Umstechung, Exzision, Resektion, Devaskularisation, Notfallshunt).

Hinweise zur Pflege

Der Patient hält eine orale Nulldiät ein, bis sich die Stituation sicher stabilisiert hat. Eventuell wird frühzeitig etwas Tee erlaubt. Auch manche Medikamente müssen alsbald oral gegeben werden (Laktulose bei einer Leberzirrhose). Der frühzeitige orale Kostaufbau stellt ansonsten ja durch den Pufferungseffekt der Nahrung eine wichtige Steßläsionsprophylaxe am oberen Gastrointestinaltrakt dar. Die Magenablaufsonde, früher obligat, tritt zugunsten einer engmaschigen klinischen und endoskopischen Überwachung zurück. Teerstühle dicken gern ein und kleben. Klistiere erleichtern die Darmentleerung.

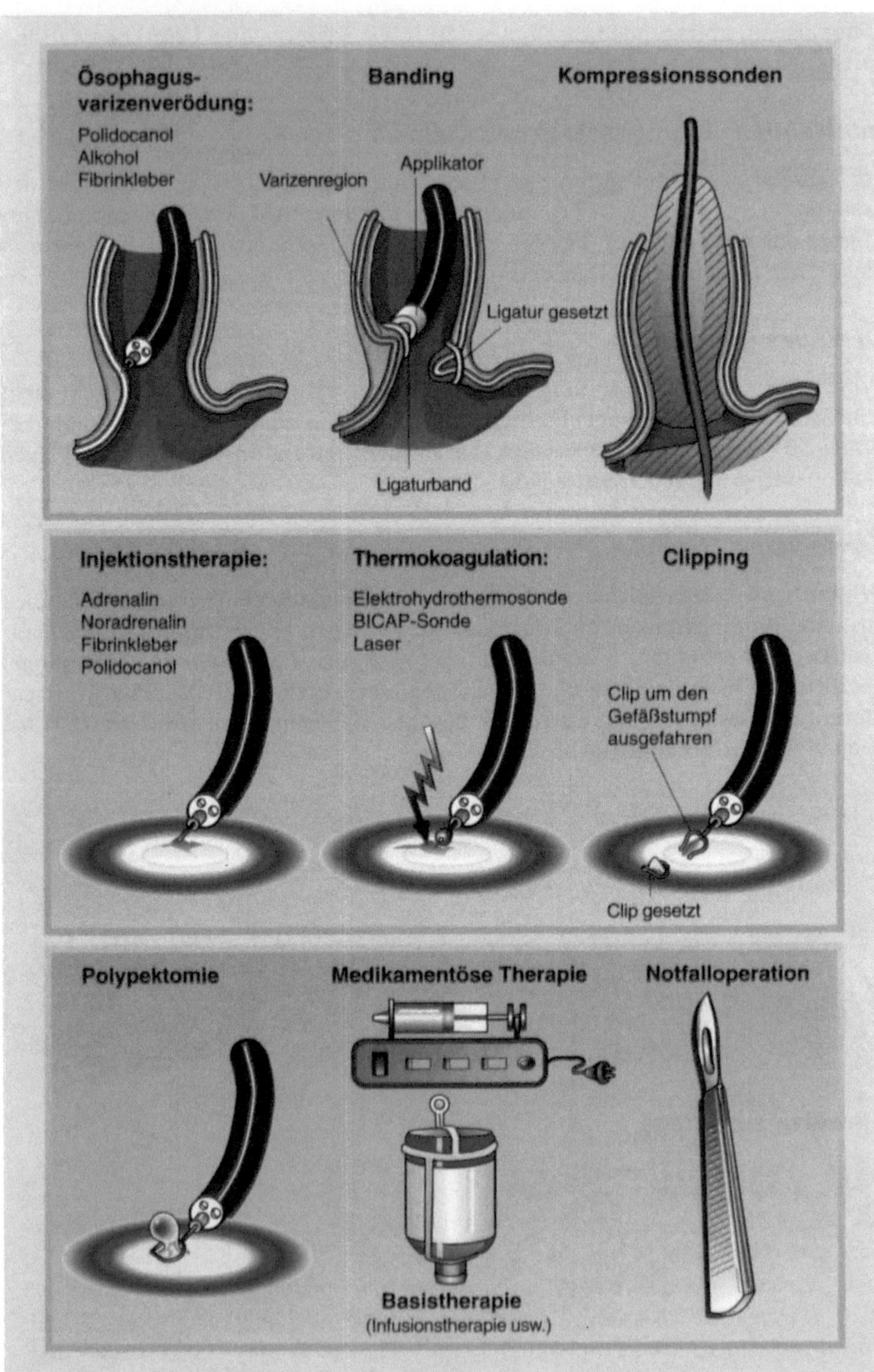

Abb. 41. Gastrointestinale Blutung - Therapie

Glossar

Abdomen	Bauchraum
Absorption, Resorption	Stoffaufnahme
Abszeß	Eiterhöhle
Achalasie	kardiaerschlaffungsschwäche
Achlorhydrie	Fehlen der Magensäure
acholischer Stuhl	Stuhl bei fehlender Ausscheidung von Gallefarbstoffen: fahl, grau, gelblich
Acini	„Träubchen“ (Enzymproduktion)
Adenokarzinom	drüsenähnliches Karzinom
Adenom	drüsig gebaute Wucherung
Adhäsion	Verwachsung
adjuvant	ergänzend, bessernd (eingesetzt trotz vermeintlich kurativer Resektion)
Adrenokortikotropin	nebennierenstimulierendes Hormon
Adsorbens	Bindemittel
Adventitia	Organmantel
Aerophagie	Luftschlucken
After	Darmausgang
Afterloading	Bestrahlung über in die Tumorregion eingebrachte Strahlenquellen
Agonist	Substanz für die Auslösung einer gleichartigen Wirkung
AIDS	aquired immune deficiency syndrome (erworbenes Immundefekt-Syndrom)
akut	plötzlich auftretend
akutes Abdomen	akut bedrohliche Erkrankung im Bauchraum, oft akut operationsbedürftig
Aldosteron (Mineralokortikoid)	Nebennierenhormon für den Elektrolythaushalt
aliphatisch	mit einer Kettenstruktur (Aminosäuren)
Alphablocker	hemmen Katecholamine (an Alpharezeptoren)
Amenorrhö	Ausbleiben der Monatsblutung
Aminosäuren	Eiweißbausteine
Ampulla recti	erweiterter Abschnitt des Rectums
Amylase	Kohlenhydratspalter
Amyloidose	Eiweißablagerungen mit schweren Organschädigungen
Anabolika	muskelaufbauende Hormonpräparate
Analdilatation	Aftererweiterung
Analoga	Stoffe, die einem anderen ähneln
Anämie	Blutarmut
Anamnese	Vorgeschichte
Anastomose	operativ geschaffene Verbindung zwischen zwei Hohlorganen
Angina pectoris	Engegefühl in der Brust, thorakale Schmerzen
Angiographie	Röntgengefäßdarstellung mit Kontrastmittel
angioneurotisches Ödem	allergieähnliche Reaktion

Angulus ventriculi	Magenwinkel
Anorexie	Ablehnung von oraler Nahrungszufuhr
Antacidum	Säuregegenspieler
Antagonist	Gegenspieler, Hemmstoff
Anticholinergikum	Vagusgegenspieler
Antidepressiva	Medikamente gegen eine gedrückte Stimmung
Antidiarrhoika	Medikamente gegen Durchfälle
Antidiarrhoikum	Durchfallhemmer
Antiemetika	Medikamente gegen Erbrechen
Antiphlogistika	Entzündungshemmer
Antitussiva	Hustendämpfer
antiviral	gegen Viren
Antrum ventriculi	Magenausgangsregion
Antrumdrüsen	Schleimdrüsen
Anus	ringförmige Darmöffnung, After
ANV	akutes Nierenversagen
Aortenaneurysma	einrißgefährdete Aussackung der Hauptschlagader
Aperistalsis	fehlende Peristaltik
Aphthe	Läsion, Schleimhautdefekt mit Umgebungsreaktion
aplastische Anämie	Blutarmut durch fehlende Blutbildungsaktivität
Appendektomie	Entfernung des Wurmfortsatzes
Appendix vermiformis	Wurmfortsatz
Appendizitis	Entzündung des Wurmfortsatzes
Arbeitsendoskop	dickes Endoskop (für die Therapie), ein bis zwei dicke Arbeitskanäle
ARDS	acute respiratory distress syndrome = akutes respiratorisches Versagen
aromatisch	mit einer Ringstruktur (Aminosäuren)
Arteria hepatica	Leberarterie
Arthritis	Gelenkentzündung
Aspiration	Eindringen von Substanzen in die Atemwege
aspirieren	ansaugen
Aszites	Bauchwassersucht
Ataxie	fehlendes Bewegungsmaß
Atemdepression	Unterdrückung des Atemanreizes
Ätherlyse	Gallensteinauflösung mit Äther
Ätiologie	Krankheitsursache
Atrophie	Gewebeschwund
axiale Hernie	Hochgleiten entlang der Ösophagus-Magen-Organachse
Azethylcholin	Vagusüberträgerstoff (vom Nerv zum Organ)
Babyscope	Cholangioskop (für die transpapilläre Cholangioskopie)
back-wash-Ileitis	„Rückfluß"-Ileitis (Ileumentzündung bei Kolitis)
basic acid output (BAO)	basaler Säureausstoß (ohne Stimulation)
bed-side	am Krankenbett durchzuführen
Belegzellen	Magenzellen für die Salzsäureproduktion
benigne	gutartig
Betablocker	hemmen Katecholamine (an Betarezeptoren)
Bezoar	faseriger Fremdkörper
Bikarbonat	Salz der Kohlensäure (HCO3-)
biliär	das Gallensystem betreffend
biliäre Pankreatitis	Bauchspeicheldrüsenentzündung durch Gallenwegskonkremente
biliäre Zirrhose	Leberzirrhose durch Gallenwegserkrankungen
biliodigestiv	von den Gallenwegen zum Darm
biliodigestive Anastomose	Verbindung zwischen den Gallenbwegen und dem Darm

biliodigestive Drainage	Gallesaftableitung(ssonde) in den Dünndarm
bilioduodenal	von den Gallengängen ins Duodenum
Bilirubin (Gallepigment)	Abbauprodukt des Hämoglobins (Gallefarbstoff)
Biofeedback	Rückmeldung über biologische Abläufe
Biopsiezange	Zange zur Gewebeprobeentnahme
Blood-pool-Szintigraphie	Bildgebung mit radioaktiv markierten Erythrozyten (Hämangiomdiagnostik)
Boerhaave-Syndrom	spontane Ösophagusruptur
Bougierung	Dehnungsbehandlung durch konisch zulaufende Sonden
Bradykardie	langsame Herzschlagfolge
Bride	Verwachsungsstrang
Bronchien	Luftwege
Bronchitis	Bronchienentzündung
Bronchoskopie	Spiegelung der Luftwege
Bronzediabetes	alter Name der Hämochromatose
Bulbus duodeni	zwiebelförmiger Anfangsteil des Zwölffingerdarms
C-Peptid	Insulinbruchstück
Canalis analis	Analkanal
Caput	Kopf
Carbo medicinalis	medizinische Kohle (Fremdstoffbindung)
Carrier	Träger eines Erregers, Virusträger
Cauda	Schwanz
CEA	karzinoembryonales Antigen
Chemotherapie	medikamentöse Tumorbehandlung
Chibanadel	Punktionsnadel für die Cholangiocholezystographie
Cholangiodrainage	Gallesaftableitung
Cholangiographie	Röntgendarstellung der Gallenwege
cholangiolär	die Gallenwege betreffend
Cholangioskop	Endoskop zur Gallenwegs- und Gallenblasenspiegelung
Cholangioskopie	Gallengangspiegelung
Cholangitis	Gallenwegentzündung
Choledochojejunostomie	Verbindung der Gallenwege mit dem Jejunum
Choledocholithiasis	Gallengangstein(e)
Cholelithiasis	Gallenstein(e)
Cholestase	Galleabflußstörung
Cholesterin	Fettstoff
Cholezystitis	Gallenblasenentzündung
Cholezystographie	Röntgendarstellung der Gallenblase
Cholezystolithiasis	Gallenblasenstein(e)
Cholezystoskopie	Gallenblasenspiegelung
Cholezytokinin	Kontraktionshormon für die Gallenblase
Cholinergika	vagusähnlich wirkende Substanzen
chronisch	langwierig
chronische destruierende nichteitrige Cholangitis (CDNC)	primäre Entzündung der kleinsten Gallenwege (Kapillaren) = primäre biliäre Cirrhose (PBC)
chronische Polyarthritis	autoimmune Gelenksentzündung
Chymus	Speisebrei
Cirrhose cardiaque	Zirrhose durch Herzinsuffzienz
Coecum	Blinddarm
Coeruloplasmin	kupferbindendes Protein
Colchicin	Medikament zur Hemmung der Faserbildung
Colitis cystica profunda	Darmentzündung mit Zysten
Colon ascendens	aufsteigender Dickdarm
Colon descendens	absteigender Dickdarm

Colon sigmoideum (Sigma)	s-förmig gewundener Dickdarm
Colon transversum	querverlaufender Dickdarm
Cor pulmonale	Herzbelastung durch Atemorganerkrankungen
Corpus cavernosum recti	hämorrhoidales Gefäßpolster, Gefäßgeflecht im Analkanal
Corpus ventriculi	Magenkörper
C-reaktives Protein (CRP)	Entzündungsmarker
Cushing-Syndrom, Hyperkortizismus	erhöhte Glukokortikoideffekte (hormonell, medikamentös)
Delir	Agitation, Verwirrungszustand
Delirium tremens	Erregungs- und Unruhezustand (im Alkoholentzug)
denervieren	von den Nerven abtrennen
Derivat	abgeleitete Substanz
Dermatitis	Hautentzündung
Dermoid	Zystenstruktur mit Haut- und Hautanhangsgebilden
destruierend	zerstörend
Diabetes mellitus	Zuckerkrankheit
Diaphragma	Zwerchfell
Diarrhö	Durchfall
Diät	Kostform
Diazoxid	Insulinsekretionshemmer (Blutdrucksenker)
Digestion	Nahrungsaufschlüsselung, Stoffaufspaltung
Dignität	Gut- oder Bösartigkeit
Dilatation	Dehnungsbehandlung, Erweiterung, Aufdehnung
Dipeptid	Molekül aus zwei Aminosäuren
Diphenylhydantoin	Insulinsekretionshemmer (Antiepileptikum)
Disaccharid	Zweifachzucker
Disaccharidase	Spalter von Doppelzuckern
disseminierte intravasale Gerinnung (DIC)	Gerinnungsaktivierung im Gefäßsystem
Divertikel	Wandausstülpung von Hohlorganen, Darmwandausstülpung
Divertikulitis	Entzündung von Darmwandausstülpungen
DNA (DNS) (Desoxyribonukleinsäure)	Informationsmolekül bei Zellen und Viren
Dolichokolon	überlanger Dickdarm
Dopamin	Nervenüberträgerstoff
Dopplersonographie	Blutflußdarstellung
Drainage	Trockenlegung
Ductuli	„Gänglein" (Flüssigkeitsproduktion)
Ductus choledochus	Hauptgallengang, Gallengang unterhalb der Zystikuseinmündung
Ductus cysticus	Verbindung vom Gallenang zur Gallenblase
Ductus hepaticus	Hauptgallengang, Gallengang oberhalb der Zystikuseinmündung
Ductus hepatopancreaticus	gemeinsames Gangsegment von Gallenweg und Pankreasgang
Ductus pancreaticus	Pankreasgang
Ductus santorini	Zweitgangsystem des Pankreas
Ductus wirsungianus	Pankreashauptgang
Dumping-Syndrom	Magensturzentleerung
Duodenitis	Entzündung der Duodenalschleimhaut
Duodenopankreatektomie	Entfernung von Duodenum und Pankreas
Duodenoskop	Endoskop vorwiegend für die ERCP
Duodenum	Zwölffingerdarm

Duodenum mobile	bewegliches Duodenum
Duplexsonographie	Darstellung von Blutfluß und Organbild
Dysarthrie	Sprechstörung
Dyskinesie	Bewegungsstörung
Dysphagie	Schluckbeschwerden
Dysplasie	Entdifferenzierung, Gewebefehlbildung
Echinokokkus	Hundebandwurm
EDTA (Äthylendiamintetraazetat)	Ionenfänger, Enzymhemmer
eingeschränkte Glukosetoleranz	überhöhter Blutzuckeranstieg nach Kohlenhydratbelastung
Ektomie	Entfernung, Herausschneiden
ektop	am falschen Ort
Elektrolyte	Mineralstoffe
Elimination	Entfernung
Embolie	Einschwemmung gefäßverlegenden Materials, Gerinnseleinschwemmung
Emesis	Erbrechen
Enbucrilat	Histoacryl
endokrine Drüse	dient der „inneren" Sekretion, Absonderung ans Gefäßsystem
Endoskopieinjektionsnadeln	Nadeln mit einer flexiblen Zuleitung für endoskopische Injektionen
endoskopisch	mit Hilfe des Endoskops
endoskopische retrograde Cholangiopankreatikographie (ERCP)	endoskopische Darstellung von Gallenwegen und Bauchspeicheldrüse
endoskopische Therapie	Behandlung mit Hilfe von Endoskopen
Endosonographiesonden	Ultraschallsonden für die Stenosesonographie
Endosonogrpahie	Ultraschall-Endoskopie-Kombination (Sonographie vom Organlumen her)
enteral	über das Verdauungssystem
Enteritis	Darmentzündung
Enzephalitis	Gehirnentzündung
Enzephalopathie	Gehirnleistungsstörung
Enzym, Ferment	Beschleuniger von chemischen Reaktionsabläufen, Verdauungsprotein
Eosinophile	Typ weißer Blutkörperchen
Eosinophilie	Vermehrung typisch anfärbender weißer Blutkörperchen
epibronchial	in Höhe der Bronchien
Epidemiologie	Lehre von der Ausbreitung von Krankheiten
epiphrenisch	in Höhe des Zwerchfells
Epithel	Organoberflächenauskleidung
Eradikation	Aufheben einer Keimbesiedlung
Erosion	oberflächlicher Schleimhautdefekt
Erythema nodosum	Hautrötung mit Unterhautknoten
Erythropoese	Erythrozytenherstellung, Bildung roter Blutkörperchen
Exanthem	Hautausschlag
exokrine Drüse	dient der „äußeren" Sekretion, Absonderung an Oberflächen
Exsikkose	Austrocknung
Exstirpation	Entfernung
externe biliäre Drainage	Gallesaftableitung nach außen (über eine PTCD)
Extrauteringravidität	Fruchtentwicklung außerhalb der Gebärmutter
Exzision	Herausschneiden

fäkal	mit dem Stuhl
Ferment	Enzym
Fibrinolyse	Gerinnselauflösung
Fibrom	Bindegewebstumor
Fibrose	Faservermehrung
Fissur	Spalte, oberflächlicher Einriß
Fistel	Verbindungsgang, von einem Hohlorgan ausgehend
Fistulotomie	Fisteleröffnung
flexibles Endoskop	bewegliches Endoskop
Flexura duodenojejunalis	Krümmung am Zwölffingerdarm-Leerdarm-Übergang
floride	frisch, aktiv
Flush	anfallsweise Hautrötung mit Hitzegefühl
Folsäure	blutbildendes Vitamin
forcierte Diarrhö	erzwungene Durchfälle
forcierte Diurese	erzwungene Harnflut
Formuladiät	nährstoffdefinierte Kost
Fremdkörperzange	Zange zur Fremdkörperentfernung
fulminant	blitzartig, heftig
Fundus ventriculi	Magenblase
Fundusdrüsen	Verdauungsdrüsen im Magenfundus
Fundusvarizen	Magen(fundus)krampfadern
funktionell	die Funktion, den Arbeitsablauf betreffend
Gallenblasenempyem	Gallenblasenvereiterung
Gallenblasenhydrops	Gallenblasenaufstau und -überdehnung
Gallenblasenperforation	Gallenblaseneinriß (in die Bauchhöhle oder in den Darm)
Gallensalz	Gallensäure (gleichwertig gebraucht), macht Fettstoffe wasserlöslich
Gallensteinileus	Darmverschluß durch Gallensteindurchbruch in den Darm
Gallesaftrückführung	Koppelung einer externen biliären Drainage an eine PEG-Sonde
Gammakamera	zeichnet radioaktive Strahlung auf
Gammastrahlen	energiereiche Röntgenstrahlen
Ganciclovir, Aciclovir	Virustatika
Gangrän	Nekrose (Gewebsuntergang)
gangränöse Cholezystitis	Cholezystitis mit Wandnekrose
Gastojejunostomie	Anschluß des Jejunums an den Magen
Gastrin	magensäurestimulierendes Hormon
Gastritis	Magenschleimhautentzündung
Gastritis A	Magenschleimhautentzündung mit Autoantikörpern
Gastritis B	Magenschleimhautentzündung mit Helicobacterbesiedlung
Gastritis C	Magenschleimhautentzündung durch chemischen Reiz
Gastrojejunostomie	Verbindung zwischen dem Magen und dem Jejunum
gastrokolischer Reflex	Peristaltikreflex nach Nahrungsaufnahme
gastroösophagealer Prolaps	Magenschleimhautvorfall in die Speiseröhre
Gastroparese	Magenlähmung
Gastropathie	Magenleiden (Gastritis)
Gastroskop	Endoskop zur Spiegelung des oberen Verdauungstrakts
Gastrostomie	künstlicher Zugang zum Magen von außen
Gefäßarrosion	Gefäßandauung und -eröffnung
gemischte Hernie	Kombination von axialer und paraösophagealer Hernie
genital	über die Geschlechtsorgane
Genom	Erbmaterial, Erbinformation

Gestagene	weibliche Hormone
Gewebshormon	Botenstoff (am Entstehungsort wirkend)
Glasfiberendoskop	leitet Licht über flexible Glasfasern
glatte Muskulatur	Organmuskulatur
Glomerulonephritis	Nieren(rinden)entzündung
Glossitis	Zungenentzündung
Glukagon	Insulingegenspieler
Glukagonom	glukagonproduzierender Tumor
Glukokortikoide	entzündungshemmende Hormonmedikamente, Insulingegenspieler
Glukuronsäure	Zuckerstoff (macht Bilirubin wasserlöslich)
Glykocholat	ein Gallensalz
Granulom	Knötchen, Entzündungsknoten
Granulozytopenie	Armut an weißen Blutkörperchen
Gravidität	Schwangerschaft
große Kurvatur (Curvatura major)	großer Magenbogen
Guillain-Barré-Syndrom	Entzündung des Nervensystems mit (lebensbedrohlichen) Lähmungen
Gynäkologie	Frauenheilkunde
H_2	Wasserstoff
habituell	gewohnheitsmäßig
Hämangiom	„Gefäßschwamm“, Gefäßknäuel, Gefäßwucherung
Hämatochezie	Blutstuhl
hämatogen	auf dem Blutweg
Hämatom	Einblutung, Bluterguß („blauer Fleck“)
Hämochromatose	Eisenspeicherkrankheit
Hämodialyse	Blutreinigung über externe blutdurchströmte Filter
Hämoglobin	roter Blutfarbstoff
Hämolyse	Zerfall von Blutkörperchen
Hämoperfusion	Blutreinigungsverfahren
Hämorrhagie	Blutung, Einblutung
Hämorrhoidektomie	Hämorrhoidenentfernung
Hämorrhoiden	Erweiterung analer Gefäßpolster
Hashimotothyreoiditis	autoimmune Schilddrüsenentzündung
Hauptzellen	Magenzellen für die Pepsinogenproduktion
Helicobacter pylori	Bakterium im Magenschleim
Heparin	Gerinnungshemmer
Hepatikusgabel	Aufspaltung des Ductus hepaticus in seinen rechten und linken Hauptast
hepatische Enzephalopathie	Gehirn- und Nervenstörung bei schweren Lebererkrankungen
Hepatitis	Leberentzündung
hepatogener Ikterus, Parenchymikterus	Gelbsucht durch eine Lebererkrankung
hepatolentikuläre Degeneration	Kupferspeicherkrankheit (Degeneration von Leber und Gehirnkernen)
Hepatologie	Lehre von den Lebererkrankungen
Hepatomegalie	Lebervergrößerung
Hepatopathie	Lebererkrankung, Leberleiden
Hernie	Bauchfellausstülpung, Eingeweidebruch, Bauchwandbruch
Hiatus	Durchtrittsöffnung zwischen den Zwerchfellschenkeln
Hiatushernie	Hochgleiten von Ösophagus-/Magenanteilen in den Brustraum
Hilus	Eintrittspforte für Gefäße

Hirnatrophie	Schwund an Hirnmasse
His-Winkel	spitzer Winkel zwischen Ösophagus und Magen
Histamin	magensäurestimulierendes Gewebshormon
Histiozyten	Abwehrzellen
Histochemie	Gewebedarstellung mit Markierung der Stoffwechselleistung
hochmolekular	aus großen Molekülen
Hormon	Botenstoff (über den Blutweg wirkend)
Hyperglykämie	erhöhter Blutzuckerspiegel
Hyperparahyreoidismus	Nebenschilddrüsenüberfunktion
hyperplastisch	gleichmäßig vergrößert
Hyperspleniesyndrom	vermehrter Abbau von Blutzellen in einer übergroßen Milz
Hypertrophie	Organvergrößerung durch Zellschwellung
Hypoglykämie	Unterzuckerung, erniedrigte Blutzuckerwerte
Hypotonie	niedriger Blutdruck, Erschlaffung (von Muskelzellen)
iatrogen	durch den Arzt hervorgerufen
idiopathisch	ohne nähere Ursache, krank aus sich selbst heraus
Ikterus	Gelbsucht
Ileokoloskopie	Spiegelung des Dickdarms und des angrenzenden Ileums
Ileum	Krummdarm
Ileus	Darmverschluß, Darmlähmung
Immunglobuline	Abwehreiweiße
immunkompromittiert	abwehrschwach (durch Aids, Chemotherapie, Immunsuppressiva)
immunsuppressiv	abwehrunterdrückend
ineffektive Erythropoese	Heranwachsen unbrauchbarer Erythrozyten, z. B. B_{12}-Mangelanämie
Infertilität	Unfruchtbarkeit
Infiltration	Eindringen von Zellen
inflammatorisch	entzündlich
Inhibitor	Hemmstoff
Inkarzeration	Einklemmung
Inkubationszeit	Zeit von der Aufnahme eines Erregers bis zum Ausbruch der Krankheit
Insulinom	insulinproduzierender Tumor
Interferon	Abwehrstoff
interne biliodigestive Drainage	Gallesaftableitung in den Darm
Interposition	Zwischenschaltung
Intestinoskopie	Dünndarmspiegelung
Intoxikation	Vergiftung
intramural	in der Organwand
Invagination	Darmeinstülpung (in sich selbst)
Iritis	Regenbogenhautentzündung
Isotope	Atome eines Elementes mit unterschiedlichem Gewicht
Jejunum	Leerdarm
Kachexie	Unterernährung, Abmagerung
Kaltlichtquelle	liefert Licht (wärmefrei)
Kalzitonin	Schilldrüsenhormon, Sekretionshemmer
Kardia	unterer Ösophagusmund, Mageneingang
Kardiadrüsen	Schleimdrüsen
Kardiainsuffizienz	Kardiaverschlußschwäche

Kardiomyopathie	Herzmuskelerkrankung
Kardiospasmus	Kardiaverkrampfung
Karzinom	epitheliales Malignom
Karzinophobie	Krebsangst
Katarakt	Linsentrübung
Katecholamine	Sympathikusüberträgerstoffe, Streßhormone
kavernöse Transformation	Umwandlung in ein schwammartiges Gefäßgeflecht
Kinderendoskop	schlankes Endoskop (für die Diagnostik) (Stenosen)
Kinetose	Bewegungskrankheit („Reisekrankheit")
Kinine	Gewebshormone, kreislaufdepressiv
Klatskin-Tumor	sklerosierendes Karzinom der Hepatikusgabel
kleine Kurvatur (Curvatura minor)	kleiner Magenbogen
Koagulationssonde	Sonde für die elektrische Verkochung (Blutstillung)
Koagulopathie	Gerinnungsstörung
Kokzygodynie	Steißbeinschmerz
Kolik	wellenförmiger Schmerz
Kolitis	Dickdarmentzündung
Kollagen	Fasermaterial
Kollagenose	Bindegewebsekrankung
Kolloide	Eiweißstellvertreter
Kolonflexur	Dickdarmkrümmung
Koloskopie (Colonoskopie)	Dickdarmspiegelung
Konjuktiva	Bindehaut des Auges
Konjunktivalikterus („Sklerenikterus")	Gelbfärbung der Bindehaut des Auges (oft der Sklera zugeschrieben)
Konjunktivitis	Bindehautentzündung
Konkrement	Ablagerung, Stein
kontaminiert	mit Verunreinigungen behaftet
Kontinua	anhaltend hohes Fieber
Kontraktion	Verkürzung der Muskelfasern
Kontrazeptiva	empfängnisverhütende Hormonpräparate
Kornea	Hornhaut
Korpus	Körper
Korpusdrüsen	Verdauungsdrüsen
Korsakow-Syndrom	Gehirnschädigung bei Alkoholkrankheit
Krypten	Einsenkungen
kryptogen	aus unbekannter Ursache
kurativ	heilend
Laparoskop	in der Regel starres Endoskop zur Bauchspiegelung
Laparoskopie	Bauchspiegelung
Lasertherapie	Behandlung mit energiereichem Licht (z. B. zur Tumoreinschmelzung)
Läsion	Schädigung (der Schleimhaut)
Leberpforte	Gallengang- und Gefäßeintritt
Lebertransplantation	Einsetzen einer Spenderleber
Leberzirrhose	Umbau der Leberarchitektur mit Organverhärtung, knotige Leberverhärtung
leichte Kette	Bauelement von Immunglobulinen
Leiomyom	Tumor glatter Muskulatur (gutartig)
Leiomyosarkom	Tumor glatter Muskulatur (bösartig)
Leptospiren	Bakterienart
Leukozytopenie	verminderte Zahl weißer Blutkörperchen
Levator	Beckenbodenheber
Lezithin	Hauptkomponente der Phospholipide

Ligamentum falciforme hepatis	sichelförmiges Leberband (zwischen rechtem und linkem Leberlappen)
Ligamentum gastrocolicum	Magendarmband
Ligamentum gastrolienale	Milzband des Magens
Ligamentum hepatoduodenale	Band von der Leber zum Zwölffingerdarm (Omentum minus, vorderer Teil)
Ligamentum hepatogastricum	Band von der Leber zum Magen (Omentum minus, hinterer Teil)
Ligamentum teres hepatis	rundes Leberband (Unterrand des Ligamentum falciforme hepatis)
Ligatur	Umschlingung
Lipase	fettspaltendes Enzym
Lipom	Fettgewebsgeschwulst
lithos (griech.)	Stein
Lobektomie	Lappenentfernung
Lobus	Lappen
Lokalanästhesie	örtliche Betäubung
Lues, Syphillis	Geschlechtskrankheit, lokal, systemisch, das Nervensystem betreffend
Lumen	lichte Öffnung von Hohlorganen
Lungenresektion	Lungenentfernung
Lymphadenitis	Lymphknotenentzündung
Lymphe	Gewebsspaltenflüssigkeit
Lymphfollikel	Lymphzellansammlungen
Lymphom	Lymphknotentumor
Lymphozyten	Typ weißer Blutkörperchen, spezifische Abwehrzellen
Magnaform	Gewebeform (von Amöben)
majorseitig	an der großen Kurvatur gelegen
Makrophage	Freßzelle, Speicherzelle
makroskopisch	mit dem bloßen Auge (auch durch das Endoskop) gesehen
Malabsorption	gestörte Nährstoffaufnahme
maligne	bösartig
Malignom	bösartige Erkrankung, bösartige Raumforderung
Mallory-Weiss-Einriß	blutender Schleimhauteinriß im Bereich der Kardia
MALT = mucosa associated lymphoid tissue	mukosaassoziiertes lymphatisches Gewebe
Manometrie	Druckmessung
maximum acid output (MAO)	maximaler Säureausstoß (Mittel aus vier stimulierten Werten)
McBurney-Punkt	Druckschmerzpunkt im rechten Unterbauch
mechanischer Ileus	mechanisch blockierte Darmpassage
Meckel-Divertikel	Dünndarmaussackung (Nabelschnurrest)
Mediastinitis	Entzündung des Mediastinums
Mediastinum	Thoraxregion zwischen den Lungen
Mediatoren	Mittlerstoffe
Megaduodenum	Aufweitung des Duodenums
Megakolon	Riesenkolon
Megaösophagus	überdehnter „Riesenösophagus"
Megarektum	Riesenrektum
Meläna	Teerstuhl
Melanom	Tumor von Pigmentzellen
MEN 1 (multiple endokrine Neoplasie)	Tumoren der Hypophyse, der Nebenschilddrüse, des Pankreas

MEN 2 (Sipple-Syndrom) (multiple endokrine Neoplasie)	Phäochromozytom, medulläres Schilddrüsenkarzinom, (Nebenschilddrüsentumor), Zollinger-Ellison-Syndrom
Menghininadel	Hohlnadel für die Gewebeprobengewinnung
Meningitis	Hirnhautentzündung
Mesenterialarterien	Dünndarmpulsadern
Mesenterialarterienembolie	Gerinnselverschluß einer Bauchpulsader
Mesenterialvenenthrombose	Gerinnselverschluß einer Bauchvene
Mesenterium	Bauchfellduplikatur, Aufhängeband der Verdauungsorgane
Mesoolon	Aufhängeband des Dickdarms
Metabolismus	Stoffumwandlung, Verstoffwechselung
metachron	nachfolgend
Metaplasie	Fehldifferenzierung
Metastase	Tochtergeschwulst
Meteorismus	Winde, Blähungen
Mikrolithiasis	sehr kleine (Gallen-)Steine
mikroskopisch	mit dem Mikroskop gesehen
Mikrovilli	Zellwandausziehungen, Bürstensaum
Mimetikum	einen natürlichen Wirkstoff nachahmendes Medikament
Minorpapille	Zusatzpapille (des Pankreas)
minorseitig	an der kleinen Kurvatur gelegen
Minutaform	Lumenform (von Amöben)
Mirizzisyndrom	durch die Gallenblase behinderter Galleabfluß
MOF = multi-organ failure	Multiorganversagen, Versagen mehrerer Organe
Molekül	chemischer Baustein (Verband mehrerer Atome)
Monitor	Bildschirm
Monosaccharid	Einfachzucker
Morbus (M.)	Krankheit
Morbus Boeck	Sarkoidose
Morbus Crohn	Darmentzündung
Morbus Wilson	Kupferspeicherkrankheit
morphinartig, opiatartig	zentral wirksam analgetisch
Morphologie	Lehre von Form und Aufbau des gesunden und kranken Organismus
morphologisch	die Form, den Bau betreffend
Motherscope	Duodenoskop zur Führung eines Cholangioskops
Mukosa	Schleimhaut
multifokal	an mehreren Stellen
multiple endokrine Neoplasie (MEN)	Neubildungen verschiedener endokriner Strukturen
Muskularis	Muskelschicht
Myelitis	Rückenmarksentzündung
Myelopathie	Schädigung des blutbildenden Knochenmarks
Myokarditis	Herzmuskelentzündung
Myotomie	Muskeldurchtrennung
Nahrungskarenz	(enterale) Ernährungspause
nasobiliär	von der Nase in die Gallengänge
Nebenzellen (des Magens)	Schleimproduktion
Nekrose	Gewebsuntergang
nekrotisierend	absterbend
Neoplasie	Neuwachstum, Neubildung
neoplastisch	neu wachsend
Nervenplexus	Nervengeflecht
Nervus phrenicus	Zwerchfellnerv

Nervus Vagus	10. Gehirnnerv, Teil des vegetativen Nervensystems
Neurasthenie	„Nervenschwäche“
Neurinom	Nervengewebstumor
Neuritis	Nervenentzündung
Neurotransmitter	Nervenüberträgerstoff
neutralisieren, puffern	Wirkung aufheben
niedermolekular	aus kleinen Molekülen, „vorverdaut“, aufgespalten
non-ulcer dyspepsia	Oberbauchbeschwerden ohne Ulkus
Noxe	schädigende Substanz
number-connection test	Zahlenverbindungstest
Nußknackerösophagus	schmerzhafte Ösophaguskontraktionen
Obstruktion	Verstopfung, Verschluß, Lumenverlegung
Obturation	Verlegung
Ödem	Wassereinlagerung
Oligopeptid	Molekül aus wenigen Aminosäuren
Oligosaccharid	Mehrfachzucker aus wenigen Bausteinen
Omentum majus	großes Netz (vom Magen zum Querkolon, von dort herabhängend)
Omentum minus	kleines Netz (von der Leber zu Magen und Duodenum)
onkogene Potenz	Fähigkeit, Tumoren auszulösen
Onkologie	Lehre von den Geschwulsterkrankungen
Opiat	opiumähnliches Schmerzmittel
oral	durch den Mund
oroanal	vom Mund zum After
orthograd	in der natürlichen Bewegungsrichtung
Ösophagitis	Speiseröhrenentzündung
ösophagobronchial	von der Speiseröhre zu den Bronchien
Ösophagogastroduodenoskopie	Ausspiegelung von Speiseröhre, Magen und Zwölffingerdarm
ösophagopleural	von der Speiseröhre zum Rippenfell
Ösophagus	Speiseröhre
Ösophagusspasmus	Ösophagusverkrampfung
Ösophagustuben, -prothesen, -stents	Röhren aus Kunststoff oder Drahtgeflechten zur Lumenerhaltung
Ösophagusvarizen	Speiseröhrenkrampfadern
Osteomalazie	Knochenentkalkung bei Vitamin-D-Mangel (aktiver Knochenabbau)
Osteomyelitis	Knochenentzündung
Osteonekrose	Absterben von Knochenarealen
Osteoporose	Knochenentkalkung mit Schwund der Struktureiweiße
Östrogene	weibliche Hormone
Ovarialzyste	Flüssigkeitshohlraum im Eierstock
palliativ	lindernd (nicht heilend)
Palmarerythem	Handflächenrötung
Panarteriitis nodosa	Gefäßentzündung (mit Knötchenbildung)
Pancreas anulare	ringförmiges Pankreas
Pancreas divisum	geteiltes (nichtverschmolzenes) Pankreas
Pankreas	Bauchspeicheldrüse
Pankreasektopie	„versprengtes“ Pankreasgewebe (am falschen Ort)
Pankreatikojejunostomie	Verbindung zwischen der Bauchspeicheldrüse und dem Jejunum
Pankreatikojejunostomie	Pankreasanschluß ans Jejunum
Pankreatitis	Bauchspeicheldrüsenentzündung

pankreoibale Asynchronie	keine zeitliche Abstimmung von Nahrungspassage und Pankreassekretion
pankreopriv	durch Verlust an Pankreasmasse
pankreopriver Diabetes mellitus	Zuckerkrankheit durch Pankreasgewebeverlust
Pankreozymin-Cholezystokinin	enterales Hormon, stimuliert Pankreasfermente und Gallenblase
Papilla duodeni major, Papilla vateri	Majorpapille, Hauptpapille
Papilla duodeni minor	Minorpapille, Nebenpapille
Papilla vateri (Majorpapille)	Mündungsöffnung von Gallenwegen und Bauchspeicheldrüse
Papillensklerose	Verhärtung des Sphincter oddi
Papillom	Adenomuntergruppe, gangartig gebaut
Papillotomie	Papillenschlitzung
Paralyse	Lähmung
paralytischer Ileus	Darmlähmung
paraneoplastisches Syndrom	tumorbegleitender Symptomenkomplex
paraösophageale Hernie	Hochgleiten von Magenanteilen neben die Speiseröhre
Parasit	Schmarotzer
Parasympathikus	„erholungsorientiertes“ vegetatives Nervensystem
parenteral	über das Blutgefäßsystem
Pars descendens duodeni	absteigender Teil des Zwölffingerdarms
Pars horizontalis duodeni	horizontaler Teil des Zwölffingerdarms
PAS	periodic acid Schiff: Färbestoff für die Histologie
Pathologie	Krankheitslehre (orientiert an den Formveränderungen)
peak acid output (PAO)	Spitzensäureausstoß (Mittel aus den zwei höchsten stimulierten Werten)
PEG	perkutan-endoskopische Gastrostomie
Penetration	Durchwanderung in ein Nachbarorgan
Pentagastrin	Magensäurestimulationsmedikament
Pepsin	eiweißabbauendes Enzym
Pepsinogen	Enzymvorstufe
Peptidase	Peptidspalter, Eiweißspalter
peptisch	durch Verdauungsstoffe ausgelöst
Perforation	Einriß (eines Hohlorgans), Durchbruch in die Bauchhöhle
Periduralanästhesie	örtliche Betäubung in die Rückenmarkshäute
Perikard	Herzaußenhaut, Herzbeutel
Perikarderguß	Flüssigkeitsansammlung im Herzbeutel
Perikarditis	Herzbeutelentzündung
periphere Analgetika	wirken körpereigenen Schmerzsignalen (Prostaglandinen) entgegen
Peristaltik	Bewegungsablauf, koordinierte Bewegung der Hohlorgane
Peritonealdialyse	Blutreinigung durch „Bauchfellspülungen“
Peritonealhöhle	Bauchfellhöhle
peritoneovenöser Shunt	operative Ventilverbindung vom Peritonealraum zum Venensystem zur Aszitesableitung
Peritoneum	Bauchfell, Bauchinnenhaut einschließlich der Serosa
Peritonitis	Bauchfellentzündung
Perkussion	Abklopfen
perkutan	durch die Haut
perkutan-transhepatische Cholangiodrainage (PTCD)	Gallesaftableitung durch die Leber und die Haut nach außen
perkutan-transhepatische Cholangiographie (PTC)	röntgenologische Gallenwegsdarstellung durch Punktion von außen durch die Leber

perkutane (endoskopische) Gastrostomie	Ernährungssonde, (endoskopisch) durch die Haut in den Magen geleitet
perniziöse Anämie	Blutarmut durch Vitamin-B12-Mangel
Petechien	punktförmige Blutungen
Peyer-Plaques	Lymphzellanhäufungen in der Darmwand
Phäochromozytom	Nebennierenmarktumor (produziert Katecholamine)
pharyngoösophageal	zwischen Schlund und Speiseröhre
Pharynx	Schlund
Phospholipid	macht Fettstoffe wasserlöslich
photodynamische Therapie	Lasertherapie nach medikamentöser Lichtsensibilisierung
Photosensibilisierung	Lichtsensibilisierung
Phrenikusparese	Lähmung des Phrenikus
physiologisch	der Natur entsprechend
Pigmentzellen	Farbstoffzellen
Plasmaphorese	Blutreinigungsverfahren
Plattenepithelkarzinom	plattenepithelähnliches Karzinom
Pleura	Rippenfell
Pleuraempyem	Eiteransammlung im Rippenfellspalt
Pleuraerguß	Flüssigkeitsansammlung im Rippenfellspalt
Plicae	Falten
Pneumoperitoneum	Luftansammlung im Bauchfellraum
Pneumotosis cystoides intestinalis	Dünndarmluftzysten
Polydipsie	stark erhöhte Trinkmenge
Polyp	umschriebene Schleimhauterhabenheit
Polypektomieschlinge	Schlinge für die Elektroresektion
Polypeptid	Molekül aus vielen Aminosäuren
Polysaccharide	Mehrfachzucker aus vielen Bausteinen
Port	einoperierter Gefäßzugang
portale Hypertension	Pfortaderhochdruck, Druckerhöhung im Pfortaderstromgebiet
Positron	„positiv geladenes Elektron“
Positronen-Emissions-Tomographie	nuklearmedizinische Bildgebung mit Hilfe von Positronenstrahlern
postbulbär	nach dem Bulbus
Postcholezystektomiesyndrom	Symptom nach einer Gallenblasenentfernung
posthepatischer Ikterus, Verschlußikterus	Gelbsucht durch eine Galleabflußsstörung
postinterventionell	nach einem Eingriff
postoperativ	nach einer Operation
prähepatischer Ikterus	Ikterus durch einen vermehrten Anfall von Gallefarbstoffen (Hämolyse)
prima vista	auf den ersten Blick
primär sklerosierende Cholangitis	nichtbakterielle Gallenwegentzündung mit Vernarbung
Primärdiagnostik	Sicherung der Tumordiagnose
Printer	Drucker (zur Dokumentation)
Procain	Lokalanästhetikum, Enzymhemmer
Processus uncinatus	hakenförmiger Fortsatz (der Bauschpeicheldrüse)
Proctalgia fugax	flüchtiger Rektumschmerz
Prodromalstadium	Vorstadium
Prognose	zu erwartender Krankheitsverlauf
prograd	nach vorn gerichtet
prograde Optik, Geradeausblickoptik	Blickrichtung in der Geräteachse
Prokinetikum	Auslöser einer vorwärtstreibenden Verdauungsorganbewegung

Prokotskopie	Spiegelung der Analregion
Proktitis	Enddarmentzündung
Prophyrie	Stoffwechselstörung (gestörte Hämsynthese)
Propulsivum	treibt den Speisebrei analwärts
Prostaglandin	Gewebshormon, schleimhautschützend
Protein	Eiweiß
Proteinase	Enzym zur Eiweißspaltung
Protektion	Schutz
Protonen	Wasserstoffionen, Säureteilchen
Protonenpumpe	Ausschleusemechanismus für Säureionen
Protozoon	tierischer Einzeller
Pruritus	Juckreiz
Pruritus ani	Afterjuckreiz
Pseudozyste	Flüssigkeitsansammlung in einer Zerfallshöhle
psychogen	seelischer Ursache
Psychopharmaka	beeinflussen das Zentralnervensystem, das Empfinden und Handeln
Pulsionsdivertikel	Wandausstülpung durch die Schuck- und Peristaltikbewegung
Punktion	Anstechen (und Entleerung)
Pyelonephritis	Nierenbeckenentzündung
Pylorus	Pförtner, Magenausgangsschließmuskel
Pyoderma gangraenosum	eitrige, geschwürige Hautentzündung
quergestreifte Muskulatur	„Willkürmuskulatur"
Radiochemotherapie	Kombination von Radio- uind Chemotherapie (Bestrahlung und Zytostatika)
Radiotherapie	Bestrahlungsbehandlung
Reflux	Rückfluß (von Magensaft)
regenerativ	im Heilungsprozeß entstehend
Regurgitation	Zurücklaufen von Speisebrei
Reinfektion	erneute Keimbesiedlung
Reiter-Syndrom	Arthritis, Urethritis, Uveitis
Rektoskopie	Enddarmspiegelung
Rektum	gerader Dickdarmendabschnitt
Remission	(zeitweise) Symptomrückbildung
renale Insuffizienz	Nierenversagen
Resektion	operative Entfernung
resistent	widerstandsfähig gegen Medikamente
Resorption, Absorption	Stoffaufnahme
respiratorische Insuffizienz	Lungenversagen, Atemschwäche
Retikulin	Fasermaterial
retikulohistiozytäres System	unspezifisches Abwehrsystem (Leber, Milz, Knochenmark)
Retikulozyten	Zellen, die die Sinusoide begleiten
Retroperitonealraum	Region hinter dem Bauchfell
Reye-Syndrom	Leberversagen in Zusammenhang mit Infekten und (häufig) dem Gebrauch von Azethylsalizylsäure
RNA (RNS) (Ribonukleinsäure)	Informationsmolekül bei Zellen und Viren
Roemheld-Syndrom, Aerophagiesyndrom	Luftschlucker-Syndrom
Ruptur	Einriß
S-Antigen (surface)	Oberflächen(Hüll-)Antigen (des Hepatitis-B-Virus)
Sacharidase	Zuckerspalter

saline lavage	„Darmwaschung" mit Salzlösungen
Salpingitis	Eileiterentzündung
Salzsäure	Magensäure
Sanguinatio	Blutung
Sarkom	nichtepitheliales Malignom
Schallkopf	Sender- und Empfängereinheit eines Ultraschallgeräts
Schleimhautläsion	Schleimhautschaden
Schrägblickoptik	Blickrichtung etwa 30°C zur Geräteachse
Schrumpfgallenblase	narbig verkleinerte Gallenblase
schwere Kette	Bauelement von Immunglobulinen
Se-HCAT	Selen-Homotaurocholsäure-Test
Sedierung	Beruhigung
Seitblickoptik	Blickrichtung 90°C zur Geräteachse
Sekretin	Verdauungshormon (Verdauungs–, Pankreassekrete , Magensäure)
sekundäre (sklerosierende) Cholangitis	Gallenwegentzündung, häufig bakteriell, durch erkennbare Ursachen (Steine, Stenosen usw.)
Sepsis	erregerbedingte allgemeine Entzündungsreaktion
septisch	bakteriell streuend übers Blut
seronegativ	kein Rheumafaktor nachweisbar
Serosa	flüssigkeitsabsondernde Außenhaut von Organen
Shunt	Kurzschlußverbindung, Umgehungskreislauf
Shuntoperation für den Pfortaderkreislauf	operative Verbindung zwischen dem Stromgebiet der Pfortader und dem der unteren Hohlvene
Siccasyndrom	Sekretionsschwäche bei Speichldrüsen, Tränendrüsen
Sigma elongatum	überlanges Sigma
Sigmoidoskopie	Spiegelung bis ins Sigma
single photon emission computed tomography (SPECT)	computerunterstützte schichtweise nuklearmedizinische Bildgebung aus einzelnen Lichtsignalen
Sinus nasalis	Nasennebenhöhle
Sinusitis	Nasennebenhöhlenentzündung
SIRS = systemic inflammatory response syndrome	systemische Entzündungsreaktion
Sklera	harte weiße Haut des Auges
Sklerodermie	Verhärtung und Schrumpfung an Haut und Schleimhäuten
Sklerose	Verhärtung
sklerosierend	verhärtend
Sklerosierung	Verhärtung, Verödung
Skyballa	Kotbrocken
somatisches Nervensystem	Nervensystem zur willentlichen Einflußnahme auf quergestreifte Muskulatur
Somatostatin	enterales Hormon, Sekretionshemmer
Sonographieprozessor	wandelt die Signale zum Sonographiebild
Spasmolytikum	Medikament zur Erschlaffung glatter Muskulatur, Krampflöser
Spasmus	Verkrampfung
Sphincter ani externus	äußerer Schließmuskel
Sphincter ani internus	innerer Schließmuskel
Sphincter oddi	Schließmuskelsystem für Gallengang und Pankreasgang
Sphinkter-Oddi-Manometrie	Druckmessung am Papillenmuskel
Sphinkterotomie	Schließmuskelspaltung
Sphinktertonus	Schließmuskelspannung
spider naevus	Gefäßsternchen
Splanchnikusanästhesie	örtliche Betäubung von Bauchnervengeflechten
Splenektomie	Milzentfernung

Splenomegalie	Milzvergrößerung
Splenoportographie	Darstellung von Milzgefäßen, Milzvene, Pfortader
Spondylitis	Entzündung von Wirbelgelenken
staging down	Tumorgrößenreduktion, Erreichen eines niedrigeren Tumorstadiums
Stagingdiagnostik	Festlegung der Tumorausbreitung
Standardendoskop	mittelstarkes Endoskop (für Diagnostik und Therapie)
starres Endoskop	nichtbewegliches Endoskop (z. B. Rektoskop)
Stase	Stillstand
Stauungsleber	Blutrückstau in die Leber bei Herzinsuffizienz
Stenose	Engstelle
stent	Drainage, Gefäßprothese, lumenerweiternde Prothese für Hohlorgane
Steroidakne	Akne durch Glukokortikoide
Stomatitis	Mundentzündung
Striktur	Einschnürung
strip biopsy	Schlingenabtragung (nach Unterspritzung)
Sturzentleerung	sehr rasche Magenentleerung
Substitution	Ersatz bei einem Mangel an einer körpereigenen Substanz
Suppositorium	Zäpfchen
Suppression	Unterdrückung, Verminderung (einer Keimbesiedlung)
sweet lavage	orthograde Darmspülung mit Zuckerlösungen
sychron	gleichzeitig
Sympathikus	„aktivitätsorientiertes" vegetatives Nervensystem
Symptom	Krankheitszeichen
Syndrom	Zusammenfassung von Einzelsymptomen, Gruppe von Symptomen
Synthese	Stoffaufbau
Szintigraphie	nuklearmedizinische bildgebende Diagnostik mit radioaktiven Markierungsstoffen
T is = Karzinoma in situ	Oberflächenkarzinom
Teacher („Lehraufsatz")	Endoskopaufsatz zur Betrachtung durch einen Zweituntersucher
Tenesmen	(ineffektiver, oft schmerzhafter) Stuhldrang
thorakoskopische Ösophagusdissektion	Ösophagusentfernung (mit Magenhochzug) mittels Brustraumspiegelung
Thorax	Brustraum
Thrombose	lokale Gerinnselbildung
Thrombozytopenie	verminderte Blutplättchenzahl
Thrombus	Gerinnsel
Thyreostatikum	Medikament zur Hemmung der Schilddrüse
Toxin	Gift
toxisches Magakolon	entzündliche Darmüberdehnung
Traktionsdivertikel	Wandausstülpung durch die Zugwirkung narbiger Strukturen
Transferrin	Eisentransportprotein
Transitzeit	Passagezeit
Trauma	Verletzung, Gewalteinwirkung
Tremor	Zittern
Triglyzeride	Neutralfette, Fettstoffgruppe, in Ketten
Triolein	ein Fett
Trophozoit	Vitalform (von Amöben)
Trypsin	eiweißspaltendes Enzym
Tumor	Raumforderung
typhös	benommen, schläfrig

Ulcus duodeni	Zwölffingerdarmgeschwür
Ulcus ventriculi	Magengeschwür
Ulkus	tiefgreifender Schleimhautdefekt
ultima ratio	letzter Ratschluß, äußerste Handlungsmöglichkeit
undulierend	schwankend
upside-down stomach	Umschlagen des Magens mit der großen Kurvatur nach oben
Urämie	Nierenschwäche, Nierenversagen, angestiegene Retentionswerte
Urolithiasis	Steinleiden der ableitenden Harnwege
Uterusmyom	gutartige Gebärmutterwucherung
UV-Bestrahlung	Bestrahlung mit ultraviolettem Licht
Uveitis	Aderhautentzündung
vaginal	durch die Scheide
Valva ileocoecalis	Bauhin-Klappe, Dünndarm-Dickdarm-Übergang
Varizen	Krampfadern („Krum[p]adern")
Vaskulitis	Gefäßentzündung
vegetatives Nervensystem	Nervensystem zur unwillkürlichen Steuerung von Organfunktionen
Vektoren	erregerübertragende Insekten
Vena cava inferior	untere Hohlvene
Vena portae	Pfortader
Venographie	Röntgendarstellung der Venen
Ventrikulus, Gaster	Magen
Verbrauchskoagulopathie	Gerinnungsstörung durch Gerinnungsfaktorenverbrauch
Verress-Nadel	abgestumpfte Gasinsufflationsnadel (für die Laparoskopie)
Verschlußikterus	Gelbsucht durch Gallenwegsverlegung
Videoanlage	Aufzeichnungsgerät (z. B. für endoskopische Eingriffe)
Videoendoskop	nimmt ein Bild auf durch lichtempfindliche Elemente („Chips")
Videoprozessor	erzeugt aus digitalen (Chip-) Signalen ein Bild
Videoteacher	Kamera für eine Videobildwiedergabe (bei Glasfiberendoskopen)
Villi	Zotten, Auszipfelungen
Virustatika	antivirale Medikamente
Vitamin B_1	nervenwirksames Vitamin
Vitamin B_{12}	blutbildendes Vitamin
Vitamin K	gerinnungsförderliches Vitamin
Volvulus	Verdrehung, Verschlingung des Darmes, das Magens
Wasserinsufflationskanal	dient der Schallanbindung (beim Echoendoskop)
Wasservorlaufstrecke	dient der Schallanbindung (bei einem Ultraschallgerät)
Wernicke-Enzephalopathie	Gehirnschädigung durch Alkohol und B_1-Mangel
Whipple-Operation	Pankreasteilresektion
Xylose	ein Zuckerstoff (chemisch: ein Alkohol)
Zäkum	Blinddarm
Zele	Aussackung
Zenker-Divertikel	pharyngoösophageales Divertikel
zentrale Analgetika	beeinflussen die Schmerzverarbeitung im Zentralnervensystem
Zerebellum	Kleinhirn

Zerebrum	Großhirn
Zollinger-Ellison-Syndrom	Symptome beim gastrinproduzierenden Tumor
Zwerchfellrelaxation	Zwerchfellerschlaffung
Zylinderepithel	hochzelliges Epithel
Zylinderepithelmetaplasie	Ausbildung von Magenschleimhaut (anstelle von Plattenepithel)
Zyste	Hohlraum mit Epithelauskleidung, meist flüssigkeitsgefüllt
Zyste	Dauerform (von Amöben)
Zystikusstumpf	Rest des Ductus cysticus nach Cholezystektomie
Zystitis	Blasenentzündung
Zystogastrostomie	Pseudozystenanschluß an den Magen
Zystojejunostomie	Pseudozystenanschluß ans Jejunum
Zytostatikatherapie	medikamentöse Tumortherapie, Hemmung der Zellvermehrung

Literaturhinweise

Demling L, Domschke S (1984) Klinische Gastroenterologie. Thieme, Stuttgart New York

Hafter E (1988) Praktische Gastroenterologie. Thieme, Stuttgart New York

Hahn EG, Riemann JF (Hrsg) (1995) Klinische Gastroenterologie. Thieme, Stuttgart New York

Kania U, Korn A, Kretz F-J et al. (Hrsg) (1994) Intensivmedizin für Krankenpflegeberufe. Thieme, Stuttgart New York

Kretz F-J, Kretz A, Reichenberger S (1993) Medikamentöse Therapie. Thieme, Stuttgart New York

Meyer zum Büschenfelde K-H, Arnold W, Hüttenroth ThH (Hrsg) (1989) Hepatologie in Klinik und Praxis. Thieme, Stuttgart New York

Reichenberger S (1991) Internistische Funktionsaufgaben. Thieme, Stuttgart New York

Reichenberger S (1993) Künstliche Ernährung für Schwerkranke und Pflegebedürftige. Springer, Berlin Heidelberg New York Tokyo

Sherlock S, Dooley J (1993) Diseases of the liver and biliary system. Oxford Blackwell Scientific Publications, London Edinburgh Boston Melbourne Paris Berlin Vienna

Sivac MV jr (1987) Gastroenterologic endoscopy. W. B. Saunders, Philadelphia London Toronto Montreal Sydney Tokyo

Spiro HM (1993) Clinical gastroenterology. McGraw-Hill, New York St. Lois San Francisco Auckland Bototà Carcas Lisbon Madrid Mexico Milan Montreal New Delhi San Juan Singapore Sydney Tokyo Toronto

Stein E (1986) Proktologie. Springer, Berlin Heidelberg New York Tokyo

Arzneistoff- und Präparateverzeichnis*

A

Achromycin 52, 268
Aciclovir 184, 308
Acythylcholinmimetika 58
Adalat 20
Agarol 301
Agopton 12, 50, 52
Albendazol 260
Alizaprid 12, 58
Aluminium 49
5-Aminosalizylat 279
5-Aminosalizylsäure 275, 280, 285, 287, 288
Amoxycillin 50, 52, 270
Amoxypen 52
Ampho-Moronal 14, 256
Amphotericin B 14, 256
Ampicillin 250, 270
Anexate 213
Antazida 49
Anthrachinone 301
Antibiotika 135, 270, 280
Anticholinergika 50
Antiemetika 58
Antra 12, 50, 52
Aprotinin 99
Arterenol 54
5-ASA-Doppelmolekül 287
5-ASA-Sulfonamid 287
Asacolitin 280, 287
Aspirin 173
Atropin 78, 79
Atosil 58
Azathioprin 96, 189, 275, 279, 280
Azetylsalizylsäure 45, 52, 285, 288, 331
Azidothymidin 187
Azulfidine 280, 287

B

Bactrim 251, 252
Barazan 248, 252
ben-u-ron 173, 214
Betametason 280, 287
Betnesol 280, 287
Bifiteral 213, 301
Biltricide 199
Binotal 250
Bisacodyl 233, 301
Bonamine 58
Bromoprid 12, 58
Buscopan 135, 232, 233, 280, 287
Butylscopolamin 35, 135, 231–233, 280, 287

C

Calcitonin 101
Calsynar 101
Candido-Hermal 256
Canesten 256
Capreomycin 259
Cefotaxim 250
Ceftriaxon 250, 308
Ceruletid 88, 126
Chloramphenicol 249, 250
Chloroquin 197, 217, 255, 260, 263
Chlorpromazin 173, 312
Cholestabyl 192, 280
Cholspasmin 102
Cholestyramin 78, 145, 192, 253, 270, 279, 280, 288, 299, 325
Chromoglyzinsäure 286, 287
Cimetidin 12, 50
Ciprobay 248, 250, 252, 268
Ciprofloxacin 248, 250, 252, 259
Cisaprid 12, 58, 301

* Zur Unterscheidung wurden Arzneistoffe normal und Präparate kursiv gedruckt.

Claforan 250
Clarithromycin 52
Claversal 280
Clemastin 312
Clont 52, 253, 280
Clotrimazol 256
Colestipol 192, 280
Colifoam 280, 287
Colimune 287
Colopleon 280, 287
Cordarex 173
Cotrimazol 248, 251, 252
Cotrimoxazol 250, 259, 308
Cyclosporin 280
Cyproheptain 312
Cytotec 50

D

D-Penicillamin 195
Daktar 14
Decortin 280, 287, 312
Dehydroemetin 255
Deseril 312
Dextran 297, 336
Diflucan 14, 256
Diiodohydroxyquin 255
Diloxanidfuroat 255
Dimenhydrinat 58
Dipentum 280, 287
Dolantin 101, 135
Domperidon 12, 58, 300, 301, 303
Dopaminantagonisten 58
Doxycyclin 187, 248, 251, 252, 308
Dulcolax 301
Duratetracyclin 268
Duspatal 20

E

Emetin 260
Enbucrilat 209
Erycinum 251, 252
Erythrocin 58
Erythromycin 58, 251, 252
Ethambutol 259
Eusaprim 248, 250

F

Famotidin 12, 50, 52
Farmitrexat 280
Fischöle 287
Fluconazol 14, 256
Fluimucil 109
Flumenazil 211–213
Folsäure 268

G

Ganciclovir 184, 260
Ganco 50
Gastrax 50, 52
Gastripan 49
Gastrozepin 50
Gentamycin 252
Glucobay 78, 79
Glucotard 78, 79
Glukokortikoide 189, 280, 287
Glycilax 301
Glyzerol 301

H

Halothan 173, 214
Histamin-2-Rezeptorantagonisten 50, 52
Histoacryl 36, 53
Humatin 213
Hydrocortison 280, 287
Hymechromon 102

I

Immodium 248, 280, 287
Immunsuppressiva 280, 287
Imurek 96, 189, 280
Ismo 20
Isoket 20
Isoniazid 173, 214, 259
Isosorbitdinitrat 20
Isosorbitmononitrat 20
Itraconazol 14

J

Jatrox 49, 52, 248

K

Kalium-Natrium-Hydrogenzitrat 197
Kalzid 52

Karayagummi 301
Ketoconazol 14, 256
Kleie 2000 301
Kortikoide 260, 270
kurzkettige Fettsäuren 287

L

Lakitol 245
Laktulose 211, 213, 215, 245, 292, 300, 301, 323, 347
Lansoprazol 12, 50
Laxoberal 301
Laxopol 301
Legalon SIL 215
Loperamid 248, 280, 287

M

Maaloxan 49
Mannitol 241, 257
Mebendazol 260
Mebeverin 20
Meclozin 58
6-Mercaptopurin 279, 280
Metamizol 101
Methotrexat 280
Methyldopa 173
Methyltertbutyläther (s. auch MTBE) 135
Methysergid 312
Metoclopramid 12, 58, 231, 303
Metronidazol 50, 52, 217, 253, 255, 256, 279, 280, 288
Miconazol 14
Misoprostol 50
Moronal 14
Motilin 58
Motilium 12, 58, 301
MTBE 135
Mucofalk 287, 301

N

Natriumhydrogenphosphat 233
Natriumpicosulfat 301
Niclosamid 260, 261
Nifedipin 20, 78
Nikotinsäureamid 198
Nitroglycerin 20, 209
Nitrolingual 20
Nizatidin 50, 52
Nizax 50
Nizoral 14, 256
Norfloxacin 248, 252
Novalgin 101
Novocain 101
Nystatin 14, 256

O

Obstinol mild 301
Octreotid 101, 119, 312
Ofloxacin 248, 250, 252, 259
Ofloxacyclin 268
Omeprazol 12, 50, 52
Ondansetron 57, 58
Ornithin-Aspartat 211, 213
Oxytetracyclin 268

P

Pantoprazol 12, 50, 52
Pantozol 50, 52
Paracetamol 173, 214, 215
Paraffinöl 301
Paraxin 250
Paromomycin 211, 213, 255
Paspertin 12, 58
Penizillin 187, 215, 270, 308
Pentamidin 187
Pentasa 280
Pepdul 12, 50, 52
Peritol 312
Pethidin 101, 102, 135
Phenobarbital 140
Phenolmandelöl 305
Phenolphthalein 301
Phosphalugel 49
Pirenzepin 50
Praziquantel 260
Prednison 280, 287, 312
Procain 101
Prokinetika 58
Promethazin 58
Propaphenin 312
Propulsin 12, 58, 301
Prostaglandine 50
Protionamid 259
Protonenpumpenhemmer 50
Psyquil 58
Puraya 301
6-(1 H)-Purinthion 280
Pyrantel 260, 261, 262
Pyrazinamid 259
Pyrviniumpamoat 262

Q

Quantalan 79, 192, 253, 280

R

Ranitidin 12, 50, 52, 312
Refobacin 252
Rifampizin 146, 259
Rifun 12, 52
Riopan 49
Rizinusöl 301
Rocephin 250
Roxatidin 50, 52
Roxit 50, 52
Roxythromycin 52
Rulid 52

S

Salofalk 280, 287
Samenschalen 287
Sandimmun 280
Sandostatin 101, 312
Schutzfilmbildner 49
Scopoderm 58
Scopolamin 57, 58
Sedativa 213
Sembrina 173
Sempera 14
Silymarin 215
Simplotan 52
Somatostatin 101
Sorbit 197, 285, 302, 336
Sostril 12, 50, 52, 312
Stilamin 101
Streptomycin 259, 270
Sucralfat 49

T

Tagamet 12, 50
Takus 88, 126
Tarivid 248, 250, 252, 268
Tavegil 312
Tebesium 173
Telen 49
Tetracyclin 52, 255, 268, 270, 288
Tiabendazol 260
Tinidazol 52, 255, 256
Triflupromazin 58
Triene 195
Trimethoprim 248
Trimono 248
Typhoral 250

U

Ulcogant 49
Uralyt-U 197
Ursodesoxycholsäure 135, 146–148, 192
Ursofalk 135, 192

V

Valproinsäure 214
Vancomycin 253
Vancomycin Lilly 253
Vergentan 12, 58
Viaben 12, 58
Vibramycin 248, 251, 252
Vitamin B12 268
Vomex A 58

W

Weizenkleie 301
Wismut 49, 52
Wismuthsalizylat 248

X

X-Prep 233, 301

Z

Zantic 50, 52
Zofran 58

Sachverzeichnis

A

Abdomen
- akutes 245, 295, 296, 300, 327, 337
- unklares 295, 296
Abdomenübersicht 34, 89, 99, 219, 231, 245, 276, 284, 296, 332, 335, 341
abdominoperineale Resektion 324
Abetalipoproteinämie 271
Abführmittel 126, 241
Abhängigkeit 117
Ablaufsonde 69
Abort 190
Absorption 244
Abstinenz 172
Abszeß 89, 97, 126, 162, 236, 249, 252, 255, 272, 274, 276, 279–292, 294, 295, 307, 308, 321, 330, 332, 333
Abszeßdrainage 295
Abwehrspannung 96, 97, 294, 296, 328, 329, 331
Acetylcystein 109, 215
Achalasie 18, 23
Achlorhydrie 65
ACTH (s. Adrenokortikotropin)
Adenokarzinom 10, 21, 64, 111, 149, 153, 317, 324
Adenom 62, 63, 65, 148, 149, 154, 310, 313–315, 317, 318, 321
Adenom nach Muto 317
Adenom-Karzinom-Sequenz 148
Adenomatose 316, 318
- flache 318
Adenomyom 148
Adenovirus 176, 244, 254
Aderlaß 194, 197
Adipositas 9
adjuvante Strahlentherapie 323
Adnexitis 294, 295
Adrenalin 36, 53, 54, 209, 223
Adrenokortikotropin (ACTH) 286
Adventitia 1, 121
Aerobilie 139
Aerophagie 55
Aerosol 341
AFP 223
Afterloading 27, 156
Agranulozytose 249
AIDS 9, 14, 28, 145, 147, 180, 187, 245, 248, 257, 259, 269, 293
Akanthosis 271
Akarbose 270
akute Hepatitis 176, 188
akute Pankreatitis 87, 94, 104, 105
akutes Abdomen 245, 295, 296, 300, 327, 337
akutes Leberversagen 214
Alanintransaminase (ALT) 161
Albarran-Hebel 130
Albumin 158, 161, 201, 204, 207, 209, 235
Aldosteron 159, 204
Aldosteronantagonist 208
alkalische Phosphatase (AP) 161, 181, 208, 329
Alkalose 204, 340
Alkohol 23, 45, 52–54, 59, 80, 87, 94, 104–107, 159, 168, 186, 187, 189, 194, 197, 200, 201, 205, 207–209, 211, 213, 266, 270, 318
Alkoholiker 169
alkoholische Pankreatitis 94, 96, 105
Alkoholismustypen 169
Alkoholtoleranz 169
Allergie 242, 245, 286, 298, 302
Alpha-1-Antitrypsin (α_1-Antitrypsin) 196
Alpha-1-Antitrypsinmangel (α_1-Antitrypsinmangel) 201
Alpha-1-Fetoprotein (α_1-Fetoprotein) 208, 221
Alphablocker (α-Blocker) 103
ALT (s. Alanintransaminase)
AMA (s. antimitochondriale Antikörper)
Amatoxin 214
Amenorrhö 265
Aminodaron 173
Aminosäure 204, 211, 213, 215, 228, 229

Ammoniak 159, 161, 203, 204, 208, 211, 345
Amöbe 217, 255, 259
Amöbenabszeß 216
Amöbenruhr 255
Amöbiasis 217, 255
Amöbom 255
Ampulla recti 230
Amylase 85, 87, 98, 228, 329
Amyloidose 196, 271, 283
ANA (s. antinukleäre Antikörper)
Anabolika 171, 173, 218
Analdehnung 306, 307
Analdilatation 306
Analfissur 306
Analgesie 166
Analgetika 52, 117, 129, 135, 140, 215, 241, 279, 299, 304, 331–333, 336, 341
Analgetikatherapie 108
Analspreizer 239, 322, 343
Analverkehr 308
Anämie 16, 34, 45, 46, 66, 76, 77, 170, 201, 203, 206, 216, 265, 272, 274, 281, 283, 285, 315, 316, 319, 320, 343
Anaphylaxie 219
anaplastisches Karzinom 324
Anastomose 75, 126, 140, 141, 156
– biliodigestive 108, 114, 116, 126, 140, 141, 156
Anastomosenulkus 346
ANCA (s. antineutrophiler zytoplasmatischer Antikörper)
Aneurysmaruptur 344
Angina abdominalis 295, 296, 330
Angina pectoris 10
Angina tonsillaris 180, 184
Angiodysplasie 297, 344–347
Angiographie 113, 114, 118, 152, 155, 219, 221, 233, 234, 291, 296, 309, 312, 345, 347
angioneurotisches Ödem 46
Angioplastie 297
Angulus 29
Anitis 325
Anorexie 285
Anschlußheilbehandlung 325
Antazida 48, 51, 55, 78, 299, 342
Anti-C100 182
Anti-C22/23 182
Anti-D 183
Anti-E 183
Anti-HCV 183
Anti-LSP (s. Leberspezifisches-Protein-Antikörper)
Antibiotika 50, 51, 57, 79, 102, 109, 135, 140, 143, 145, 147, 184, 187, 211, 215, 217, 230, 242, 245–247, 249, 253, 256, 267, 269, 270, 288, 292, 293, 295, 308, 331, 339, 342
Anticholinergika 19, 49
Antidepressiva 117, 303
Antidiabetikum 270
Antidiarrhoika 79, 245, 253, 260, 279, 286, 288, 289, 303, 305, 325
antidiuretisches Hormon 204
Antiemetika 50, 56, 184, 245
Antihistaminika 341
Antikoagulanzien 346
Antikoagulation 297
Antikörper 45, 48, 145, 181, 217, 219, 251, 254, 255, 266, 281, 308
– antimitochondriale (AMA) 188, 191, 192
– antineutrophile zytoplasmatische 145
– antinukleäre 188
antimitochondriale Antikörper 188, 191, 192
Antimuskarinika 51
Antimykotikum 14
antineutrophile zytoplasmatische Antikörper 145
antinukleäre Antikörper 188
Antiphlogistika 45, 49, 285, 288, 346
Antirefluxoperation 79
Antirheumatika 52, 117, 289, 316
α_1-Antitrypsinmangel 220
Antitussiva 333
antivirale Therapie 184
Antrektomie 53, 54, 74, 78
Antrumresektion 11, 51, 72, 75
Antrumrest 75
Anus 239
Anus praeternaturalis 322, 323, 325, 326
Anusrückverlagerung 322
Aorta 4
Aortenaneurysma 330
AP (s. alkalische Phosphatase)
Aperistalsis 18
Aphthen 272, 308
apoplektischer Insult 299
Appendektomie 326
Appendix 2, 126, 226, 311, 332
– Appendix vermiformis 226, 293
Appendixtumor 313
Appendizitis 216, 217, 226, 249, 251, 252, 272, 277, 293, 309, 313, 330, 333
Appetitlosigkeit 56, 71, 87, 96, 106, 176, 261
Appetitverlust 34, 65, 66
Arbeitsduodenoskop (s. auch Duodenoskop) 131
Arbeitsmedizin 285

ARDS (s. Atemnotsyndrom)
Arias-Syndrom 198
Arteria hepatica 158
arterielle Hypertonie 170, 223
Arteriitis 245
Arteriosklerose 170, 245, 295
Arthritis 177, 193, 273, 282, 286
Arthropathie 193, 195, 268, 269
Ascaris lumbricoides 260, 261
Ascendens 326
Aspartattransaminase (AST) 161
Aspiration 3, 10, 13, 17, 18, 23, 55, 56, 58, 66, 156, 341, 342, 346
Aspirationspneumonie 13
AST (s. Aspartattransaminase)
Asthma 10, 298
Aszites 9, 66, 97, 103, 112, 125, 126, 144, 160, 162, 170, 178, 199, 200, 201–208, 213, 214, 216, 222, 236, 258, 265, 268, 269, 330
Aszitesinfektion 203, 337
Aszitespunktion 200, 209, 211, 213
Aszitestransfusion 209, 211
Ataxie 195, 271
Atemdepression 39
Atemnotsyndrom (ARDS) 98
Atemtest 48
Ätherlyse 127
Äthoxysklerol 36, 54, 209
Aufstoßen 5, 56
Ausscheider 246
Ausscheidung 206
- sinkende 206
Autoantikörper 191
autoimmun 242
autoimmune Hepatitis 188
Autoimmunkrankheit 9, 144, 188, 190, 272
autonome Neuropathie 56
Azetaldehyd 168
Azetylcholin 33, 49, 51, 57, 254
Azidose 251, 340

B

Babyscope 128, 131
Bacillus cereus 254
Back-wash-Ileitis 281
Bakteriämie 248
bakterielle Dünndarmbesiedlung 236
Bakterien 76, 160, 186, 235, 242, 244, 268, 305, 333, 338
Bakterienflora 230
Bakterienträger 248
Ballondilatation 19, 36, 54, 280
Ballonkatheter 13, 130
Banding 36, 209, 347
Barbiturate 198
Barium 232, 233, 337
Bariumbrei 5, 34
Barret-Ösophagus 10, 23
Basalmembran 157
Basenhaushalt 331
Bauchfell 29
Bauchpresse 230
Bauchspeicheldrüse 83, 235
Bauhin-Klappe 225
Beatmung 100, 102, 254, 339, 341
Beatmungstherapie 13
Becherzellen 227, 272, 281
Beckenbodenraffung 305
Beckenkammpunktion 266, 313
Belastungselektrokardiogramm 19
Belegzelle 30–32, 49
Benzodiazepin 211
Berufserkrankung 174, 180
Bestrahlung 26, 129, 147, 152, 153, 156, 222, 245, 271, 322
Betablocker (β-Blocker) 103, 211
Bettruhe 137, 184
Bettschüssel 117
Beulung 272, 314, 316
Bezoare 61
Bikarbonat 34, 85, 160
Bilharziose 199
biliäre Pankreatitis 94, 96, 133, 134
biliäre Papillensklerose 139
biliäre Zirrhose 109, 133, 134, 139, 145
bilinäre Drainage 116
biliodigestive Anastomose 108, 114, 116, 126, 140, 141, 156
biliodigestive Drainage 115, 129, 140
Bilirubin 122, 123, 131, 132, 181, 191, 198, 207, 208, 329, 345
Bilirubinatstein 132
Billroth-I-Operation 72, 73, 75
Billroth-I-Resektion 74
Billroth-II-Operation 48, 72, 73, 75, 270
Billroth-II-Resektion 74, 76
Bindegewebe 1
Biofeedback 300, 305
Biopsie 6, 35, 63, 91, 238, 239, 240, 284, 321
Biopsiezange 36, 38
Blase 125
Blasenkatheter 104, 117
Blei 197
Bleiintoxitation 331
Bleistiftstuhl 320
Blinddarm 225, 226
Blut 179, 281, 288, 314, 319, 329, 330
- okkultes 314, 319
Blutabgang 319, 320

Blutbeimengung 231
Blutbild 78, 329, 345
Blutdruck 78, 166, 197, 243, 329, 331
Blutdruckabfall 39, 257
Blutdruckmessung 104
Bluterbrechen 21
Blutgasanalyse 98, 329, 345
Blutgerinnung 171, 329, 345
Blutgruppe 329, 345
Blutstillung 238–240
Blutstillungsmaßnahmen 13, 51
Bluttransfusion 285, 346
Blutung 10, 13, 46, 47, 53, 54, 66, 71, 160, 187, 201, 203, 205, 207, 218, 219, 239, 241, 249, 255, 269, 273, 274, 282, 283, 287, 291–293, 296, 297, 305, 311, 312, 315, 324, 340, 343
- gastrointestinale 343
Blutungsrezidive 347
Blutzucker 78, 89, 98, 106, 329, 345
Blutzuckerspiegel 118
Boerhaave-Syndrom 20, 330
Botulismus 246, 254
Bougierung 13, 27, 36, 78, 79, 146, 280, 336, 342
Bradykardie 249, 257
Braun-Anastomose 72, 73, 79
Briden 333
Bromsulphaleintest 162
Bronchialkarzinom 118
Bronchialtoillette
Bronchie 311
Bronchiektasen 144
Bronchitis 109, 249, 275
Bronchoskop 127
Bronchoskopie 24, 25
Bronchospasmen 311
Bronzediabetes 110, 193
Broteinheit 107
Brucellen 187
Bruchband 337
Bruchpforte 336
Bruchsack 336
Bruchsackinhalt 336
Brunnersche Drüsen 31
Budd-Chiari-Syndrom 200, 214
Bülaudrainage 21
Bulbus 29, 30
Bulbus duodeni 225
Bürstensaum 227, 228

C

^{14}C 234
C-Peptid 89, 106, 118
C-reaktives Protein 98, 276, 284, 294, 329
CA 125 223
CA 15-3 223
CA 19-9 223
CA 50 223
CA 72-4 223
Ca-19-9 114
Calcitonin 99, 100
Calymmatobacterium granulomatis 308
Campylobacter 244, 276
Campylobacter fetus 251
Campylobacter jejuni 251
Campylobacterenteritis 251
Candida 9, 14, 187, 245, 256
Caput medusae 202, 203
Carcinophobie 55
Caroli-Syndrom 147
Carotin 265
Carrier 175, 179, 181, 248
CDAI (s. Crohn's Disease Activity Index)
CDNC (s. chronische destruierende nichteitrige Cholangitis)
CEA 114, 223, 322
Chagas-Erkrankung 309
CHE (s.Cholinesterase)
Chemoembolisation 222
Chemotherapie 67, 115, 119, 147, 152, 153, 156, 221, 222, 271, 310, 312, 322–324
- adjuvante 323
- regionäre 221, 222, 322, 323
Child 207, 220, 221
Chirurgie 137
- laparoskopische 137
Chlamydia trachomatis 308
Cholangiocholezystographie 127, 139
- endoskopische retrograde 127, 139
Cholangiodrainage
- perkutan-transhepatische (PTCD) 115, 116, 127, 128, 140, 153, 156
Cholangiographie
- endoskopische retrograde 126, 127
- intraoperative 129, 139
- perkutan-transhepatische (PTC) 99, 113, 114, 127, 128, 134, 139, 140, 143, 145, 150, 155, 164
cholangioläres Karzinom 145, 148, 284
Cholangiolithiasis 138, 145
Cholangiopankreatikographie
- endoskopische retrograde (ERCP) 36, 90, 94, 96, 99, 101, 106, 108, 110, 113, 114, 118, 126, 128, 129, 131, 134, 138–140, 143, 145–147, 149, 150, 152, 155, 164, 171, 189, 191, 208, 266
Cholangioskop 127–129, 131

Cholangioskopie 127–129, 150, 155
- intraoperative 129, 139
- perkutan-transhepatische 127
- transpapilläre 129, 131
Cholangitis 91, 97, 98, 102, 109, 126, 133, 134, 139, 143–145, 180, 216, 249, 330
- chronische destruierende nichteitrige (CDNC) 145, 187, 190
- primär sklerosierende 144, 154, 275, 282–284, 286
Choledochojejunostomie 115
Choledocholithiasis 96, 98, 134, 138
Choledochusrevision 140
Choledochuszyste 147
Cholelithiasis 48, 77, 87, 89, 94, 125, 275, 330
Cholera 246, 251
Choleretika 140
Cholestase 48, 52, 98, 106, 113, 114, 122, 126, 127, 134, 139, 140, 143, 145, 148, 149, 155, 181, 191, 197, 330
Cholesterin 122, 131, 132, 159, 191
Cholesterinpolypen 148
Cholesterinstein 132
Cholezystektomie 116, 134, 135, 137, 141, 148, 153, 318
- laparoskopische 137
Cholezystitis 98, 109, 133, 150, 216, 249, 330, 333
Cholezystokinin 77, 123
Cholezystolithiasis 127, 131, 132, 139, 273, 275, 318, 330
Cholezystoskopie 127, 150
Cholezystotomie 135, 137
- laparoskopische 135, 137
Cholinergika 103
Cholinesterase (CHE) 161, 208
chronisch aggressive Hepatitis 188
chronisch persistierende Hepatitis 188
chronische atrophische Gastritis 42
chronische destruierende nichteitrige Cholangitis (CDNC) 145, 187, 190
chronische Hepatitis 178
chronische Pankreatitis 104, 108–110, 112, 138, 139, 143, 242, 266, 270, 275, 277, 295
chronische Polyarthritis 190
Chylomikrone 228
Chymotrypsin 88
Cirrhose cardiaque 201
Cisaprid 300, 303
Clearencestörung 9
Clipping 209, 347
Clips 346
Clonidin 304
Clonorchis sinensis 154, 263
Clostridium botulinum 244, 254
Clostridium difficile 244
Clostridium-perfringens-Enteritis 244, 254
Coeliakie 144
Coeruloplasmin 194, 195
Colchicin 172, 192, 270
Colitis cystica profunda 293
Colitis ulcerosa 107, 110, 144, 154, 234, 242, 253, 255, 263, 266, 269, 275, 277, 281, 288, 313, 318, 319
Colon ascendens 226
Colon descendens 226
Colon irritabile 302
Colon sigmoideum 226
Colon transversum 226
Coma hepaticum 178, 205, 209
Computertomographie 5, 24, 25, 34, 35, 63, 67, 89, 91, 98, 106, 110, 113, 114, 118, 127, 134, 145, 147, 150, 152, 155, 163, 171, 199, 200, 208, 216, 218, 219, 221, 222, 233, 258, 266, 269, 276, 291, 296, 312, 313, 321, 324, 330, 332, 338
Contrazeptiva 173
Cor pulmonale 109, 196
Core 183
Corpus ventriculi 29
Cowden-Syndrom 316
Coxackie-Virus 176, 244
CPK 329
Crigler-Najjar-Syndrom 198
Crohn's Disease Activity Index (CDAI) 276, 277
Cronkhite-Canada-Syndrom 62, 316
CRP (s. C-reaktives Protein)
Cruveilhier-Baumgartner-Syndrom 199
Cryptosporidium 245
Cushing-Syndrom 48

D

D-Ag 183
Dane-Partikel 183
Darm 126
Darmausräumung 301, 305
- digitale 301, 305
Darmbakterien 229
Darmdekompression 304
Darmegel 263
Darmgase 229
Darmlavage 233
Darmreinigung 215
Darmresektion 297
Darmrohr 233

Darmtuberkulose 257, 258
Dauerausscheider 243, 244
Dauerbehandlung 50
Defäktion 230
Defektheilung 104
Degeneration 194
- hepatolentikuläre 194
Dekompressionssonde 336
Delir 98, 249
Delirium tremens 170
Delta-Agent 179
Deltaaminolävulinsäure 197
Depression 299, 304
Dermatitis 118
Dermatose 261
Dermoide 110
Desferrioxamin 194
Deszendens 240
Devaskularisation 347
Diabetes mellitus 41, 56, 87, 89, 97, 102, 104, 106, 107, 110, 112, 118, 119, 144, 170, 189, 190, 193, 256, 299, 304
diabetische Pseudoperitonitis 329, 331
Dialyse 100, 196, 211, 339
Diarrhö 76, 77, 79, 87, 106, 170, 191, 231, 242–244, 247, 253, 257, 260, 264, 266, 269, 270, 272, 274, 281, 288, 290, 298, 301, 302, 305, 309, 311, 313, 315, 324
- chologene 279
- falsche 305, 320
- forcierte 215
Diät 13, 17, 20, 52, 56, 58, 59, 69, 104, 107, 117, 118, 137, 138, 141, 146, 156, 172, 186, 190, 192–195, 209, 213, 266, 267, 271, 278, 279, 285, 291, 292, 297, 298, 300, 302, 303, 318, 331, 346, 347
- Diabetesdiät 69
- Elementardiät 297, 298
- Formuladiät 278, 279, 285, 323, 325
- hochmolekulare 69
- milcheiweißfreie 69
- niedermolekulare 69
- Nulldiät 54, 55, 303, 331, 346, 347
- schlackenarme 285
- Sondenkost 69
- vegetarische 69
Diathermiegerät 38
Diazoxid 118
Dibenzyran 117
Dickdarm 225
Differentialblutbild 71, 266
Digestion 228
digitale Darmausräumung 301, 305
Digitalis 295
Dilatation 13, 51, 143, 146, 240
Dilatationssonde 13
Dipeptide 228
Diphenylhydantoin 118, 173, 270
Diphyllobotrium latum 260, 261
Disaccharidase 228
Disaccharidasehemmer 78
Disaccharide 228
dissiminierte intravasale Gerinnung 95, 98, 338
Diuretika 96, 200, 208, 209, 211
Diversionskolitis 289
Divertikel 16, 60, 147, 217, 289, 311, 330, 332, 344, 346
Divertikulitis 216, 289, 290, 330, 333
Divertikulose 290
DNA 175
DNA-Virus 175
Dolichokolon 299, 300, 309
Dopamin 57, 223
Doppelkontrast 231, 291
Doppelkontrasteffekt 34
doppelläufig 326
Doppelpylorus 61
Doppler 114, 199
Dopplersonde 345
Dopplersonographie 163, 200
Dormiakörchen 342
Drachenwurm 262
Dracunculus medinensis 262
Drainage 103, 110, 129, 140, 152, 217, 332, 339
- biliodigestive 115, 129, 140
- Bülaudrainage 21
- ERCP-Drainage 152
- nasobiliäre 140
Drainageoperation 79
Drainagesonde 166
Dreilochgriff 38
Droge 179, 184, 187, 189
Drucker 92
Drüsenkörperzyste 62, 63
Dubin-Johnson-Syndrom 198
Ductus choledochus 83, 84, 121, 148
Ductus cysticus 84, 121, 132, 148
Ductus hepaticus 84, 121
Ductus hepatopancreaticus 122
Ductus santorini 83, 84, 108
Ductus wirsungianus 83, 84, 108
Dumping-Syndrom 75, 77–79
Dünndarm 225
Dünndarmbiopsie 259
Dünndarmdivertikel 292
Dünndarmdoppelkontrast 232
Dünndarminterposition 73, 74
Dünndarmkarzinom 312
Dünndarmkontrastdarstellung 309, 312

Dünndarmlymphom 313
Dünndarmresektion 324, 326
Dünndarmsaugbiopsie 241
Dünndarmsonde 336
Dünndarmüberwucherung 265, 267
- bakterielle 267, 270
Duodenitis 45
Duodenographie 89
Duodenopankreatektomie 116, 156
- partielle 156
Duodenoskop 36, 91, 114, 130, 131, 238
- Arbeitsduodenoskop 131
Duodenum 2, 29, 121, 122, 225, 226, 229, 241, 264
Duodenum mobile 62
Duplexsonographie (s. auch Sonographie) 125
Durchfall 76, 106, 112, 119, 215, 228, 232, 235, 241, 244, 249, 251, 252, 255, 259, 261, 264, 265, 269–273, 281, 282, 284, 287–289, 293, 296, 298, 299, 302, 305, 311, 313, 314, 316, 319, 324
Dysarthrie 195
Dyskinesie 141
Dysphagia lusoria 18
Dysphagie 17, 23, 74, 77–79, 340
Dysplasie 62, 65, 77, 284, 286, 314, 317

E

Ebola-Virus 176
Echinococcus alveolaris 219, 261
Echinococcus cyst., alv. 260, 261
Echinococcus granulosus 219
Echinococcus multilocularis 219, 261
Echokardiographie 312
Echosonde 131
Echoviren 244
EDTA 99
Einblutung 99
Einlauf 213, 215, 233, 240, 279, 285, 286, 291, 300, 301, 336
Einverständniserklärung 39
Einzeller 217, 235, 242, 255, 256
Eisen 79, 193, 229, 265, 267, 278, 285
Eisenresorption 193
Eisenspeicherkrankheit 110
Eiweiß 137, 146, 158, 161, 208, 211, 213, 215, 228, 234, 265, 272, 274, 278, 284
Eiweißmangel 209
Elefantiasis 262
Elektrogastrogramm 41
Elektrohydrothermosonde 36, 53, 54
Elektrokardiogramm 19
Elektrokoagulation 209, 305, 308, 346, 347
Elektrolyte 229, 244, 247, 278, 324, 329, 333, 338, 345
Elektrolytstörung 341
Elektromyographie 236, 299
Elektronenmikroskopie 259
Elektrophorese 208
Embolie 296
Emetin 217, 263
Empyem 133
Endemie 186
endokrin 84
endokrine Drüsen 84
Endomyokardfibrose 311
Endomysium 266
Endosbrachyösophagus 10
Endoskop 238, 240
Endoskopie 10, 36, 37, 41, 47, 56, 63, 237, 238, 253, 266, 269, 288, 299, 308, 312, 332, 336, 339, 342
- intraoperative 310, 332, 345
Endoskopieinjektionsnadel 36
endoskopische Dissektion 25
endoskopische Papillotomie 101, 129, 131
endoskopische retrograde Cholangiocholezystographie 127, 139
endoskopische retrograde Cholangiographie 126, 127
endoskopische retrograde Cholangiopankreatikographie (ERCP) 36, 90, 94, 96, 99, 101, 106, 108, 110, 113, 114, 118, 126, 128, 129, 131, 134, 138–140, 143, 145–147, 149, 150, 152, 155, 164, 171, 189, 191, 208, 266
endoskopische retrograde Pankreatikographie 106
Endosonographie 6, 7, 19, 24, 25, 40, 63, 67, 92, 93, 106, 113, 114, 118, 131, 152, 155, 241, 276, 284, 321
Entamoeba histolytica 245, 255
Entartung 62
Entbindung 215
Enteritis 177, 178, 242, 267, 272, 277, 330, 333
enterohepatische Gallensalzzirkulation 228
Enteropeptidase 228
Enteroptose 56
Enterotoxin 247, 250
Entzündung 94
Enzephalopathie 98, 160, 170, 202, 204, 207
- hepatitische 202, 204
Enzym 85, 94, 228, 265, 270
Enzymhemmer 94

Enzymimmunoassays 254
Enzymvorstufen 94
Eosinophilie 219, 249, 261, 263, 284
Epidemie 178, 180
Epidydimitis 331
Epithel 3, 43, 62, 227
Eppstein-Barr-Virus 175, 180
Erbrechen 5, 9, 10, 18, 34, 46, 55, 56, 59, 61, 65, 66, 75, 87, 95–97, 169, 170, 214, 231, 243, 244, 254, 257, 290, 298, 326, 328, 329, 335, 340
ERCP (s. endoskopische retrograde Cholangiopankreatikographie)
ERCP-Gerät (s. auch Duodenoskop) 238
Ernährung 141
- künstliche 278, 323
- parenterale 28, 57, 102, 104, 141, 199, 209, 213, 285, 297, 303, 323, 325, 346
Ernährungspalliation 26, 156
Erosion 10, 11, 42–45, 253, 272, 281, 344
erosive Gastritis 346
Erythema nodosum 252, 275, 282, 283
Erythromycin 57, 303, 308
Erythropoese 197
Erythrozytose 221
Escherichia coli 244, 247
ESWL (s. extrakorporale Stoßwellenlithotrypsie)
exokrin 84
exokrine Drüsen 84
explorative Laparotomie 330, 338, 341, 345
Exsikkose 244, 251
extrakorporale Stoßwellenlithotrypsie (ESWL) 135, 140
Extrauteringravidität 295, 330
Exzision 347

F

Fadendurchzugsmethode 70
familiäre Pankreatitis 105
Farbduplex 92, 114, 200
Farbduplexsonographie (s. auch Sonographie) 125, 163
Faschiolopsis buski 263
Fasciola hepatica 260
Fehlgeneration 10
- Epithelfehlgeneration 10
Feinnadelpunktion 91
Fermente 228
Ferritin 194
Fett 141, 213, 228, 234, 235, 268–270, 324, 325
fette Nahrung 137
Fettleber 168
Fettleberhepatitis 168, 170
Fettsäuren
- kurzkettige 229, 286, 289
Fettstuhl 265, 271
Fettverdauung 122
Fibrinkleber 36, 53, 209, 346, 347
Fibrinolyse 98
Fibrom 62, 63
Fibrose 200
Fibrosierung 146
Fieber 20, 71, 96, 97, 123, 129, 133, 139, 147, 150, 154, 170, 185, 197, 214, 216, 217, 244, 249, 252, 253, 258, 263, 272, 274, 281, 290, 294, 296, 321, 328, 338
Filarien 262
Finnen 261
Fischbandwurm 261
Fischöl 286
Fischvergiftung 256
Fissur 272, 274, 308
Fistel 18, 24, 258, 273–275, 278, 280, 288, 290–292, 307, 308
Fistulotomie 307
Flexur 226
- linke 226
- rechte 226
Flexura duodenojejunalis 29, 225, 232, 238
Flexura hepatica 226
Flexura lienalis 226
Flush 311
flüssige Kost 156
Foetor hepaticus 203
fokale noduläre Hyperplasie 218
Follikel 230
Folsäure 201, 208, 229, 265, 267, 270, 285
forcierte Diarrhö 215
forcierte Diurese 215
Formuladiät 278, 279, 285, 323, 325
- ballaststoffreie 278, 279
Forrest 345
foveoläre Hyperplasien 62, 63
freie Luft 231, 296, 330–332
Fremdkörper 308, 342
Fruchtzucker 197
Fructoseintoleranz 201
Frühdumping 75
Fruktose 197, 302
Fruktoseintoleranz 197
Führungsdrahl 130
fulminante Hepatitis 174, 177, 214
Fundoplicatio 11
Fundus 29

Fundusvarizen 41, 164, 171, 199, 202, 203, 206, 209, 211, 344, 345
funktionelle Hyperbilirubinanämie 199
Funktionsdiagnostik 7, 41

G

GABA 212
Galaktose 162
Galaktoseintoleranz 197
Galle 159
Gallekapillaren 121
Gallekolik 148
Gallenblase 2, 84, 121, 125, 127, 131, 155
Gallenblasendrainage 135
- perkutan-transhepatische 135
Gallenblasenempyem 127, 330
Gallenblasenkarzinom 134, 149
Gallenflüssigkeit 131
Gallengang 92, 158
Gallenreflux 94
Gallensaft 121
Gallensalz 122, 123, 131, 132, 191, 192, 203, 228, 229, 234, 270, 272, 275, 276, 288, 324, 325
Gallensäure 146, 159, 234, 270
Gallenstein 109, 147, 149, 275
Gallensteinextraktion 127
Gallensteinleiden 125
Gallensteinlyse 129
Gallenwege 2, 121, 125, 157
Gallenwegsrevision 141
Gallenwegszyste 147
Gallesaftrückführung 115, 116, 155
Gamma-Glutamyltransferase (γ-GT) 161, 208
Gammaglobulin 186, 188
Gangdrainage 90
Ganglioneurom 309, 314
Gangrän 133, 255, 330, 334, 335, 337
Gardner-Syndrom 316
Gastrektomie 67, 71, 74, 78, 119
Gastrin 32, 33, 48, 49, 51, 72, 75, 119, 275
Gastrinbestimmung 78
Gastrinom 119
Gastrinrezeptorantagonisten 49, 51
Gastritis 43, 45, 46, 52, 57, 62, 65, 75–77, 138, 190
- chronische 45
- chronische atrophische 42
- erosive 346
- Typ-A-Gastritis 47, 48
Gastroenteritis 57, 242, 243
Gastroenterokolitis 242
Gastroenterostomie 116
Gastrographin 34, 232
gastrointestinale Blutung 199, 343
gastrojejunale Anastomose 116
Gastrojejunostomie 115, 156
gastrokolischer Reflex 298
Gastroösophagealer Schleimhautprolaps 59
Gastroparese 41, 56
Gastropathie 46, 164, 199
- portalhypertensive 164, 199, 203
Gastropexie 11
Gastroptose 56
Gastroskop 239
Gastroskopie 56, 63, 66, 113, 114, 152, 155, 208, 238
Gastrostomie 152, 156
- perkutan-endoskopische 152, 331
- perkutan-transhepatische 156
gedeckte Perforation 332
Gefäßarrosion 83
Gefäßclips 53
Gefäße 126
Gefäßruptur 344
Gelbfieber-Virus 176
Genom 175
Gerinnung 98, 155, 159, 201, 206, 208, 209, 214, 215, 265, 267, 346
Gerinnungsstörung 144
Gestagen 297, 347
Gewebekleber 209
Gewichtsverlust 34, 46, 65, 66, 71, 76, 77, 87, 106, 112, 150, 203, 258, 259, 264, 265, 269, 273, 274, 281, 282, 319, 320
Giardia lamblia 256
Gicht 170
Gilbert-Syndrom 198
Glasfiber 36
Glaukom 189
Glaukomerkrankung 35
Gleitmittel 292
Gliadin 264, 266
γ-Globulin 181
Glomerulonephritis 177, 250, 252
Glukagon 85, 86, 118, 159, 201, 232, 233
Glukagonom 118
Glukokortikoide 45, 52, 171, 189, 267, 279, 286
Glukose 159, 197, 229
Glukosebelastung 89
Glukosetoleranz 102
Glukosetoleranztest 106, 235
Glukosidase 270
Glutamatoxalattransferase (GOT) 98, 161, 329

Glutamatpyruvattransferase (GPT) 161
γ-Glutamyltransferase 123
Glutäusplastik 305
Gluten 264, 270
Glykocholattest 234
Glykogen 159, 201, 201, 268
Glykogenose 197
Glykogenspeicherkrankheit 201
Glyzerin 300
Gonorrhö 308
GOT (s. Glutamatoxalattransferase)
GPT (s. Glutamatpyruvattransferase)
Granulom 187, 272
Gravidität 9, 175, 180, 198
Grazilisplastik 305
Grippeviren 244
γ-GT (s. Gamma-Glutamyltransferase)
Guanidinhydrochlorid 254
Guar 270
Guillain-Barré-Syndrom 177, 252
Gummiligaturen 305
Gynäkomastie 208

H

H_1-Rezeptorenblocker 257
H_2-Atemtest 236
H_2-Rezeptorantagonisten 11, 51, 55
H_2-Rezeptorenblocker 257
Haemophilus ducrei 308
Hakenwurm 262
Halothan 173, 214
Häm 196
Hämangiom 62, 63, 164, 310, 314, 315
Hämangiosarkom 222, 310
Hamartome 313–316
Hämatemesis 343
Hämatin 197
Hämatochezie 343
Hämatome 170, 205, 206
Hämobilie 344, 346
Hämochromatose 96, 110, 193, 201, 220
Hämoclips 36
Hämodialyse 102
Hämoglobin 159
Hämokkult 235
Hämolyse 132, 194, 195, 197, 250, 252, 283, 340
Hämoperfusion 215
Hämorrhoidalgefäße 230
Hämorrhoidektomie 306
Hämorrhoiden 239, 256, 284, 304, 305, 308, 319, 344, 346
Hämorrhoidenligatur 347
Hämosiderose 194, 197
Harnaufstau 275
Harnblase 126
Harninkontinenz 305
Harnleiterkolik 333
Harnstau 321, 330
Harnstoff 159, 160, 212
Harnstoffzyklus 211
Harnverhalt 117
Harnwege 125
Harnwegsinfekt 275
Hashimotothyreoiditis 190
Hauptgallengang 84, 121, 122
Hauptzelle 30, 31
Haut 190, 197, 213
Hautemphysem 20
Hautpflege 193
HB_c-Antigen 183
HB_c-Antikörper 181–183
HB_e-Antikörper 181, 183
HB_e-Antigen 181–183
HB_s-Antigen 181–183
HB_s-Antikörper 181–183
HBV-DNA 183
HCG 223
HCV-RNA 183
Helicobacter pylori 42, 44, 45 47–49, 62, 65
– Befall 35
Helikobacter 71
Helikobacterdiagnostik 42
Helikobactereradikation 49, 50, 72
Helikobactergastritis 55
Heparin 102
Hepatikakatheder 322
Hepatikusgabel 121, 122
hepatische Enzephalopathie 206, 208, 211, 213
Hepatitis 165, 174–176, 178, 180, 188, 194, 195, 200, 201, 205, 249
– akute 176, 177, 188
– autoimmune 188
– chronisch aggressive 188
– chronisch persistierende 188
– chronische 178
– fulminante 174, 177, 214
– idiopathische 188
– protrahierte 178
Hepatitis A 178, 182, 214
Hepatitis B 179, 182, 214, 220
Hepatitis C 179, 182, 214, 220
Hepatitis D 179, 214
Hepatitis E 180, 214
Hepatitis-A-Antikörper 182, 183
Hepatitis-A-Virus 183
Hepatitis-C-Antikörper 182

Hepatitis-D-Virusantigen 183
hepatitische Enzephalopathie 202, 204
Hepatitisserologie 181, 189
Hepatitisvirus 175
Hepatoblastom 220
hepatolentikuläre Degeneration 194
Hepatom 196
Hepatomegalie 169, 200, 222
Hepatopathie 330
hepatopulmonales Syndrom 206
hepatorenales Syndrom 205, 206, 211
Hernie 14, 15, 99, 225, 295, 299, 330, 333, 336
- gemischte 14
- Gleithernie 15
- Hiatushernie 8, 9, 11, 14, 16, 57
- innere 336
- kombinierte 15
- paraösophageale 15, 60
- Spiegel-Hernie 336
Herpes 9, 308
Herpes-simplex 260
Herpes-simplex-Virus 176
Herzenzym 329
Herzinsuffizienz 98, 193, 199, 311
Herzkrankheit 134
- koronare 134
Herzlungenmaschine 180
Herzwandaneurysmen 295
Hiatushernie 8, 9, 11, 14, 16, 57
- axiale 14
- paraösophageale 14
Hirnatrophie 170
Hirndruck 215
Hirnstamm 195
His-Winkel 8, 11, 74
Histamin 32, 33, 49, 51
Histaminrezeptorantagonisten 12, 49, 78, 102, 107, 119, 325
Histologie 6, 35, 47, 63, 64, 66, 91, 113, 155, 165, 171, 174, 181, 187–191, 194, 200, 208, 215, 218, 219, 221, 222, 238, 240, 266, 276, 284, 288, 294, 313, 315, 316, 317, 321, 335
Hoden 193
Hodentorsion 331
Homosexuelle 255, 256
Hon-Hodgkin-Lymphom 187
Hormon 75, 79, 85, 123, 132, 159, 203, 204, 221, 227
- antiduretische 204
Humatin 213
Hundebandwurm 219, 261
Hunger 270
HVS 223
Hybridisierung 181
Hydropneumothorax 20, 21
Hydroxyäthylstärke 297
5-Hydroxyindolessigsäure 311, 312
Hygiene 185, 186, 246, 305, 325
Hymenolopsis nana 262
Hyperazidität 9
Hyperbilirubin 197
Hyperbilirubinanämie 199
- funktionelle 199
Hyperglykämie 118, 201
Hyperimmunglobulin 186
Hyperkalkämie 221
Hyperkortizismus 75
Hyperlipidämie 170
Hyperparathyreodismus 48, 75
Hyperperistaltik 333, 335
Hyperplastischer Polyp 62, 63
Hyperspleniesyndrom 203
Hypertension 147
- portale 147, 163, 199, 203, 205, 207, 337
Hyperthyreose 271
Hypertonie 170, 189, 221
- arterielle 170, 223
- pulmonale 311
Hypertrophe Pylorusstenose 61
Hyperventilation 204
Hypoglykämie 118, 197, 201, 214, 221
Hyponatriämie 214
Hypothyreose 299
hypotone Duodenographie 231
Hytatidenzyste 219

I

iatrogene Perforation 332
Icterus intermittens juvenilis 198
idiopathische Hepatitis 188
idiopathische Pankreatitis 94, 96, 105
idiopathisches Megakolon 298
Idiosynkrasie 173
IgG-Antikörper 181
IgM-Antikörper 181
Ikterus 66, 87, 96, 97, 112, 113, 122, 123, 133, 134, 139, 144, 145, 147, 150, 154, 155, 160, 169, 170, 173, 177, 181, 187, 188, 191, 200, 203, 205–207, 213, 214, 216, 218, 222, 263
Ileitis terminalis 272, 273
Ileolkoloskopie 240, 241, 245, 266, 276, 284, 345
Ileoektomie 316
Ileostomie 286, 287, 316, 326
Ileotransversostomie 326
Ileum-pouch 286, 287

Ileus 2, 57, 66, 87, 95, 97, 99, 102, 103, 109, 125, 133, 134, 225, 226, 228–231, 233, 234, 240, 252, 253, 258, 261, 264, 272–276, 278–281, 292, 295, 296, 299, 300, 309, 311, 320, 322, 324, 330–332, 337, 338
- mechnischer 333
- Obturationsileus 333
- paralytischer 333
Immunelektrophorese 266
Immunglobulin 161, 184, 185, 188, 191, 196, 230, 298, 339
Immunität 178
Immunkrankheit 272
Immunologie 191
Immunreaktion 264
Immunsuppression 245, 286
Immunsuppressiva 189, 192, 223, 253
Immunsystem 176, 188
Impfung 186
Implantat 248
Impotenz 171
Inaktivitätsatrophie 270
Infektion 178, 179
Infektionsweg 175
infektiöse Mononukleose 175, 184
Infektiosität 185
infiltrativ 62
Infusion 102, 103, 245, 246, 248, 251, 253, 303, 336, 341, 346
Infusionstherapie 57, 291
Inkarzeration 16, 330, 337
Inkontinenz 281, 305
Inkubationszeit 175
Insuffizienz 87, 299
- respiratorische 341
- zerebrovaskuläre 299
Insulin 75, 86, 89, 106, 107, 115, 116, 118, 159, 201
Insulinom 118
Intensivmedizin 21, 184, 215, 245, 249, 254, 338, 339
Intensivtherapie 209
Interferon 184, 185, 312
interventionelle Gastroskopie 36
intestinale Pseudoobstruktion 303
Intestinoskopie 238, 239, 309, 345
Intoxikation 56, 57
intraabdomineller Abszeß 216
intrahepatische portosystemische Shunts 347
intraoperative Cholangiographie 129, 139
intraoperative Cholangioskopie 129
intraoperative Endoskopie 310, 345
intraoperative Sonographie 168, 321
Intrinsic-Faktor 33, 42, 45, 48, 76, 229
- Antikörper 45
Intubation 254
Invagination 99, 225, 333
Iridium 324
Iritis 275, 283, 284
Ischämie 199
Isolierung 185, 186, 246
Isospora 245, 259
Isotop 234

J

Jejunum 2, 75, 225, 226, 229, 264, 324
Jejunuminterposition 74
Juckreiz 144, 257
Jumbo-Gerät 91
juvenile Polypen 315, 316, 318

K

Kachexie 23
Kaffeesatz 343
Kalium 208, 265, 267, 301, 333
Kalzitonin 223
Kalzium 77, 79, 98, 193, 229, 324
Kalziumantagonisten 19
Kandidose 260
Kapillare 157
Kapillarpermeabilität 94
Kaposi-Sarkom 28, 187, 310
Kardia 4, 29
Kardiainsuffizienz 8, 9
Kardiomyopathie 98, 170, 193
Kardiospasmus 18
Karzinoid 72, 311
Karzinoidsyndrom 311
Karzinom 10, 62, 63, 71, 77, 105, 139, 143, 145, 148, 149, 175, 222, 240, 258, 282, 284, 286, 308, 310, 312, 314–316, 340, 341, 344
- Adenokarzinom 149, 153
- anaplastisches 324
- cholangioläres 145, 148, 284
- Gallenblasenkarzinom 149
- Karzinom der Ampulla vateri 111
- Plattenepithelkarzinom 153
Kaskadenmagen 59
Katabolie 102
Katarakt 189, 195
Katecholamine 102
Katheter 90, 130
kavernöse Pfortadertransformation 199

Kayser-Fleischer-Cornealring 195
Kerbnadel 124, 167
Kernspintomographie 5, 24, 25, 34, 67, 89, 114, 163, 171, 199, 200, 208, 216, 219, 221, 222, 233, 258, 269
Kindergastroskop 36
Kinetosen 57
Kinine 94, 97
Klatskin-Tumor 153
Klean-Prep 241
Klistiere 117, 240, 291, 300, 301, 305, 343, 347
Klysma 286
Knochenmarkspunktion 71
Knollenblätterpilz 214, 215
Koagulation 53, 54, 68, 165–167, 306
Koagulationssonde 36, 38
Koagulopathie 97
Kochsalz 213
Koffein 162
Kohlendioxid 166
Kohlenhydrate 213, 228, 229, 270
Koinfektion 179
Kokzygodynie 304
Kolektomie 253, 286, 287, 301, 315
Koli 246
Kolik 133, 139, 141, 148, 300
- Gallekolik 148
Kolitis 244, 289, 295, 346
- ischämische 295
- kollagene 289
- lymphozytische 289
- pseudomembranöse 251, 253
Kolitis Crohn 272, 277, 284
Kollagen 289
Kolon 2, 225
Kolondekompressionssonde 322, 323
Kolondivertikel 289
Kolondoppelkontrastdarstellung 233, 276, 284, 315
Koloninterposition 26
Kolonkarzinom 134, 235, 276, 284, 291, 317, 346
Kolonkontrasteinlauf 232, 321, 335
Kolonsonographie 241
Kolonteilresektion 323
Kolonteilsektion 322
kolorektales Karzinom 222, 317
Koloskop 238, 239
Koloskopie 138, 240, 241, 250, 255, 283, 291, 297, 309, 315, 316, 319, 321, 324, 330, 332, 335
Koma 244
Kompressionssonde 209, 347
Kondom 186
Kondylome 308
Konjuktiv 177
Konkrement 94, 105
Kontinenz 230
Kontinua 249
Kontrasteinlauf 335
Kontrastmittel 34, 89, 90, 126, 134, 232, 233, 261, 266, 284, 330, 332, 335, 337, 341, 342
Kontrastsonographie 89, 236, 276, 284, 321
Kontrazeptiva 218, 256
Koproporphyrin 197, 198
koronare Herzkrankheit 12, 19, 48, 55, 134
Korsakow-Syndrom 170
Kortikoide 13, 14, 192, 256, 267, 269, 275, 278, 280, 288, 304, 305, 307, 341, 342
Kost
- flüssige 156
- passierte 156
- schlackenarme 278, 289, 291, 302, 323
- schlackenreiche 300, 308, 309, 323
Kotsteine 293
Krankengymnastik 190, 193
Kreislauf 241, 331
Kreislaufschwäche 283, 343
Kreislaufversagen 94, 97, 197, 243, 249, 328, 329, 334, 335, 340
Kreuzblut 345
Kryotherapie 306
Krypten 227, 228
Krypten-Mikroabszeß 281
Kryptokokken 187
Kryptosporidien 147, 187, 259
künstliche enterale Ernährung 69
künstliche Ernährung 278, 323
Kunststoffkleber 53
Kupfer 194
Kupferspeicherkrankheit 194
Kurzdarmsyndrom 279, 324

L

Lähmung 254
Laktase 228, 329, 265
Laktatazidose 324
Laktatdehydrogenase (LDH) 161, 329
Laktose 235, 325
Laktoseintoleranz 107, 228, 235, 236, 266, 285, 302, 324
Laktosetoleranztest 235, 265
Lambliasis 246, 256, 259
Lamblien 245
LAP (s. Leuzinaminopeptidase)

Laparoskopie 24, 25, 53, 67, 93, 113, 114, 127, 135, 141, 145, 150, 165–167, 171, 181, 187, 189, 191, 194, 198, 199, 208, 217, 218, 221, 222, 258, 292, 295, 312, 330, 337
laparoskopische Chirurgie 137
laparoskopische Cholezystotomie 135, 137
laparoskopische Sonographie 168
Laparotomie
- explorative 330, 338, 341, 345
Larynxödem 341
Laser 25, 27, 53, 54, 67, 68, 90, 140, 209, 240, 308, 322, 323, 336, 346, 347
Laserkoagulation 6
Lassa-Virus 176
Lauge 339
Lävulose 197
Laxantien 79, 117, 299, 300, 303, 305, 307, 323
- osmotische 292
Laxantienmißbrauch 301
LDH (s. Laktatdehydrogenase)
Leber 2, 84, 121, 125, 157, 261
Leberabszeß 216, 274, 275
Leberarterie 83, 122, 157, 158
Leberbiopsie 187, 199, 312
Leberblindpunktion 145, 164, 171, 181, 208, 223
Leberegel 263
Leberfibrose 147, 168
Leberfunktionstest 162
Leberhämangiom 219
Leberinsuffizienz 196
Leberlappen 157
Lebermetastase 145, 222
Leberoperation 223
Leberpforte 157
Leberpunktion 165
- transvenöse 165
Leberschaden 139
Leberspezifisches-Protein-Antikörper (Anti-LSP) 188
Leberteilresektion 221, 222
Leberteiltransplantation 215
Lebertransplantation 146–148, 172, 175, 184, 185, 189, 192, 195, 198, 200, 208, 211, 213, 215, 221–223
Lebertumor 217
Lebervene 157, 200
Lebervenendruckmessung 208
Lebervenenmanometrie 163
Lebervenenthrombose 200
Lebervenographie 163, 200, 208
Leberverfettung 168, 283
Leberversagen 178, 197, 198, 200, 222
- akutes 174, 177
Leberzelladenom 217
Leberzellkarzinom 178, 179, 194, 196, 197, 205, 208, 218, 219
Leberzirrhose 158, 162, 165, 168, 170, 172, 174, 176, 178, 179, 185, 188, 191–194, 200, 220, 347
Leberzysten 218
Leerdarm 29
Lehraufsatz 37
Leibstuhl 117
Leiomyom 21, 62, 63, 310
Leiomyosarkom 310
Leistenbruch 336
Leptospira icterohaemorhagica 186
Leptospirose 186
Leukämie 181
Leukozyten 234, 329
Leukozytenszintigraphie 216, 234, 276, 284
Leukozytopenie 170
Leukozytose 181, 197, 284, 290, 294
Leuzinaminopeptidase (LAP) 161, 123
Levatorsyndrom 304
LeVeen-Shunt 209
Lezithin 132
Lichtempfindlichkeit 197
Lichtquelle 36, 37
Ligamentum falciforme hepatis 157
Ligamentum gastrocolicum 226
Ligamentum hepatoduodenale 122, 158
Ligamentum teres hepatis 157, 158
Ligatur 209, 306, 346
Linea anodentata 305
Liniennachfahrtest 208
Linkskolitis 281
Linton-Nachlas-Sonde 211
Lipase 85, 87, 98, 228, 329
Lipid 132
Lipodystrophie 268
- intestinale 268
Lipom 62, 314, 315
Lipoprotein 159
Liquor 269
Lithotrypsie 129, 131, 140
Liver-kidney-Mikrosomenantikörper (LKM) 188
Liver-membrane-Antikörper (LMA) 188
Loa-Loa 262
Lokalanästhesie 39, 68
Longmire 73
Loperamid 260
Loslaßschmerz 294
Lues I 187, 308
Luftschlucken 41
Luminal 146

Lundh-Test 88
Lungenegel 263
Lungenembolie 200, 331
Lungenemphysem 196
Lungenentzündung 216
Lungenfibrose 109
Lungentuberkulose 259
Lungenversagen 97
- akutes 13
Lymphangiom 310
Lymphknoten 230
Lymphom 28, 62, 69, 119, 265, 266, 268, 313
Lynch-Syndrom 317, 318
Lyse 135, 140, 200
- orale 135
Lysetherapie 134

M

Maaloxan 79
Madenwürmer 262
Magen 2, 29, 84, 126, 229, 311, 347
Magenablaufsonde 55, 330
Magenatonie 333
Magenausgangsstenose 11, 47, 54
Magendarmpassage 47, 63, 67
Magendilatation 60
Magenentleerungsstörung 8, 75, 79
Magenhochzug 25, 26
Magenkarzinom 47, 64, 77, 346
Magenlähmung 56
Magenlymphom 69
Magenoperation 72
Magenresektion 33, 72
Magensaft 31, 33
Magensaftanalyse 41, 48
Magensäure 8, 33, 43, 229, 230
Magenschleim 42, 43
Magenschleimhautentzündung 45
Magensektion 75
Magensonde 58, 100, 102, 103, 331, 332, 336, 345, 347
Magenspülung 215, 342
Magensturzentleerung 75
Magenteilresektion 51, 53, 54, 65, 73, 116
Magnaformen 255
Magnesiummangel 265
Magnetsonde 342
Majorpapille 108, 122
Makroamylasämie 87
Makrophagen 269
Malabsorptionssyndrom 76, 259, 264, 268, 270, 277
malignes Melanom 324
Malignom 62
Mallory-Weiss-Einriss 16, 344
Mallory-Weiss-Syndrom 21, 345
Malrotation 309
MALT-Lymphom 71, 72
Mandrinnadel 124
Manometrie 143, 236, 299
- Magenmanometrie 41, 56
- Ösophagusmanometrie 7, 10, 19
Marburg-Virus 176
Masern-Virus 176
Massenspektrograph 48
Mastzelle 32
Mebendazol 261–263
mechanischer Ileus 333
Meckel-Divertikel 234, 292, 344, 346
Meckelschenk-Divertikel 109
Mediastinitis 20, 24, 340, 341
Mediatoren 94
Medikament 172, 184, 189, 214, 242, 245
Megaduodenum 61
Megakolon
- idiopathisches 298, 309
- toxisches 245, 251–253, 255, 274, 282, 283, 285, 286, 309
Megaösophagus 18
Megarektum 298
Melanin 193
Melanom 28
Meldepflicht 185
Membranplasmaseparation 192
Menghini 164
Menghininadel 167
Meningitis 249
Merkaptane 203
Mesenterialarterienembolie 99
Mesenterialarteriensyndrom 61
Mesenterialarterienverschluß 330
Mesenterialgefäßverschluß 333
Mesenterialvenenthrombose 99, 252, 330
Mesenteriolum 225
Mesenterium 29, 225
Mesocolon sigmoideum 226
Mesokolon transversum 226
Metallstent (s. auch Stent) 27, 143
Metamizol 102
Metanephrin 223
Metaplasie 10, 11, 44, 62, 65, 77
Metastase 62, 66, 113, 162, 165, 168, 236, 313
Metastasenresektion 322, 323
Metastasierung 222
Meteorismus 8, 9, 96, 106, 203, 249, 270, 299, 302, 303, 332

Metformin 270
Methämalbumin 98
Methotrexat 146, 173, 279
Methylterbutyläther 135
Methylzellulose 232
Mikrobiologie 35, 42, 47, 217, 235
β_2-Mikroglobulin 196, 223
Mikrosporidien 259
Mikrovilli 227
Mikrozirkulationsstörung 95
Milch 228, 247, 248, 256, 257, 285, 298, 300, 342
Milz 83, 125
Milzexstirpation 114
Milzvenenthrombose 83, 97, 103, 112, 163, 199
Milzvergrößerung 158
Mineralstoffe 229
Minikolostomien 304
Minorpapille 83, 84, 108
Mirizzisyndrom 133
Misere 330, 335
Mitochondrien 168
mittelkettige Triglyzeride 107, 141, 146, 193, 213, 325
Mizellen 122
MOF (s. Multiorganversagen)
Monitor 36, 37, 92, 104, 124
Mononukleose 175, 180, 181, 184
- infektiöse 175, 184
Morbus Behçet 289
Morbus Boeck 45, 52, 187
Morbus Bowen 324
Morbus Crohn 9, 42, 45, 46, 52, 105, 107, 110, 144, 216, 234, 236, 238, 242, 251, 252, 255, 258, 266, 269, 272, 275, 288, 289, 294, 296, 307, 308, 318, 319, 330, 333
Morbus Ménétrier 45, 46, 52
Morbus Meulengracht 178, 198
Morbus Paget 324
Morbus Weil 186
Morbus Whipple 107, 268
Morbus Wilson 194, 201, 214, 220
Morphin 117
Mother-Baby-Scope 140
Motherscope 128, 131
Motilin 57
MTBE (s. Methylterbutyläther)
Mucoviszidose 201
Müdigkeit 160, 176
mukoepidermoides Karzinom 324
Mukolytika 109
Mukosa 1, 3, 30, 31, 121, 227
Mukosaprotektion 49
Mukosektomie 286, 287, 316
Mukoviszidose (s. auch zystische Fibrose) 109
Mukozele 313
Multiorganversagen (MOF) 94, 95, 97, 98, 133, 243, 244, 249, 296, 329, 334, 338, 340, 341
Mund 2
Mundgeruch 56
Muscularis mucosae 3
MUSE-Schema 11
Muskelschicht 1
Muskularis 1, 3, 30, 31, 121, 227
Muskulatur 1
- glatte
- quergestreifte 1
Muto 318
Mycobacterium avium intracellulare 147, 260, 269
Mycobacterium tuberculosis 257
Myelopathie 170
Mykobakterien 187
Mykose 256
Myokardinfarkt 57, 329, 331
Myokarditis 177, 249, 252
Myom 295
Myotomie 301

N

Nabelbruch 336
Nachtschweiß 71
Nadelpapillotom 130
Narbe 340, 341
Narbenbruch 336
nasobiliäre Drainage 128, 140
nasobiliäre Sonde 129, 140, 143
nasoduodenale Sonde 20, 69
nasogastrale Sonde 20, 69, 285
nasojejunale Sonde (s. nasoduodenale Sonde)
Natrium 229
Nebenzelle 30
Neisseria gonorrhoeae 308
Neisseria meningitidis 308
Nekrose 95, 99, 339
nekrotisierende Pankreatitis 96
Neoplasie 119
- multiple endokrine Neoplasie 119
Nervus vagus 2, 30, 32, 33, 51, 52, 57, 86
Netz
- großes 29
- kleines 29
Neurasthenie 268
Neurinom 62, 63

Neurofibrom 309, 314
Neuropathie 170
- diabetische 270
Neurotransmitter 205, 211
Neutrophilenelastase 98
NH_3 (s. Ammoniak)
Niere 125, 218
Nierenstein 195
Nierenversagen 97, 98, 251
Nikotinkonsum 23, 43, 45, 52, 65, 278, 285
Nitrate 19, 78
noduläre regenerative Hyperplasie 218
Non-Hodgkin-Lymphom 69
Nonulcer dyspepsia 55
Noradrenalin 36, 53, 54, 209, 223
Norwalkvirus 254
Notfall 232
Notfall-ERCP 330
Notfallendoskopie 332, 335
Notfallgastroskopie 330, 345
Notfallkoloskopie 335
Notfalllaparoskopie 341
Notfalloperation 53, 54, 60, 103
Notfallshunt 347
Noxe 45
Nuklearmedizin 127, 276
Nulldiät 97, 102, 245, 285
- orale 246

O

Obstipation 76, 77, 79, 117, 230, 231, 272, 281, 290, 298, 302, 305, 309, 319
Obstruktion 272, 312, 313, 315, 316
obstruktive Pankreatitis 105
Obturationsileus 333
Ödem 95, 99, 201, 206, 265, 338
ödematose Pankreatitis 96
okkultes Blut 235, 314, 319
Okular 37
Oligopeptid 228
Olive 13
Omentum majus 226
Omentum minus 157, 158
Onchocerca volvulus 262
onkogene Potenz 223
Operation 79, 103, 152, 156, 217, 219, 222, 280, 288, 292, 294, 297, 304, 307, 312, 313, 315, 316, 318, 326, 331, 332, 336, 337, 339, 342, 343, 347
Operation, laparoskopische 12, 20, 53
Operation nach Whipple 108
Operationsrektoskop 322
Opiate 117, 279, 299, 331, 333
Opisthorchis felineus 263
Opisthorchis viverini 263
orale Lyse 135
Organabstoßung 223
Osmodiuretika 215
Ösophagektomie 25
Ösophagitis 8, 138, 345
Ösophagogastroduodenoskopie 19, 24, 35, 48, 67, 78, 138, 164, 171, 341, 345
Ösophagoskopie 6, 25
Ösophagus 2, 29, 84
Ösophagus-Magen-Duodenal-Passage 34
Ösophagusatresie 18
Ösophagusbreischluck 7, 24
- Kontrastmitteldarstellung 5
Ösophagusdivertikel 16
Ösophaguskarzinom 18, 21, 265, 345
Ösophaguskarzinomresektion 26
Ösophagusmagendarmpassage 78
Ösophagusmagenduodenalpassage 231
Ösophagusmanometrie 7, 10, 19
Ösophagusmund 3, 4
- oberer 3
- unterer 4, 29
Ösophagusprothese 27
Ösophagusspasmus 18
Ösophagusstenose 23
Ösophagusszintigraphie 7
Ösophagustuben 27
Ösophagusvarizen 144, 158, 164, 171, 199, 202, 203, 206, 208, 209, 211, 344, 345
Ösophagusvarizenblutung 205, 209
Osteomalazie 77, 193, 265
Osteome 316
Osteomyelitis 248, 249, 273, 275
Osteonekrose 275
Osteoporose 77, 189, 190, 191, 193
Östrogen 297, 347
Ovarialzyste 295, 330
Ovarien 119, 311
Oxalat 275
Oxyuris vermicularis 260, 262

P

PABA (s. Paraaminobenzoesäure)
PABA-Test 88
Palliation 36
Palmarerythem 204
PAMBA-Test 106
Panarteriitis nodosa 177
Pancreas divisum 96, 105, 108
Pankolitis 281

Pankreas 2, 48, 83, 84, 125, 226, 228, 311
Pankreas anulare 109
Pankreasektopie 109
Pankreasenzyme 79, 87, 107, 114–116, 122, 143, 236, 270
Pankreasfermente 79
Pankreasgang 121
Pankreasinsuffizienz 87, 88, 106, 109, 115, 236
Pankreaskarzinom 92, 111, 122, 139
Pankreaspseudozysten 110
Pankreasspezialaufnahme 106
Pankreaszysten 110
Pankreatektomie 114, 115
Pankreatikojejunostomie 108, 114, 156
Pankreatitis 57, 58, 87, 91, 92, 122, 134, 170, 177, 193, 275, 330, 333
- akute 87, 94, 104, 105, 122
- biliäre 133, 134
- chronische 104, 108–110, 112, 122, 138, 139, 143, 242, 266, 270, 275, 277, 295
- familiäre 105
- tropische 105
Pankreatopathie 194
Pankreolauryltest 88, 106, 236, 266
pankreozibale Asynchronie 76, 77, 79
Pankreozymin-Cholezystokinin 86, 88
Pankreozymin-Test 88
Pansdorf 231, 276
PAP 223
Papilla vateri (s. auch Majorpapille) 83, 108, 121
Papille 90, 94
Papillensklerose 96, 105, 138, 139, 141
- biliäre 139
Papillom 21, 149
Papillomaviren 308
Papillotomie 90, 94, 96, 100, 126, 129–141, 143, 146, 147, 346
- endoskopische 129
Paraaminobenzoesäure (PABA) 88
paradoxe Thrombose 201
Paragonius westermani 263
paralytischer Ileus 333
paraneoplastisches Syndrom 11, 221, 271
Parasiten 187, 235, 260, 293
Paratyphus 246, 249
parenterale Ernährung 28, 57, 102, 104, 141, 199, 209, 213, 285, 297, 303, 323, 325, 346
Parietalzellantikörper 45, 48
partielle Duodenopankreatektomie 156
PAS 268
PAS-positiv 269
Paspertin 231
passierte Kost 156
PBC (s. primäre biliäre Zirrhose)
PEEP (s. positiver endexspiratorischer Druck)
PEG (s. perkutan-endoskopische Gastrostomie)
PEG-Sonde 26, 27, 68, 116, 155
Peliosis hepatis 219
Penetration 46, 47, 53, 54, 340, 341
Pepsin 31, 43, 44, 49, 228
Pepsinogen 30, 31
Peptidase 228
peptische Läsionen 42
Perforation 19, 20, 24, 46, 47, 53, 66, 99, 133, 134, 150, 217, 231, 241, 249, 250, 252, 255, 280, 282, 283, 287, 288, 290–294, 304, 312, 321, 330, 331, 340, 341, 342
- gedeckte 332
- iatrogene 332
Perfusoren 117
Perianalregion 274
periappendizitischer Abszeß 216
Periarteriitis nodosa 295
Pericholangitis 273, 275
Periduralanästhesie 102, 103, 297, 303
Periduralkatheter 332
Perikarderguß 24, 268, 330
Peristaltik 1, 3, 12, 18, 76, 227, 238, 241, 330
Peristaltika 336
Peritonealdialyse 101, 102
Peritonealdrainage 332
Peritonealkarzinose 66, 112, 236, 333
Peritoneallavage 339
Peritonealtoilette 339
Peritonealtuberkulose 257, 258, 333
peritoneovenöse Shunts 209
Peritoneum 29, 225
Peritonitis 31, 102, 133, 249, 253, 287, 290–292, 296, 327, 330, 331, 333–335, 337, 340, 341
perkutan-endoskopische Gastrojejunostomie 54, 279
perkutan-endoskopische Gastrostomie 20, 28, 36, 54, 57, 68, 70, 152, 279, 285, 331
perkutan-transhepatische Cholangiodrainage (PTCD) 115, 116, 127, 128, 140, 153, 156
perkutan-transhepatische Cholangiographie (PTC) 99, 113, 114, 127, 128, 134, 139, 140, 143, 145, 150, 152, 155, 164
perkutan-transhepatische Gallenblasendrainage 135

perkutan-transhepatische
Gastrostomie 156
Permeabilitätsstörung 95
perniziöse Anämie 52
PET (s. Positronen-Emissions-Tomographie)
Peutz-Jeghers-Syndrom 62, 310, 315, 318
Pfeiffer-Drüsenfieber 180
Pfortader 83, 122, 157, 158, 216, 217, 222, 228, 321
Pfortaderthrombose 83, 97, 103, 112, 163, 199, 214
Pfortadertransformation 199
- kavernöse 199
pH-Metrie 7, 10, 41
pH-Wert 235
Phosphatase, alkalische 123, 181
Phospholipid 132
Photodermatose 197
photodynamische Therapie 25–27, 36, 67, 68
Photokoagulation 305
Phrenikusparese 59, 60
Pigmentierung 310
Pigmentstein 132
Pilze 187, 235, 242, 245, 304
Plasmaersatzlösung 209
Plasmapherese 146, 192
Plasmozytom 196
Plattenepithelkarzinom 21, 153, 324
Plaut-Vincent-Angina 180
Pleuraempyem 24
Pleuraerguß 24, 97, 103, 112, 125, 126, 204, 208, 216, 268, 330, 332
Pleuritis 134, 329, 331
Plica 227
Pneumatosis cystoides intestinalis 293
Pneumonie 10, 13, 23, 24, 134, 216, 249, 250, 261, 329, 331
Pneumoperitoneum 293
Polidocanol 53, 54, 209
Polyarthritis 190
- chronische 190
Polydipsie 268
Polymerase 181, 183
Polymerasekettenreaktion 182, 183, 253, 254
Polyp 62, 65
Polypektomie 239, 240, 314, 318, 319, 322, 323, 346, 347
Polypektomieschlinge 36, 38, 342
Polypen 148, 310, 313, 314, 346
Polypengreifer 38
Polypensyndrom 315, 319
Polypose 316, 318
Porphobilinogen 197
Porphyria cutanea tarda 197
Porphyrie 196, 331
Porphyrin 196
Port 312
portale Hypertension 46, 147, 163, 196, 199, 203, 205, 207, 337
Portalfeld 157, 200
portalhypertensive Gastropathie 164, 203, 208, 209
Porzellangallenblase 149
positiver endexspiratorischer Druck 102
Positronen-Emissions-Tomographie 164
Postcholezystektomiesyndrom 137
posthepatitisches Syndrom 178
Pouch 316
Präkanzerose 148
Praziquantel 199, 261
Prepacol 233, 241
primär sklerosierende Cholangitis 105, 110, 144, 154, 275, 282–284, 286
Primäraffekt 308
primäre biliäre Zirrhose (PBC) 145, 190, 201
Printer 36, 37, 92, 124
Procain 99, 100, 102
Proctalgia fugax 304
Proctitis 281
Proglottiden 260, 262
prograde Optik 36
Prokinetika 11, 12, 50, 54–56, 60, 78, 79, 303
Prokollagen-III-Peptid 161
Proktitis 308
Proktokolektomie 316
Proktoskopie 239, 306, 324, 343, 345
Prophylaxe 49
Propulsiva 231
Prorenin 223
Prostaglandine 49, 51
Prostata 125
Proteine 228
Prothese 27, 36, 130
Prothrombinzeit 161
Proctonenpumpe 30, 32
Protonenpumpenhemmer 11, 12, 49, 51, 53, 78, 119
Protoporphyrin 197
Protosigmoiditis 308
Protozoen 187, 242, 245, 255, 259
protrahierte Hepatitis 178
protrahierte Pankreatitis 104
Pruritus 139, 145, 154, 160, 191, 203, 205, 206
Pruritus ani 304
PSA 223
PSC (s. primär sklerosierende Cholangitis)

Pseudomelanosis coli 301
pseudomembranöse Kolitis 244, 251, 253
Pseudomyxom 313
Pseudoobstruktion 333, 336
- des Kolons 303
Pseudoperitonitis diabetica 329, 331
Pseudozyste 97, 103, 104
Psychopharmaka 50, 55, 117, 299, 303, 333
Psychotherapie 55
PTC (s. perkutan-transhepatische Cholangiographie)
PTCD (s. perkutan-transhepatische Cholangiodrainage)
PTH-rP 223
pulmonale Hypertonie 311
Puls 329
Pulsionsdivertikel 16
Pulsoxymetrie 104, 329
Punktion 163, 216, 217, 219, 222, 332, 339, 341
Punktionsschallkopf (s. auch Schallkopf) 125
Purpura Schoenlein-Henoch 295
Pusher 130
Pyelonephritis 331
Pyloroplastik 11, 51, 53, 72–75
Pylorus 29, 30
Pyoderma gangraenosum 275, 282, 283

Q

Quickwert 161, 198

R

Radioallergosorbent test 298
Radiochemotherapie 25–27, 323
Radioimmunoassays 254
RAST (s. radioallergosorbent test)
Rauchen 111, 318
Reexpositionsversuch 266
Reflux 55, 56, 69, 74, 75, 78
Refluxkrankheit 8, 16, 57, 77, 79
Refluxösophagitis 4, 46, 48, 74, 78
regenerativ 62
regionäre Chemotherapie 221, 222, 322, 323
Regurgitation 4, 18
Reinfektion 50
Reis 251
Reisediarrhö 247
Reisekrankheit 57
Reiter-Syndrom 250, 252
Reizmagen 55, 57
Reizmahlzeit 126
rektal-digitale Tastung 324, 345
rektale Untersuchung 329
Rektopexie 305, 307, 308
Rektosigmoiditis 281
Rektosigmoidoskopie 315, 319
Rektoskopie 239–250, 255, 321, 324, 343, 345
Rektum 2, 226, 239, 240, 242, 298, 311
Rektumamputation 326
Rektumkarzinom 317, 321, 322, 324
Rektumprolaps 307, 308
Rektumresektion 322, 323
Rektumsonographie 242
Rektumulkus 308
Relaparatomie 338
Remission 272
renale Insuffizienz 87, 95, 223
Renin 223
Reposition 337
Resektion 347
Resistenz 230
Resorption 1, 122, 227–229, 242, 259, 333
Resorptionsschwäche 203, 264
respiratorische Insuffizienz 95, 109, 341
Retention 345
Retentionsmagen 54, 55, 57, 61
Retentionswert 329
Retikulin 266
Retinitis pigmentosa 271
Retroperitonealraum 85
Retroskopie 253
Reye-Syndrom 214
α-Rezeptor 332, 333
β-Rezeptor 332, 333
Rezidivblutung 211
rezidivierende Pankreatitis 104
Rezidivprophylaxe 50
Rheuma 144
Rickettsie 187
Riesenfalten 45, 71
Rima ani 262
Rinderbandwurm 260
RNA 175, 183
RNA-Virus 175
Roemheldsyndrom 55
Rollengriff 38
Röntgenabdomenübersicht 329
Röntgendarstellung 67
Röntgendiagnostik 231, 299, 342
Röntgendoppelkontrastdarstellung 67
Röntgendurchleuchtung 238, 240, 241
Röntgennativaufnahme 105, 126, 134
Röntgenthoraxaufnahme 312, 321, 329, 341

Röntgenuntersuchung 5, 24, 25, 34, 41, 56, 63, 66
- der Speiseröhre 5
Roseolen 249
Rotaviren 244, 254
Rotor-Syndrom 198
Roux-Y 74, 75, 79

S

saline lavage 241
Salizylate 173
Salmonellen 244, 249
Salmonellose 246, 248
Salpingitis 249, 330
Salzsäure 30, 31, 42, 44
Sarkoidose 187
Sarkom 62, 72
Saugbiopsie 266
Sauger 37
Säure 45, 49, 339
Säure-Basenhaushalt 160, 214
Säure-Basenstörung 338, 342
Säureblocker 79
Säurehaushalt 331
SCC 223
Schallkopf 6, 40, 124, 125
- Funktionsschallkopf 125
Schallsonde 92
Schatzki-Ring 17
Schäume 286
Schenkelbruch 336
Schilddrüse 271
Schilling-Test 42, 234, 276, 288
Schistosoma haem. 262
Schistosoma intercalatum 262
Schistosoma japonicum 199, 262
Schistosoma mansoni 262
Schistosomen 262
Schistosomiasis 187, 199
Schleimbildung 49
Schleimhaut 1
Schleimhautentzündung 42, 44
Schleimhautprotektiva 79
Schlingenabtragung 36, 67
Schluckstörungen 5, 10
Schmerz 34, 46, 65, 66, 71, 87, 96, 97, 105, 106, 112, 117, 123, 133, 141, 150, 169, 170, 176, 185, 187, 197, 199, 200, 206, 214, 216, 218, 222, 231, 243, 244, 251–253, 258, 259, 261, 263–265, 269, 272–274, 278, 279, 283, 288, 290, 292–294, 296, 298, 299, 302, 304, 308, 311, 315, 319, 320, 324, 327–329, 331, 335, 338, 340, 343
Schmerzpumpe 117
Schock 95, 97, 102, 200, 214, 244, 251, 296, 297, 327, 331, 333, 335, 338, 341–343, 345, 347
Schocksyndrom 47
Schrägblickoptik 36, 40
Schrumpfgallenblase 133
Schub 274, 281
Schutzfilmbildner 49, 51
Schwäche 71, 191, 258, 265
Schwangerschaft 8, 56, 57, 329
Schwangerschaftsfettleber 198, 214, 215
Schwangerschaftsikterus 198
Schweinebandwurm 261
Schweißdrüsen 109
Schweißtest 109
Se-HCAT 234, 276
Sedativa 129, 211, 213, 241, 299, 303
Sedierung 39, 166
Seitblickoptik 36, 40, 91, 130
Seitenlage 58
Sekret 32, 33, 86, 88, 303
Sekretin-Test 88, 106
Sekretin 1, 31, 33, 84, 228, 229, 244
sekundäre biliäre Zirrhose 201
Selbsthilfegruppe 278, 323, 325
Sellink 276
Sengstaken-Blakemore-Sonde 209
Sennaalkaloide 233
Sepsis 97, 98, 133, 216, 248, 250, 251, 252, 296, 338
Serologie 181
Seronarbe 184
Seropneumothorax 341
Serosa 1, 3, 31, 121
Serotonin 72, 271, 311
Serumamyloid 196
Serumeisen 194
Serumelektrophorese 188
Serumkupfer 195
Sexualhormon 159
Sexualsteroid 219
Shaldon-Katheter 102
Shigellen 244, 250
Shigellenruhr 246, 250
Shunt 200, 202, 211
- transjugulärer intrahepatischer portosystemischer 211
Shuntanlage 103
Shuntoperation 199, 200, 211
Siccasyndrom 190
Sigma 226, 240
Sigma elongatum 299, 309
Sigmaresektion 326
Sigmoidoskopie 240
Silverman-Nadel 167

Sinusoide 157
SIRS (s. auch systemische Entzündungsreaktion)
Sklera 177
Sklerodermie 9, 190, 271
Sklerosierung 38, 53, 68, 222, 239, 305, 306, 346, 347
Skyballa 333
Smooth-muscle-Antikörper (SMA) 188
Sodbrennen 5, 9, 10, 46
Soluble-liver-antigen Antikörper (Anti-SLA) 188
Somatostatin 79, 85, 86, 99, 103, 118, 119, 209, 312
Somatostatinom 119
Sonde 129, 140, 143, 279, 325
- nasobiliäre 129, 140, 143, 279
Sondenernährung 57, 102, 253
Sondenkost 69
Sonographie 5, 6, 24, 25, 40, 48, 56, 66, 67, 77, 89, 91, 98, 106, 110, 113, 114, 118, 123–126, 134, 138, 139, 143, 145, 147, 150, 152, 155, 162, 164, 171, 181, 189, 199, 200, 208, 214, 216, 218, 219, 221, 222, 236, 245, 258, 266, 276, 284, 291, 294, 296, 307, 312, 313, 321, 324, 330, 332, 335, 337, 339, 341
- Duplexsonographie 125
- Farbduplexsonographie 125
- intraoperative 118, 168
- laparoskopische 168
Sonographie-transrektale 324
Soor-Soorösophagitis 9, 14
Spasmolytika 50, 78, 79, 102, 135, 140, 279, 292, 299, 303, 331, 333, 336, 337
Spätdumping 75
Sphincter ani externus 230
Sphincter ani internus 230
Sphincter oddi 122, 123
Sphinkterplastik 305
Sphinkterotomie 306, 307
Spider-nevi 204, 206
Spiegel 231, 330, 335
Spiegel-Hernie 336
Spirochät 187
Splanchnikusanästhesie 102
Splanchnikusblockade 297
Splenektomie 116, 199
Splenomegalie 162, 180, 199–203, 249, 265
Splenoportographie 163, 199
Split-needle-Technik 70
Spondylarthritis 273, 275, 282, 283
Spondylitis 249, 283
Sporen 254
Sprue 107, 270
- einheimische 264
- kollagene 264
- tropische 267
Spulwurm 261
Spurenelemente 229
Staging down 25
Stagingdiagnostik 25, 67
Staphylokokken 244, 254
Starck-Sonde 19
Steatorrhö 265, 275, 278
Steinausräumung 140
Steinextraktion 90, 129, 135
Stenose 10, 11, 13, 34, 36, 46, 47, 54, 66, 92, 94, 143, 230, 272–274, 279, 280, 288, 291, 292, 315, 333, 335, 340, 341
Stenoseoperation 79
Stent 68, 143, 211, 323
- Metallstent 143
Steroide 118
Stickoxid 166
Stoßwellenlithotrypsie 135, 140
- extrakorporale 135, 140
Strahlenenteritis 287
Strahlenkolitis 288
Strahlenschäden 287
Strahlentherapie 156, 310, 313, 323
- adjuvante 323
Strangulation 337
Streß 43, 45, 49, 52, 102
Striktur 274, 280, 299, 333, 340
Strip-biopsy 27, 36, 67, 68
Strongyloides stercoralis 262
Struma 4, 316
Stuhl 296
- blutiger 296
Stuhlfett 106, 235
Stuhlfettbestimmung 87
Stuhlinkontinenz 305
Stuhlverhalt 328, 329, 335
Stundenurin 104
subphrenischer Abszeß 216
Subserosa 3
Sucralfat 78
Sulfasalzin 289
Sulfonamid 187
Sulindac 316
Superinfektion 179
Suppositorien 279, 285, 305
Suprarenin 54
„sweet lavage“ 241
Syndrom der zuführenden Schlinge 76
Syphilis 308
systemische Entzündungsreaktion 98
Szintigraphie 127, 145, 147, 164, 216, 218, 219, 291, 292, 345
- Magenszintigraphie 41, 56
- Ösophagusszintigraphie 7

T

T-Drain 141
Tablettenintoxitation 342
Tachykardie 118, 197, 204
Taenia saginata, solium 260
Taenia solium 261
Tänien 227
TAP (s. auch Trypsinogenaktivatorpeptid) 98
Tastung
- rektale digitale 345
Teacher 37
Technetium 234, 292
Teerstuhl 329, 343, 347
Tenesmen 281
Testosteron 171
Tetanien 324
Tetrachlorkohlenstoff 173
Thorax-Röntgenaufnahme 5, 221, 231
Thrombose 98, 112, 201, 249, 276, 295, 305
- paradoxe 201
Thrombozyten 201, 275
Thrombozytenaggregationshemmer 346
Thrombozytopenie 170
Thrombozytose 284
Thyreoglobulin 223
Thyreostatika 171
Tiabendazol 263
TIPSS (s. transjugulärer intrahepatischer portosystemischer Shunt)
TNM-Klassifikation 64
TNM-Schema 22
Toxin 159, 173, 214, 242, 244, 253, 254, 257, 267, 333, 338
toxisches Megakolon 251–253, 255, 274, 282, 283, 285, 286
TPA 223
TPS 223
Traktionsdivertikel 16
Transaminase 123, 181, 188, 208
Transferrin 158
Transferrinsättigung 194
Transfusion 180
transjuguläre Leberpunktion 215
transjugulärer intrahepatischer portosystemischer Shunt (TIPSS) 211
transpapilläre Cholangioskopie 129, 131
Transplantation 180
transvenöse Leberpunktion 165, 215
transvenöse Stentimplantation 200
Transversumanus 326
Transversumresektion 326
Trauma 216
Tremor 195
Triamtere 209
Trichinella spiralis 260, 263
Trichinen 263
Trichuris trichiura 260, 263
Trigliyzeride 109, 117, 141, 146, 159, 193, 228, 266, 271, 325
- mittelkettige 117, 141, 146, 193, 228, 266, 271, 325
Triktur 143
Trioleintest 236
Tripeptide 228
Tripletherapie 50
Tropheryma whippelii 268
Trophozoiten 255
tropische Pankreatitis 105
Trypanosoma cruzi 309
Trypsin 85, 88
Trypsinogen 228
Trypsinogenaktivatorpeptid 98
Tuberkulose 187, 257, 260
Tuberkulostatika 187, 258
Tumor 36, 41, 62, 71, 92, 94, 271, 276, 299, 305, 324, 329, 330, 333, 346
Tumoranorexie 118
Tumorexzision 74, 322, 323
Tumormarker 113, 114, 222, 223
- Adrenalin 223
- AFP 223
- CA 125 223
- CA 15-3 223
- CA 19-9 223
- Ca 50 223
- CA 72-4 223
- CEA 223
- Dopamin 223
- HCG 223
- HVS 223
- Kalzitonin 223
- Metanephrin 223
- β_2-Mikroglobulin 223
- Noradrenalin 223
- PAP 223
- Prorenin 223
- PSA 223
- PTH-rP 223
- Renin 223
- SCC 223
- Thyreoglobulin 223
- TPA 223
- TPS 223
- VMS 223
Tumorpalliation 90
Tumorreduktion 323
Tumorresektion 322
Tumorumgehungsanastomose 322, 323

Tunica propria 3
Turcot-Syndrom 316
Typhus 154, 246, 249

U

Übelkeit 9, 10, 34, 46, 55, 56, 65, 66, 75, 96, 106, 169, 231, 232, 243, 244, 254, 257, 261, 290
Übergewicht 8, 132, 170, 189, 190
Übernähung 72, 74
Ulcus duodeni 44, 45, 345
Ulcus jejuni 345
Ulcus oesophagi 345
Ulcus ventriculi 43, 45, 65, 345
Ulkus 10, 11, 42, 55, 71, 72, 77, 79, 87, 99, 107, 134, 164, 170, 189, 203, 217, 255, 269, 274, 289, 292, 295, 296, 305, 330, 332, 340, 344
Ulkusexzision 74
Ulkuskrankheit 42, 45, 57, 61, 72, 119, 138
Ulkusperforation 61
Ulkusresektion 73
Ultraschallprozessor 124
Ultraschalluntersuchung 6
Ulzera 272, 281
Umstechung 72–74, 347
Umwandlungsoperation 79
„upside-down stomach“ 14, 15, 60
Urämie 46, 57, 250, 252
Urease 42, 48
Ureter 226, 288
Urinausscheidung 329
Urinstatus 329
Urolithiasis 275, 331
Uroporphyrin 197
Uterus 125
Uterusmyom 330
Uterusruptur 330
UV-Bestrahlung 146
Uveitis 275, 276, 283, 284

V

Vagotomie 11, 35, 51, 53, 72–76
Vagus 79, 331
Varizellen-Zoster-Virus 176
Varizen 158
Vaskulitis 177, 330, 331
vasoaktives intestinales Polypeptid 309
Vasokonstriktiva 295, 346, 347
Vasomotorenstörung 95
Vasopressin 209, 211, 347
vegetatives Nervensystem 227
Vektor 175
Vena cava 157
Vena jugularis 165
Vena portae 158
Venenzugang 331
venerisch 179
„veno-occlusive disease“ 200
Ventriculus 29
Ventrikel 4
Verätzung 23, 339
Verbrauchskoagulopathie 95, 98
Verbrennung 107, 341
Verdauungsinsuffizienz 88, 109
Verner-Morrison-Syndrom 119
Verress-Nadel 166
Verstopfung 76, 117, 298, 302, 303
Verwachsungen 274
Vibrio cholerae 244, 251
Video 92, 124, 167
Videoaufzeichnungsgerät 37
Videoendoskop 36
Videokamera 37
Videoprozessor 36
Vinylchlorid 222
Vipom 119, 309
Virämie 179
Viren 235, 242, 244, 293
Viruselimination 185
Virusmutant 183
Virusnachweis 182
Viruspersistenz 176
Virustatika 184
Virusträger 176
Vitamin B_1 208
Vitamin D 229
Vitamin K 155
Vitamin-A-Test 236
Vitamin B_{12} 33, 42, 45, 48, 52, 76, 79, 208, 229, 234, 265, 272, 276, 278, 324
Vitamin D 77, 79
Vitamine 122, 141, 146, 159, 171, 191–193, 195, 201, 203, 208, 209, 213, 229, 264, 265, 267, 278, 324, 325
Vitaminmangel 170
VMS 223
Völlegefühl 56, 65, 66, 75
Volumenmangel 95, 97, 211
Volvulus 60, 99, 225, 333
Vorhofflimmern 295
Vorsorge 314, 319, 321
Vorsorgemedizin 235

W

Wärme 137
Wärmeflasche 107
Wasser 342
Wasserstoff 236
Weizenkleie 292, 300, 306
Wernicke-Enzephalopathie 170, 171
Whipple-Operation 115
Wickel 107
Wismuth 247
Wismuthpräparate 49, 50, 51
Wucheria bancrofti 262
Wurbssonde 128
Wurmeier 261
Würmer 235

X

Xylose 234
Xylosetoleranztest 235, 265, 269

Y

Yersinia enterocolitica 252
Yersinia pseudotuberculosis 252
Yersinien 244, 277, 293
Yersiniose 252

Z

Zahlenverbindungstest 208
Zäkalpol 240
Zäkum 225, 226
Zellophanklebestreifen 262
Zenker-Divertikel 16
Zentralnervensystem 57
Zentralvene 157, 200
Zentralvenendruck 329
Zentropil 173
Zerebellum 195
zerebrovaskuläre Insuffizienz 299
Zerebrum 195
Zink 195, 278, 324
Zirrhose 110, 133, 134, 139, 144, 145, 169, 190, 191, 196, 200, 201, 218
- biliäre 133, 134, 139, 145
- primäre 201
- primäre biliäre 145, 190, 201
Zöliakie 264
Zollinger-Ellison-Syndrom 48, 75, 119
Zotten 227
Zottenatrophie 256, 259, 264
Zweifachzucker 235
Zwerchfellrelaxation 59, 60
Zwerchfellschenkel 4, 14
Zwergbandwurm 262
Zwergfadenwurm 262
Zwischenmahlzeiten 107
Zwölffingerdarm 29, 33, 225
Zyklosporin 279
Zyklusstörung 171
Zystadenokarzinom 111, 313
Zystadenom 111, 313
Zyste 89, 99, 103, 110, 126, 147, 162, 218, 255, 261, 293
- biliäre 218
zystische Fibrose 105, 109, 144
Zystitis 288, 331
Zytochrom 196
Zytokeratin 188
Zytologie 6, 35, 91, 113
Zytomegalie 9, 147, 180, 184, 187
Zytomegalievirus 175, 260
Zytostatika 192, 253